수정판

불평등한 아픔을 넘어 더 나은 세상으로

Introducing Medical Anthropology

A Discipline in Action

의료 인류학

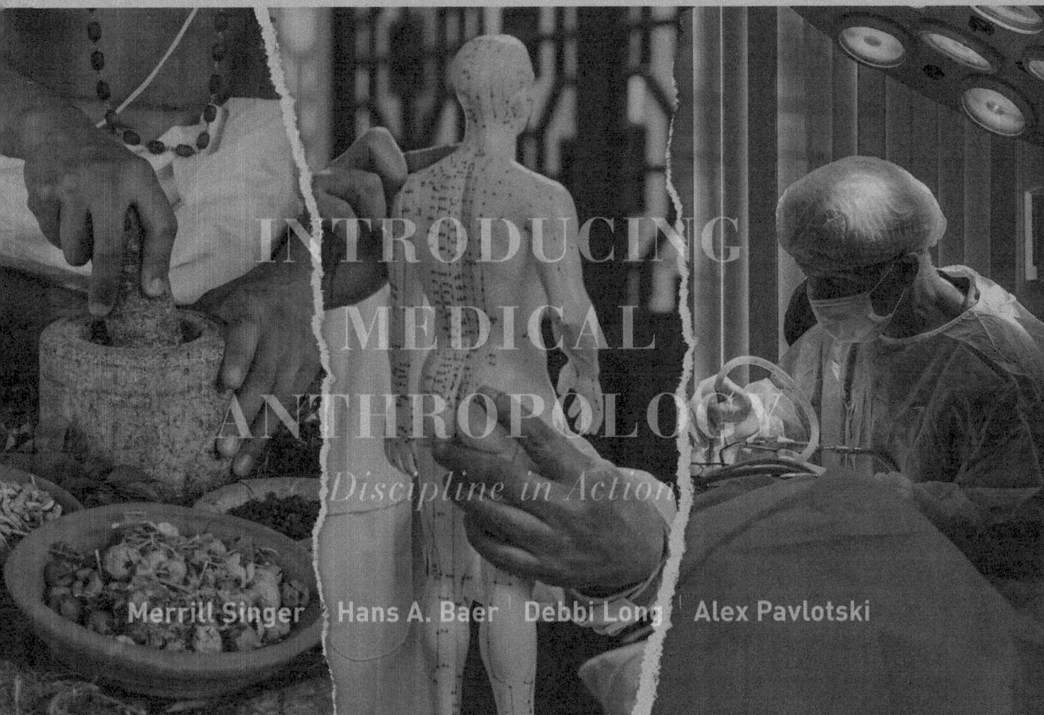

문우종 · 김희경 · 오은정 옮김

메디컬에듀케이션

수정판

의료인류학

불평등한 아픔을 넘어 더 나은 세상으로

Introducing Medical Anthropology: *A Discipline in Action*

2022년 2월 21일 초판 인쇄
2023년 2월 21일 수정판 인쇄
2023년 2월 28일 수정판 발행

저 자 Merrill Singer · Hans A. Baer · Debbi Long · Alex Pavlotski
역 자 문우종 · 김희경 · 오은정
발 행 인 이문수
발 행 처 메디컬에듀케이션(Medical Education)
등 록 제 2021-000122 호
주 소 경기도 용인시 수지구 신수로 767, B동 732호(동천동, 분당수지 U-TOWER)
전 화 Tel. 02-6482-3461 Fax. 02-6499-3463
이 메 일 medu@medupub.com
홈페이지 www.medupub.com

I S B N 979-11-6900-105-2
정 가 24,000 원

수정판

불평등한 아픔을 넘어 더 나은 세상으로

Introducing Medical Anthropology

A Discipline in Action

의료 인류학

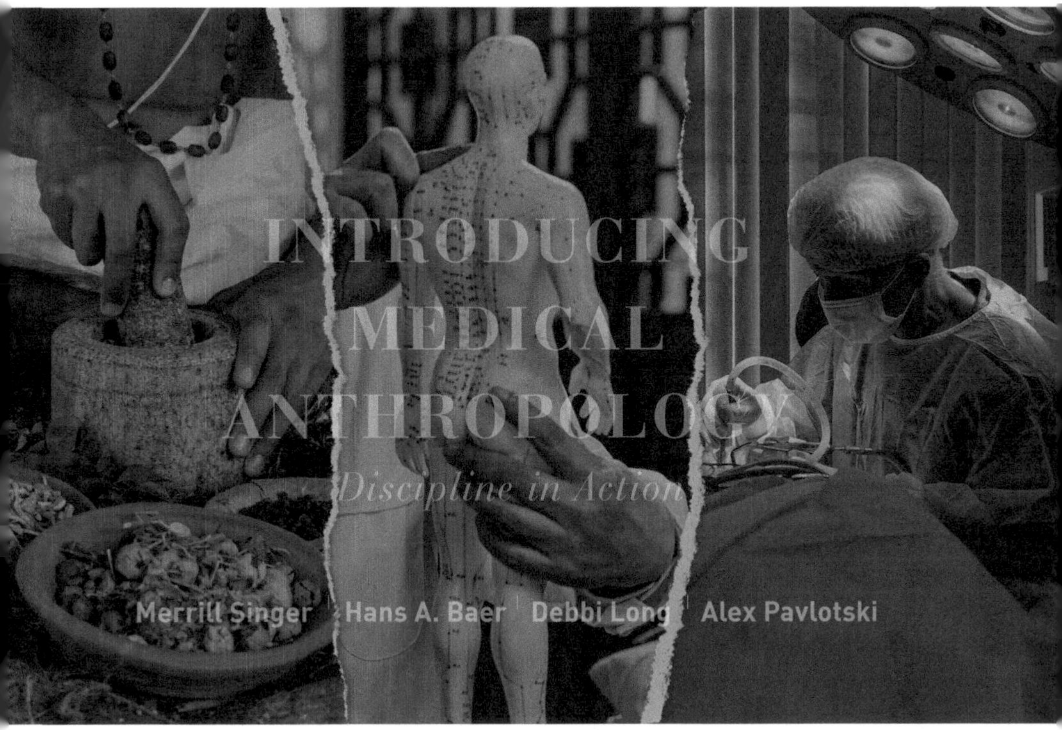

문우종 · 김희경 · 오은정 옮김

메디컬에듀케이션

저자 서문

학생들은 강의 교재로 선정된 책의 서문에 별로 신경 쓰지 않는 편이다. 책을 쓴 저자의 의견이 시험에 출제되는 경우가 거의 없으니 이해할 만도 하다. 학생들은 대체로 책의 목차, 아이디어, 개념, 이론과 사례에 먼저 관심을 보이며, 저자의 노동 과정, 집필 목적과 의도는 그들의 관심과는 아주 동떨어진 이야기이다. 우리는 이렇게 시작한 서두의 촌평이 학생 독자들의 관심을 끌기를 바란다. 왜냐하면 본 서문은 중요한 개념적 이슈를 다루고 있으며, 또 한편으로는 도서 출간의 커튼 뒤를 살짝 엿보게 해 주기 때문이다. 이 책의 1판(2007)과 2판(2012)이 출간되었을 때에도, 이미 우리 저자들은 "의료인류학(medical anthropology)"이라는 명칭이 책이 담고 있는 내용에 비추어 아주 적합하지는 않다는 점을 알아챘다. 이미 확립되고 폭넓게 받아들여진 명칭이지만 실제로는 복잡한 문제들을 내포한다고 생각했고, 그 명칭에 대한 불편함은 커져만 갔다. 우리는 이러한 심정을 대변하기 위해 2016년도에 "우리 영역의 리브랜딩: 보건인류학의 정교화를 위해(Rebranding Our Field: Towards an Articulation of Health Anthropology)"라는 논문을 발표하기도 했다. 우리는 의료인류학이라는 분과의 개념상의 발전을 더 잘 반영할 수 있는 명칭으로 재명명할 때가 온 것이라 확신했다.

이 책은 생의학(biomedicine)에 관한 날카로운 관심과 함께 폭넓은 범위의 민족의학(ethnomedicine)과 보건의료(health-care) 전통들을 다룬다. 실제로 "의료인류학자들(medical anthropologists)"의 작업은 의학(medicine)이나 치유(healing)에 국한되지 않는 다양한 주제를 다루고 있으며, 다양한 사회 또는 세계화 속에 있는 복잡한 사회적·정치경제적 시스템과 연계된 건강과 병에 대한 이해를 포함한다. 우리는 "의료인류학"이라는 명칭이 제한적이고 오해의 소지가 있으며, 여러 측면에서 생의학의 헤게모니를 반영하는 것으로 판단했다. 결국 우리는 우리가 다루는 영역에 더 적합한 명칭으로 "보건인류학(health anthropology)"을 제안했다. 이 개념은 생의학, 보완대체 의학, 토착 의료 등 다양한 환경에서 이루어지는 인류학적 작업을 포괄한다. 이에 우리는 저자들 간 논의를 거쳐 개정 3판의 제목을 "실천 학문으로서의 보건인류학(Introducing Health Anthropology: A Disciplinein Action)"으로 변경하고자 했다.

그러나 우리의 의도는 마케팅 현실에 막혔다. 이 책은 「의료인류학 개론(Introducing Medical Anthropology)」이라는 제목으로 폭넓게 사용되고 있었으며, 이 분야의 시장에서 두 번째로 많이 팔리는 교재였다. 이러한 상황에서 제목을 바꾸는 것은 출판사의 입장에서는 결코 좋은 아이디어가 아니었다. 출판사는 3판 제목을 변경하면 강의 교재로 주문하려는 교수들과 서점들이 혼동할 거라고 생각했고, 한 검토 위원은 "더 많은 사람들을 위한 마케팅 수단으로라도 기존 제목을 계속 유지하는 게 어떠한가요?"라는 의견을 주었다. 이러한 이유들로 3판의 제목은 바뀌지 않았고, 대신 본문에는 우리의 의도를 반영하여 “보건인류학(health anthropology)”, “보건인류학자(health anthropologist)”라는 명칭을 주로 사용했다.

한 가지 더 바뀐 것은 데비 롱(Debbi Long)과 알렉스 파블로츠키(Alex Pavlotski)가 공동 저자로 합류한 것이다. 이들은 각자의 전문 분야와 현지조사 경험을 통해 보건인류학과 관련된 더 많은 주제를 다룰 수 있도록 도와주었다.

3판 개정의 첫 번째 목적은 보건인류학자들이 다양한 수준에서 각종 응용 프로젝트, 정책 제안과 지원 작업 등을 통해 그들을 둘러싼 세상을 변화시키는 과정에 합류하고 있음을 보여주는 것이다. 대학을 벗어나 응용 작업에 몰두하는 인류학자도 있으며, 대학에서 의료인류학을 가르치는 인류학자들도 대부분은 실제 현장 활동에 참여하고 있다. 또한 저임금의 비정규직 교원이 기존의 안정적인 전임교원을 대체해가는 등 학계의 경관이 큰 변화를 겪고 있는 지금, 인류학자들은 상아탑을 벗어나 세상으로 나가는 창조적인 방법들을 모색해야 한다. 즉 우리는 보건인류학을 통해 건강 관련 이슈들을 이해하고, 이러한 지식을 활용해 인간의 건강과 사회적 웰빙을 개선하는 데 기여하고자 한다.

두 번째 목적은 건강과 질환에 있어서 문화와 사회적 관계의 근본적인 중요성을 보여주는 데 있다. 이 책은 보건인류학 연구와 응용의 기반이 되는 주요 아이디어, 개념, 연구 방법과 이론적 구성에 대한 리뷰를 통해, 질환(illness)과 질병(disease)이 복잡한 생물사회적(biosocial) 과정에 연관되어 있으며, 질환과 질병의 해소를 위해서는 생물학 이상의 요인들－지역의 믿음 체계, 사회적 관계의 구조, 새로운 기술의 발전과 세계화, 환경과 기후 조건－을 고려할 필요가 있음을 주장한다.

이 책은 살충제에 노출된 농장 노동자들, 보건의료에 대한 불평등한 접근성, 질병 확산에 미치는 빈곤의 영향, 환경 파괴 및 환경 관련 질병과 같은 건강 불평등의 이슈들을 검토한다. 이를 통해 마지막으로 우리는 건강의 문화 · 생태 모델을 넘어 보다 포괄적인 사회생물학적 분석의 필요성을 강조한다. 생물 · 문화 · 사회 요인들을 통합하고 병의 기원에 대한 이론적 이해를 종합함으로써 효과적이고 공평한 국가 보건의료 시스템 구축에 기여하고자 한다. 이러한 방식으로 보건인류학자들은 전지구적 건강 비전을 구상하고 인류와 생물 생활권(biosphere)을 위한 더 건강한 세계를 창출하려는 집합적 과정에 합류하려 한다. 질병의 사회적 원인, 웰빙을 훼손하는 사회불평등 구조, 환경 파괴를 야기하는 사회적 영향력, 인간행위로 인한 기후 변화 등에 적극적으로 개입하는 것이다. 건강이 일상의 심각한 우려사항이 되는 이 시기에, 우리 저자들에게는 연구 분야의 명칭을 바꾸는 것보다 이러한 주제들을 강의실로 가져가는 것이 무엇보다 중요하다.

저자 소개

메릴 싱어(Merrill Singer) 코네티컷대학의 인류학과 지역의료학과의 교수이다. 싱어 교수는 290편의 피어-리뷰(peer-reviewed) 저널 논문, 단행본 챕터에 기고했으며, 33개의 단행본에 공저자, 저자 및 편저자로 참여해왔다. 신데믹(syndemic), 취약계층 집단에서 발생하는 HIV/AIDS와 성매개질환(STD), 불법적 마약 사용 및 음용 행위, 전염병, 구조적 폭력, 기후 변화로 인한 건강 결과를 포함하는 건강의 정치생태학 등에 관한 연구를 하고 있다. 싱어 교수는 이러한 연구를 통해 루돌프 비르효 교수 상(Rudolph Virchow Professional Prize), 실천 인류학을 위한 조지 포스터 기념상(George Foster Memorial Award for Practicing Anthropology), 에이즈와 인류학 연구 그룹의 수훈상과 클락 테일러 전문 논문상(Clark Taylor Professional Paper Prize), 북미 비판적 연구의 저명 업적 상, 미국 미국 인류학회의 대중 응용인류학을 위한 솔론 킴볼 상(Solon T. Kimball Award for Public and Applied Anthropology)을 수상했다.

한스 베어(Hans A. Baer) 멜버른대학의 사회정치과학 학부의 명예 수석연구원이다. 21권의 책을 저술했고, 190편의 단행본 챕터와 논문들을 발표해왔다. 주요 연구로는 몰몬교, 아프리카계 미국인의 종교, 동독의 사회정치적 삶, 비판 보건인류학(critical health anthropology), 미국, 영국, 호주의 의료 다원주의, 기후 변화에 관한 비판 인류학, 호주의 기후 정치학 등이 있다. 베어 교수의 최근 저서로는 「Democratic Eco-Socialism as a Real Utopia (2018)」, 「Urban Eco-Communities in Australia: Real Utopias or Market Niches? (Liam Cooper 공저, 2018)」가 있다.

데비 롱(Debbi Long) 멜버른 RMIT 대학의 글로벌 연구 센터의 부교수이다. 롱 교수는 비판적 보건인류학자로 호주에서 병원 에스노그라피(hospital ethnography)의 선구자이다. 그녀는 터키, 스와질랜드(현재, eSwatini), 호주 공립병원의 산부인과, 척추질환, 집중치료, 투석 센터 등 다양한 상황에서 현지조사를 수행했으며, 임상 조직과 관리 분야의 의료질 개선, 환자 안전과 행동 변화, 그리고 노사 관계와 관련된 컨설팅 프로젝트를 진행하고 있다. 최근에는 가정 폭력 교육(family violence education)과 보상 산업(compensation industry) 분석으로 연구를 확장하고 있으며, 인류학과 학부와 대학원, 국제 개발 프로그램, 의료와 간호 등 건강 관련 프로그램, 그리고 현지의 토착재단과 지원 프로그램에서 강의하고 있다.

ABOUT THE AUTHORS

알렉스 파블로츠키(Alex Pavlotski) 인류학자인 동시에 그래픽 아티스트이며, 뉴질랜드 오클랜드대학 강사이자 호주 라트로브대학의 명예 연구원이다. 일본에서는 만화 아티스트들과, 호주에서는 LGBTQI+ 공동체 및 정부의 장애수당 수급자들과 현지조사를 수행해 왔다. 그의 박사논문은 파쿠르(parkour) 글로벌 운동의 하위문화에 관한 연구로 8개 국가의 24개 도시에서 수행된 다현지(multisited) 에스노그라피이다. 주요 연구 관심은 심리 및 신경 인류학, 에스노그라피에서의 시각적 표상, 비교문화적 소통, 리더십 연구에서의 남성성, 조직 에스노그라피, 시스템 디자인, 의식-신체 연결성, 반동적(reactionary) 정체성에 두고 있다.

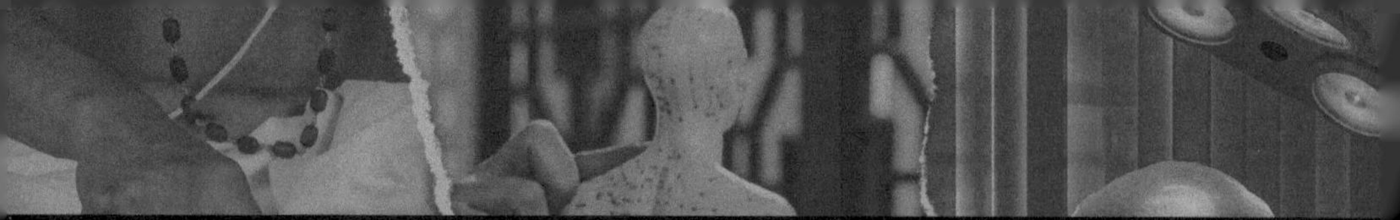

역자 서문

의료인류학은 샤머니즘과 같은 종교적 치유, 세계 곳곳의 전통의학, 그리고 현대 사회의 생의학을 포함하는 다양한 의료체계는 물론이고, 인간의 몸과 건강의 의미, 질병과 치료의 복잡한 과정을 인류학적 시각으로 다루어왔다. 인류학은 생물학적인 동시에 사회문화적 존재로서의 인간에 대한 총체적 관점을 유지하며 다양한 사회 속에서 살아가는 사람들의 이야기에 귀 기울인다. 이러한 인류학의 역사에서 의료와 관련된 문제는 언제나 각 사회의 문화, 세계관, 가치와 깊은 연관성을 보여주었다. 의료인류학은 이제 더 나아가 공동체 및 사회적 약자의 건강을 증진하기 위해 현장에서의 학문적 응용 영역을 넓혀가고 있다. 의료인류학의 점증하는 사회적 책무 속에서 저자들은 인간의 모든 질병과 고통은 결국 사회적인 것이라고 단언한다. 이 책은 의료인류학의 다양한 주제와 사례를 통해 이를 입증하는 과정이며, 동시에 더 건강한 사회를 조성하기 위해 협력해야 할 당위성을 독자들과 나누려는 시도이다.

『의료인류학: 불평등한 아픔을 넘어 더 나은 세상으로』는 의료인류학 개론 강의를 위한 교과서 용도로 쓰였으며, 실천적 지향성을 강조하는 저자들의 입장을 반영하여 역자들이 부제를 고안한 것이다. 한 가지 더 언급할 사항은 저자들이 서문에서 상세하게 언급하고 있는 이 책의 제목과 본문에 사용된 "의료인류학(medical anthropology)" 용어에 대한 비판적 성찰이다. 저자들은 이 책의 첫 출간부터 사용해온 "의료인류학"이라는 용어가 의료인류학자가 다루고 있는 광범위한 주제를 담아내지 못한다고 인식하기 시작했다. 이에 저자들은 이번 3판부터 "의료인류학" 용어를 보다 포괄적인 의미를 담고 있는 "보건인류학(health anthropology)" 용어로 대체하기를 원했다. 그러나 출판사는 마케팅 측면에서 이미 대중에게 널리 퍼진 "의료인류학" 용어를 유지해 줄 것을 권고했고, 저자들은 제목은 유지하나 본문에서는 "보건인류학"으로 대체하는 것으로 마무리했다. 우리 역자들은 의료인류학의 영역을 보다 정확하고 적합하게 정의하고자 하는 저자들의 취지에 충분히 동의했다. 그럼에도 불구하고, 우리들 역시 한국의 상황을 재차 고려해야 했다. "의료인류학" 개념도 충분히 알려지지 않은 국내에서 익숙지 않은 새로운 용어로 선회하기에는 무리가 있다는 생각이었다. 따라서, 원 저서와 번역본 간의 차이와 혼동이 있음에도 역자들은 "의료인류학" 용어를 유지하는 것이 국내 독자들의 접근성에 유리한 선택이 될 수 있음을 저자들과 논의했으며, 승인을 받았음을 밝혀둔다.

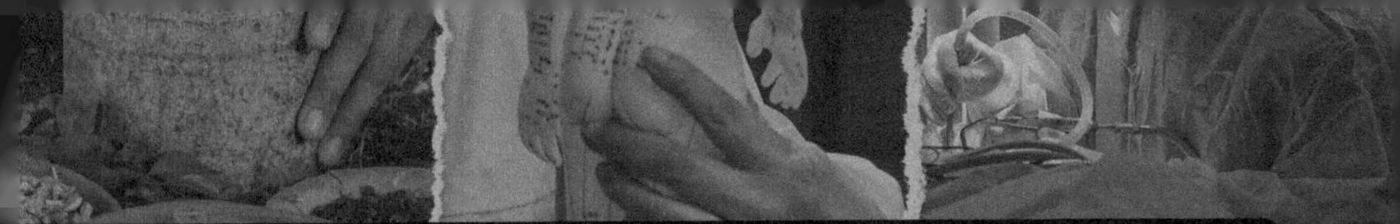

TRANSLATOR'S FOREWORD

이 책의 주 저자인 메릴 싱어(Merrill Singer)와 한스 베어(Hans Baer)는 비판 의료인류학(critical medical anthropology)의 창시자들로 의료인류학의 주요 주제들을 보다 거시적 관점에서 비판적으로 연구해왔다. 싱어의 신데믹(syndemic) 개념은 정치경제적 불평등, 건강 격차(health disparity), 구조적 폭력(structural violence) 속에 놓인 인구 집단이 겪는 질병과 고통을 여실히 보여주었다. 베어는 더 건강한 세계를 위한 이론적, 실천적 지평으로서 생태사회주의(eco-socialism)를 주창하며, 자본주의 세계체제와 기후 위기하에서의 건강과 환경 위험에 대해 꾸준히 지적해왔다. 2020년 개정 출판된 3판에서 두 저자들은 두 명의 신진 인류학자를 저자로 추가하여 내용을 보완했으며, 최근에 더 많은 관심이 모이고 있는 생명정치(biopolitics)와 생명자본(biocapital)에 관한 새로운 장을 추가하여 의료인류학 개론서로서 최근의 흐름을 놓치지 않고 있다.

이 책은 오늘날 의료의 문제, 즉 건강의 문제를 질병과 치료라는 협의의 관점으로 한정하지 않고, 자본주의의 전지구화와 경제적 불평등, 환경오염의 악화와 기후 변화, 생의학의 발전과 신체의 상품화 등에 따른 거시적이고 구조적인 차원과 상호작용하는 복합적인 결과로 다룬다. 또한 국가 간, 그리고 국가 내에 심각해져가고 있는 건강 불평등 문제가 정치경제 시스템, 교육과 의료 시스템, 그리고 그 밖의 국제/국내 사회에 내재한 불평등한 사회적 관계의 결과물이라는 점을 부각하고 있다. 이러한 접근 방식에 따라 본서가 다루고 있는 이슈와 범위는 상당히 방대하다.

역자들은 이러한 다양한 주제를 포괄하기 위해 각자가 연구해 온 주제와 가장 부합하는 장들로 나누어 번역을 진행했다. 경북대학교 고고인류학과의 김희경 교수는 일본 및 한국에서 고령인구를 통치하기 위해 고안된 의료기술 및 보건 · 복지정책이 삶과 죽음의 경계, 인간다움의 정의를 어떻게 변화시키는지를 연구하고 있으며, 이 책에서는 의료인류학 소개, 건강, 질병에 대한 이해, 다원적 의료 시스템 부분을 담당했다. 서울대학교 인류학과 BK교육연구단의 오은정 교수는 히로시마와 나가사키의 원폭피해자에 관한 역사인류학적 연구와 후쿠시마 원전 사고 이후 지역의 부흥 문제를 생태인류학적 차원에서 연구하고 있는 인류학자로, 이 책의 건강불평등, 건강과 환경, 생명공학과 생명정치 부분을 담당했다. 한양대학교 간호학부의 문우종 교수는 중국의 제약산업과 공립병원을 배경으로 약품의 사회적 구성에 관한 의료인류학 및 기업인류학적 연구를 진행했으며, 이 책의 의료인류학자의 작업, 생의학과 민족의학, 그리고 건강사회를 위한 제언 부분을 번역하였다. 최종 원고는 세 사람의 상호 교차 검토와 윤독을 거쳤다.

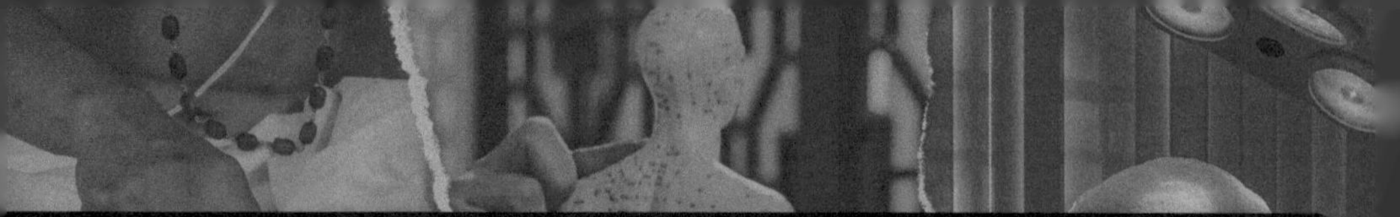

역자 서문 TRANSLATOR'S FOREWORD

앞서 간략하게 소개한 역자 세 명의 연구 주제와 관심은 언뜻 보기에는 뚜렷한 공통점이 없어 보이지만, 이 작업에 합류한 데에는 무엇보다 역자 모두 의료인류학의 다양한 주제와 의미를 한국 사회에 전하고자 하는 의지가 있었기 때문이다. 또한 우리의 상이한 연구 주제들은 건강과 의료의 사회문화적 의미와 가치에 대한 깊은 관심과 개인과 사회의 고통에 대한 연대적 공감을 지니고 있다는 점에서 궁극적으로 의료인류학과 만나기 때문이다. 이 책의 번역을 기획하고 출간에 이르기까지 2년에 가까운 시간이 지났다. 결코 짧지 않은 시간 동안 역자들의 갖가지 요구와 일정 지연을 묵묵히 인내하며 전 과정을 안내해 준 메디컬에듀케이션의 이문수 대표께 심심한 감사를 표한다. 마지막으로 우리의 이 공동 작업에는 건강과 의료의 불평등 문제를 오랜 시간 지적해온 저자들의 취지에 대한 공감과 실천의 의미가 담겨 있음을 밝히며, 저자들에게 뜨거운 마음을 전한다.

2023년 2월

옮긴이 일동

문우종 한양대학교 간호학부

김희경 경북대학교 고고인류학과

오은정 서울대학교 인류학과 BK교육연구단

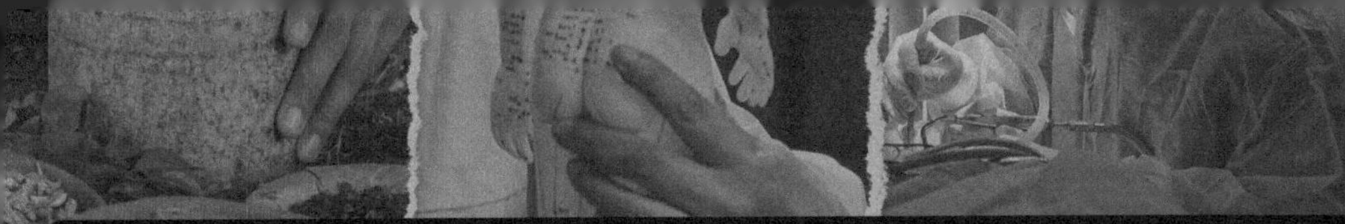

목차

CONTENTS

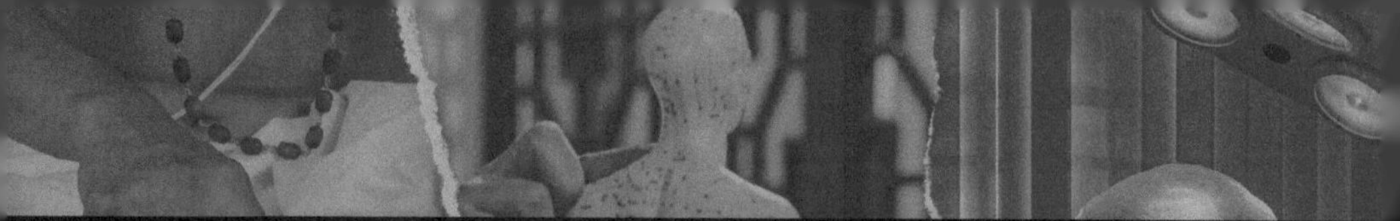

목차

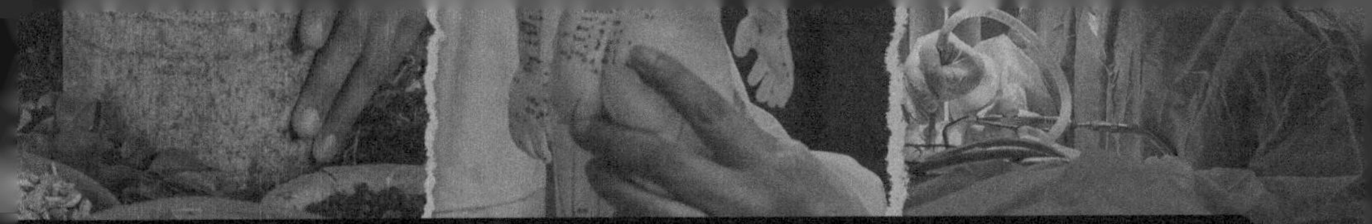

CONTENTS

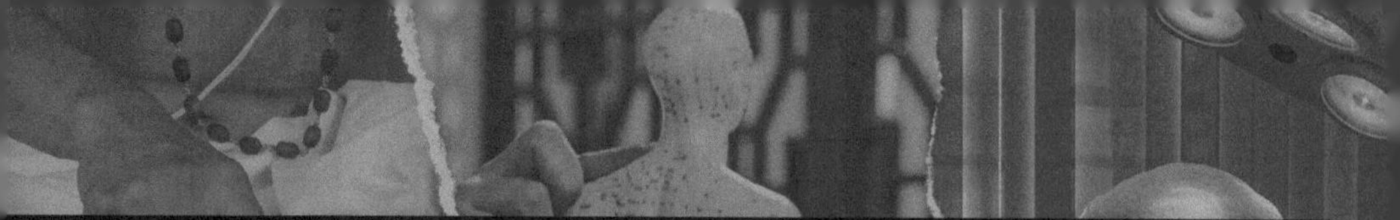

목차

CONTENTS

의료 인류학

불평등한 아픔을 넘어 더 나은 세상으로

Introducing Medical Anthropology

A Discipline in Action

INTRODUCING MEDICAL ANTHROPOLOGY

Discipline in Action

1장

의료인류학 소개

Introduction to the Anthropology of Health

치유는 합법적이고 신뢰할 수 있으며 문화적으로 적절한 시스템을 필요로 한다.

-밀드레드 블렉스터(Mildred Blaxter, 2004: 43)

소개 및 개요

이 장에서는 건강과 관련된 학문 분과들의 영역을 고려하여 의료인류학을 정의하고 구분 짓는 과정을 시작한다. 세 가지 사례 연구를 제시함으로써 의료인류학에 대해 소개한다. 다음으로 실용적이고 이론적인 작업과 보건인류학이 기여한 바를 다루고자 한다. 즉, 의료인류학 분야에서 건강과 질환을 기술적 관점에서 구별하는 방식, 건강 불평등 문제에 관여하는 방식, 보건인류학의 역사, 검토, 보건인류학을 다른 건강 관련 분야와 비교 및 대조하는 작업 그리고 보건의료인류학이 타학문분과와 어떻게 협력할 수 있는지에 대한 논의를 포함한다.

의료인류학을 만나다

서문에서 언급했듯이, 의료인류학이라는 용어를 접하거나 "보건인류학"이라는 말을 처음으로 접한 사람들은 그것이 무엇인지에 대해 종종 의아해한다. 의학이 어떻게 실천되는지, 의사, 간호사 또는 다른 보건-의료 시스템의 전통적인 치료사가 실제로 무엇을 하는지에 대한 연구인가? 아니면 아프다는 의미와 느낌이 무엇인지에 대한 연구인가? 아마도 다른 사회의 민속 질병에 대한 연구가 아닐까? 문화적 지식을 적용하여 질병을 실제 치료하는 것인가? 실제로 이러한 모든 질문에 대한 답변은 대체로 맞다고 할 수 있다. 의료인류학은 이러한 여러 주제뿐만 아니라 그 이상의 영역을 다룬다. 의료인류학은 질병과 치료의 과정과 왜 아픈지, 어떻게 아픈지, 회복을 위해서 본질적으로 필요로 하는 것이 무엇인지 등을 포함하여 협소한 생물학적 현상 이상으로 건강과 관련된 문제를 다룬다는 점을 전제로 삼는다. 이러한 과정은 환경, 정치, 경제, 사회 구조 및 사회문화 요인과 같은 여러 문제에 상당한 영향을 받는다. 결과적으로 의료인류학은 생물-사회문화적 접근을 발전시켜 인간 조건의 한 측면으로서 건강을 다루고자 노력한다.

한 가지 예를 들면, 의료인류학자들은 다음과 같은 질문을 한다. 단순히 HIV (인간면역결핍 바이러스)와 그것이 체세포에 미치는 영향, 그리고 면역체계를 파괴하는 것을 막기 위해 고안된 의학적 개입을 연구함으로써 AIDS (후천성면역결핍증)를 제대로 이해하고 이에 효과적으로 대응할 수 있을까? 또한 감염 위험이 가장 큰 사람들을 효과적으로 참여시키기 위해서는 어떻게 접근할지 알아야 하지 않을까? 감염 위험에 가장 크게 노출되어 있는 사람들의 행동에 영향을 미치는 구조적 및 상황적 요인에 대해 그들은 얼마나 알고 있는지, 그들이 에이즈에 대해 느끼는 것과 이러한 요인들은 그들의 행동에 어떠한 영향을 미치는지, 우리가 지역사회에서 그들과 상호작용하고 병원에서 상호작용하는 방식이 위험에 노출되어 있는 사람들이 치료 프로그램에 참여하기 쉽게 만드는지 또는 밀어내고 있지는 않는지와 같은 질문을 제시한다. 즉, 약 40년간 에이즈 유행에 맞서 싸우는 과정에서 우리는 생물학 영역을 뛰어넘는, 여전히 진행 중인 매우 중요한 영역이 존재한다는 점을 깨달았다. 이제 우리가 에이즈 감염병을 전 세계가 경험하는 문제이자 세계적인 유행병으로 생각한다면, 또한 여러 경로를 통해 감염되며 위험에 처한 다양한 집단이 존재하고, HIV/AIDS와 관련되어 있는 다양한 신념과 행동 및 세계의 여러 다른 지역 또는 단일 국가 내에서도 지역에 따라 다양한 형태로 존재하는 보건-의료 시스템과 관련지어 생각해 본다면, 인류학과 같은 사회과학이 왜 – 확실하게 – 에이즈 감염병을 해결하는 데 중요한 역할을 하는지 이해할 수 있다. 이는 상당히 중요한 지점이다. 지금까지의 연구에 따르면, 선페스트(bubonic plague), 천연두 및 결핵에 걸린 사람들의 수를 합친 것보다 더 많은 절대 다수의 사람들이 HIV/AIDS에 상당한 피해를 입을 것으로 예측된다. 전 세계에서 HIV/AIDS에 대해 큰 부담을 느끼고 있는 남아프리카에서의 유행을 생각해 보자.

디디에 파생(Didier Fassin, 2007a: 261)이 지적했듯이, "10년 동안 HIV 감염률 추이를 봤을 때 성인 가운데 에이즈에 감염된 인구가 1% 미만에서 25%로 증가했고, 에이즈는 15세에서 49세 연령대의 남성과 여성의 주요 사망 원인"으로 부상했고, 평균 수명 역시 20년이 줄어들 것으로 예상됐다. 게다가, 모두가 인식하든 아니든, 글로벌 팬데믹은 지구 전역의 사람들의 사회적 · 문화적 세계 및 의료계를 형성해 왔다. 그러나 HIV/AIDS의 파괴적인 영향에 대한 광범위한 이야기 안에는 팬데믹의 복잡한 모자이크를 구성하는 많은 다른 지역의 내러티브들이 존재한다. 의료인류학자들의 작업은 많은 장소에서 그러한 이야기의 일부분이 되어 왔고 다른 많은 건강 문제에 대해서도 마찬가지이다. 게다가, 때로는 HIV/AIDS의 위험 행동에 대한 문화적 설명에 기여하기도 했지만, 의료인류학은 최근 몇 년 동안 세계 경제 또는 자본주의와 사회적 불평등이 감염병 확산의 주요 원동력이 되고 있다는 사실을 제대로 전달하지 못하는 설명들에 대응하고자 고군분투했다(Hlabangane, 2014).

세 가지 응용 의료인류학의 사례 연구

낭포성 섬유증에 대처하기

레이놀즈 가족에게는 두 명의 자녀가 있다. 칼은 5세이고, 스튜어트는 7세이다. 두 소년 중 어린 칼은 미국에서 가장 흔하고도 치명적인 유전병 낭포성 섬유증(cystic fibrosis)을 앓고 있었다. 낭포성 섬유증은 몸에서 진한 형태의 점액이 생산돼 폐를 막아서 세균 감염이 반복되어 폐가 계속 손상되는 병이다. 낭포성 섬유증 환자의 평균 생존 연령은 점점 늦춰지고 있지만, 질병에 걸린 대부분의 사람들은 성인이 되기 이전에 사망했다. 일반적으로 낭포성 섬유증을 앓고 있는 아이를 일상적으로 돌보기 위해 가족 구성원들은 고통스러운 예후에 대처하는 법을 배워야 했고, 환자의 가슴과 등을 적어도 35~40분 동안 세차게 두드려야 하고, 하루에 2~4회 점액을 떼어내는 등 환자를 위협하는 증상들에 대응했다. 특히 낭포성 섬유증을 앓는 아이의 형제자매들 역시 부담감 속에 살아가고 있었다. 스튜어트의 어머니인 디나 레이놀즈는 스튜어트가 감당해야 할 부담에 대해서 말했다. "칼이 아플 때 전화가 오면 모두 '칼은 어때요?'라고 물어요. 스튜어트를 만난 사람들도 모두 '동생은 어떠니?'라고 [묻겠죠], 그리고 선물들을 주는데… 모두 칼을 위한 선물들이죠. 이런 것들이 [스튜어트에게] 영향을 미치겠죠." 낭포성 섬유증을 앓고 있는 아이의 가족은 어떻게 (그리고 얼마나 잘) 대처하는가? 질병은 가족 관계와 가족 구성원의 감정적 웰빙에 어떤 영향을 미치는가? 만성적으로 아픈 아이들의 형제 또는 자매들은 어떤 영향을 받으며 살고 있을까? 낭포성 섬유증이 자연적으로 진행되는 각 국면에서 의료관계자는 어떻게 가장 효과적으로 가족들과 의사소통을 할 것인가? 이전에 암에 걸린 아이들을 연구한 의료인류학자 블러본드-랭너(Myra Bluebond-Langner, 1996)는 이러한 매우 중요한 질문들에 답하기 시작했다. 필라델피아에 있는 세인트 크리스토퍼 어린이 병원의 낭포성 섬유증 센터에서 모집한 가족을 병원 및 그들의 집에서 19개월간 관찰했다. 그녀는 또한 주치의와 인터뷰하고 환자의 의료 차트를 검토했다. 대부분의 인류학자들처럼 블러본드-랭너는 그녀가 연구하는 연구대상자들의 삶에 깊게 빠져들었다. 그녀의 현장 노트와 녹음된 인터뷰는 수많은 3링 바인더와 수천 페이지를 채웠다. 결국 수개월간의 데이터 수집과 신중한 분석을 통해 그녀는 연구의 동기를 부여했던 주요 질문들에 답할 수 있었다. 또한 그녀는 자신의 연구 결과를 – 강력하게 – 사용하여, 낭포성 섬유증 환자의 가족들에 대한 임상 개입에서 의사가 사용할 수 있는 유용한 지침을 개발할 수 있었다. 결과적으로 의사들은 가족과 가장 잘 소통하기 위해 어떻게 해야 하는지와 가족들이 직면하고 있는 어려운 도전과 그들이 짊어져야 하는 무거운 짐에 대해 더 명확하게 알게 됐다. 다른 많은 의료인류학자들의 작업처럼 블러본드-랭너의 작업은 종종 혼란스럽고 여러 문제들이 뒤얽혀 있는 건강과 질환의 세계에서 긍정적인 영향을 만드는 작업에 기여한다. 의사-환자 관계에서 나타나는 충돌과 의사소통 오류 및 여러 문제들을 해결하고, 환자가 문화적으로도 적절하며 양질의 보건의료를 받을 수 있도록 보장하는 것이 의료인류학의 핵심 의제이다. 그러나 의료인류학자는 다른 많은 주제에도 관심을 가지고 있다.

뼈 분쇄기

지구상에서 가장 흔한 모기 매개 바이러스는 전 세계 100개 이상의 국가와 열대 지역, 특히 남미, 카리브해와 같은 열대 지역 및 동남아시아와 같은 아열대 환경에서 –

미국에서도 2001년 하와이에서 크게 유행했지만–발견됐다. 그러나 미국의 몇몇 지리적 영역들에서 국지적으로 뎅기열 사례가 나타나기 시작하자, 연구자들은 뎅기열이 미국 본토에 상륙한 것이 아닌가를 우려했다.

매년 5천만에서 1억 명의 사람들이 에디세 이집티(*Aedes aegypti*, 역자주: 황열병을 매개하는 각다귀의 일종) 모기 및 에디세 알보픽투스(*Aedes albopictus*)라는 흰줄숲모기에 물려 뎅기열이 전파되고 있는 것으로 현재 추정되고 있다. 뎅기열에 감염된 사람을 모기가 물면 모기 역시 뎅기열에 감염되는데, 감염된 모기들이 다른 사람을 물어 차례대로 감염을 전파시킨다. 뎅기열은 동남아시아와 대부분의 라틴 아메리카 및 카리브해 지역에 팬데믹 수준으로 유행하고 있으며 여전히 확산 중이다. 특히 말레이시아 지역은 뎅기열에 큰 타격을 입었다. 수천 명의 희생자가 발생했는데, 특히 이 질병은–무서운 관절 통증을 유발한다고 하여–"뼈 분쇄기"라고 불리기도 했다. 다른 증상으로는 복통, 두통, 메스꺼움 및 구토, 눈 밑 통증 및 신체에 나타나는 붉은 반점 등이 있다. 더 강렬하고 더 무서운 형태의 증상으로는 환자의 잇몸, 코, 내장에서 피가 나는 출혈열 등이 있다.

많은 의료인류학자들은 뎅기열의 확산을 막기 위해 노력했다. 예를 들어, 칼 켄달(Karl Kendall, 1998)은 지역 건강 신념과 관행을 연구하고 이를 활용하여 온두라스 엘프로그레소 지역에서 뎅기열에 대한 건강 캠페인 전략을 개발했다. 켄달의 접근 방식을 살펴보면, 첫 번째 단계에서는 효과적인 예방에 대한 지역사회의 인식을 높이기 위해 지역사회 성원들과의 심층 인터뷰를 통해 지역주민들은 뎅기열에 대해 어떻게 생각하고 어떠한 믿음체계를 가지고 있는지, 감염 경로 및 두려운 질병에 걸리는 것을 막기 위해 지역주민들이 사용하는 전략은 무엇인지에 대한 조사를 수행했다. 이러한 정보들은 효과적인 해충 방제 조치를 포함하여 병을 전파하는 곤충에 대한 지역사회의 인식을 높이기 위해 사용됐다. 문화적 감수성을 갖춘 이러한 프로젝트는 뎅기열을 옮기는 모기의 개체수를 줄이고, 감염률을 떨어뜨리는 데 효과적이라는 사실을 입증했다.

사라 크랩트리와 동료들(Sara Crabtree et al., 2001)은 말레이시아의 두 지역사회에서 뎅기열 예방을 위한 이러한 접근 방식을 구축했다. 켄달과 마찬가지로, 크랩트리와 동료들은 질병과 관련된 지역사회의 지식, 태도 및 행동에 대한 연구로 작업을 시작했다. 그들은 또한 아직 뎅기열의 피해를 입지 않은 지역에서 4개의 다른 하위 집단 – 여성, 청소년, 가장인 남성, 마을 지도자 – 을 대상으로 초점 집단 인터뷰를 수행했다. 이 연구를 통해 지역사회 공동체가 모기 매개 감염병에 대한 인식이 부족하다는 것을 발견했다. 즉, 지역사회 성원들은 병에 걸리는 것과 모기에 물리는 것을 연관 지어 생각하지 않았으며, 그 결과 충분히 구할 수 있는 방충망 또는 스프레이 방충제를 많이 사용하지 않았던 것이다. 그런 다음 크랩트리와 동료들은 3일간의 워크숍을 조직하여, 자원 봉사자들에게 지역사회에서 뎅기열을 예방하는 방법에 대한 요구분석(needs assessment) 조사를 수행하는 데 필요한 교육을 실시했다. 연구원들의 지도 아래, 평가 요원들은 지역사회 방문 조사를 실시했다. 이 발견 이후 연구진은 평가 요원들과 협력하여 요구분석 결과를 번역하여, 실용적이고 달성 가능한 활동들에 필요한 전략적 권장 사항 모음집을 만들어 모기 개체수를 줄이고자 했다. 지역 지도자들의 지원을 받아 쌓여 있는 쓰레기를 태우고, 컨테이너 물을 청소하고, 번식지 식별 및 제거와 같은 권장 사항들에 기반한 실천들로 프로젝트에 참여한 두 지역사회에서 모두 모기 개체수 감소라는 목표를 달성할 수 있었다. 프로젝트에 참여한 의료인류학자들은 프로젝트의 성공 여부가 대부분 지역사회의 주된 관심을 확인하기 위해 진행하는 초기 평가 및 지역에서 자체적으로 개발한 예방 아이디어를 반영하고, 예방 사업의 모든 국면에서 지역사회 성원들의 참여를 얼마나 잘 이끌어내는가에 달려 있다고 보았다.

여기에 설명된 노력들에도 불구하고 뎅기열을 포함한 기존 또는 신종 질병들은 일시적으로나마 통제되기도 했지만, 통제 불능상태로 계속해서 전 세계에 확산되고 있다(제6장 참조). 에이즈와의 싸움에서 성매개 질병의 감소에 이르기까지, 사회문화적 요인과 인간 생물학의 상호작용 측면에서 건강과 질병을 이해하는 독특한 접근 방식을 추구하는 의료인류학자들은 감염성 질병 및 기타 질병을 예방하고, 문화적, 구조적 측면을 적절히 고려하여 더 효과적으로 케어를 제공할 수 있는 시스템을 개발하는 최전선에서 종종 활동한다. 모든 의료인류학 프로젝트가 효과적이었거나 성공한 것은 아니며, 원하는 만큼 효과를 얻지 못할 수도 있지만 통상 지역 수준에서 때로는 더 광범위한 수준에서 건강을 개선하는 데 유용한 기여를 해온 의료 인류학자들의 업적에 주목할 필요가 있다. 대개 의료인류학의 정수는 뎅기열과 같은 "질병의 취약성이 문화·사회·경제 요인과 맞물려 특정한 관계에서 파생"(Nading, 2017)한다는 점을 규명하는 데 있기 때문이다.

살충제 중독

유엔 산하 전문기관인 세계보건기구는 전 세계에 10억 명 이상의 농장 노동자가 있고 대부분은 개발도상국에 있다고 추정한다. 농장 노동자들의 건강에 관한 민족지적 연구에 따르면–특히 현장에서 일하는 노동자들은–"종족성과 시민권의 위계에 따라 … 분리"되곤 하는데, 이는 사회 · 경제적 불평등 문제를 재생산하고 노동자들의 "비자발적 이동, 이주, 질병 및 고통"으로 귀결되곤 한다(Holmes, 2013: 182). 농장 노동자, 직속 감독자, 토지 소유자, 정책 입안자가 살아가는 세계에서, 그리고 광범한 사회에서, 농장 노동자가 겪고 있는 사회 및 건강 불평등 문제는 인종을 강조하는 생물학 이데올로기에 의해 "정상적이고 자연스럽고 정당한 것으로 간주"된다(Holmes, 2013: 182). 저임금과 산업 보건 보호를 제한적으로만 허용하는 불공정한 정부의 정책 및 자신들의 이익을 매우 값싼 노동력에 의존하는 고용주들의 착취와 건강 문제에 대한 구조적 요인보다는 노동자 개인들의 문화와 행동에 책임을 돌리는 보건의료 시스템은 고의는 아니지만 악영향을 끼칠 수 있는 사회 질서의 작용에 공모하게 된다.

다양한 연구들에 따르면 농장 노동자가 공통적으로 직면하는 건강 문제 중 하나는 위험한 살충제에 노출되어 중독되는 것이다; 실제로 노동자들은 식물에 기생하는 해충을 제거하기 위해 식량과 관상용 작물에 뿌려지는 강력한 상업용 독극물에 직접적인 영향을 받을 가능성이 가장 높은 사회 부문에 종사하고 있다. 농업에 종사하는 노동자들뿐만 아니라 그들의 배우자와 자녀 역시 위험에 처해 있다. 살충제 중독은 노동자들이 파견되어 일하고 있는 인접한 들판 또는 그 지역에 살포되어 바람을 타고 대기 중에 표류 중인 살충제와 접촉하면서 발생한다. 노동자들은 옷과 식기를 비롯해 여러 소지품에 살충제가 묻은지 모르는 채로 집에 돌아오기 때문에 살충제의 잠재적인 위험에 대해 알지 못한다. 살충제는 일부만 노출되더라도 체내에 축적되기 마련이어서, 반복적으로 노출되면 건강에 위협적인 결과를 초래할 가능성이 높다. 가장 일반적으로 사용되는 살충제 중 하나인 유기인산염(organophosphates, OPs)은 호흡 및 섭취, 피부 노출을 통해 체내에 축적될 수 있다. 유기인산염은 신경말단에서 발견되는 필수 효소인 아세틸콜린에스테라제의 가용성을 감소시켜 신경을 손상시키는 것으로 알려져 있다. 유기인산염 중독은 발진, 메스꺼움, 구토, 전신 피로, 의식 상실, 쇼크, 심지어 죽음까지 유발할 수 있다.

유기인산염 살충제인 클로르피리포스(chlorpyrifos)는 신경독으로 구별되며, 특히 영유아에게 위험한 것으로 나타났다. 미국에서는 다우 애그로사이언스(Dow AgroSciences)에서 생산된 약 2천 2백톤에서 4천 4백톤의 화학물질이 매년 농작물에 뿌려진다. 오바마 행정부 집권 당시 환경보호청 연구원들은 살충제 실태를 조사했으며, 아이들이 받을 위협을 감안하여 클로르피리포스가 금지되어야 한다고 권고했다. 조사 결과에 따르면, 클로르피리포스의 식용작물 잔류량은 안전 기준을 초과한 수준이었으며, 식수의 살충제 노출 정도도 안전 기준을 초과했다. 그러나 2016년에 트럼프 행정부가 집권하면서 친기업성향의 반규제 옹호자인 스콧 프루이트(Scott Pruitt)가 미국 환경보호청 기관장으로 임명되었고 살충제를 금지하지 않기로 결정했다. 의료인류학자들은 살충제를 금지하지 않기로 한 결정에 반대하는 입장에 서서, 환경 기관의 책무는 살충제 규제를 완화함으로써 기업의 이익을 보호하는 것이 아닌 사람들의 건강과 안전을 추구하는 것이라 주장했다(Kolbert, 2017).

농장 노동자의 건강을 보호하기 위한 조치들은 제한적이었다. 예를 들어, 2002년 미국 살충제 행동 네트워크(Pesticide Action Network North America) 및 협력 그룹 조직들에서는 캘리포니아 살충제 규제국(Department of Pesticide Regulation)에서 수집한 살충제 중독에 대한 데이터를 기반으로 하여 「농장에서의 중독(Fields of Poison)」이라는 보고서를 발행했다. 이 보고서에서는 농민들이 살충제의 이중 위협에 직면하고 있음을 밝혔다. 첫째, 독성화학물질의 유해한 노출로부터 보호하도록 설계된 기존 규제조치는 독성 위험이 높은 살충제 노출에 대한 안전장치를 제공하기에는 심각할 정도로 미진했다. 둘째, 그런 기존의 법률조차 약하게 시행되고 있었다. 이러한 문제를 해결하기 위해 토마스 아큐리(Thomas Arcury), 사라 퀀트(Sara Quandt)와 동료연구자들(2005)는 노스캐롤라이나와 버지니아에서 9명의 농민가구 그룹을 모집하여, 국립 환경 건강 과학 연구소가 자금을 지원하는 농가의 농약 노출 감소를 위한 중재 프로그램(¡La Familia! Reducing Farmworker Pesticide Exposure)을 실시했다.

연구팀은 농장주와 농민 지도층을 상대로 주로 라틴계 농장 노동자들이 갖고 있는 살충제 노출 및 안전에 대한 믿음과 관련된 심층인터뷰를 실시하고, 농장 노동자들의 집에서 가정용 가구에 유기인산염 살충제가 존재하는지를 탐지하는 시료를 수집하고, 농장 노동자들과 그들의 자녀들의 소변 검사를 실시하여 신진대사 수준을 평가하여, 유기인산염 살충제가 연구 참여자들의 몸에 존재하는지 여부를 밝혔다.

연구자들은 대상 농가 성원들의 체내에 유기인산염 노출의 산물인 높은 수준의 유기인산염 대사물질이 발견되는지 검사를 실시하여 모든 가구에서 적어도 한 명 이상은 높은 수준의 유기인산염 대사물질이 검출된 것을 확인했다. 게다가, 집에 카펫을 깔았지만 진공청소기가 없는 가정의 경우 평균보다 높은 수준의 유기인산염 대사물질이 검출됐다. 목욕하는 방식도 유기인산염 대사물질 검출량과 관련이 있었다. 이러한 발견들에 기반하여 연구팀은 유기인산염 노출을 줄이기 위해서는 특정 정책이 변경될 필요가 있다고 주장했다. 즉 임대한 모든 농가 주택에 샤워시설과 청소기가 구비되어 있는지 모든 농가 주택이 농장에서 충분히 떨어진 안전한 거리에 지어졌는지, 모든 농민이 살충제의 위험과 취급방식에 대한 교육을 받았는지를 확인할 필요가 있다고 결론내렸다.

농가 가족들(뿐만 아니라 모든 미국인들)에게 안전하고 저렴한 주거를 제공하게 되면 살충제에 대한 노출은 줄어들 것이다. 살충제 노출 문제에 있어 “피해자를 비난”하지 않고, 살충제에 노출된 사람들을 교육함으로써 체계적으로 형성된 건강 격차에 대해 알리고자 하는 것이다. 이를 통해 농민들이 스스로를 방어하고 자녀를 위해 안전한 주거를 요구할 수 있는 역량을 키우고자 노력했다(Arcury et al., 2005: 50).

특히, 대부분의 농장 노동자들은 미국사회보다 자원이 부족하고 노동자를 보호하기 위한 법률적인 조치도 미약한 국가에 살고 있었다. 그러나 미국에서 생산된 살충제 제품은 전 세계로 수출되며, 인류학자들은 농민들이 살충제를 제대로 취급하지 않을 경우 매우 치명적일 수 있다는 정보를 거의 또는 전혀 받지 못한 상태에서 살충제를 사용하고 있음을 관찰했다. 농장 노동자를 연구하는 의료인류학자는 농장 노동자들이 직업적 위협에서 자신의 삶과 안녕을 보호할 수 있도록 해야 할 일이 많았다. 특히, 이러한 문제들은 사회적 불평등 문제와 특정 계급, 종족, 성별에만 유리하게 작동하는 법률 시행 등 사회 전반에 만연해 있는 권력 관계의 지배 구조에 부분적으로 기인한다고 볼 수 있다. 실제로, 의료인류학자들은 종족 집단과 같은 사회적 관계와 자원 및 기타 가치 있는 영역으로의 접근성을 결정하는 사회구조가 통상 건강의 기본 요소임을 밝혔다.

의료인류학자들은 건강에 중대한 위협이 되는 농장 노동자들의 농약 중독 사례 이외에도 다른 중요한 주제들도 효과적으로 연구하고 있다. 일례로, 사라 호튼과 주디스 바커(Sarah Horton & Judith Barker, 2010)는 캘리포니아 센트럴 밸리의 농가 어린이들에게서 나타나는 심각한 충치 문제를 조사했다. 연구자들은 초기 구강 건강이 좋지 않을 경우, 입천장활(oral arch)의 기형, 고르지 않은 치열 등 어린이의 신체 발달에 지속적인 영향을 미칠 수 있으며, 결국 젊은 성인들에게 사회적 낙인을 찍는 결과로 발전될 수 있다고 보고했다. 이 연구에서는 부적절한 식습관과 개발과정에서 연구자들이 '낙인화된 생물학(stigmatized biologies)'이라 명명한 인위적 환경 요인의 역할을 조사했다. 연구자들은 일례로 조르제라는 한 청년의 사례를 제시한다. "스타 운동선수이자 인기 있는 고등학생인 조르제는 자신이 웃을 때마다 드러나는 얼룩지고 삐뚤빼뚤한–어렸을 때부터 평생 보험의 혜택을 받지 못했다는 표시기도 한–치열을 통해 자신이 사회적으로 취약한 존재라는 것을 깨달았다(Horton & Barker, 2010: 213)".

또한 연구자들은 시장 기반의 건강보험 시스템에 접근하기 어려운 조건이 농장 노동자들의 건강에 지속적으로 부정적인 영향을 주고 있음을 밝혔다. 이러한 분석을 위해 연구자들은 마거릿 락(Margaret Lock)의 지역 생물학(local biology) 개념과 생물학의 적응성(plasticity) 개념을 활용한다. 그리하여 생물학은−정적인 현상이거나 균일한 현상이 아니며−문화, 식이 요법 및 인간이 만든 환경과 예방 관리 및 치료로의 차별적인 사회적 접근의 결과이며, 이에 따른 신체적 각인의 결과는 집단마다 다르다는 사실에 주목한다. 따라서 연구자들은 시장-기반 보건의료 시스템이 사회에서 집단 성원 간 체현된 차이를 만들어 내며, 이는 사회적 불평등의 구조를 반영하고 재생산한다고 보았다. 이러한 종류의 조사는 의료인류학에서 생물-사회문화적 모델의 가치를 확증한다.

의료인류학의 실용적이고 이론적인 기여

여기에 소개된 사례는 "왜 의료인류학이 필요한가?"에 대한 답을 다음과 같이 제시한다. 의료인류학자들은 인간의 삶을 가까이서, 그리고 특정한 맥락에서 연구하기 위해 인류학이 개발한 전통적인 현장연구를 통한 몰입과 인간 조건에 대한 학문분과의 총체적 그림을 활용한다. 내부자의 관점과 일련의 경험들을 이해하고자 하는 전통적 분과학문의 관심과 이를 인간 사회에 응용하고자 하는 지향성이 세상에 중요한 변화를 가져올 수 있기 때문이다. 이러한 차이의 본질을 밝히는 것이 이 책의 주요 목표 가운데 하나이다.

이 책이 주로 강조하는 바는 의료인류학의 실용적 기여와 학문의 이론적 기여는 동등하게 중요하며, 특정한 건강 관련 문제를 해결하는 데 있어 의료인류학의 적용을 중요하게 여긴다는 점이다. 의료인류학 이론은 다음과 같은 질문들을 다룬다. 무엇이 건강과 질환을 결정하는가? 어떻게 그리고 왜 사회마다 보건의료 시스템, 질환에 대한 믿음 및 질환 경험이 다른가? 치료 결과에서 문화는 어떤 역할을 하는가? 이러한 질문들 또한 이 책에서 다룬다.

건강과 질환의 문화를 명확하게 하기

이 책의 두 번째 목표는 건강과 질환에서 문화와 사회적 관계의 근본적 중요성을 제시하는 것이다. 의료인류학을 연구 및 적용하는 데 반영된 핵심 아이디어, 개념, 방법론 및 이론적 프레임 워크 검토를 통해, 이 책에서는 질환과 질병이 복잡한 생물 사회적 과정을 수반하고 이를 해결하려면 생물학을 넘어서는 다양한 요인들—믿음 체계, (종종 불평등한) 사회적 관계의 구조 및 환경 조건—에 주의를 기울여야 한다는 점을 강조한다.

130여 년에 걸친 인류학의 역사에서 문화는 핵심적 지위를 차지해 온 개념이다. 과거에 인류학자들은 문화를 영향력 있는 믿음, 관행, 규범 및 가치로 구축된 특정한 패턴이자 사회 집단에서 공유되고 전승되어 세대를 거쳐 학습되는 독특한 구성, 살아가는 방식에서 나타나는 다양한 차이들 및 여행자들이 다른 목적지를 방문한 후 보고하는 기질이 다른 사람들에게서 나타나는 차이 정도로 생각했다. 이런 차이는 행동과 생각뿐만 아니라 사람들이 세계를 인식하고 조직하는 방식, 상징, 정상 혹은 적절한 행동을 무엇으로 규정하는지 혹은 그 이상의 감각으로 표현된다.

시간이 지남에 따라 앞서 설명한 문화를 다소 정태적으로 바라보는 견해와 달리 문화라는 것이 이미 존재하는 식별 가능한 구조이지만 사회적 상호작용을 통해 지속적으로 재구성되고, 재고되며, 강화되는 과정적인 것으로 이해되기 시작했다. 더욱이 인류학자들은 삶을 의미 있게 만들고 삶의 목적을 추구하며 이해할 수 있게 만들어주는 문화의 기능적 측면을 가장 핵심적인 측면으로 보았다. 비록 사람들이 갖고 있는 의미, 목적 및 이해는 사회마다 각자의 문화에서 파생되고, 같은 사회라도 부문에 따라 다르게 나타나곤 한다(예: 부자 대 빈자, 남성 대 여성, 지배적 대 종속적 종족 또는 성 정체성 집단, 장애인 대 일반인, 의사 대 환자). 전지구화가 가속되고 있는 세계 속에서 아이디어, 이미지, 상업용 제품, 기술, 기업, 사람, 질병은 국경과 지역을 넘어 이동하고 있으며, 문화는 변화하고 있다. 그 결과 광범위하게 공유된 행동 및 상호 연결성(예: 글로벌 휴대전화 또는 인터넷 사용, 글로벌 청소년 문화)이 나타날 뿐만 아니라 때로는 문화가 대동소이 해지는 현상(flattening of culture) 및 글로벌 연결 방식을 특정한 방식으로 반영하는 지역적 차이들이 등장하는 현상들이 여러 다른 사회들의 현장에서 매개되어 나타나고 있다. 이러한 사회문화적 변화와 이러한 변화를 이끄는 힘을 이해하는 것은 현대 인류학의 중요한 의제가 되고 있다.

건강 불평등

한편으로는 농약에 대한 일상적인 노출과 같은 건강 불평등 문제에 대한 조사를 통해, 다른 한편으로는 환경 관련 질병을 일으키는 환경 파괴에 대한 조사를 통해, 이 책은 마지막으로 문화적 또는 심지어 생태학적 건강 모델조차 넘어서는 종합적인 생물문화 의료인류학을 향해 나아가야 할 필요성을 강조한다. 이는 건강을 나쁘게 만드는 원인에 대한 이론적 이해와 함께 효과적이고 공평한 국가 보건-의료 시스템 개발에 기여하는 생물학적 · 문화적 · 사회적 요인들을 통합하기 위한 접근 방식이다(Rylko-Bauer & Farmer, 2002 참조). 이런 식으로 의료인류학자들은 전반적 건강 상태 및 사회적 불의의 문제와 환경 파괴가 이뤄지고 있는 가운데서도 인류와 생물권 모두를 위해 더 건강한 세상을 만들기 위한 집단적 과정에 부분적으로나마 기여하기 위해 노력한다.

의료인류학을 정의하기

의료인류학은 매우 다양한 문제들과 다양한 종류의 작업에 관여하기 때문에 간단하게 정의하기 어렵다. 의료인류학은 다양한 영역을 아우르고 있기 때문에, 협소하게 정의를 내리면 그 영역을 벗어나는 순간 그 정의 자체가 흔들릴 수 있다. 사실상 이 책은 의료인류학을 정의하기 위해 고안되었다. 그러나 일반적으로 의료인류학자는 인류학의 여러 핵심 개념을 사용하여 어떤 아픔인지 이해하기 위해 노력하고, 고통을 겪는 당사자는 고통을 어떻게 이해하고 어떤 경험을 했고 행동했는지, 그들의 사회적 네트워크와 치료자는 어떠한지, 건강과 관련된 믿음과 관행들은 사회적 · 문화적 시스템과 사회적 · 환경적 맥락 속에서 어떻게 조화를 이루고 있는지 더 나은 이해를 제공하기 위해 헌신하고 있다. 이러한 다면적인 과제에서 의료인류학자는 셰익스피어의 희극 「윈저의 즐거운 아낙네들(The Merry Wives of Windsor)」에서 나오는 "세상은 칼을 가지고 열어야 하는 굴과 같군요" 같은 입장을 취한다. 즉, 의료인류학은 단일 사회 또는 특정 보건-의료 시스템에만 관여하는 것이 아니라 전 세계에 걸쳐 그리고 시대에 걸쳐 있는 건강문제에 관여한다. 말하자면, 우리의 칼은 연구 대상자들의 경험에 밀착하는 현장연구 및 관련 방법에 기반한 연구 전략이라 할 수 있다. 또한,

우리의 무기고에는 특히 기존의 권력 구조로 인해 소외된 인구들에게서 나타나는 긴급한 건강 문제들에 대한 연구를 통해 얻은 지식을 적용하는 작업 역시 포함된다.

건강과 질환에 있어 생물학의 근본적인 중요성을 인식하면서도, 의료인류학자들은 일반적으로 건강을 주로 생물학적 조건으로 보는 관점을 넘어서 질병의 사회적 기원을 이해하려고 노력하면서 증상과 치료의 문화적 구성, 생물학, 사회 그리고 문화 사이의 상호작용의 본질에 대해 이해하기 위해 노력한다. 의료인류학은 "질병의 문화적 그리고 생물학적 매개 변수"가 상호작용하는 생물문화적 프로세스로 건강을 바라본다(Joralemon, 2017: 11).

또한 의료인류학자들은 유용한 건강에 대한 지식 또는 효과적인 치료에의 독점권을 행사하는 서구의 생의학을 포함한 특정 보건-의료 시스템을 받아들이지 않으려는 경향이 있다. 오히려 우리는 방사선 의학(nuclear medicine, 역자주: 방사선 핵종을 이용하는 임상의학) 또는 레이저 수술과 같은 첨단 의학에서 문화적 산물인 트랜스-기반 무속 치유 또는 침술에 이르기까지 치유 효능이 어떻든 간에 특정한 치유 전통 내에서 정의되는 효능을 포함한 모든 건강 관리 시스템을 다룬다.

문화와 생물학

의료인류학자들은 다음과 같은 요소들에 뿌리를 두고 있는 건강에 대해 이해하고 타자를 돕기 위해 노력하고 있다. (1) 건강은 문화적 관념이다; 즉, 통증에 대한 경험이나 질병 증상에 대한 표현은 문화적으로 구성된다. (2) 건강은 사회적 연결관계다; 가족 내 또는 사회 안에서 존재하는 사회적 네트워크 유형 및 광범한 세계 정치 및 경제 시스템 속에서 존재하는 사회적 연결들이다. (3) 건강은 인간생물학이다; 미립자 병원체의 신체 시스템에의 위협과 그러한 위협에의 대응으로서 신체면역에 뿌리를 두고 있다. 이러한 질문들을 질문을 추적해 나가면서 의료인류학자들은 특히 질병 패턴, 건강 관련 신념들 및 행동의 구성, 치유 시스템과 문화 시스템, 사회적 위계, 생물사회적 관계들과의 연관성에 주의를 기울인다.

통증과 생물문화주의

생물문화주의(bioculturalism)는 건강과 질환의 문제에 있어 생물학과 문화 사이에 일어나는 유의미한 상호작용을 가리킨다. 통증 문제를 고려해 보자. 출산 시, 비교적 머리가 큰 아기가 좁은 산도를 밀며 나오는 출산 과정은 미국 여성들에게 "강렬한 출산통"을 초래했다. 이러한 통증을 겪을 것이라고 예상은 하지만, 참을 수 있는 통증이 아닌 것으로 인식돼서 의료 행정의 승인을 받아 진통제를 요구하기도 하고, 처방되기도 한다. 반면, 폴란드에서는 출산통은 예상가능한 통증이자 당연한 통증으로 인식하여 일반적으로 진통제가 요청되지 않는다. 이 차이는 어떻게 설명될 수 있을까? 어떤 수준의 통증은 생물학적 기전에서 발생하는 것으로 신체 커뮤니케이션 시스템을 구성하는 신경들이 긴급 상황에서 신체적 손상을 최소화하기 위해서 발생한다(예: 불에서 손가락 빼기). 그렇지만 의료인류학자들은 통증을 표현하는 방식과 통증을 경험하는 방식은 오직 문화적 맥락 속에서 이해되어야 한다고 주장한다. 문화는 우리가 생각하고, 경험하고, 고통의 감각에 반응하는 방식을 가리킨다. 극심하고 만성적인 통증을 수반하는 턱관절 기능장애(TMD)—턱뼈와 두개골을 연결하는 관절질환—에 대한 다음의 의료인류학 연구가 이를 잘 보여준다(Eaves et al., 2015). 턱관절 기능장애가 있다고 급격하게 쇠약해지지는 않지만, 턱관절 기능장애으로 인해 나타나는 통증은 장애가 없었다면 즐거웠을 미소 짓고, 먹고, 웃고, 키스를 하는 등의 일상적 활동들로 인해 점점 더 심해진다. 의료인류학자들은 오레곤주 포틀랜드 및 애리조나주 투손 지역에서 턱관절 샘플 환자군과 여러 번의 인터뷰를 실시했다. 이를 통해 환자들은 끊임없이 스스로를 경계하며, 감정이 폭발하지 않도록 노력했고, 통증이 발생했을 때 최대한 침착해지기 위해 노력했다. 또한 연구 참가자들은 통증으로 주변의 관심을 사려하는 사람으로 비춰지지 않기 위해 노력한다. 이러한 목표들을 이루기 위해 환자들은 종종 사회 활동을 회피하게 되었다. 공공장소에 통증을 숨기고 비우호적 존재로 인식되는 상황을 줄이기 위해 어떤 고통은 참으려고 노력했다. 턱관절장애 통증에 대한 사람들의 대처는 생물학적으로 결정된 것이라기보다 현대 신자유주의 시장 기반 의학에서 핵심적인 가치라 강조하는 "자조(self-help)의 문화, 민영화, 그리고 건강의 개인화"가 통증을 관리하는 행동에 반영된 결과로 볼 수 있다(Dutta, 2016: 68).

질병을 평가할 때 어떻게 생물학과 문화가 상호작용하는지를 보는 것은 중요하다. 예를 들어, 독실한 유대인이나 무슬림의 경우 강제로 돼지고기를 먹게 강요받으면 심하게 아플 수 있다. 반면, 뉴기니의 대부분의 사람들은 돼지고기를 먹으면 만족감을 느낄 것이다. 원숭이 골, 벌레, 햄버거의 경우도 마찬가지로 문화적 전통에 관련된 사람들에 따라 반응이 달라질 수 있다. 문화적 신념과 관행은 성병과 같은 많은 감염병의 확산 및 반응과 많이 관련되어 있다. 질병은 대부분 모든 곳에서 동일하게 영향을 주는 독립적인 생물학적 힘만으로 작용하지 않는다. 오히려 질병 표현은 문화의 가치, 신념 및 기대에 의해 형성된다. 문화적 관행은 질병 확산을 억제하거나 촉진할 수 있으며, 역으로 질병은 상당한 정도로 문화를 주조한다.

결과적으로 개인과 전체 인구의 건강은 신체적 · 사회문화적 환경 모두에서의 상호작용 속에 결정된다는 점에 기반하여 의료인류학자들은 건강을 "생물문화적 · 생물사회적 현상"으로 보는 정향을 가지고 있다. 생물학은 사회적 · 문화적 패턴에 영향을 미치지만, 최근에 등장한 감염병이 우리를 둘러싼 주변의 세계에 대한 이해 방식과 태도에 영향을 주는 것과 마찬가지로 그 반대 역시 성립한다. 문화와 사회 조직은 생물학에 영향을 미친다. 한 가지 사례를 들자면, 경제 상황이 개선되면 성인들의 평균 키는 지속적으로 증가하고 경제 상황이 안 좋아지면 평균 성인 신장은 시간과 장소에 따라 줄어 든다. 식량 및 기타 자원으로의 접근에 대한 문화적 및 사회적 힘의 영향은 서로 뒤얽혀 있다. 즉, "경제적 조건은 몸에 그리고 몸속에 지워지지 않고 각인된다"(Goodman, 2013: 365). 인간 생물학은 매우 유연하며, 유전학만큼이나 문화의 산물이다. 인간을 생물학, 문화 및 주변 환경 사이에서 지속적으로 영향을 미치는 상호작용 속에 있는 생물학적 존재로 인식하는 것이 가장 적절하다는 이러한 통찰력은 인류학을 통해 얻은 것이다. 자신들을 비판 의료인류학자라고 부르는 (이 책의 저자를 포함하여) 일부 의료인류학자들은 건강을 형성하는 데 있어, 또한 건강 관련 경험과 행동, 치유 등 우리가 이 책 전체에서 살펴볼 문제들 가운데서도 특히 사회적 불평등의 영향을 탐색한다. 그러나 이론적 관점(그리고 학문분과에 존재하는 몇 가지 대안적 관점들)이 무엇이든지 의료인류학자들은 응용적 지향을 갖고 자신들의 작업을 다양한 인간 공동체와 상황에서 실질적이고 긴급한 건강 관련 문제들에 활용하는 데 관심을 갖고 있다(Rylko-Bauer et al., 2006 참조).

의료인류학의 역사

해협 탐험의 여정

인류학 내 건강 관련 문제에 대한 관심은 현장-중심의 사회 과학 학문분과의 기원으로 거슬러 올라간다. 1898년에 세 명의 영국인 연구자들 – 리버스(W. H. R. Rivers), 동료 의사 셀리그만(C. G. Seligman), 알프레드 헤돈(Alfred Haddon) – 은 최초의 인류학 연구 프로젝트 중 하나였던 역사적인 케임브리지대학 토레스 해협(호주) 탐험을 시작했다. 이 원정을 통해 전통적인 치유 믿음 및 관행들에 대한 정보를 포함하여 호주 원주민들에 대한 다양한 종류의 데이터가 수집됐다. 일각에서 의료인류학의 아버지라 보는 리버스는 탐험대의 데이터를 사용하여, 서양의 의사와 그 당시에 다른 기록을 남긴 민간의 관찰자들 사이에 존재했던 일반적인 관념들, 즉 비서구 사회의 민족의학 관행들은 "더 이상 전승되지 않는 의미 없는 관습들의 메들리"(Rivers, 1927: 51)라 보는 관념에 반박했다. 대신 리버스는 전문가 사회에서 발견되는 건강과 치유에 관한 아이디어와 관행들에서는 질병의 원인에 대한 문화적 관념이라는 내적으로 일관된 구조가 발견된다고 주장했다. 약 90년 전에 제시된, 세계 각지의 치유 시스템에 대한 리버스의 관점은 의료인류학에 대한 후속 연구들에 의해 전폭적으로 지지받고 있으며, 건강에 대한 신념과 포괄적인 문화적 맥락으로 나타나는 관행들 간의 관계적 본질에 대한 수많은 탐색을 이끌었다([그림 1-1] 참조). 뉴멕시코의 가톨릭 치유 교회인 엘 산투아리오 데 치마요(El Santuario de Chimayó)의 경우, [그림 1-1]에서 볼 수 있듯이 민간 기독교에서의 신앙 요법이 나타난다. 이러한 패턴은 민속 전통에 국한되지 않고 현대 서구 사회와 전 세계적으로 지배적 위치를 점유하는 치유 시스템인 생의학에서도 나타난다. 예를 들어, 에밀리 마틴(Emily Martin)의 1989년 저서 「신체 안에서의 여성: 생식에 대한 문화적 분석(The Woman in the Body:

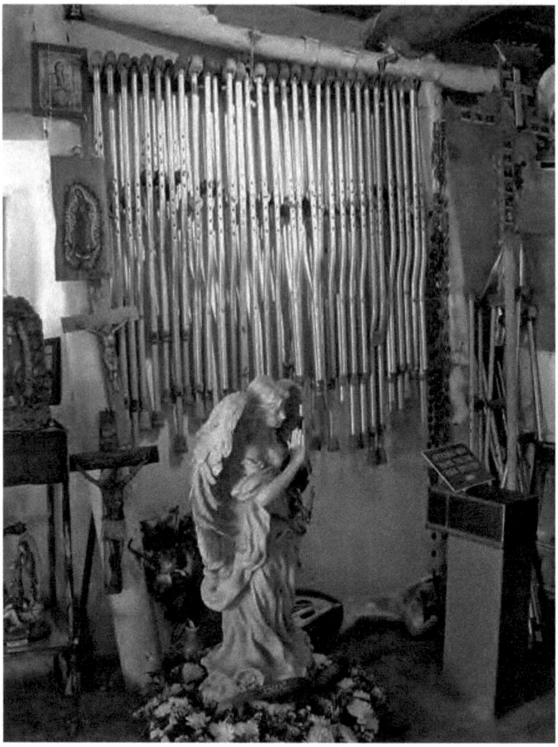

그림 1-1. 뉴멕시코의 엘 산투아리오 데 치마요(El Santuario de Chimayó) 교회에 남겨진 목발. 순례자들은 교회 마루에 있는 구멍에서 "치유의 흙"을 얻기 위해 이곳을 방문한다. (사진: Pamela Irene Erickson)

A Cultural Analysis of Reproduction)」은 제3장에서도 논의할 의료인류학에 크게 영향을 끼친 저작으로 에밀리 마틴은 아이 출산에 대해 생의학이 차용하고 있는 지배적인 은유체계는 공업생산의 영역에 의존하고 있음을 보여준다. 의학 교과서 분석을 통해 마틴은 학생들에게 생식에 대해 이야기하고 가르치는 과정에서 공장 생산에서 차용한 비유와 개념이 사용된다는 것을 발견했다. 출생의 생의학적 문화 모델에서, (1) 의사는 노동 과정을 감독하고 규제하는 공장 감독처럼 묘사된다. (2) 자궁은 생식의 기계로 묘사된다. (3) 어머니는 일종의 노동자로, 출산 과정에서 여성은 "출산 노동을 수행하는 중[in labor: 역자주]"이라 묘사된다. (4) 아기는 제품이다. 마틴은 생식을 보는 방식을 둘러싸고 출산했거나 곧 출산하려는 여성들 간에 종종 경합이 발생하고 있으며, 이는 출산 과정에서의 오해와 갈등의 소지가 되고 있음을 발견했다.

리버스와 그 너머

민족의학에 관한 리버스의 저서 「의학, 마술, 그리고 종교(Medicine, Magic, and Religion)」(1927)는 "의료인류학의 상징적 토템(Landy, 1977: 4)"으로 불리는데 건강 관련 문제를 인류학의 의제로 통합했기 때문이다. 또한 리버스는 비-서구 민족의학 전통과 생의학은 완전히 별개의 총체를 구성한다는 입장을 취했다. 리버스는 토착 치유의 경우 주술과 의례를 사용하여 조종을 하려한다는 점에서 특징적이라고 보았다. 즉, 토착적인 치유 시스템의 세계에서는 사물과 존재 사이의 마법적인 연결을 가정하고 있으며, 질환의 원인과 치료에 있어서 초자연적 존재(즉, 정령)의 행동에 대한 믿음을 가정하고 있다. 반면에 생의학은 자연 법칙과 과학적 원칙을 중시한다. 리버스 이후에도 의료인류학자들은 문화 간 치유 시스템의 유사점과 차이점을 찾기 위해 분투해왔다. 의료인류학 분야에서는 생의학의 특성에 대한 논의가 치열하게 진행됐다. 몇몇 의료인류학자들은 생의학을 다른 치유 시스템의 효능을 평가하기 위한 표준으로 받아들였지만, 다른 의료인류학자들은 다음과 같은 사실을 밝히기 위해 노력한다.

- 생의학의 이해와 실천은 다른 민족의학과 마찬가지로 생의학이 파생하게 된 문화를 반영한다.
- 전 세계의 민속 치유 시스템은 여러 관행들(예: 접골)을 통합하는데, 이는 관찰과 실제적인 이유뿐만 아니라 음식의 뜨겁고 차가운 속성 또는 마법이나 종교적 신념을 포함하여 기타 자연적 요소의 특성과 같은 자연 법칙에서 파생된 것으로 여겨지는 개념과 보호 행위를 통합한 것이다.
- 생의학에서 발견되는 많은 아이디어와 관행들은 사실 자연 법칙과 과학적 원리에만 기반한 것이 아니다.

펄 카츠(Pearl Katz)는 1999년 저서 「메스의 칼날: 외과의사들의 문화!(The Scalpel's Edge: The Culture of Surgeons!)」(제2장에 자세히 설명되어 있음)에서 현대식 수술실에서조차 모호함, 불확실성, 실수를 최대한 줄이기 위해 고안된 정교한 일련의 의례들이 존재한다고 분석했다. 예를 들어, "스크러빙(scrubbing: 문질러 씻어내기)"은 정확하게 지정된 기간 안에, 지정된 시간 동안, 특정한 방법으로 각각의 손가락을 씻어내는 것과 같이 매우 엄격한 행동을 포함한다. 세심하게 씻는 과정을 통해 손과 팔에 있는 병원균을 없애는 것이 실제로도 가능하겠지만, 내부 장기를 감염시킬 정도로 세균이 없는 경우에라도 정교하게 고안된 스크러빙 규범은 실상 불안을 줄이고자 하는 행동이다. 의사와 간호사가 수술의례를 철저하게 지키는 이유는 환자의 몸을 열어 내부의 질서를 변화시키는 사실상 어마어마한 활동을 수행하기 앞서 자신감을 갖기 위해서이다.

이러한 연구들에 기대어 의료인류학 영역에서는 생의학을 전 세계적으로 보편화되어 있고, 많은 건강 문제들을 처리하는 데 효과적이며 국제적 과학 공동체와 세계에서 지배적인 사회 계급과 관련 있다는 점에서 독특한, 전 세계의 많은 민족의학 시스템 중에 하나의 의료 시스템으로 보고자 한다. 이러한 관점의 변화로 얻을 수 있는 한 가지 결과로는 의료인류학적 관점은 "[생]의학적 범주와 그 범주에 의해 부여된 다양한 의미들을 일방적으로 수용하지 않고 의학중심주의(medicocentrism)–생물학적 환원주의를 지향하는 생의학의 경향성–를 한 걸음 물러서서 바라볼 수 있게 도와준다" (Saillant & Genest, 2007: xxvii)는 것이다. 그 결과 생의학 내에서 존재하는 다양성은 더욱 분명해지고, 여러 국가들과 다른 의료 전문 분야에서 나타나는 다양한 관행과 관점을 바라볼 수 있다.

루돌프 비르효

의료인류학의 기원을 올라가 보자. 오토 폰 머링(Otto von Mering, 1970: 272)은 의료인류학 분야의 출현을 1800년대 후반 종종 사회의학의 아버지로 간주되는 유명한 독일의 병리학자 루돌프 비르효로 거슬러 올라간다고 주장한다. 왜냐하면 비르효는 건강과 질병의 분포양상에 사회적 부와 권력의 분배방식이 어떻게 반영되고 있는가에 관심을 가졌고, 베를린에서 인류학 전문가 협회(Anthropological Professional Society) 조직을 구축하는 데도 도움을 주었기 때문이다. 비르효는 1883년부터 1886년까지 베를린 민족학 박물관과 제휴하는 기간 동안, 미국 인류학의 아버지라 불리는 프란츠 보아스(Franz Boas)의 초기 학문 여정에 중요한 영향을 주었다. 비르효는 비판 의료인류학이라고 알려진 접근 방식의 이론적 기반을 마련하는 데도 기여했다. 관련 내용은 다음에 기술되어 있다.

어윈 아커크네히트와 윌리엄 카우딜

1940년대와 1950년대에 독일 이민자인 어윈 아커크네히트(Erwin Ackerknecht)는 의료인류학을 발전시킨 중요한 인물이다. 다양한 사회에서 작업한 인류학자들의 현장 자료들을 사용하여, 아커크네히트는 치유 신념과 관행에 대한 체계적인 이해를 발전시키기 위해 다음을 강조했다. (1) 치유 행동과 사고방식에는 한 사회가 발전하는 과정에서 구축한 광범한 문화적 전통이 반영되어 있으며, (2) 환자의 건강 상태를 개선하는 능력과 무관하게 치유 시스템은 핵심적 문화 가치와 구조를 강화하고, 사회의 갈등과 일탈을 통제함으로써 현재의 상태를 유지할 수 있게 돕는다.

전후 시대

제2차 세계대전 이후 점점 더 많은 인류학자들이 건강 관련 문제에 관심을 가졌고, 특히 인류학적 지식을 어떻게 적용할지에 관심을 가졌다. 이에 윌리엄 카우딜(William Caudill)은 지금 우리가 의료인류학이라고 부르는 분야를 최초로 검토했는데, 그는 전쟁이 끝난 뒤 8년 후 이 분야를 "의학 영역에서의 응용인류학(Applied Anthropology in Medicine)"이라 이름을 붙였다(Caudill, 1953). 카우딜의 논문은 두 가지 중요한 발자취를 남겼다. (1) 전쟁 후 많은 인류학자들이 국제 보건 개발 작업에 뛰어들었고, (2) 의대 및 임상 현장에서는 교사, 연구원, 관리자 및 경우에 따라 임상의로 일할 인류학자를 고용하기 시작했다. 국제 보건 분야에의 개입은 실제로 1930년대와 1940년대에 시작했다. 즉 영국의 식민주의가 확산되는 과정 속에 이뤄졌는데, 이 시기에는 토착민들이 서구의 의료 서비스 체계를 경험하게 하고 토착민을 관리하고 통제하려는 노력이 주를 이뤘던 것으로 보인다.

의료인류학과 국가 개발

코라 두보이스(Cora DuBois)는 1950년 세계보건기구에 고용되면서, 국제 보건기구조직에 공식적으로 입성한 최초의 인류학자가 되었다. 그 후 몇 년 뒤에 록펠러 재단에 에드워드 웰린(Edward Wellin)이, 하버드 공중보건대학에 벤자민 파울(Benjamin Paul)이 취업했고, 조지 포스터(George Foster)와 일군의 인류학자들이 미주문제연구소(Institute for Inter-American Affairs)에 합류하여 세계적 기술 개발과 관련된 건강 문제와 잘못 계획된 개발 프로젝트가 낳은 부정적인 건강 결과를 다뤘다. 또 다른 일군의 인류학자들은 선진국과 상대적으로 발전이 더딘 영역에 있는 사람들에게도 생의학 서비스를 제공하기 위한 노력에 관여했다. 예를 들어, 알렉산더(Alexander)와 도로시아 레이턴(Dorothea Leighton)은 나바호-코넬 현장 건강 프로젝트(Navajo-Cornell Field Health project)에 관여했다. 이러한 응용 이니셔티브 활동은 백인들이 지배하는 보건의료 시스템과 나바호족 사람들 간의 연락을 담당하는 등 "문화 중개인"으로 활동하는 나바호족 출신 준-보건의료활동 종사자 및 보건교육사와 같은 "보건 방문자"의 사회적 역할을 만들어냈다.

학문분과가 탄생하다

다양한 뿌리를 가지고 있지만 인류학 내에서 뚜렷하게 분류된 하위 분야로서 의료인류학의 역사는 제2차 세계대전 이후부터 시작하기 때문에 상대적으로 그리 길지는 않은 편이다(Roney, 1959). 의료인류학 조직은 1967년 의료인류학 그룹의 설립으로 시작됐고, 응용인류학자인 헤이즐 와이드먼(Hazel Weidman)이 의장을 맡았다. 궁극적으로 이 독립 조직은 현재 매우 탄탄한 의료인류학회(Society for Medical Anthropology)로 발전되어, 1972년부터 미국 인류학협회의 공식 하위분과로 자리잡았으며, 정신과 의사이자-인류학자인 도로시아 레이턴(Dorothea Leighton)이 초대 학회장을 역임했다. 의료인류학 분야의 성장 및 확산에 힘입어 의료인류학회는 다른 국가들에서도 점차 조직되기 시작했다. 이 책에서 기술하고 있는 내용들뿐만 아니라 현장에서 진행된 여러 작업들을 모아놓은 다른 여러 책들에 기술되어 있는 것처럼(Brown, 1998; Sargent & Johnson, 1996 참조), 의료인류학 연구의 규모와 주제는 점차 다양해지고 있으며, 의료인류학자들의 노력은 국제적으로 광범위한 건강 관련 문제에 영향을 주고 있다. 어느 분야에서나 그렇듯, 건강 관련 정책을 결정하는 데 있어 의료인류학자의 의견이 반영되기 어려운 구조에 좌절감을 느끼거나 의견을 모으기 어려운 다양한 논쟁들이 의료인류학 분야에도 존재한다. 또한 때때로 소외된 인구 집단의 목소리를 살리거나 문화, 사회 조직과 관련된 문제를 포함해 공중보건에 관한 토론을 형성하는 데 의료인류학이 어떤 역할을 좀 더 할 수 있을지에 대한 우려들 역시 존재한다. 이 책에도 반영된 것처럼 우리의 연구 분야를 무엇으로 명명할 것인지조차 여전히 논쟁의 대상이 되고 있다.

의료인류학과 인류학 및 기타 건강 관련 분야와의 관계

건강 연구와 인류학의 하위 분야

전통적으로 미국에서는 인류학이 적어도 4개의 하위 분야—사회 및 문화인류학, 생물인류학, 고고학, 그리고 언어인류학—로 구성되어 있는 것으로 보고 있다. 영국과 호주와 같은 다른 국가에서는 사회 및 문화 인류학으로 분야를 좁혀 초점을 맞추고 있다. 몇몇 학자들이 의료인류학이 다섯 번째의 하위 분야가 될 수 있다고 주장하기도 했지만, 다른 학자들의 경우 의료인류학을 문화인류학과 생물인류학 사이에 두어 건강, 질환, 치유를 이해하는 각각의 요소들을 통합할 수 있다고 보았다. 대안적인 관점에서는 의료인류학을 일반 또는 이론 인류학과 응용인류학 사이에 위치시키기도 한다. 이 책에서 우리는 건강 문제를 해결하기 위해서는 의료인류학을 생물 문화적으로 접근해야 한다는 입장을 취하고 있다.

의료인류학은 인류학 분과의 네 가지 주요 하위 분야를 넘어서는 가장 큰 관심 분야 중 하나로 성장하고 있다. 현재 의료인류학 내에서 논의되고 있는 것 중 하나는 인류학의 아이디어와 정향이 형성되는 과정에서 의료인류학이 얼마나 많은 영향을 주었는지와 의료인류학은 자체적으로 이론을 얼마나 개발했는지, 아니면 다른 학문분과에서 빌린 이론을 단순히 적용하는 데 그치고 있는 것은 아닌지 하는 문제이다.

의료인류학 및 고병리학

의료인류학은 고고학과 중요한 인터페이스를 개발했다. 미국의 고고학은 종종 사회문화인류학의 일부로 또는 인류학의 네 가지 하위 분야의 일부로 정의된다. 다학제적 성격을 가지고 있는 의료인류학의 특성은 과거에, 특히 선사 시대에 질병을 연구하는 "고병리학" 분야에서 더욱 분명히 드러난다. 고병리학 연구는 고고학 발굴을 통해 복원된 인간의 화석에 대한 연구로 이뤄졌다. 빅스트라와 쿡(Buikstra & Cook, 1980)은 고병리학 발전을 다음의 네 단계로 설명한다. (1) 뼈의 문제를 묘사하는 데 초점을 맞춘 19세기, (2) 뼈의 이상상태를 해석하고자 시도한 20세기 초 분석 기간, (3) 1930년부터 1970년, 방사선학, 조직학 및 혈청학의 결과를 참고하여 더욱 전문화된 시기, (4) 1970년경부터 현재에 이르기까지의 기간으로, 고인류의 질병을 진단하기 위해 뼈와 연조직의 미생물 DNA 검사를 포함한 유전자 연구와 같이 훨씬 다학제적 연구가 실시되는 시기로 구분된다.

로버츠와 맨체스터(Roberts & Manchester, 1995: 9)가 지적한 고병리학의 결정적 한계 중 하나는 고인류학의 경우 연구 대상 인구가 오래 전에 죽었고, 결과적으로 특정 인구 가운데 연구할 수 있는 사례들의 수가 제한되어 있기 때문에, "샘플의 샘플의 샘플"에 불과하다는 사실이다. 따라서 도출된 사례를 전체 모집단으로 일반화하기 어렵다.

이러한 단점에도 불구하고 고병리학은 우리에게 선천적 장애를 포함하여 고대의 질병 및 관련 건강 문제, 외상성 부상, 감염병, 대사 및 영양 장애, 퇴행성 질환, 순환계 문제, 우식증, 심지어 암 발생여부 등 많은 것을 알려준다. 예를 들면, 고대 메소아메리카 여성의 무릎, 발가락 및 척추의 뼈 가장자리에 뾰족하게 자랐던 뼈는 여성들이 밀가루를 만들기 위해 오랜 시간 옥수수를 가는 데 시간을 보냈다는 사실을 강력하게 시사한다.

고병리학은 또한 의학적 미스테리를 해결하는 데 기여할 수 있다. 대표적인 사례로 파라오 투탕카멘의 사인을 규명하는 작업을 들 수 있다. 킹 투트(King Tut)로 더 유명한 그는 역사적으로 군소 통치자였지만, 오늘날 가장 잘 알려진 고대 이집트 왕조의 일원이다. 1922년 11월 4일, 고고학자들은 킹 투트의 3,300년 된 지하의 왕실 묘를 발견하여 발굴하기 시작했다. 왕실 묘는 현대 도시 룩소르(Luxor)의 맞은편인 나일강 서쪽 기슭에 위치한 18~20대 이집트 왕조의 공동묘지인 왕들의 계곡에 있었다. 무덤에는 풍부한 부장품들이 있었고, 무덤에서 발견된 파라오의 미라가 언론 매체를 장식하며 킹 투트는 전 세계적으로 대중들의 상상력을 강렬하게 자극했다. 이후 투탕카멘 미라를 부검한 결과, 파라오는 19세 무렵에 사망한 것으로 결론났다. 이에 젊은 통치자의 사망 원인이 무엇인가에 대한 추측들이 거론되기 시작했다. 초기의 추측은 왕의 두개골에 초점이 맞춰졌다. 젊은 통치자의 머리에 난 작고 조밀한 흔적을 바탕으로 머리 뒤쪽에서 살인을 목적으로 한 타격에 의해 뇌가 손상되었을 가능성이 제시됐다. 널리 알려진 저서 「투탕카멘의 살인자(The Murder of Tutankhamen)」(1998)의 저자 밥 브리어(Bob Brier, 1988)는 "폭력적이고 불안정한 시기에 집권한 투탕카멘은 법의학적 증거를 [기반으로] … 살인 그리고 음모" 때문에 죽었을 거라고 주장했다(Brier, 1988: xix). 또한, 몇몇 조각상, 그림 및 킹 투트와 그의 가족 구성원에 대한 다른 고대의 묘사(예: 남성들에게서 나타나는 중성적 특징뿐만 아니라 특히 길쭉한 머리와 손가락)에 따르면, 킹 투트가 겪었을 법한 다양한 질병들에 대한 수많은 추측성 보고들이 발표됐다. 이 중에는 유전성 질환인 마르판(Marfan) 증후군의 가능성도 제시됐다. 마르판 증후군은 평균 이상의 키, 길고 가는 팔다리, 긴 손가락과 발가락이 나타난다. 윌슨-터너 X 염색체 연관 정신지체 증후군은 선천성 지적발달장애로 아동기 비만 및 남성도 유방조직이 비대하게 발달하는 특징이 나타난다. 시상하부 종양으로 인한 질병인 프뢸리히(Fröhlich) 증후군은 지적장애 및 성기능 발달지체를 유발한다. 이러한 다양한 가설들을 부분적으로 검증하기 위해 고고학자이자 이집트 고대 유물 상원위원회 사무국장인 자히 하와스(Zahi Hawass)는 국제적 연구팀을 이끌었다. 이 연구팀에서는 투탕카멘왕 일가에 대한 프로젝트를 진행하며 미라 그룹에 대해 인류학, 고병리학, 방사선학, 유전학 분석을 수행하여 그 결과를 출판 작업을 통해 널리 알렸다. 이 연구에서는 킹 투트의 죽음에 원인에 대한 다양한 추측들과 다른 결과를 제시했다. 연구결과, (킹 투트의 미라에서 검출된 고대 말라리아 DNA를 기반으로) 말라리아를 포함하여, 청소년 무균성 골괴사 또는 타입 2 쾰러병(왕의 왼발에 혈액이 손실되어 뼈의 괴사와 붕괴가 유발되었을 것으로 보임), 그리고 죽기 직전까지도 완전히 낫지 않았던 왼쪽 대퇴골 골절 등 여러 건강 문제들로 인해 사망했을 것으로 추정됐다. 다시 말해서 킹 투트는 고대시대의 정치적 음모나 경쟁 또는 희귀한 유전병 때문이 아니라 여러 질병과 외상으로 인한 감염과 같은 문제들이 겹쳐 사망한 것으로 보인다(Hawass et al., 2010). 무엇보다 이 연구는 말라리아가 그 자체로 때로는 다른 질병 및 여러 환경적 조건들과 상호작용함으로써 고대 이집트 사회 사람들의 건강에 중요한 영향을 미치는 요인으로 작용했음을 보여주고 있다.

실천하는 응용인류학

의료인류학은 이론인류학과 응용인류학 사이의 선을 가로지른다. 응용인류학은 인류학의 이론과 개념을 세상의 문제를 해결하는 데 적용한다. 응용인류학자의 작업은 A부터 Z까지 매우 다른 영역을 포괄한다. 즉, 고령(Aging)의 나이에 고립된 상태가 되는 서구사회 노인들의 문제들에서부터 방문자들에게 긴급한 환경문제를 교육시키기 위해 어떻게 동물원(Zoo)을 활용할 것인지와 같은 작업에 이르기까지 매우 상이한 문제를 다루게 된다. 응용인류학은 이론 인류학의 발전과정을 통해 성장했다는 주장도 있지만, 실은 그 반대의 사례 역시 존재한다. 미국민족학국(Bureau of American Ethnology, BAE)에 인류학자들이 처음 입성하게 된 사례를 살펴보자. 미국민족학국(BAE)은 1879년에 설립된 정책연구기관으로 미국 인디언 인구들에 대한 결정을 내리는 데 필요한 연구를 수행하기 위한 목적으로 설립됐다. 최초로 국장을 역임했던 맥기(W. J. McGee)는 그가 "응용민족학(applied ethnology)"이라고 불렀던, 정책 입안자를 위해 준비한 일련의 기술 보고서에 미국민족학국이 초점을 맞출 것을 제안했다. 이러한 사실에도 불구하고, 응용인류학과 이론인류학 사이에는 강한 긴장감이 존재했다. 일부 이론 지향의 인류학자들은 인류학 분야의 사명은 인간의 사회생활에 대한 다양한 경로를 이해하는 것이라 주장했다. 이론 지향의 사회를 특정 계획에 맞춰 변화시키는 데 인류학을 사용하게 된다면 학문 분과의 두 가지 기본원칙을 위배하게 된다고 주장한다. 즉, 특정 사회를 다른 사회의 가치 기준에 따라 평가하는 것을 금지하는 문화 상대주의 원칙과 연구자들의 가치 편향 때문에, 혹은 다른 관심들 때문에 데이터 오염이 발생하지 않도록 과학적 기준을 적용하여, 연구에서 편향이 발생하지 않도록 해야 한다는 원칙을 어기게 된다는 것이다. 이 두 가지 원칙들에 따르면, 인류학의 정의상 개입은 인류학이 해야 하는 일은 아니다. 응용인류학자들은 과학이 사회적 진공 상태에서 존재하지 않으며, 과학의 근본적인 목적은 인간의 문제를 해결하고 인간의 삶의 질을 개선하기 위한 것이라는 사실을 주장한다. 우리는 문화적 접촉이 빈번하며, 종종 긴급한 문제와 광범한 인간의 고통으로 귀결되게 만드는 사회적 변화 속에 살고 있기 때문에, 응용인류학자들은 그들의 기술과 이해를 적용하여 실제-세계의 문제들을 해결해야 할 의무감을 느낀다. 최근 몇 년 동안, 이론 지향과 응용 지향 간의 분열은 무너지고 있으며, 사회에서 인류학자의 적절한 역할을 둘러싼 분열에서 파생된 적대감은 점점 역사 속으로 사라지고 있다. 많은 간호사들은 인류학이, 특히 의료인류학이 그들의 작업에 크게 유용하다는 사실을 깨달았다. 결과적으로, 수많은 간호대 학부과정에서는 학생들에게 문화인류학을 수강하도록 요구한다. 그리고 많은 간호학교들 역시 현재 의료인류학과 관련 주제들에 대해 이수할 것을 요구한다. 실제로 이러한 과목들을 가르치고 있는 많은 사람들이 의료인류학 과정을 졸업하고 학위를 취득한 간호사들이다. 일부 인류학자들은 "질병을 우선하는" 생의학 의사와 다르게 간호사는 좀 더 "사람을 우선"하는 경향이 있다고 주장한다. "사람을 우선하는" 지향을 갖고, 의료인류학의 관점을 발전시키는 작업은 많은 간호사들에게도 유용하고 실용적인 작업이 된다.

응용의료인류학자들의 작업 가운데 캐나다 서부 밴쿠버에 위치한 인사이트(Insite)에서 댄 스몰(Dan Small, 2016)이 행했던 작업은 매우 특수하다. 인사이트에서 스몰이 행한 작업은 의료적으로는 유용했지만 문화적으로 논쟁이 되었던 프로그램이기도 했다. 인사이트는 약물사용과 관련된 잠재적 위해성을 줄이기 위해(이를테면, 약물 과다복용) 정량의 불법 약물을 의도적으로 주입하는 것을 법적, 의학적으로 감독하는 기관이다. 스몰의 작업은 이 논란의 여지가 있어 보이는 보건의료 프로그램을 실시하는 데 있어 문화적 장벽이 무엇인지를 파악하는 일에서 시작했다. 문화적 장벽을 파악한 다음에는, 사회적으로 비난을 받고 있는 인구 집단의 건강 문제를 해결하기 위해 프로그램을 설계하고, 문화적 장벽을 생산하는 중독에 대한 사회에서의 지배 서사를 변화시키기 위한 문화적 구상을 개발한다. 인사이트 이용자들은 직접 살균한 물품들을 비롯하여 약물을 주입하는 장비들을 고를 수 있고, 그들이 주입한 약물이 무엇인지를 보고할 수 있다. 이러한 정보들은 필요하다면 개별화된 긴급 조정 실행과 함께 지원된다. 약물은 시설에서 제공하지 않고 약물 사용자가 직접 가져와야 한다. 프로그램 참가자들은 각각 주사를 놓는 12개의 부스에 배정되며, 각 부스에는 각 참가자들이 그들이 선택한 주사를 놓는 지점을 명확하게 볼 수 있도록 거울과 스테인리스 스틸 작업대가 놓여져 있다. 시설에는 또한 간호사 스테이션이 있는데, 여기에는 의료를 지원하는 직원들이 있다. 직원들은 위기 개입, 치료 의뢰, 중독 상담, 해독, 지원, 지원되는 주거지를 소개하는 등의 서비스를 제공한다. 스몰의 작업은 약물 주사 사용자들의 건강에 미칠 위험을 단순히 연구하는 것이 아니라 위해요소를 줄이도록 돕고, 약물 사용자들을 함부로 판단하거나 쉽게 단정 짓지 않고 그들과 라포를 형성하여 위험을 관리하는 데 초점을 맞춘다.

의료인류학과 질병역학

에이즈와 연관성

인류학 내의 하위 분야와의 관계를 뛰어 넘어, 의료인류학은 질병의 발생을 포함하여 질병의 패턴과 확산을 다루는 질병역학과도 긴밀한 관계를 맺고 있다. 국립 공중보건 서비스를 제공하는 미국 질병통제예방센터(Center for Disease Control and Prevention, CDC) 소속 과학자들은 미국뿐만 아니라 다른 국가에서 질병의 발생 및 확산 양상을 모니터링한다. 일례로 에이즈가 유행하자 질병통제예방센터 연구자들은 질병의 원인과 질병이 어떻게 확산되고 어떻게 질병을 멈출 수 있는지를 파악하고자 했다. 질병역학 연구자와 의료인류학자 사이의 관계는 오랜 역사를 지니고 있지만, 언제나 긴밀한 협력을 주고받지만은 않았다. 최근에는 감염병과 관련하여 실시하는 연구의 수가 비록 줄어들고 있지만, 전 세계적으로 에이즈가 유행하는 시기에 300여 명의 의료인류학자들은 역학자, 기타 연구자 그리고 중재자와 긴밀한 협력관계를 맺었다(Bolton & Orozco, 1994). 2009년에 발간된 저서 「에이즈의 인류학: 전 지구적 관점(The Anthropology of AIDS: A Global Perspective)」에서 패트리샤 웰러한(Patricia Whelehan, 2009)이 지적하듯이, 의료인류학자들은 팬데믹 확산에의 영향 및 대응의 범주가 다양한 생물-사회문화적 요인, 윤리적 문제, 문화적 요인과 사회적 반응, 젠더 역할과 관계, 사회 정치적 그리고 사회경제적 영향, 초국가적 그리고 집단 간 차이에 따라 어떻게 나타나는지 다룬다. 의료인류학자들은 전 지구적으로 에이즈가 유행할 때 다양한 역할을 수행했다. 한 가지 예를 들면, 접근성이 떨어지는 약물 주사 사용자들과 같은 위험에 처해 있는 개인들을 찾아 돕는 현장 활동가들과 의료인류학자들은 긴밀하게 협력한다. 인류학자들은 HIV 위험의 패턴들에 대해 인터뷰하고 예방 중재 활동에 참여한다. 의료인류학자와 동료들이 행한 이런 종류의 연구들을 통해 에이즈 유발 바이러스를 확산시키는 데 기여하는 주사기를 공유하는 행위, 그리고 약물 주사 사용자 및 약물 주사 사용자 및 주사를 사용하지 않는 약물 사용자의 성적 위험 행동 및 그 외의 다양한 행위에 초점을 둔다. 또한 의료인류학자들은 위험한 행동이 가장 빈번하게 나타나는 행동의 사회적 맥락을 규명하는 데 관여하며, HIV 감염 확산에 있어 사회적 네트워크의 역할을 평가하고, 위험 행동으로 인해 폭력에 노출될 수 있는 가능성을 제시하고, 주사기 교환에 대한 연구를 통해 예방활동에 중요한 역할을 수행했다.

인류학자들은 에이즈 감염병과 관련된 광범위한 사회 · 정치 문제를 다루어 왔다. 대표적으로 남아프리카 공화국 프로젝트를 진행한 이다 소서(Ida Susser, 2009)의 작업이 있다. 소서는 에이즈 피해에 대응하는 지역사회 행동주의를 조직하고자 했는데, 특히 여성들에게 희망을 보여주고 회복할 수 있는 힘의 원천에 집중했다. 소서가 중심으로 삼은 목표는 질병, 젠더 차별이 뒤얽혀 있는 문제들에 대한 지역 여성들의 대응방식, 그리고 국가들이 빈곤국가의 궁핍을 도외시함에 따라 빈곤국가의 고통과 질병이 확산되는 현장에서 여성들은 어떻게 대응하고 있는지 자세한 설명을 발전시키는 데 있다.

특히 런던의 술집, 클럽, 그리고 사우나 뒷방에서 동성애자 남성들 간의 안전하지 않은 성관계를 연구한 멜리사 파커(Melissa Parker, 2003: 179)는 “인류학자들이 생산한 민족지와 같은 전문 지식은 사회 변화를 촉진하고 생명을 구하려는 분명한 의도를 가져야 하고 사람과 장소에의 개입 실천을 설계하는 데 도움이 되어야 한다”고 주장했다. HIV/AIDS 감염병 문제에 대해 계속 연구하고 있는 의료인류학자들은 치료와 인구집단에 미치는 영향에 특히 주목한다.

문화 역학

인류학자 제임스 트로슬(James Trostle, 2005)은 「역학과 문화(Epidemiology and Culture)」의 저자로 오랫동안 역학과 인류학 간의 협력을 구축하는 데 관심을 가져왔으며, 질병을 설명하는 역학적 설명 변수들에 인류학적 문화 개념을 통합한 "문화 역학"이라는 분야를 창안할 필요가 있다고 주장했다. 일례로, 콘돔 사용에 대한 문화적 신념과 관행은 HIV 감염 확산에 영향을 미쳤다. 왜냐하면 많은 사람들은 메인 파트너가 아닌 사람과의 성관계에서 보통 콘돔을 사용한다고 생각했기 때문에, 가장 친밀한 관계를 맺고 있는 파트너에게 콘돔을 낄 것을 요구하는 데 어려움을 느꼈다. 문화가 HIV 예방에 미치는 영향에 대한 또 다른 예로는 알렉산더 뢰들라흐(Alexander Rödlach, 2006)의 연구가 있다. 뢰들라흐는 사하라 사막 이남 아프리카 짐바브웨 사람들의 에이즈 관련 신념에 대한 연구를 수행했다. 뢰들라흐는 짐바브웨의 많은 사람들은 에이즈가 주술에 의해 퍼져나간 것인지, 유색 인종을 처벌하려는 미국 정부의 음모 때문에 확산되고 있는 것인지 궁금해 하고 있음을 알게 됐다. 세간에 널리 퍼져 있는 그러한 관념들을 연구하는 것은 그들을 이국적인 타자(문화적으로 다른 사람들을 특이하거나 지능이 모자란 것으로 보는)로 구성하기 위함이 아니라는 게 핵심이라고 강조했다. 오히려 그는 자연에 대한 문화적 믿음, 그리고 에이즈 확산에 대한 문화적 관념을 더 잘 이해하면, 에이즈의 확산에 대한 "이론적 통찰은 사람들이 건강 문제를 어떻게 설명하고 반응하는지를 제시하여, 결국 보건 프로그램에 도움을 줄 수 있을 것"(Rödlach, 2006: 13)이라고 강조했다. 주술 그리고 음모에 대한 믿음은 고통을 견딜 수밖에 없고, 가난을 통해 차별과 외부인들에 의해 주권을 박탈당했던 경험을 갖고 있는 사회 집단에 널리 퍼져 있다고 그는 지적한다. 즉, 그러한 믿음은 문화적으로 구성된 일종의 고통의 관용구로, 자신의 삶을 통제할 수 없다는 느낌(그래서 사악한 외부의 행위자가 자신을 고통스럽게 만들고 있는게 아닌지 의심하는 것), 무기력함과 같은 불쾌한 경험들을 표현한다. 2014~2016년 에볼라 유행을 둘러싸고 나타난 음모에 대한 믿음 역시 유사한 설명방식을 제시한다(Ayegbusi et al., 2016; Ngade et al., 2017). 의료인류학자들은 고통을 표현하는 관용구를 문화적으로 구체적이고 풍부한 상징적 의미가 담겨 있는 이해의 틀로, 사람들이 사회적 불만과 고통을 경험하고 표현하는 틀로 묘사한다. 또한 의료인류학자들은 건강상태를 언급할 때, 당뇨병과 같은 표준 생의학 용어 역시 건강에 반영되어 있는 사회적 격차와 사회적 고통의 생생한 경험을 표현하는 대중적 관용구로 볼 수 있음을 인식하기 시작했다.

보건문제 전환

역학에서 보건문제 전환(health transition)이라는 용어는 인구 집단의 건강상태 및 사망의 주요 원인들과 같은 특정 역사적 단계에서 발생하는 광범위한 변화를 나타내는데 사용된다. 인류의 역사에서 최초의 보건문제 전환은 약 1만 년 전에 발생했다. 농업을 통해 식량을 생산하는 방식의 개발과 더 많은 정착 공동체의 등장은 (종종 소와 같은 가축의 질병을 유발하는 병원체가 인간을 숙주로 삼기 시작하면서 결과적으로 인수공통병으로 진화하는 과정을 포함하여) 급성 감염병의 발생빈도를 현저히 증가시켰다. 두 번째 보건문제 전환은 산업 경제의 부상과 함께 18세기 말과 20세기 초에 발생했다. 이러한 경제적 사회적 변환은 대기 오염, 수질 및 토지 오염과 같은 환경의 재구조화와 생활 조건의 변화를 포함한다. 이러한 대대적인 변화로 심장병, 뇌졸중, 암, 당뇨병과 같은 만성 질환, 그리고 약물 남용과 같이 문제 행동으로 불리는 것을 중시하게 되었다. 궁극적으로 생의학 개입을 바탕으로 지원되는 공중보건 조치 덕분에, 많은 선진국에서도 감염병으로 인한 치명률이 감소했다. 그러나 두 번째 보건문제 전환의 영향으로 인해 빈곤한 국가들의 경우 "삼중 부담"이라고 불리는 1) 설사병과 같은 급성기 질환, 2) 암과 같은 만성 질환, 3) 불법 약물 투여의 세계적 확산과 같은 행동 병리학 문제로 여전히 고통 받고 있다. 동시에, 보건의료 시스템 역시 변하고 있다. 변화를 이끄는 중요한 한 가지 힘은 세계은행(World Bank)과 같은 국제금융기관(가난한 나라에 개발 자금을 대출하는 은행)이 도입한 이른바 신자유주의적 개혁이다. 의료인류학자 크레이그 제인스(Janes & Chuluundorj, 2004)는 연구를 통해 다음과 같은 사실을 밝혔다. 몽골과 같은 가난한 나라에서 국제금융기관의 요구에 따라 보건 부문에 대한 정부 투자를 급격히 삭감하게 되면, 보건 서비스는 정부가 제공하는 혜택에서 구매 가능한 상품으로 전환되고, 이로 인해 농촌 지역에서 이용할 수 있는 의료 서비스의 질이 크게 떨어지며 서비스 제공 양도 크게 줄어들어,

보건의료 서비스로의 접근이 어려워지는 문제가 발생하게 되며, 이러한 문제는 현재에도 여전히 진행 중임을 연구를 통해 규명했다. 제인스는 여성들이 특히 이러한 변화에 취약하여 생식 능력의 저하 및 모성 사망률의 증가로 이어진다는 것을 발견했다. 인류학자들이 구조 조정(예: 세계은행과 국제통화기금과 같은 국제 개발 자금 대출 업계의 요구에 따른 정부 정책과 구조의 변화)이라 불리는 현상의 효과에 주목하듯이 의료인류학자들은 구조 조정이 건강에 미친 영향과 같은 문제를 전 세계 다양한 곳에서 포착한다. 마크 닉터(Mark Nichter, 2008)는 저서 「글로벌 보건: 문화적 개념과 사회적 재현과 생명정치는 왜 중요한가(Global Health: Why Cultural Perceptions, Social Representations)」에서 저개발 국가들의 경우, 구조 조정의 결과로 서비스를 제공하는 비정부조직(NGO)이 증가했으며, 그로 인해 파생된 하나의 결과로 아이티와 같은 지역에는 자금을 지원하는 외국 기관의 지시에 따라 다수의, 제대로 관리되지 않는 건강 프로그램들이 경쟁적으로 나타나고 있음을 지적한다. 이는 "정부 서비스의 무력화"로 귀결(Nichter, 2008: 139)되어, 개발도상국의 정부조직을 약화시킨다. 결과적으로 아이티, 페루, 엘살바도르 그리고 남부 아프리카의 여러 국가 사례에서도 볼 수 있듯이 시민들이 기본적인 공중보건 요구를 충족할 수 있는 역량은 점점 약화되는 상황으로 내몰리고 있다(M. Singer, 2010a; Smith-Nonini, 2010). 일례로 구조 조정 정책이 8개의 라틴 아메리카 국가들에 미친 영향을 10년간 검토한 연구에 따르면, 대출 은행은 자신들이 제공한 대출 차관을 통해 이윤을 얻고자 하였으며, 그 결과 사람들의 욕구를 충족시키기 위해 만들어졌던 보건 및 사회 지출은 대폭 삭감되었고, 부자와 빈자 간 건강 및 웰빙의 불균형 정도는 더욱 심화됐다(Petras & Vieux, 1992). 신자유주의적 "개발"의 많은 실패들은 인간의 고통과 빈곤 상태를 가중시켰다는 점에서 경제적 신식민주의의 한 형태로 볼 수 있다는 사실은 이미 세계은행의 몇몇 지도자들 역시 인정한 바 있다.

20세기 말엽 수십 년의 기간 동안 세 번째 보건문제 전환이 시작되었고, 이는 21세기까지 지속되고 있다. 이러한 전환에는 HIV/AIDS, 사스(SARS), 에볼라, 지카, 조류 인플루엔자(AI)와 같은 새로운 감염병이 전 지구적으로 확산되고 있으며, 결핵과 같은 오래된 감염병에서 새로운 수준의 독성 및 약물 내성이 발견되고 있다. 세 번째 보건문제 "도시화와 결합된 빈곤문제, [건강]문제로 한층 강화되고 있는 전통적 가족 구조의 해체"는 세계화의 진전과정(이를테면, 신속한 여행 및 글로벌한 상품 배송) 속에 감염원 역시 활발하게 전파될 수 있는 상황, 미생물 역시 적응함에 따라 과거 감염병을 통제하느라 사용했던 항생제나 약물의 효과를 더 이상 기대하기 어려운 상황들이 발생하고 있다(Barrett, 2010). 동시에 (전염성, 만성, 행동병리적) 질병들 간의 부정적인 시너지를 유발케 하는 상호작용으로 인해 취약한 인구 집단이 느끼는 전체적인 건강 부담을 보다 가중시키는 "신데믹(syndemics)" 질병의 등장과 그로 인한 건강의 부정적 영향이 촉진되고 있는 상황이다(Bulled & Singer, 2010; M. Singer, 2010b; M. Singer et al., 2017). 이러한 요소들은 최근의 글로벌 보건문제를 형성하는 데 매우 중요하게 작용하고 있으며 앞으로도 그럴 것이다.

질환과 도움-추구 행동

의료인류학자들이 집중해 온 중요한 문제 중 하나는 지역의 사회문화적 요인이 "지각된 이상 상태를 낫게 하기 위해 … 신체를 모니터링하고, 증상을 해석하고 치료 조치를 취하는 과정"에 영향을 미치는지 여부이다. 또한 "치료를 위한 조언을 준수하고, 치료 요법에 변화를 주거나[예: 치유자를 바꾼다던지], 치료 효능 및 결과에 대해 평가[및 시간이 어느 정도 흐른 뒤 재평가]"를 하는 데 있어 지역의 사회문화적 요인이 영향을 미치는지 주목해 왔다(Christakis et al., 1994: 277). 요컨대 의료인류학자는 각각의 사회에서 도움을 추구하는 행동을 포함하여 "질환행동 패턴(illness behavior patterns)"이 구성되는 과정에서 문화의 영향력에 관심을 갖고 있다. 특히, 질환 행동은 환자가 자신이 경험한 증상을 주관적으로 해석하는 방식에 영향을 받는다. 주관적인 해석이라 하더라도 전적으로 개인에 따라 천차만별인 것이 아니라 질환에 대한 이해와 환자의 사회적 연망을 통해 발생하는 여러 의견과 행동 등 광범위하게 문화에 영향을 받기 마련이다. 예를 들어, "말라리아가 만연한 아프리카의 여러 지역에서는 [생의학에서는 말라리아 감염증상으로 인식되는] 발작을 말라리아와 대체로 관련이 없는 초자연적 원인으로 인해 발생하는 '민속병'으로 간주"(Nichter, 2008: 74) 한다. 질환 행동은 젠더를 포함하여(남성과 여성은 통상 다르게 "아프다")

사회경제적 지위 등 다양한 요인들에 영향을 받는다. 또한 사회에서 질환 행동은 정적이지 않다. 사회가 변화함에 따라 질환 행동도 변화하며, 의료 서비스를 사용하는 패턴도 변화한다. 예를 들어, 의약품이 글로벌하게 유통됨에 따라 상업적 목적을 가진 실험실 치료법이 본래 의도했던 목적이나 사용패턴과는 전혀 다른 방식으로 사용되는 경우가 발생한다. 예를 들어, 항생제 캡슐을 부순 다음 그것을 상처에 직접적으로 바른다거나 지역의 치료사가 항생제 투여를 관리하는 행동이 나타난다. 새롭게 등장하는 질환 행동의 패턴과 그러한 패턴이 나타나게 된 원인을 기록으로 남기고 평가하는 작업은 의료인류학자들이 역학의 영역에서 맡고 있는 역할이다. 보다 광범하게 의료인류학자들은 개인의 고통에 대한 논의를 넘어서서 사회적 고통의 문제까지 다루고자 한다.

의료인류학과 공중보건

공중보건 분야는 역학과 밀접한 관련이 있는 분야로, 인구의 전반적인 건강의 질을 평가하고 개선하는 작업뿐만 아니라 특히 취약하고 위험에 처해 있는 하위 인구 집단들에게도 관심을 가지고 있다. 의료인류학자들은 사회적 맥락에서 질병을 유발하는 행동들에 대한 민족지 연구를 통해 공중보건에 기여했다. 사회과학자로서 의료인류학자들은 "어떻게 그리고 왜 사람들이 특정한 행동을 하는지를 자세히 설명"하려는 시도를 통해 질병 예방 및 통제에 기여해 왔다(Brown et al., 1996: 198). 사람들이 특정한 행동을 하도록 결정하는 요인들과 사람들이 활용하는 해석의 방식과 그들의 행동에 영향을 미치는 사회적 연망의 효과를 이해하지 못함에 따라 공중보건 개입은 실망스러운 결과로 귀결됐기 때문이다. 의료인류학의 또 다른 역할은 공중보건 메시지에 대한 대중들의 신뢰도 문제에 개입하는 것이다. 공중보건 종사자들은 공공복지를 개선하기 위해 노력하지만, 그들이 돕고자 하는 인구 집단에서는 그들만큼 열정을 가지고 있지 않거나 전문가 집단의 의도를 믿지 않을 수 있다. 다음 사례는 소아마비 예방 접종 과정 및 에볼라 감염 위험이 높은 인구집단을 대상으로 한 공중보건 조치에 지역민들이 왜 저항하는지 잘 보여준다. 에볼라의 경우 일부 지역 주민들은 공중보건 종사자들이 치명적인 질병을 줄이려고 노력하는 사람들이라고 생각하기보다는 오히려 그들이 질병을 퍼뜨리고 있다고 의심했다(Cohn & Kutalek, 2016). 즉, 감염병 폭증과 이에 따른 대중들의 반응을 근거에 기반해 이해하기 위해서는 공중보건에 대한 대중의 불신과 두려움을 증폭시키는 요인들에 대한 민족지 연구가 필요하다. 대중의 불신에 대한 의료인류학 연구는 다음의 노력들을 개선시키는 데 기여한다. 의료인류학 연구는 공중보건의 의사소통 능력, 공중보건 메시지의 본질, 공중보건 개입에 대한 공적 안내 및 감염병이 유행하는 맥락에서 지역사회 중재 활동을 개선하는 데 도움을 준다(Abramowitz, 2014).

최근 몇 년간 공중보건은 다양한 방법과 개념을 발전시켰고, 이에 의료인류학은 공중보건 논의와 중재에 중요한 기회들을 창출했다. 이러한 새로운 발전들을 정리해 보면 다음과 같다. (1) 건강 불평등 문제로 인해 함께 대두되는 공중보건 및 의료 문제, (2) 보건-의료 제공자들의 문화적 역량을 강화할 필요가 있다는 인식의 증대, (3) 지역사회 참여 기반 연구 모델의 출현 및 영향력의 증가, (4) 공중보건 영역에서 기금 후원자의 증가 및 증거 기반 중재가 강조되는 경향, (5) 건강 관련 연구들에 의해 생산된 지식과 발견들을 건강 중재 노력에 활용하도록 돕는 중개연구(translational research)에 대한 수요의 증가 그리고 (6) 보완적 그리고 대체 의학이라고 불리는 의료에 대한 관심의 급증으로 정리할 수 있다. 동시에 인류학 내에서 개발된 연구방법 –신속한 민족지적 평가–은 공중보건 영역으로 확산되어 의료인류학이 건강 문제 해결에 기여할 수 있는 추가적인 기회를 만들고 있다. 점점 더 중요해지고 있는 공공의 문제들이 관여되어 있는 각 분야에서 의료인류학은 직접적으로 또는 간접적으로 다음과 같은 역할을 해왔다.

건강 불평등과 건강 격차

건강 불평등과 건강 격차란 사회 계급과 같은 사회 계층 간 또는 도시지역과 농촌 지역에 거주하는 인구집단과 같은 하위집단들 또는 인구집단이 전반적인 건강상태(이를테면 질병 및 건강 분포)에서 유의미한 차이가 발생하는 경우를 말한다. 또한 건강 격차 연구자들은 건강 격차가 발생하는 이유에 관심이 있다. 예를 들어, 미국에서 그레이스 버드리스(Grace Budrys, 2003: 39)는 저서 「불평등한 건강: 어떻게 불평등은 건강과 질환에 영향을 미치는가(Unequal Health: How Inequality Contributes to Health and Illness)」에서 건강이라는 측면에서 보면 "[사회 계급] 꼭대기에 있는 집단의 건강상태는 밑바닥에 있는 집단에 비해 훨씬 양호하다 … 사회 계급 자체가 건강상태를 예측할 수 있는 강력한 변수임을 증명하는 연구들은 폭발적으로 증가하고 있다"고 말한 바 있다. 예를 들어, 비판 의료인류학자들은 경제구조(예: 임금 통제) 및 건강보험회사(예: 보장에 대한 지불 능력 대 실제 의학적 필요)가 사람들이 보다 건강해지기 위해 선택을 하는 데 제약을 가하고 있다는 점을 탐색해 왔다(Fletcher, 2017).

건강 불평등의 본질과 중요성은 4장에 자세히 설명되어 있다. 여기에서는 건강 불평등이 중요한 건강과 관련된 연구 분야라는 사실을 말하는 것으로 충분하다. 또한 방글라데시 다카 지역처럼 빈민들이 거주하는 지역에서 연구하는 사비나 라시드(Sabina Rashid)와 같이 많은 의료인류학자들이 건강 영역에서 상당히 중요한 활동을 하고 있다는 점 역시 주목할 필요가 있다[그림 1-2].

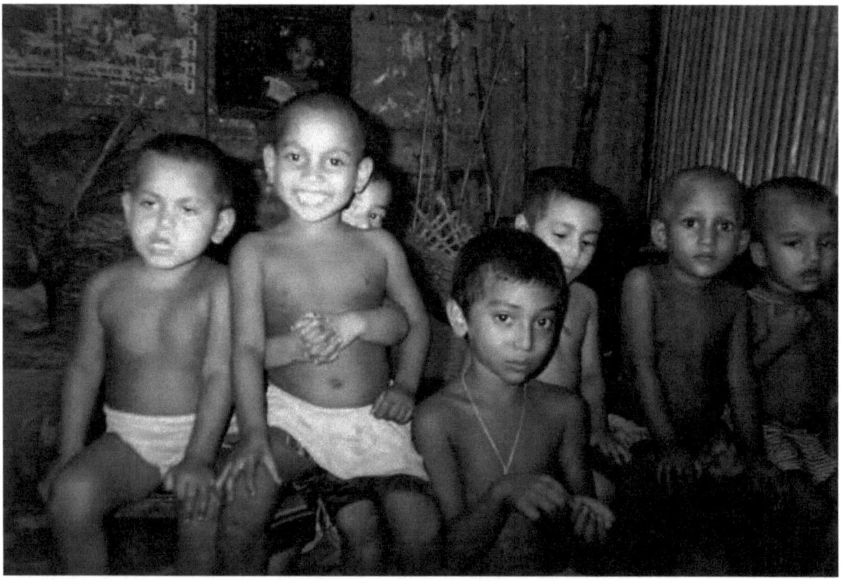

그림 1-2. 방글라데시 다카 지역 도시 슬럼가에 살고 있는 빈민 가족의 아이들 (사진: Sabina Faiz Rashid)

지역사회 기반 참여 연구

특정 인구집단 및 지역사회의 건강 문제에 대한 연구에는 다양한 접근 방식이 존재한다. '일방적 연구 모델'에서는 대학 또는 연구 센터에 기반을 둔 연구자들이 주요 이슈 및 질문에 대한 이해를 바탕으로 연구 프로젝트를 설계한다. 이러한 접근 방식에서의 연구 의제는 연구자들이 전적으로 결정하는 것은 아니라도 연구자의 인식 및 관심사에 따라 결정된다. 프로젝트가 상당부분 설계되면 연구원들은 계획된 연구를 수행하는 과정에서 인터뷰를 진행할 참가자를 찾기 위해 지역사회 조직에 연락하거나 일종의 계약을 맺기도 한다. 자금을 확보하기 위해 지역사회 성원들은 이러한 하청계약을 받아들이는 동시에 지역민들은 연구 설계 과정에서 그들 자신의 목소리를 반영할 수 없는 상황에 분노하는 경우도 있지만, 해당 연구가 지역사회 내 주요 건강 문제가 무엇인지에 대한 자신들의 의견을 적극 제시하기도 한다. 또 다른 연구 방식은 "협업 모델"이라 불리는 모델이다. 이 접근법에서 연구자들은 처음에 연구를 개념화하고, 다음에는 지역사회에 기반을 둔 여러 조직들에 연락하여 연구의 세부 사항을 구체화하는 데 참여할 수 있도록 초청한다. 지역사회조직(들)이 연구에 일정 수준에 참여한다 하더라도, 프로젝트의 방향, 의사결정 및 자금조달 문제는 여전히 대학 또는 연구소가 중심이 되어 진행한다. 대부분의 대학 캠퍼스들에서 일방적 연구 프로젝트 및 협업 연구 프로젝트를 수행하고 있는데, 이들 대부분은 연방 연구 기금 또는 민간 보건 재단에서 연구비를 받는다.

이러한 두 가지 접근 방식과 대조적으로 지역사회-기반 참여 연구(community-based participatory research, CBPR)는 문제 설정 단계에서 완성 및 결과 발표에 이르는 전 과정이 연구자와 지역사회 대표 및 조직이 완전한 파트너십을 구축하여 진행한다. 인구집단을 대상으로 하는 전통적인 생의학 연구 방법은 진정한 의미에서 지역사회 참여가 이뤄지고 있다고 보기 어렵고 종종 연구 및 연구자들이 지역사회 주민을 소외시키는 방식으로 귀결된다는 문제 의식이 높아지면서, 지역사회 기반 참여 연구가 나타났다. 어떤 경우에 연구자들은 지역사회와 자연스러운 동반자 관계를 맺기보다는 착취자로 불리기도 했다. 결과적으로 지역사회-기반 참여 안내 연구에서는 연구 의제를 설정하는 데 있어 지역사회가 핵심 역할을 수행할 수 있도록 한다. 여기에서 지역사회 공동체는 지역사회 문제를 해결하는 데 있어 특정 건강 관련 지식이 왜 필요한지 안내 받고, 지역사회 건강 문제를 설명하고 연구의 방향을 수정해 나갈 때 이 지식을 활용한다. 지역사회-기반 참여 연구라는 관념이 계속해서 개발되고 그 가치를 인정받음에 따라, 연구자와 지역주민들이 상호 만족할 수 있는 참여 연구 프로젝트를 성공시키기 위한 지침을 수립하기 위해 다양한 노력들이 시도되고 있다.

의료인류학자들은 연구의 대안적 방향을 개발하는 데 기여했다. 예를 들어, 코네티컷주 하트퍼드(Hartford)의 지역사회 연구 기관은 창립 이래 인류학자들이 중심이 되어 청소년행동연구소를 설립하고 청소년들이 참여하는 참여형 행동 연구 모델을 적극 사용했다. 청소년에 대한 민족지 연구 및 소수 청소년(예: 에이즈 및 약물남용에 노출되어 있는 청소년)들에 대해서 뿐만 아니라 지역사회가 당면하고 있는 주요 건강 및 사회 문제를 연구소의 중심과제로 설정했다. 인류학자들은 청소년들에게 민족지 연구 방법을 훈련시켜 스스로 실천적 연구를 진행해 문제를 식별할 수 있게 도왔다. 프로젝트의 목표는 청소년 참가자들이 이를 통해 개인적으로 성장하고, 긍정적인 또래 규범을 개발하며, 지역사회 건강 요구에 대해 평가할 수 있게 만드는 것이다.

증거 기반 중개연구(translational research)의 확산

최근에는 감염성 질병에 걸리지 않도록 돕는 프로그램과 같이 과학적으로 입증된(즉, 증거-기반) 중개 모델을 활성화하기 위한 상당한 노력들이 실행됐다. 미국 질병통제예방센터와 같은 자금 지원 기관에서는 단순히 자금을 지원해 주는 데 그치는 것이 아니라 어느 정도 효과가 입증된 모델 사용을 강조하기 시작했다. 예를 들어, 미국 질병통제예방센터의 효과적인 행동 확산 개입 프로젝트에서는 지역사회-기반 조직 및 미국의 보건부서 및 기타 예방프로그램 제공자들의 도움을 받아 18개의 연구-기반 감염병 예방 모델들을 실행했다. 이러한 모델들은 주사 약물 사용자, 주사 약물 사용자들의 성관계 파트너, 남성과 성관계를 갖는 남성, 감염 위험이 높은 상황에 있는 이성애자, 감염자와 함께 사는 사람들, 노숙자와 가출 청소년과 같은 특정 인구 집단을 대상으로 설계됐다. 중개 모델을 각각의 지역사회에서 성공적으로 실행할 수 있는 지역사회 조직을 준비하려면, 연구자 또는 연구자에게 훈련을 받은 사람들은 일상생활 속에서 예방 활동을 하는데 이 모델을 사용하는 주민에게 관련사항을 안내하고 기술을 지원해야 한다.

중개연구

중개연구는 연구에서 얻은 지식의 흐름을 개선하여 공중보건 또는 다른 사회적 개입 분야에 적용하기 위한 의도를 갖고 수행된 전문화된 유형의 연구이다. 예를 들어, 의료 종사자 및 정책 실행가들은 행동 연구 결과를 활용하기까지 너무 시간이 오래 걸린다는 불만을 제기하곤 했다. 예를 들어 약물 주사 사용자들에 대한 민족지 연구를 수행한 인류학자들과 여타의 전문가들은 약물을 소비하는 동안 감염에 노출될 수 있는 여러 위험 행동들이 나타나고 있음을 관찰했다. 그 중 하나는 여러 약물 사용자들이 공동으로 돈을 내서 불법 약물을 구매하고, 헤로인이나 코카인을 물에 섞은 다음 용해된 약물을 동일하게 분배하기 위해 한 명의 주사기와 하나의 일정 단위의 용기를 사용한다. 이때 사용하는 주사기가 오염되어 있으면 바이러스가 약물 혼합에 사용되는 용기를 통해 병원균이 퍼지게 되고, 이런 과정을 거쳐 약물을 공유한 모든 사람들은 감염에 노출된다. 그렇지만, 약물 주사 사용자들이 스스로를 보호해야 한다는 내용을 강조하는 예방 프로그램에서는 종종 "바늘을 공유"하지 말라는 메시지만 강조되고 있었다. 약물을 공유하지만 주사기는 공유하지 않았기 때문에 어쩌면 약물사용자들은 자신들이 감염될 위험이 없다고 믿을 수 있다. 실제로 약물을 준비하고 사용하는 여러 행동들로 인해 감염될 수 있음을 간과할 수 있다.

이러한 사례들과 같이, 중개연구 참여자들은 사회과학자들의 연구 결과를 학계 사람들만 읽는 전문 저널에 출판하는 데 그치지 않고, 그들의 연구결과에 쉽게 접근할 수 있는 여러 방안을 강구하여 예방 프로그램을 만드는 사람들을 포함하여 건강 정책 입안자들이 쉽게 활용할 수 있게 만들어야 한다고 주장한다. 건강에 개입하려는 활동들이 직면하고 있는 근본적인 문제는 "연구 결과를 광범위한 실천을 위해 중재할 것인가(Sloboda, 1998: 203)"에 있다. 프로그램을 지속하기 어려운 인구집단을 중재하기 위해 쉽게 접근할 수 있고 활용할 수 있는 지식을 확보하는 작업은 의료 인류학자들에게 특히 요구되는 작업이다. 동시에, 지역에서 효과가 입증된 중개 모델이 특히나 질병에 상당한 영향을 줬다면, 시험 단계 수준 이상으로 확대되어야 한다. 예를 들어, 빈스방거(Binswanger, 2000: 2173)는 아프리카의 에이즈 예방 프로그램에 대해 "대부분의 아프리카 지역에서 우수한 HIV/에이즈 예방, 완화 및 케어 프로젝트 사례들이 발견된다"고 주장했다. 그러나 이러한 프로젝트들은 극히 일부의 인구집단에만 적용된다. 최고급 부티크처럼 운이 좋은 소수만 접근할 수 있다. "최근 연구에서의 진전 내용을 위험에 처해 있는 지역사회에 적용하는 데 있어 … 지역사회의 요구를 효과적으로 충족시키기 위해서는 사회 · 경제 · 문화의 이질성에 중점을 두는 등 사려 깊은 적용이 필요(McGarvey, 2009: 242)"하기 때문에 중개 연구는 의료인류학자의 기술과 관심사에 적합한 유형의 작업이라 할 수 있다. 또한 중개연구에는 창의성과 대상 집단의 문화적 생활과 사회적 맥락에 대한 예리한 인식 역시 필요하다 [그림 1-3].

보완 및 대체 의학

최근 몇 년간 정책 입안자, 의료 제공자, 그리고 일반 대중의 지배적 생의학 치료가 아닌 다양한 치료 시스템들에 대한 태도는 크게 변하고 있다. 미국의 약국들이 새롭게 단장하는 모습을 통해 변화의 징후를 읽을 수 있다. 오늘날 미국과 호주의(비록

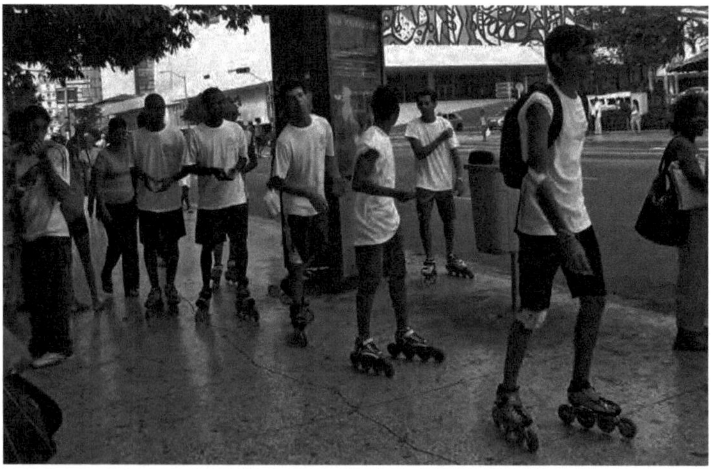

그림 1-3. 쿠바 아바나의 에이즈 교육자들 (사진: G. Derrick Hodge)

전 세계 모든 곳은 아니지만) 주요 체인 약국의 진열대는—과거에는 통상 건강 전문 식품 매장 또는 대체 의료 시장에서만 찾을 수 있었던—세인트 존스워트(St. John's wort;, 역자주: 물레나물과 계열의 생약제제로 16~17세기부터 사용된 약물임), 에키네시아(echinacea, 역자주: 미국 북미 대평원에 서식하는 야생 식물로 수세기 동안 감기나 또 다른 바이러스 감염에 의한 질병에 대하여 면역 기능을 증진시키는 전통 식물 약제로 사용되어 왔음), 블랙코호시(black cohosh, 역자주: 약초의 일종으로 갱년기 증상을 완화시켜주는 약재로 활용하고 있음)와 같은 대체 의약품들로 채워지고 있다([그림 1-4] 참조). 또한 1992년에 미국 의회에서는 대체의학 사무소를 설립했고, 1999년에는 국립 보완 및 대체의학 센터가 설립됐다. 국립 보완 및 대체의학 센터는 국립 연구소를 구성하는 27개의 연구소 및 센터 가운데 하나이다. 센터의 임무는 비생의학적 치유 관행과 이러한 관행들에 대한 과학적 탐색을 증진하고 연구에 기반한 정보를 공중 및 보건 전문가에게 제공하는 것이다. 일부에서는 보완 및 대체 치유 시스템에 대한 새로운 관심이 비생의학 치료체계를 지배적인 생의학 시스템에 종속시키고자 하는 욕망에 의해 추동되는 측면이 있다는 주장도 제기되고 있지만 (Baer, 2004), 적어도 서구 사회의 맥락에서 보완 및 대체 의학의 위치나 그것을 바

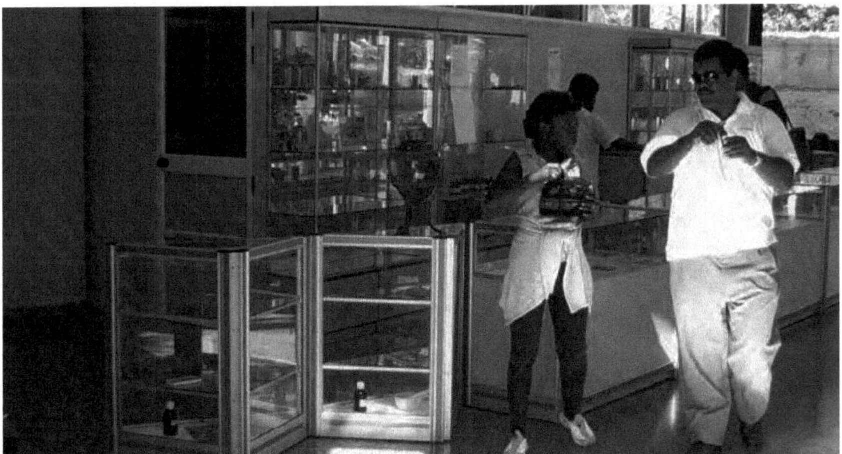

그림 1-4. 쿠바의 현대 약국에서는 처방전 없이 살 수 있는 상업화된 "민속 의약품"을 구하기 힘든 반면, 미국 약국에서는 쉽게 찾을 수 있음 (사진: G. Derrick Hodge)

라보는 방식은 분명히 변하고 있다. 이 책의 후반부에서 보완 및 대체 의학을 살펴보면서 다시금 이 문제에 대해 논할 것이다. 여기서는 최근에 보완 및 대체 의료에 대한 관심이 높아지고 있는 현상은 생의학을 전공하지 않는 치료사와 질환 치료에 대한 접근 방식을 둘러싼 오랜 인류학 연구의 역사에 의지하여 앞으로도 계속 지속될 것이라는 사실을 언급하는 것만으로도 충분하다.

신속한 민족지적 평가

현재 세계적으로 많은 건강 증진 기관들에서 신속한 민족지적 평가(Rapid Ethnographic Assessment) 접근법을 채택하고 있다. 이 접근 방법은 1980년대 후반과 1990년대 초에 인류학자 수잔 스크림쇼(Susan Scrimshaw)와 엘레나 허르타도(Elena Hurtado)가 최초로 그 가능성을 언급했다. 신속한 민족지적 평가는 건강에 대한 지역사회-기반 연구의 결과물을 긴급한 사회 문제를 중재하는 활동에 활용함으로써 과학과 공중보건 관행 및 정책 실행 과정에 존재하는 간극을 매개하기 위해 기획됐다. 민족지적 연구는 전통적으로 노동 및 시간 집약적인 접근 방식을 취하고 있지만, 스크림쇼는 현장에 밀착되어 있는 민족지적 통찰력을 활용하는 방법론을 추구함으로써, 관습적으로 몇 년간 혹은 그 이상의 사회적 몰입과 행동들 및 사건들을 광범하게 기록하는 전통적인 인류학 현장연구와는 다른 방법을 시도했다. 연구자들은 대상 지역사회에 대한 기존 지식을 미리 구축하도록 준비하고 라포를 빠르게 구축하기 위한 몇몇 전략을 실행한다. 즉, 현지 직원에게 지역사회 조직들과 협력하고 지역사회에 대한 정보를 모으도록 하여, 매우 구체적인 주제와 문제들에 초점을 맞춘 데이터를 수집하는 것이다. 예를 들어, 레어(RARE: Rapid Assessment, Response, and Evaluation) 프로젝트에서 인류학자 및 기타 연구자들은 포커스 그룹 인터뷰, 신속 인터셉트 인터뷰((quick-intercept interview, 역자주: 무작위로 대상을 찾아 신속하게 진행하는 인터뷰), 집중 현장 관찰, 그리고 미국 전역의 수십 개 도시에서 행해지는 기존의 에이즈 예방 프로그램 및 서비스를 식별하고 차이를 기술한 소셜 맵핑 등의 방법을 활용한다. 또 다른 예로, 하트포트 레어(Hartford RARE) 프로젝트 연구팀은 지역사회 기반 연구를 수행하는 의료인류학자들과 그들이 이끄는 지역주민들로 구성 됐는데, 이들은 늦은 밤 시간 동안(자정부터 오전 4시까지) 나타나는 성적 행동과 약물 사용 행동은 기존 에이즈 예방 노력으로는 해결되지 않기 때문에 지역에 HIV가 계속 확산될 수 있었다는 사실을 규명했다. 프로젝트에서 도출된 결과에 따라, 도시 지역의 보건부서에서는 에이즈 확산을 방지하기 위해 자금을 지원한 일부 조직들에 심야 예방 노력을 요청했다. 신속 연구 방법의 가치는 다른 분야에서도 인정을 받고 있다. 예를 들면, 농촌지역의 신속한 평가, 신속한 역학조사, 신속한 재난 평가, 그리고 생의학적 상태에 대한 신속한 평가와 같은 다른 유형의 가속 평가(accelerated assessment) 및 평가 모델의 개발 역시 이끌고 있다. 이 모든 작업을 통해 의료인류학자들은 새로운 고용분야를 창출하고 있다.

의료인류학과 생명윤리

생명윤리는 1970년대에 새로운 학문 분야로 부상했으며, 과학과 의학에서 중요한 지위를 점하고 있으며 건강 관련 사회 정책 및 의료인류학 분야에서도 생명윤리심의위원회(institutional review boards, IRB)가 마찬가지로 부상하고 있다. 생명윤리라는 용어는 의료 분야에서 인간의 행동과 관련된 기준과 원칙을 설립 및 적용하는 데 관련된 윤리 분야로 정의할 수 있으며, 보건 의료, 건강 관련 의사결정 및 건강 연구는 도덕적으로 옳다고 혹은 잘못됐다고 평가받을 수 있다. 예를 들어, 많은 병원들은 생명윤리 전문가를 고용하여 말기 환자 치료 상담 및 장기이식, 낙태, 안락사, 체외 수정 및 부족한 임상 자원의 할당문제에 대한 결정을 통보하는 데 전문가의 도움을 받는다. 에버렛(Everett, 2006: 46-47)은 의료인류학자들이 행하는 종류의 연구들은 철학, 법학 및 생의약 분야가 지배적인 "생명윤리 논쟁의 영역에서 간과하기 쉬운 지점"을 포착하는 데 중요한 역할을 수행할 수 있다고 지적한다. 의료인류학자들은 사실상, 문화적 차이에 대한 감수성이 부족한 생명윤리에 대해 비판적이기도 하다. 예를 들어, 유전자 상담에 대한 민족지 연구를 수행하는 의료인류학자 라이나 랩(Rayna Rapp, 2000a: 44)은 생명윤리가 "사회문화적 맥락을 몰라도 된다는 자신감"을 갖고 있어 비서구 사회 사람들이 중요하게 생각하는 가치가 반영되어 있는지 여부를 고려하지 못하고 있다고 주장한다. 그리고 생명윤리는 개인의 자율성, 자유

의지를 존중하고, 자기 결정을 강조하기 때문에 환자 또는 연구 참가자가 자신의 의지에 반하여 연구에 참여하거나 완전하게 동의를 하지 않은 채 참여하는 것에 반대한다. 집단주의 모델을 강조하거나 엄격한 사회적 위계를 갖고 있는 문화 체계에서는 개인주의를 칭송하는 서구사회의 생명윤리를 공유하지 않는다는 점을 의료인류학자들은 지적한다. 대안적 규범에 대한 감수성 없이 서구 윤리적 기준을 협소하게 적용하는 것은 윤리 제국주의로 해석될 수 있다.

또한 사람을 대상으로 한 연구에서 인권을 침해했던 과거의 역사를 조명함으로써 생명윤리는 윤리적 연구의 기준을 설정하기 위해 활용되고 있다. 이제 모든 대학과 연구 센터들은 IRB가 설치되어 있으며 인간을 대상으로 한 모든 형태의 의료 연구에서 확립된 IRB 기준을 적용한다. IRB 표준에 따르면 참여자에게 잠재적으로 위험에 빠뜨릴 수 있는, 의료인류학자의 연구를 포함한 모든 연구는 반드시 IRB의 검토 및 승인을 받아야 한다. 많은 인류학자들은 생명과 죽음의 위험이 자주 도사리고 있는 보편적인 생의학 연구 환경 및 실험 환경에 기초하여 확립된 표준을 적용한다는 점에서 민족지 연구에 대한 IRB 검토가 적절한지에 대해 근본적인 의문을 제기한다(Marshall & Koenig, 1996). 또한, IRB는 인류학 연구자들에게 윤리적 딜레마를 피하는 것보다 특정 행동에 관여하도록 하는데, 이를테면 연구 참여자에게 참여자의 이름을 프로젝트 기록의 일부로 제출할 수 있도록 연구 동의서를 받게 만드는 것이 그렇다. 불법 약물 사용 또는 성매매와 같은 범법 행위에 대한 연구는 연구 참여자의 기밀을 지켜주겠다는 연구자의 약속과 모순될 수 있다. 의료인류학자들이 수행하는 종류의 연구들은 보통 복잡한 윤리적 원칙 역시 필요하다는 점을 인식하고 있다. 생명윤리가 이러한 원칙들의 기반이 되는 것이 적절한지 여부는 논쟁거리다. 8장에서 자세히 논의한 바와 같이 의료인류학은 생명윤리분야 문제에 계속 참여하고 함께 발전시켜 나가야 할 관계임은 분명하다(Lambeck et al., 2015).

의료인류학 이론

의료인류학자들은 과학자들과 마찬가지로 세계를 특별한 방법으로 이해한다. 특정한 이론적 틀 또는 의료인류학자가 사용하는 특정한 학파의 이해방식은 인류학자가 건강이나 질환의 문제에 어떻게 접근할 것인가와 같은 방식에 영향을 준다. 많은 학자들은 어떤 하나의 관점을 고수하기 보다는 오히려 절충적인 접근 방식을 취하고, 그들이 다루고 있는 문제들에 접근하는 과정에서 얻게 된 관점으로 세상을 보기 위해 노력한다. 의료인류학에도 몇 가지 이론적 틀이 있다. 일부 의료인류학자들은 그들 스스로가 특정한 입장을 취하고 있으며 심지어 특정한 입장을 지지하고 있다고 자인한다. 의심할 여지없이 의료인류학자들이 채택하고 있는 관점은 문제에 접근하고, 어떤 질문들을 제기해야 하는지, 어떠한 답이 충분하고 적절한지를 판단하는 데 큰 영향을 미칠 것이다. 의료인류학에서 발견되는 주요한 이론적 관점들 가운데 하나는 의료생태학, 의미 중심의 관점, 그리고 비판 의료인류학 등이다. 이에 대한 설명과 검토는 5장에서 충분히 제시할 예정이다.

의료생태학

문화 생태학과 진화론에 뿌리를 둔 의료생태학적 접근은 적응에 초점을 두는 것에서 출발했다. 적응이란 의료생태학 분야의 핵심적인 개념으로, 주어진 환경에서 살아남기 위해 개인 또는 집단 수준에서 나타나는 행동 또는 생물학적 변화로 정의된다. 이러한 관점에서 건강은 성공적인(또는 열악한) 환경 적응의 척도가 된다. 다시 말해, 의료생태학에서는 사회 집단의 건강에 대한 수준은 세 가지 차원에 존재하는 관계의 성격과 질을 반영한다는 사실을 중심 전제로 삼는다; 그룹 내에서의 관계, 다른 그룹과의 관계, 그리고 물리적 환경과의 관계가 그것이다. 건강을 개선하거나 사회 구성원을 질병 또는 부상으로부터 보호하는 믿음과 행동은 적응적이다. 예를 들어, 얼음과 눈에 반사되는 태양광으로 인해 발생하는 손상을 막기 위해 북극 거주자들은 토착적인 형태로 고글을 개발해 왔다. 이것은 사소해 보이지만 이누이트 사람들의 건강과 직결된 문화적 적응에 매우 중요한 부분으로, 모피로 된 옷 및 토착 북극 거주자의 얼음집도 그러하다. 마찬가지로 의료생태학의 관점에서, 영혼 상실을 다루는 샤머니즘적 치유로부터 심장병의 생의학적 치료 등을 포함하는 각종 의료 체계들과 같은 행위의 복합체는 질환에 맞서기 위해 그리고 사회가 생존하거나 심지어 번성할 수 있게 기여하는 적응적 · 사회문화적 전략으로 볼 수 있다. 마찬가지로 생태적 접근 방식은 문화와 사회가 영양 또는 기타 신체적 욕구를 어떻게 그리고 얼마나 잘 해결하는 데 작용하고 있는가를 다룬다. 최근 몇 년 동안 의료생태학 내에서는 다른 관점들과 상호작용한 결과, 환경 역시 사회 내 관계의 불평등한 구조에서 자유로울 수 없다는 것을 인식하여 건강의 정치생태학으로 방향을 전환하려는 경향 역시 나타나고 있다.

의미-중심의 의료인류학

많은 의료인류학자들은 인간 생물학과 행동에 대한 생태적 그리고 사회적 도전에 대한 상호적인 적응의 집합체로 바라본다는 점에서 의료생태학의 접근 방식은 상당히 적절하다고 믿어왔다. 그렇지만 다른 의료인류학자들은 의료생태학적 접근 방식에 의문을 제기한다. 즉, 의료생태학은 과학에서 묘사하듯이 질병을 자연적인 것으로 다룬다. 다시 말하면, 질병을 인간의 의식이나 세계에 대한 인간의 문화적 해석과 별개로 취급한다(B. Good, 1994). 결국, 의료생태계에서 의료 시스템은 침입을 시도하는 자연적 조건에 대한 실용적인 사회적 대응으로 간주된다. 이러한 전제들의 결과, 의료생태학에서 문화는 자연에 흡수되고, 의료인류학의 작업은 건강과 관련된 행동 및 신념의 적응적 효능을 분석하는 것이 된다. 그러한 이해방식 속에서는 우리가 살고 있는 세계에 자리 잡고 있는 문화적/상징적 구성을 충분히 음미할 작업이 끼어들 여지가 없다. 인간은 오직 문화적 틀을 통해 외부의 물질세계를 경험한다. 질병은 환자와 치료자 모두의 몸의 감각 또는 관찰과 측정을 통해 파악된 문화적 내용으로 가득 찬 인식과 감각이라 볼 수 있다. 의과학과 생의학조차도 물리적 세계에 대한 문화적 설명에서 자유롭지 않다. 두 학문의 질병이나 몸에 대한 이해도 모두 문화적 구성물이다. 의과학과 생의학은 모두 특정 문화 시스템 내에서 나타난 세계를 이해하는 실용적 방법들과 그러한 체계들이 발전되어온 특정한 지점들과 역사적으로 얽혀 있다. 의과학과 생의학은 의문을 제기할 수 없을 만큼 무의식 수준에 잠재되어 있는 문화적 사고방식 및 가치를 받아들여 왔기 때문이다. 예를 들어, 매일의 일상적 활동뿐만 아니라 생의학과 의과학의 이론 및 조직 구조 속에서 강력하게 지지되어 왔고 심층적으로 내재되어 있는 서구 문화의 개념들은 다음과 같다. (1) 개인주의, 즉 각 개인이 고유하며 성공 또는 실패에 대한 자신의 책임을 강조하고 자기 개선을 강조하는 문화, (2) 진보와 역사는 점진적 사회 개선의 과정이라는 믿음, (3) 인간의 욕구를 충족시키고 우리 자신이 성숙, 안녕, 그리고 사회적 성공이라는 문화적 목표를 달성할 수 있도록 세계를 타당한 방식으로 변화시켜야 한다는 책임감을 갖고 행하는 실천 또는 믿음이 그것이다. 결과적으로, 의미-중심의 관점에서 의료인류학의 목표는 통증의 경험에서부터 치유자가 되기 위해 받는 훈련과 치유자의 역할에 이르기까지 인간 삶의 의미를 창조하고, 경험하며, 전달하는 일련의 시스템 등 건강 분야를 구성하는 모든 것을 "풀어헤쳐" 분석하는 것이다.

일부 연구자들은 의미-중심 접근 방식이 분석적 유용성 외에도 건강 문제를 해결하는 데 있어 실용적인 가치를 갖고 있다고 강조한다. 예를 들어, 의미-중심 접근 방식은 어린이 암 치료에 도움이 될 수 있다. 왜냐하면, 어린이들의 증상 불편감에 대한 즉각적 경험을 간병인들이 이해하고 어떻게 대응해야 하는지에 대한 방법을 개발하는 작업을 촉진하기 때문이다. 또한, 아이들이 질환 궤적에서 특정 증상에 어떠한 의미를 부여하고 문화에 영향을 받아 결과적으로 어떻게 느끼는지 파악하여 대응할 수 있기 때문이다(McClement, 1998).

비판 의료인류학

의료인류학이 자리 잡는 초기 몇 년의 기간 동안, 의료인류학 분과에서의 연구주제는 주로 건강 관련 믿음과 특정한 생태적 조건, 문화적 배열 형태, 또는 심리적 요소들과 같은 지역 수준에서의 행위들에 대한 설명으로 협소하게 초점을 맞추는 경향이 있었다. 초기 의료인류학은 다양한 의료 모델의 특성과 기능에 대한 통찰을 제공했지만, 사람들의 결정과 행동에 영향을 미치는 원인과 결정 요인들은 간과하기도 했다. 일부 의료인류학자들은 건강 관련 문제에 대한 설명을 문화적으로 인간 인성에 미치는 영향 및 문화적으로 구성된 동기와 이해방식 또는 심지어 지역 생태적 관계로 한정하는 것은 사회관계 구조에 대한 연구를 포함하지 않았기 때문에 한계가 있다고 주장했다. 사회관계의 구조는 (어찌보면 종종 불평등한 방식으로) 개인, 지역사회, 심지어 국가에 광범하게 영향을 미친다. 반면, 비판적 이해를 추구하는 입장에서는 "수직 관계(vertical links)"라고 불리는 것들에 세심한 주의를 기울인다. 수직 관계에 관심을 갖는 이유는 사회 집단의 이해관계는 광범한 지역 · 국가 · 국제 사회와 인간의 행동, 신념, 태도 및 감정의 패턴을 형성하는 사회관계와 연결되어 있기 때문이다(Singer & Baer, 1995). 결과적으로 비판 의료인류학(Critical Health Anthropology, CHA)이라고 불리는 분과는 건강을 구성하는 지배적 문화가 구성되는 기원에 초점을 맞춘다. 즉 사회 계급, 젠더 또는 종족 집단의 특정한 건강 개념에 대한 관심이 어떠한 역사적 조건하에서 표출되는지에 관심을 갖는다. 또한 비판 의료인류학은 보건-의료 시스템에서 권력과 불평등의 구조를 강조하고, 광범한 사회에서의 불평등을 강화하는 건강 관련 사고방식 및 관행들에 초점을 맞춘다. 게다가, 비판적 의료인류학은 질환의 사회적 기원에 초점을 맞춘다. 즉 빈곤, 건강에 해로운 생활 방식 및 근로조건, 차별, 낙인, 폭력에 대한 공포와 같이 건강을 악화시킬 뿐만 아니라 불평등한 건강 상태를 야기하는 정치-경제적 그리고 정치-생태학적 원천들에 초점을 맞춘다. 이 책을 저술한 네 명의 저자들은 각자의 연구를 통해 비판 의료인류학 관점에 공헌해 왔다.

응용적 관점에서 비판 의료인류학자들은 다음과 같은 질문에 답하기 위해 노력한다. 환경을 오염(또는 오염을 허가)시키고 더 나아가(인간 건강에 심각하고 다차원적인 위협을 가하는) 지구 온난화 또는 다른 생태 위기를 통해 질병에 걸리도록 만드는 산업 및 거버넌스 구조를 우리는 어떻게 이해할까? 어린이 텔레비전 방송에 일상적으로 광고되는 지방, 설탕 또는 소금이 많이 함유되어 있어 부상, 질환, 사망 등의 원인이 되는 "킬러 상품(killer commodities)"이 글로벌 시장에서 제조 및 출시될 수 있게 만드는 경제 시스템의 원동력은 무엇인가? 무엇이 압력을 가하고, 어떤 종류의 사회적 관계가 자연의 생명상품화(biocommodification)와 유전자 조작 작물을 생산하게 만들고, 착취적인 생명공학 기술들은 가난한 국가에서 부유한 국가로 이식 가능한 장기 및 조직이 이동할 수 있게 만들며 가난한 장기기증자와 부자인 수혜자들이 이끄는 글로벌 시스템은 어떻게 지탱되고 있는가?

일부의 주장과는 달리 비판 의료인류학은 그들의 건강을 해치는 억압적 관계에 맞서 싸우고 저항하는 사람들의 능력을 부정하는 "하향식(top-down)" 접근 방식을 취하지 않는다. 오히려, 비판 의료인류학자들은 개인 및 집단의 의사결정, 실천을 포함하여 생생한 경험과 "행위자성(agency)"은 "행동 영역에서 구성 및 재구성된다"고 주장한다. "행동영역은 사회적으로 구성된 의미의 범주와 일상생활의 맥락[및 조화]를 형성하는 정치-경제적 힘으로 구성된다"(Baer et al., 2003: 44). 즉, 사람들은 질환과 그들의 안녕을 위협하는 것에 대한 개인적 및 집단적 이해와 대응을 구축한다. 그러나 사람들 스스로가 구축하지 않은 세계, 즉 건강 관리, 미디어, 생산적 자원(예: 토지, 물) 및 가치 있는 사회적 지위로의 접근을 불평등하게 만드는 세계 역시 사람들의 일상적인 선택에 중요한 역할을 한다. 동시에, 비판 의료인류학자들은 몸/자기조절장애와 같은 모든 경험을 사회적 비판의 표현으로 설명하거나 저항으로 설명하지는 않는다. 실제로, 질환 경험과 그것이 사회적으로 처리되는 방식은 종종 기존의 권력 구조를 강화하는 데 기여하며, 기존의 권력 구조에 의문을 제기하지는 않는다.

또한 건강에서 (생물학적인 것을 포함하여) 물리적 실재의 근본적인 중요성, 이를테면 특정 병원체의 특성과 같은 것을 인식하면서 비판 의료인류학은 "자연"—외재적 현실이 인간에 의해 인식되고 관계되는 방식—이라는 개념뿐만 아니라 자연의 물리적 형태 그 자체 역시 인간생물학을 포함하여, 사회적 불평등의 진화적 역사, 명백하고 은밀한 사회적 갈등, 그리고 세계화 과정을 통해 사회 및 국제적으로 지배적인 관념과 개념들을 형성하는 권력과 물리적 힘의 작동에 심오한 영향을 받는다는 점을 강조한다(Whiteford & Manderson, 2000).

앞으로 이어질 장들에서 다시 논의하겠지만, 어떤 관점을 택하든 의료인류학은 기본적으로 건강, 건강 신념 및 행동, 시간과 장소를 초월하여 치유 시스템과 관행들을 적극적으로 이해하고 이러한 정보를 사용하여 세계의 건강 문제, 갈등 및 고통을 해결하고자 한다. 다음 장에서는 의료인류학자는 어떤 일을 하고, 의료인류학자가 문제에 접근하는 방법, 의료인류학자가 제시하는 문제의 종류, 다른 건강 관련 분야와의 협력 관계 및 건강 분야에 미치는 영향을 검토하면서 이 여정을 시작해 보도록 하겠다.

토론 질문 Discussion Questions

1. 이 장의 핵심 질문인 "왜 의료인류학이 필요한가?"라는 질문에 대해 당신은 어떻게 생각하는가?

2. 건강이 왜 생물학 또는 의학 이상의 문제일까? 사람들은 어떻게 그리고 왜 아픈지, 어떻게 그리고 왜 낫는지(혹은 결국 낫지 못하는지)를 이해하기 위해서는 어떠한 요인을 고려할 필요가 있을까?

3. 의료인류학자는 왜 유용한 건강 지식 및 효과적 치료를 독점하고 있는 서구 생의학과 같은 특정한 보건-의료 시스템을 받아들이지 않을까? 이러한 입장은 정당한가?

4. 인류학자는 어떤 방식으로 뎅기열에 대응했는가? 지카 바이러스나 기타 확산 중인 모기-매개 질병 등 모기와 관련된 미국의 유행병의 어떠한 요인들로 인해 질병이 확산됐는가?

5. 왜 사회적 관계에 주목해야 하는가? 즉, 종족 집단과 사회구조와 같이 자원에의 접근을 결정하는 다른 요소들은 건강 및 질병에 근본적으로 중요한가?

6. 이 장에 언급된 것 외에 당신이 생각하는, 즉 우리가 건강과 질병에 대해 생각하고 말할 때 사용하는 다른 문화적 은유가 존재하는가?

7. 인류학자들은 어떻게 윤리 문제에 참여하는가? 의료인류학에서 윤리는 왜 중요한가?

8. 비판 의료인류학의 구별되는 특징은 무엇인가? 비판 의료인류학이 지향하는 바에 대해 당신은 어떻게 생각하는가?

2장

의료인류학자의 작업

What Health Anthropologists Do

연구에 대한 인류학의 독특한 접근법은 현장으로 가서
실제로 벌어지는 일을 보고, 사람들과 직접 이야기를 나누는 것이다.

–존 잔젠(John Janzen, 2001: 18)

소개 및 개요

제1장에서는 의료인류학자가 매우 폭넓은 건강 관련 이슈를 다루며, 그만큼 다양한 장소와 일들에 관여하고 있다는 것을 강조한 바 있다. 이 장에서는 의료인류학자들이 다양한 환경 속에서 실제로 무엇을 하는가를 상세히 검토하고자 한다. 먼저 의료인류학자의 세 가지 연구 사례를 통해 그들이 어떤 문제를 탐구하고 어떻게 의료인류학을 적용하는지 보여줄 것이다. 이를 바탕으로 더 나아가 (1) 의료인류학자들이 연구하는 이슈의 범위와 인류학자로서 그들이 주목하는 특별한 대상을 논의하고, (2) 의료인류학의 폭넓고 총체적인 전망 안에서 그들의 독특한 접근법을 기술하며, (3) 의료인류학 연구에서 사용하는 연구방법을 검토하고, 마지막으로 (4) 연구를 넘어선 의료인류학의 응용 활동을 탐색한다.

세 개의 현장, 세 가지 사례 연구, 세 명의 의료인류학자

타날라에서의 삶과 죽음

토착 치유에 관한 연구

라놋사라(Ranotsara)의 타날라(Tanala, 가칭)는 마다가스카르 공화국 남부의 라노마파나(Ranomafana) 국립공원의 초입에 위치한 작은 마을이다. 아프리카 대륙

남동부 모잠비크의 동쪽 인도양에 위치한 마다가스카르는 일렁이는 숲과 생물학적으로 독특하고 풍부한 각종 동식물들로 잘 알려져 있다. 몇 가지만 언급하면, 고대의 이국적인 바오밥 나무, 기묘하게 눈을 돌리며 극도로 천천히 움직이는 카멜레온, 소란스러운 여우원숭이(lemur) 무리와 그 중에서도 매우 희귀한 황금대나무 여우원숭이가 있다. 그러나 애석하게도 마다가스카르는 공격적인 삼림벌채 지역으로도 알려져 있다. 사실 라노마파나 국립공원은 세계은행과 같은 국제기구와 미국의 사적 · 공적 재원으로 1990년에 설립되어, 주로 미국 시민들에 의해 관리되고 있는 실정이다. 관료들이 공식적으로 목표하는 바는 국립공원 안과 인근에 거주하는 사람들의 생활수준 향상을 연계한 생물학적 다양성과 생태계 보존이다.

의료인류학자인 제니스 하퍼(Janice Harper)는 1995년 4월 이 마을에 도착해 조사를 시작했다. 마을 인구는 약 180명 정도이며 3분의 1가량이 아동과 10대 청소년이었다. 그들은 각종 짚과 양철판을 얹은 30채의 집에 거주하고 있었는데, 집 대부분은 녹이 슬고 물이 세는 열악한 상태였다. 관개논으로 둘러싸인 마을은 빽빽하게 채워진 붉은 토양 위에 인위적으로 조성된 섬을 이루고 있었다. 하퍼는 이 지역에서 의료인류학 연구의 전통적 주제로 약용 식물과 비전통적 약물이 사용되는 방식에 대해 연구하려 했다. 그러나 그녀의 연구 계획은 시작부터 틀어졌고 수정해야 했다.

위생의 문화적 구성

하퍼는 마을의 모든 주민을 방문하는 것으로 시작해 "사생활 침해를 경계하며 최대한 예의를 갖추어 인구조사"를 이어갔다(Harper, 2002: 166). 그 다음에 그녀는 주민들의 건강 문제, 건강 이슈에 관한 이해 수준, 약초와 서구 약품의 사용에 관한 인터뷰를 진행했다. 마을의 각종 활동을 관찰하고 참여했으며, 그녀가 보고 들은 세세한 내용이 조사 일지에 빼곡하게 채워지고 있었다. 마을에 함께 살면서 주민들의 일과를 관찰하고 마을의 일상적인 이슈들과 더불어 약용 식물들을 사용하는 방식에 대해서도 비공식적인 인터뷰를 지속했다. 그러던 중 그녀는 마을 사람들의 건강과 청결에 대한 관념이 자신과 같은 서구 중산층의 생각과는 다르다는 것을 깨달았다. 주변 환경에 해를 끼치지 않기 위해 그녀는 구겨진 종이부터 마을로 가져온 서구 제품에서 나온 양철 캔과 플라스틱까지 모든 쓰레기들을 묻으려고 노력했다. 쓰레기를 거의 배출하지 않는 마을 주민들은 그녀가 만들어내는 쓰레기의 양에 놀랐고 그렇게 많은 쓰레기를 만들어낼 만큼 아주 부자라고 믿기 시작했다. 미국 중산층 가정의 평균 쓰레기 배출량보다도 훨씬 적은 수준이었는데도 말이다. 이런 와중에 돼지들이 그녀가 묻은 것들을 파헤쳤고 사방에 널리는 상황이 벌어지기도 했으며, 주민들은 그녀가 버린 유리병을 쓸모 있는 용기로 여겨 서로 탐내기도 했다. 씻는 것은 또 다른 큰 문제였다. 비누 한 개의 가격은 주민들 하루 임금에 맞먹는 수준이었고, 수도 시설도 갖춰져 있지 않았으며, 임시 변소는 근처 커피 농장의 나무들 사이에 마련된 곳이었다. 뙤약볕이 내리쬐는 언덕 밭에서의 고된 일과 벌레들과 분뇨가 뒤섞인 장딴지 깊이의 진흙 논에서 해가 뜰 때부터 질 때까지 일하는 그들의 현실에서 청결 유지 자체가 일상의 도전거리가 되었다. 대다수 농민들의 옷은 너덜너덜했고, 몸은 메말랐지만 매일의 노동으로 단단했다. 아이들 대부분은 기생충 감염으로 배가 불룩했고, 피부는 옴(scabies)에 의한 상처로, 팔과 다리는 커다란 부스럼 자국들로 덮여 있었다. 감염된 귀에서는 노란 고름이 흘렀고 아이들 대부분 저체중이었으나, 그들은 활동적이고 장난치기 좋아했으며 마을을 웃음으로 채우고 있었다.

죽음의 항존

하퍼는 이 마을 주변에서 발생한 질병과 죽음의 빈도수에 대해서도 충격을 받았다. 실제로 그녀가 조사 첫날 고용했던 한 여성은 바로 그 다음날 아침에 사망했다. 마을에서 14개월 동안 18명이 사망했는데, 이는 1,000명당 8명의 사망률을 보이는 미국과 비교하면 1,000명당 100명에 가까운 무서울 정도로 높은 사망률이었다.

마을 사람의 죽음과 함께 시작된 그녀의 조사는 결국 공원에 대한 어떤 비판도 표출하지 말 것을 요구하는 공원 관리자의 압박과 함께 끝났다. 이러한 관리자의 압박은 공원이 마을 내 발병률과 사망률의 한 요인일 수 있다는 것을 암시하는 듯 했다. 마을을 떠나는 날 아침 하퍼는 라놋사라에서 그녀의 아침과 밤을 매혹시켰던 "여우원숭이의 으스스한 울음소리가 아니라, 죽은 자를 향한 여성들의 희미한 통곡소리에" 눈을 떴다(Harper, 2002: 235). 그 밤 20대의 젊은 메일리가 죽었다.

글쓰기

미국에 돌아온 후, 그녀는 「멸종위기종: 마다가스카르 숲 사람들의 건강, 병, 그리고 죽음(Endangered Species: Health, Illness, and Death among Madagascar's People of the Forest)」을 저술했다. 그녀의 새로운 발견들을 기록했고, 마다가스카르 주민은 접근하기 힘들지만, 조제약들로 충분히 치료가 가능한 질병들을 숲에서 구한 식물, 껍질, 뿌리들로 치료하는 방식을 보여주었다. 이 작업을 통해 하퍼는 "숲의 식물 생태에 대한 그들의 지속적인 의존이 문화적으로 형성되었기보다는 그들을 현금이 부족한 가난한 상태로 만든 사회적 불평등에 의한 것"임을 주장했다(Harper, 2002: 3). 그들 문 앞의 숲이 다른 이들에 의해 통제되었고 그러한 사회적 격차가 건강의 격차로 전환되었던 것이다. 라놋사라는 빠르게 움직이고 변화하는 세계 체제로부터 떨어진 무성한 숲 속에서 전통적인 삶의 방식을 따르는 이국적인 마을이 아니었다. 이곳에서의 삶은 그들의 영역과 통제를 넘어선 어떤 힘들에 의해 형성되고 있었다. 하퍼는 사람이 보존되는 자연 환경의 일부로 다뤄지지 않을 때 환경개발활동을 포함하는 현대적 개발에서 어떤 일이 발생할 수 있는가를 드러내고자 했다. 그녀는 자신의 조사 결과와 함께 역사적 기록물, 경제 보고서와 인구 데이터에 관한 검토를 통해 글쓰기의 과정을 수행했다.

외과의사 연구하기

메도우브룩의 문제들

이번엔 마다가스카르 라놋사라는 물론이고 습기 가득한 숲지로부터도 멀리 떨어진 캐나다 대도시 한 곳의 외곽지대로 간다. 이곳의 메도우브룩(Meadowbrook, 가칭) 대학병원은 전체 800개의 병상이 갖추어져 있고 그 중 120개는 수술 환자들을 위해 준비되어 있으며, 메도우브룩 의사들은 매년 15,000건의 수술을 수행한다. 메도우브룩 병원은 환자들을 케어하는 것 외에도 대학병원으로서 교육시설을 갖춘 보건의료 전문가가 되려는 학생들의 요람이며, 또한 생의학 지식의 축적을 위한 재원 마련에 주력하는 보건의료 연구기관이기도 하다.

질서와 통제, 그리고 위생적인 조건들이 잘 갖춰진 곳임에도 불구하고 메도우브룩 병원은 다른 내용의 문제점을 안고 있었다. 수술 교육의 최종단계에 있는 레지던트들은 병원측에 자신들이 외과의사가 되기 위해 해야 하는 훈련을 교수진이 충분히 시키지 않는다는 중대한 불만을 제기하기 시작했다. 이에 외과 부장은 의료인류학자인 펄 카츠(Pearl Katz)에게 이 문제를 해결할 수 있는 방안을 모색하도록 의뢰했다. 카츠는 이 연구가 외과의 즉각적인 필요성보다 더 큰 중요성을 가질 수 있음을 인식했다. 의료인류학은 글로벌 의료 시스템에서 지배적 위치를 차지하고 있는 생의학을 민족의학의 하나로 보는 관점을 지니고 있으며, 생의학의 작동 방식 및 사회에서의 역할, 생의학적 세계관과 그 근간이 되는 문화적 모델, 사회적 구조, 시공간에 따른 다양성에 대한 이해에 관해 많은 관심을 기울인다.

기대의 거부

카츠가 연구를 시작했을 때, 그녀는 친구와 동료들로부터 "외과의들이 실제로 하고 있는 일에 대해 정확한 정보를 얻기 힘들 것"이라는 주의를 들었다(Katz, 1999: 16). 카츠의 인류학자 동료들은 환자와 연구자들에 비해 특권층인 의사들이 비교적 많은 권력을 가지고 있으며, 그들의 자유로운 생활과 행동을 엿보는 것은 물론이고 각종 정보에 대한 그녀의 접근을 제한할 것이라 생각했다. 분명히 다른 연구자들은 생의학 의사들에 대한 충분한 접근성을 확보하는 데 어려움이 있었다. 카츠에게 연구 결과를 출간하라고 독려했던 조안 카셀(Joan Cassell)은 그녀 자신의 수술 현장 관찰 중에 의사로부터 "인류학자가 무슨 이유로 의사들을 연구하려 하는지요?"라는 질문을 받았고, 이 질문에 그녀는 "또 다른 원시인들이 남아 있지 않아서요"라고 입심 좋게 넘겨버렸다고 했다(Cassell, 1998: 10). 카셀의 경험과 다르게, 카츠에게는 의사들이 특별한 수준의 신뢰와 개방적 태도로 대해 주었는데, 그들은 그녀에게 이해받기 원하는 것처럼 보였다.

카츠는 외과의들에 대한 접근성의 문제보다는 그들에 대한 본인의 태도에 문제가 있음을 발견했다. 그녀에게는 환자들과 동질감을 느끼고 그들의 불안을 얕보는 의사들에 대해 비판적인 자세를 취하는 것이 훨씬 쉬운 일이었고, 유난히 겁먹은 환자들을 "괴물"이나 "결장(colon)"이라 부르는 의사들을 보고 충격을 받기도 했다. 그러나, 시간이 지남에 따라 자신 역시 환자들을 비인격화하고 있음을 발견했고, 이 과정이 의사들에게는 "환자의 개인적인 고통에 공감함으로써 겪게 되는 감정적으로 힘든 경험으로부터 자신들을 보호하는" 유용한 메커니즘이라는 것을 깨달았다(Katz, 1999: 8). 카츠는 어느 순간 의사들의 권력을 부러워하고 있는 자신을 발견하기도 했고, 이러한 시샘이 대중매체와 일부 사회과학 분석에서 나타나는 의사들의 지위에 대한 통렬한 비난을 어느 정도 가열시키고 있다는 것도 깨닫게 되었다.

의사들 쫓아다니기

그녀는 연구의 일상 속에서 주로 6명의 선임 외과의들에게 집중했다. "쉐도잉"이라 불리는 방법으로 주요 정보제공자인 의사들이 병원에 도착하는 이른 아침부터 12시간이 지나 퇴근하는 시간까지 따라다녔으며, 각 의사에게 약 3주간의 연속적인 시간을 할애했다. 그녀가 연구한 한 의사는 한 동료에게 그녀를 소개하며, "봐, 온종일 나를 쫓아다니며 내가 말하는 모든 것을 받아 적는 여자가 있어"라고 말했다(Katz, 1999: 7).

카츠(Katz, 1999: 91)는 이러한 과정을 통해 여러 가지 "외과의사의 문화"에 관한 예리한 통찰력을 발전시켰다. 의사들은 동료와 쾌활하게 잘 어울리지만, "그들 자신에 대한 정보, 자신의 환자와 수술 분담, 수술 기법, 환자를 소개받는 경로, 구체적인 지식수준 및 전문기술, 금전적 수입, 의료 조치에 대한 의심과 불안"은 조심스레 보호하려는 경향을 보였다. 의사들은 동료와의 관계에서 다른 의사가 자신보다 우위에 있는 것처럼 보일 수 있는 정보를 숨기는 경향이 있다. 즉, 다른 의사들에 대한 경쟁심은 동료의식이나 협력보다 강했다. 카츠는 외과의사 문화의 이러한 내재적 특성이 바로 병원 외과의들이 레지던트들을 훈련시키는 데 충분한 시간을 할애하지 않는 핵심적인 이유라는 사실을 발견한 것이다.

아이티 민속 특유의 질병

병과 정체성

이제 메도우브룩 대학병원에서 남쪽으로 멀리 떨어진 아이티의 카리브해 섬에 위치한 지안티(Jeanty, 가칭)라는 시골 마을로 가보자. 지안티는 케이스 평원(Cayes Plain) 너머의 언덕에 자리 잡은 마을로 한때는 가장 부유했던 사탕수수 재배 지역이기도 했다. 돌이 많은 언덕에 위치한 이 마을은 아마도 19세기 초반 프랑스 식민지에서 독립한 아이티의 대규모 농장에서 도망친 노예들이 만든 첫 번째 거주지였을 것이다. 조그만 양철지붕 집들이 격자모양으로 얽힌 비포장도로를 따라 펼쳐져 있었다. 주변의 작은 마을들 인구까지 포함하면 12,000명에 달하지만, 지안터의 인구는 약 3,000명으로 추정된다. 아이티 구호재단 중 하나인 미국 재원의 케어(CARE)는 마을에 식수 시설을 설치했고, 1987년 케어의 지원을 받아 의료인류학자인 폴 브로드윈(Paul Brodwin)이 병과 치유, 죽음에 관한 민속 관념을 조사하기 시작했다. 브로드윈은 특히 사회적 경험으로서 질환의 위기 상황에 대해 조사했다. 마을 사람들은 이러한 위기의 과정을 거치며 자신들의 사회적 정체성을 재구성하고 있었고, 건강과 관련된 삶의 경험 속에서 나타나는 각종 모순들에 직면하고 있었다.

연구의 언어

브로드윈은 연구방법으로 마을 주민들의 일상적인 건강 관련 활동에 대한 참여관찰, 반구조화된 인터뷰, 공동체의 종교 및 치유 의식 참여, 주민들의 생애사 수집, 실제 병증 경험에 관한 내러티브를 기록하기 위한 인터뷰를 진행했다. 외지인이 거의 머물지 않았던 마을이었기 때문에 브로드윈은 보기 드문 존재라는 것만으로 도움을 받았으며 주민들은 그와 얘기하는 것을 흥미로워했다. 초기 조사에서 브로드윈은 마을의 한 젊은 남성을 조수로 활용했으나, 오래 지나지 않아 크레올(Creole: 프랑스어와 남아프리카의 여러 언어가 혼합되어 나타난 언어) 구사 능력이 충분히 향상되어 홀로 인터뷰를 진행할 수 있었다.

치유자 선택하기

브로드윈은 의료 다원주의의 맥락, 건강 이슈와 원인을 파악하기 위해 사람들이 민족의학 체계를 결정하는 방식, 그리고 환자와 치유자의 상호작용 속에서 실제로 벌어지는 일 등 의료인류학의 핵심 이슈들을 다루었다. 사람들은 아플 경우, 복합적이거나 상호 경합적인 치유의 전통 중에서 선택해야 하는 경우가 종종 있다. 사실 이는 소규모 공동체이든 도시 중심부에서든 마찬가지이다. 이러한 질문에 답하기 위해 브로드윈은 환자와 약초 치유자 간의 진료 과정을 50회 이상, 훙건(houngan: 부두교

(Vodou) 민속 보건의료 시스템의 남성 치유자)의 치유 과정도 20회 정도 관찰했다. 그는 각각의 사례에서 발생한 일에 대해 세밀하게 기록했다. 여기에는 환자가 가져온 문제의 특성, 치유자의 질문과 행위, 환자의 반응, 상호작용의 맥락과 분위기, 지불과 관련된 이슈 등이 포함되었다. 다음은 근육통과 전신 피로로 괴로워하던 한 아이티 환자에 관한 사례이다. 그의 이름은 루이스이며 브로드윈이 그의 치유 과정에 동행하여 기록했다(Brodwin, 1996: 134).

환자에게 홍건으로 불리는 안드레이는 문 앞에서 우리에게 인사했고 간단한 소개와 함께 우리를 그의 작은 진료실로 안내했다. 그가 앉은 테이블은 두툼한 붉은 천으로 덮여 있었고 뒤편에 작은 약병들이 나열되어 있었다. 그는 의자를 고쳐 앉고 기름등의 심지에 불을 붙였다. … 잠시 후에 그는 신음 소리를 내고 상반신 전체가 흔들릴 정도로 기침하며 숨을 몰아쉬었다. … 그는 앞뒤로 몸을 흔들고 부드럽게 휘파람을 불더니 입가에 잔잔한 미소를 떠올렸다. … 이 순간부터 진료가 끝나는 시점까지 … 우리는 그의 이와(Iwa: 안드레이를 사로잡고 그를 통해 말하는 비엔조말(Byenzomal)이라 불리는 혼령)와 소통했다. … 안드레이가 루이스의 증상을 파악하기 위한 예언을 마무리하고 루이스에게 구입할 몇 가지 민속 약재 명단을 건넨 후, 비엔조말이 종을 울리자 … "이제 다 됐다"고 말했다.

이국적인 것을 연구하기

브로드윈은 그의 현지 조사 프로젝트 이전부터 바로 앞에서 묘사된 사례처럼 이국적인 것에 대해 강렬한 호기심을 가져왔다. 그는 "수년간 인류학과 대학원생으로 훈련을 받았지만, 아이티 민속 신앙의 이국적인 모습에 매혹될 수밖에 없었다"고 말했다(Brodwin, 1996: 129). 그럼에도 이국적인 사례에 대한 그의 조사 시도는 매번 좌절되었다. 조사를 시작하고 몇 달이 지나서야 그는 한 명의 홍건과 접촉하고 인터뷰를 시작할 수 있었다.

마을 주민들과의 인터뷰를 통해서 브로드윈은 그들이 위중한 건강 문제로 홍건을 만나기는 하지만 자신들에게 "병을 보낼 수 있는" 홍건의 불길한 능력에 대한 두려움 역시 가지고 있다는 것을 알게 되었다. 종류는 다르지만 그 두려움은 미국에서 많은 사람들이 치과의사를 만나야 하거나 수술하게 될 경우에 갖는 머뭇거림과 유사한 종류의 것이기도 했다. 양가적 감정, 불확실성, 도덕적 갈등은 종종 병과 치유의 중대한 특성이라는 것을 깨달았다. 이는 다양한 사회적, 문화적 환경 속에서 작업하는 의료인류학자들이 습득하게 되는 중요한 교훈인 것이다.

사례 연구

의료인류학의 책임

의료인류학 분야에서 재생산(reproduction)과 관련된 건강 이슈를 연구한 에릭슨(Erickson, 2003: 3)은 다음과 같이 말했다.

> 의료인류학은 인간의 질병(diseases)과 질환(illnesses), 그리고 의료 시스템을 이해하고 해석하기 위한 폭넓은 요구 사항을 탐색한다. 이를 바탕으로 의료인류학자들은 임상 및 보건 교육에 대한 적용, 그리고 공중보건 정책과 사회 정의에 영향을 미치기 위해 그들의 연구 결과를 유용하게 만들 책임을 지닌다.

우리는 매우 다른 지역과 인구 집단들 속에서 각기 다른 질문과 방법으로 현지조사를 수행한 세 명의 의료인류학자들에 대해 간략히 검토했다. 이를 통해 우리는 인류학자가 인도주의적인 동시에 과학적인 인류학 작업을 어떻게 수행하고 있는지 이해하고자 했다. 위 사례를 포함해 이 책에 제시된 의료인류학 작업의 사례들을 정리하면 다음과 같다. (1) 상대적으로 덜 집중적이고 덜 현지 지향적인 연구가 놓칠 수 있는 내재적 요인들을 밝혀내기 위해 인류학자들은 상황에 따라 낭포성 섬유증(cystic fibrosis)이나 뎅기열(dengue) 같은 특정 질병에 집중하기도 하고, 때로는 독특한 치유 방식이나 복합적인 치유 전통에 집중한다. (2) 연구 대상의 일상에 상당한 수준으로 접근하는 에스노그라피 조사 방법을 통해 보건의료 서비스가 놓치고 있는 틈새에 주목한다. (3) 의료 제공자와 환자 간의 관계성과 치유 과정의 본질을 이해하고자 한다. (4) 지역 주민들에게 적합한 보건의료 형성에 기여하기 위해 지역에서의 건강에 관한 믿음, 실천, 염려에 대해 조사하고 공동체의 참여를 촉진한다. (5) 지역민들이 살아가는 일상적인 삶의 현장에서 연구함으로써 위험 행동(risk behaviors), 건강하지 않은 행동, 그리고 그러한 행동에 연루되는 이유와 맥락을 탐색하고 이해를 높인다. (6) 병의 사회적 근원을 파악하고 그러한 정보를 활용해 건강 위험을 감소시키기 위한 구체적인 정책 수정을 제안한다. (7) 건강 불평등 결과를 만들어내는 사회적 불평등과 불공정을 파헤친다. (8) 생물사회적이며 사회환경적인 상호작용을 탐구함으로써 다른 종들(species), 환경적 특성, 기후와 연관된 건강과 질병의 형성에 관한 이해를 증진한다. 이들을 종합하면 의료인류학자가 수행하는 작업의 궁극적인 목표는 건강에 대한 심각한 도전과 위협에 직면한 집단의 건강을 향상시키는 데 있는 것으로 보인다.

의료인류학자의 연구 대상

다양성의 학문

응용 사회과학자로서 의료인류학자는 공통적으로 건강, 병, 치유 체계의 본질에 대한 탐구를 포함해 다양한 문화 체계, 인구 집단, 사회적 맥락에 따라 발견되는 문제점 개선 등 실용적인 질문에 대한 답을 찾으려 한다. 이러한 질문들은 다양한 출처에서 찾아볼 수 있다. 일부는 인류학 학회들 및 출간된 책과 논문들의 논쟁과 토론에 반영되며, 각종 정부 및 기관 보고서 등에도 나타난다. 또 일부는 긴급한 이슈에 대해 의료인류학자의 조력을 필요로 하는 각종 기관 및 공동체에서도 제기된다. 건강에 영향을 미치는 세계의 끊임없는 변화 때문에도 다른 질문들이 지속적으로 도출된다. 예를 들면, 휴대전화와 컴퓨터를 활용한 전자통신의 급증은 건강 정보에 대한 신속한 접근과 같이 다양한 방식으로 건강 관련 행동에 영향을 미치고 있다. 여타 연구자들과 마찬가지로 의료인류학자도 건강 행동과 소셜 미디어를 포함한 전자통신 간의 관련성에 대해 많은 질문을 하고 있다. 에볼라가 창궐했던 2014년에서 2016년 동안 올리비아 마커스(Olivia Marcus)와 메릴 싱어(Merrill Singer)는 각종 인터넷 사이트에 나타나 에볼라짱(Ebola-chan)으로 알려진 인터넷 밈의 등장을 분석했다(Marcus & Singer, 2016). 에볼라 바이러스의 의인화된 인터넷 표상인 이 만화 캐릭터는 소녀다운 순진한 외향으로 (죽을 때까지 사랑한다는 의미에서) 보살핌의 역전을 드러낸다. 치명적이고 빠르게 퍼지는 유행병에 대한 사회적으로 모순된 반응들이 병적 이미지에 혼재되는 것이다. 익명으로 그려지고 포스팅되면서 이 밈은 여러 인터넷 사이트에서 수많은 반응을 받았고 또 다른 전염병들의 밈의 등장을 이끌었다. 에볼라 유행이 절정에 이르면서 이 밈의 등장은 줄었고 전 세계의 소셜 이미지에서 사라져 갔다. 모기를 매개로 소두증과 태아 기형을 유발하는 질병으로 2015년에서 2016년 확산된 지카(Zika) 유행병은 광범위한 공포를 낳았음에도 에볼라와 유사한 인터넷 반응은 보이지 않았다. 이러한 사례들에서 보듯이 인터넷은 건강 관련 행동과 소통의 영역으로 의료인류학적 연구와 이해의 확대를 요구한다.

의료인류학자들의 또 다른 관심은 국제보건(global health) 형성에서 나타나는 거버넌스(governance)의 역할이다. 일부 의료인류학자들은 국제보건 거버넌스와 국제보건의 조직 방식을 연구하는데, 이러한 관심은 다양한 건강 문제들을 드러냄으로써 그에 응답하는 국제적인 노력을 형성할 것이라는 인식에 기인한다. 거버넌스란 통치하는 조직이나 권력을 지닌 기관이 그들의 미션을 인식하고 정책과 활동을 통해 그것을 수행하는 방식을 의미한다. 거버넌스는 미셸 푸코(Foucault, 2008)가 제안한 통치성(governmentality)의 개념을 포함하는데, 정부와 다른 사회적 통제 기관들이 시민들을 특정 종류의 사람들로 주조하려 하는 방식, 병원이나 진료소의 통치성의 경우에는 특정 종류의 환자들로 주조하려는 방식을 함의한다. 예를 들어 미국 정부는 병, 건강보험, 실업이나 빈곤 같은 이슈들을 국가나 사회가 책임지는 것이 아니라 개인과 가족의 사적 부담으로 받아들이게 하는, 즉 스스로 책임지는 시민으로 만드는 것을 강조한다. 결과적으로 미국 문화에서는 자기돌봄(self-care)을 강조할 뿐만 아니라 종종 도덕주의적인 입장을 취하기도 하며, 특정 건강 음식의 구매, 헬스클럽 가입, 요가수업 등록, 각종 스포츠에 적합한 장비의 구매 등 "소비를 통한 케어"로 현실화된다. 암에 대한 최근의 대중적 시각에 관한 연구에서 건강한 라이프스타일의 채택은 질병을 예방하는 방식에 의해 정의되며, 이는 체중, 식이요법, 운동과 같은 요인들이 암 발병 위험에 영향을 미친다고 확증하는 역학 문헌들에 근거한다. 그러나 사실 암이나 라이프스타일에 관한 과학적 발견들은 그들이 "불완전하고 모호하며 내재적으로 모순적"이라는 것을 보여준다(Bell & Ristovski-Slijepcevic, 2015: 219).

의료인류학자들은 당연히 서로 다른 관점들을 가지고 있으며, 가장 중요한 질문이 무엇인가에 대해 전적으로 동의하는 것은 아니다. 병의 경험 측면에 관심이 있는 의료인류학자들은 인류와 병의 현상학적 조우에 초점을 두고 다음과 같은 질문들을 던진다. 특정의 사회적 역할, 사회문화적 맥락 및 사회적 환경에서 병이 사람들에게 어떤 의미를 갖는가? 고통을 겪는 사람들에게 병의 주관적 경험은 무엇이고 어떻게 형성되는가? 병이 그들의 정체성, 관계, 가치들에 어떤 영향을 미치는가? 이러한 질문들에 답하기 위해 일부 인류학자들은 주관성(subjectivity)의 개념을 끌고 온다. 주관성은 사람들의 의도와 욕망, 자신에 대한 이미지들과 함께 그들이 갖는 내적 생각, 감정과 불안을 가리킨다. 즉, 그들 삶의 사회적 맥락에서 감정적으로 결부된 내적 삶의 직물이다. 인류학적 관점에서 주관성이란 개인적이거나 사적인 상태라기보다는, 공통의 상황에 놓여 있는 사람들이 공통의 도전을 어떻게 직면하고 이 세상에서 존재하고 알아나가며 경험하는 중첩적이며 의미로 가득 찬 삶의 방식을 어떻게 발전시켜 나가는가에 관한 질문이다(Good, 2012). 주관성 개념에 관한 주요 연구거리는 문화적 관습에 구속된 것이 아닌 역동적이고 유동적인 프로세스로부터 발현되는 행동이다(Abadía-Barrero, 2011). 다시 말하면, 의식적인 활동으로서의 행동과 상호작용, 간주관성(intersubjectivity)으로서의 내적 생활에 관한 연구인 것이다. 북인도의 여러 진료소와 가구들에서 수행된 성차(gender)와 정신건강 치료에 관한 핀토(Pinto, 2014)의 연구는 여성들이 마음속에 요동하는 사랑의 취약성을 신체적으로 어떻게 경험하는지에 초점을 두었다. 힌디어와 파키스탄 공영어인 우르두어에서 사랑과 광기는 모두 나샤(nasha) 혹은 도취함으로 간주된다. 격정적이고 몰아치듯 잘못된 사람을 사랑하는, 즉 광적인 사랑은 결국 핀토가 연구한 여성 자신뿐만 아니라 그들의 가족까지 파괴하는 강력한 힘으로 문화적으로 구성되고 있었다. 핀토는 현지조사 기간에 그녀 자신의 모순적 위기에 직면하기도 했다. 이는 그녀의 연구 중에 나타난 간주관적 양상으로, 그녀가 세밀하게 연구한 여성들의 일그러진 내적 세계를 반영하는 깨진 거울 같은 것이었다.

의료인류학자들은 환자들의 지원 요청 전략, 대안 치료법을 선택하는 방식, 다른 종류의 치료법들을 혼합하는 방식, 이러한 과정에 개입하는 다른 누군가의 역할 등 사람들이 병에 걸렸을 때 결정을 내리는 방식에 대해서도 관심을 갖는다. 또한 환자와 치유자의 관계성과 각기 다른 치료법의 상대적 유효성이라는 두 측면에 모두 관심을 갖기도 하며, 병과 관련된 요인들 중 특히 환경적 · 사회적 · 정치적 · 경제적인 요인들에 집중하는 의료인류학자들도 있다. 이 책을 통해 우리는 의료인류학의 폭넓은 범위를 소개하며 관련된 대부분의 이슈들을 다루고자 한다.

더 나아가, 건강 관련 이슈는 전 세계 곳곳에서의 연구를 필요로 한다. 위에 제시된 사례들에서 보듯이, 일부 의료인류학자들은 개발도상국의 시골 마을에서, 또 다른 이들은 현대적 병원이나 크고 작은 도시들의 길거리에서, 때로는 인터넷에서도 조사와 응용 작업을 수행한다. 대부분의 의료인류학자들은 각종 경력을 거치며 매우 다른 환경 속에서 작업하며, 그들이 말하는 주제들과 활동하는 장소들은 놀라울 정도로 많고 다양하다. 다시 말하면, 의료인류학은 끊임없이 변화하는 세상과 인간 건강의 역동성에 대한 전문가적 역동성에 대한 예민한 감각은 물론이고, 때론 인수공통감염병이나 치료제의 원천이 될 수 있는 인간 너머의 종들 간의 상호작용에 대한 관심까지도 요구한다.

생애 과정에 대해 연구하기

의료인류학의 또 다른 분야로는 출생에서 사망에 이르는 인간 생애 과정의 각 단계에 관한 작업이 있다. 모든 사회에서 재생산과 생식 건강은 문화적 의미와 가치들로 가득 채워져 있다. 일례로 여성들의 월경은 문화적 정교화의 관심 대상으로 월경혈(menstrual blood)은 종종 논쟁적이며 오염의 대상으로 간주되기도 한다. 출생의 과정은 출산과 관련된 적절한 행동이 무엇인지에 대한 집단적 이해에 따라 문화적으로 형성되고 관리된다. 브리짓 조든(Brigette Jordan, 1993)은 그녀의 고전적 인류학 연구인 「네 가지 문화에서의 출생(Birth in Four Cultures)」을 통해 의료인류학의 하위 분야로 "출생과 재생산의 인류학"을 제안하기도 했다. 이 분야의 연구들은 각각의 문화체계가 임신, 출산, 출산 후 아기의 돌봄을 둘러싼 독특한 믿음, 의미, 연관된 실천들을 발전시켜 왔다는 것을 보여준다. 이러한 주제로 작업하는 연구자들은 더 나아가 출생이 보건의료 및 사회 자체의 권력구조 측면에서 검토될 필요성이 있음을 주장하고, 여성들이 문화적으로 영향 받는 우선 사항과 고통, 두려움, 스트레스와 불안의 요소들에도 관심을 가져야 한다고 말한다. 서구 사회에서 아이를 갖는 과정을 특징짓는 "기술관료적(technocratic) 출생"(David-Floyd, 1992)의 개념은 생의학에서 출생의 전반적인 의료화(medicalization)를 통해 유도되는데, 이에는 (1) 임신 초기부터 출산에 이르는 출생의 전 과정에서 하이테크 장치를 통한 관찰, (2) 임신중절, 제왕절개, 회음절개 등 빈번한 수술적 개입, (3) 통증을 줄이거나 출산을 빠르게 하기 위한 약제의 광범위한 사용 등이 포함된다. 머레이는 칠레 여성들의 출산 과정 중의 행동에 영향을 미치는 사회적 계급과 교육의 영향에 관해 유익한 연구를 진행했다(Murray, 2012). 그의 연구는 칠레에서의 출산 준비가 단일한 패턴을 보이는 것이 아니라 사회적 계급과 차별화된 물적 자원의 접근성에 따라 다양한 패턴이 있음을 보여주었다. 그러나 출산이 다가오고 취약성과 위험에 대한 여성의 위기감이 증가함에 따라 출산의 의료화에 대한 태도의 계급적 위계(stratification)는 그 동력을 잃고 결국 생의학 시스템에 의해 제시된 일반적 선택이 사회적 계급과 무관하게 받아들여졌다. 두려움과 불확실성은 이전의 선택을 압도하고 사회적으로 요구되는 생의학적 권위에 승복하도록 한다. 이와는 반대로 여전히 많은 사회에서는 출산에 대해 많은 견습 경험을 지닌 전통적 산파가 출산의 주요 조력자가 된다. 낮은 수준의 기술로 여겨지는 산파를 통한 출산 체계는 이따금 인류학적 연구의 지지를 받아 기술관료적 출생의 확산에 저항한다. 출산과 관련된 인류학적 응용 작업은 건강 및 사회적 문제로서 10대들의 임신과 같은 문제를 다루기도 한다. 에릭슨(Erickson, 1998)은 일부 10대 소녀들이 임신을 일종의 사회적 지위로 인식하고 열망하는 이유에 대해 연구하기도 했다. 또 다른 인류학자들은 아동의 건강에 관해 연구하고 있으며, 모유수유(breast-feeding) 촉진 같은 실천적인 작업에도 활발하게 참여하고 있다. 몇몇 인류학자들은 네슬레(Nestlé Corporation) 등 여타 기업들이 제조하여 모유를 대체하는 분유의 세계적 확산에 도전하는 노력에 참여하기도 했다(예: Penny Van Esterik, 1989). 그들은 제조된 분유들이 많은 경우에 아기들의 건강에 해로울 수 있으며, 특히 분유를 탈 깨끗한 물이 없는 경우에는 생명에 위협적일 수도 있음을 경고했다. 이와 반대로 모유는 아기들을 위한 영양소를 제공할 뿐만 아니라 각종 질병에 대한 어머니의 면역 능력을 전해 줄 수 있다고 주장한다. 이러한 주제와 관련하여 제8장은 최근 의료인류학자들이 연구하는 생명공학의 인간적 측면을 다루며, 생명자본(biocapital)의 역할과 신체 조직 시장의 등장, 그리고 일련의 생명윤리적(bioethical) 이슈들을 포함한다.

생애 과정의 후반부는 1950년대부터 인류학자들이 관심을 가져왔고, 최근에는 노화(aging)의 영역에 관해 많은 연구가 진행되고 있다. 이 분야의 연구에서 노화는 공통적으로 생산 활동에서의 현저한 책임 감소와 개인의 사회적 역할 및 지위의 전환을 포함한다. 노인을 중요한 문화적 지식의 저장소로 가치 있게 여기는 지역이 있는 반면, 어떤 곳에서는 현 세상과 점점 멀어져가는 존재로 여기기도 한다. 이러한 사회적 지위 변화의 특성은 "늙어가는 것"에 덧붙여진 의미들이 그 사회의 다른 특징들과 함께 문화적으로 구성되면서 다양한 양상을 보인다는 것이다. 빠르게 움직이는 세계화의 물결에 휩쓸린 사회에서 노인들의 지식과 경험은 저평가될 수 있으며, 반대로 전통을 현재로 나아가는 지침서로 바라보는 사회에서는 늙어감에 따라 사회적 명성이 더해질 수 있는 것이다. 그러나 노동이주(labor migration)를 양산해내는 글로벌 시장이 그 파급력을 더해감에 따라 세대 간 관계의 변화도 상당한 수준에서 국제적 · 지역적으로 발생하고 있다. 중국의 경우처럼 노인 인구의 급속한 증가에 따라 전체 인구에서 차지하는 비율이 높아질수록 노인 공경, 가족 부양, 보살핌의 책임과 같은 전통적 가치들은 새로운 도전과 도덕적 딜레마에 직면하고 있다(Sheng & Settles, 2006). 광범위한 경제적 · 사회적 변화는 가족들의 노부모 부양과 자식들의 부양에 대한 노인들의 기대를 당연시해왔던 사회적 근간을 약화시켰다. 중국에서 위계적이던 부모와 자식의 관계는 느슨해졌고 과거에 비해 부모는 자식들의 삶에 큰 영향력을 미치지 못한다. 그럼에도 중국 노인들은 손자손녀를 돌보는 역할을 더 많이 수행하면서, 성인 자녀의 독립된 생활에 기여하고 있다. 물론 가족 부양과 보살핌이 완전히 사라진 것은 아니다. 부모와 자식들 사이에서 명시적 가치로 남아 있으며 정서적이고 재정적인 지원으로 이어진다. 고령화 사회로 진입함에 따라 중국 정부는 요양원, 주간보호센터, 노인교제센터 등의 보급을 통해 노인 케어에서 점점 더 중요한 역할을 감당하고 있다.

노년의 인류학에서 다루는 주요 주제 중 하나는 의료화이다. 예를 들면, 발기부전의 일시적 치료제인 비아그라(Viagra) 출시 이후 노화로 인한 발기부전 진단을 생의학적으로 재정의하려는 모습이 보인다. 노인 성 건강의 의료화는 노화에 대한 사회적 불편함과 함께 삽입에 의한 성행위만을 "정상적인 성관계"로 인정하는 모습을 드러냈다. 이러한 점에서 비아그라와 같은 약물은 생의학의 건강 증진 가능성을 확대하는 동시에, 젊음의 섹슈얼리티를 제공한다는 문화적 맥락 속에서 재정의되었다. 이러한 약품들이 제약회사에 어마어마한 이윤을 안겨줬음은 말할 것도 없다. 일례로 2012년에서 2016년에 이르기까지 비아그라는 거의 80억 달러의 수익을 남겼다(Statista, 2017). 발기부전 치료제들은 전 세계적으로 판매되었으며 그와 함께 노화와 신체에 대한 서구의 문화적 시각을 퍼뜨렸다. 또한 노인들의 노화의 과정과 삶의 경험을 고칠 수 있는 기계적 결함의 문제로 환원시켰다. 그렇다고 모든 남성들이 이러한 면을 받아들인 것은 아니다. 멕시코 쿠에르나바카(Cuernavaca) 공립병원의 비뇨기과에서 수행된 의료인류학 연구는 남성 환자들의 발기능력이 위축되는 것을 자연스러운 육체적 신호로 받아들이는 모습이 관찰되었다. 그들은 더 이상 삽입 성관계에 집착하기보다는 가족들과의 정서적 상호작용에 기반한 "성숙한" 남성성을 받아들이고 있었다(Wentzell, 2013). 부인들은 남편들의 이러한 결심을 격려했고 그들로 하여금 존경받는 노인 남성이라는 남성성과 지역의 문화적 가치를 포용하도록 만들었다. 이러한 연구는 세계화 속에서도 지역의 문화적 가치가 성별에 따른 생애 과정 중의 행동들에 지속적인 영향을 미치고 있음을 보여준다. 이 사례는 의료인류학에서 건강에 관한 성별 연구의 초점이 여성 건강의 이슈에 국한되지 않는다는 점도 보여준다.

노년에 관한 응용인류학자들은 사회에서 간과되고 있는 노인의 욕구와 잠재력을 환기하는 등 여러 작업에 몰두하고 있다. 그들은 노인 친화적 공동체를 활성화하기 위한 국제적인 운동과 생애 전 과정을 아우르는 포괄적인 웰빙의 촉진을 연계해 나가고 있다. 죽어감과 죽음 역시 의료인류학의 중요한 주제로 인간의 경험, 사고와 감정이 혼재된 심오한 영역을 차지한다. 현대의 의료인류학에서 죽어감과 죽음은 뚜렷한 생물학적인 상태로 보는 것이 아니라 "분명한 경계가 없는 주제"이며 "이 주제에 대한 어떠한 분석적 탐구도 그 정의를 문제적인 것으로 만든다"(Kaufam, 2004: 245). 다시 말하면, 한 사회에서 죽음의 의미가 다른 사회에서는 매우 다를 수 있다는 점에서 죽음과 죽어감이 사회문화적 맥락에서 이해되어야 함을 말해 준다.

연구의 수행: 인류학의 독특한 접근법

현지기반의 총체적 이해

의료인류학자들은 연구를 수행함에 있어 그들의 직접적인 관심 주제가 더 폭넓은 사회문화적 체계 안에 내포되어 있으며, 사회적 삶의 다양한 양상들과 주변 환경의 복잡한 맥락들과도 밀접하게 연결되어 있다고 전제한다. 이를 바탕으로 그들은 폭넓은 연구의 망을 펼쳐놓고 다양한 연구 질문들을 던진다. 의료인류학자들은 연구를 수행하면서 건강과 관련된 데이터를 수집하기 위한 다양한 질적 · 양적 방법들을 활용하는데, 이에 관해서는 총 7권으로 출간된 「민족지학자의 도구상자(Ethnographer's Toolkit)」(Schensul & LeCompte, 2010)가 참고할 만하다. 또한 의료인류학자는 자신이 소속된 대학이나 기관을 벗어나 그들이 연구하는 사람들의 일상적인 삶과 활동에 친밀하게 다가가고자 애쓴다. 그들은 종종 장기간 현지에 머물며 관찰하고 일상의 흐름 속에 참여한다. 이러한 방식이 에스노그라피로 불리는 연구의 접근법이다.

에스노그라피

에스노그라피(ethnography)는 인류학적 연구 방법론의 핵심으로 연구자 혹은 연구팀이 연구 대상의 사회적 공간과 생활 속으로 깊이 들어감을 수반한다. 이러한 노력의 일환으로 의료인류학자들은 연구 집단의 사회적 활동에 다양한 수준으로 참여하려 분투한다. 물론 모든 의료인류학 연구가 에스노그라피 방법을 활용하는 것은 아니지만, 다른 방법으로는 획득하기 어려운 건강 행위에 관한 예리한 통찰을 제공한다는 인식을 공유한다. 데이터 수집을 위해 높은 수준으로 통제되고 세밀하게 초점을 맞춘 접근법과는 달리 에스노그라피는 자연스러운 사회적 맥락에서 관심 주제를 관찰하고 연구 대상자들이 보고 경험하는 측면을 중시한다. 연구가 진행될수록 민족지학자들(ethnographers)은 사회적 행위자들의 공공 생활에서의 가면과 남들 앞에서의 행동 뒤에 가려진 무대의 뒤편, 즉 경험과 사회적 상호작용의 숨겨진 영역에 접근하게 된다. 이로써 비합리적이거나 무의미하거나 불가사의하게 보였던 것들, 혹은 알려지지 않았던 행위에 대한 이해를 발전시킬 수 있다.

앤드류 맥도웰(McDowell, 2016)은 10년 동안 인도에서 "벵골의 의사들(Bengali doctors)"에 관한 에스노그라피 연구를 진행했다. 이들은 의료전문 학위를 소지하고 있지 않으나 생의학 약품들, 예를 들면 항생제, 각성제, 진통제, 비타민, 해열제, 또는 종종 이들의 복합 약제를 이용해 주사 및 정맥 주입을 수행하는 비공식적 민간 치유자들이다. 생의학 전문가들은 이들이 근원적인 질병이 아닌 즉각적인 증상만 처리하는 것이며, 장기적으로 환자에게 더 큰 피해를 줄 수 있다고 경고한다. 맥도웰은 그의 연구 대상자 중 벵골의 민간 치유자인 모힛을 따라 50여 차례의 방문 치료에 동행했고 그의 진료실에서도 상당한 시간을 함께 보냈다. 그는 의술과 흥미로운 사건들, 그리고 개별 환자들의 삶에 대해 관찰하고 얘기를 나누었다. 맥도웰은 그의 연구 지역인 라자스탄(Rajasthan) 남부에서 건강에 대한 대화들이 일상적으로 이루어진다는 것을 발견했다. 마을의 수도 펌프장, 버스 정류장, 광장 등의 공공장소에서 이러한 대화들을 들을 수 있었고 그러한 대화에 참여하려 노력했으며, 70명의 지역 공공보건 담당자와도 인터뷰를 진행했다.

맥도웰은 그들의 일상에 파고들어 민간 건강 치유에 관한 심층적이고 장기적인 에스노그라피 조사를 수행했으며, 이를 통해 벵골의 민간 의사들과 환자들에게 공통적으로 유의미한 문화적 구조를 파악했다. 그들의 치료가 생의학 전문가들의 관점에서는 비합리적으로 보일 수도 있겠지만, 벵골의 민간 의사들은 환자들의 증상을 치료하면서 그들에게 안정적인 호흡, 허기와 포만의 일상적 주기, 피곤과 활력의 변동이 잘 작동하는 신체라는 만족스러운 느낌을 되돌려 주었다. 다시 말하면, 벵골의 의사들은 환자 신체의 정상적인 순환 패턴이 깨진 경우에 그들에게 유기적이고 기계적인 생산성의 감각을 회복시켜 준 것이다.

위험한 행동의 선택

의료인류학자들은 건강 관련 이슈를 조사하면서 당혹스럽고 오해될만한 행위에 대해 불편할 수 있는 질문을 하고 보다 깊이 있는 이해를 위해 종종 에스노그라피 연구 방법을 활용한다. 예를 들어, 엘리사 소보(Elisa Sobo)는 에이즈의 감염 경로를 알면서도 성관계 시 콘돔을 사용하지 않는 위험한 행동을 왜 하는지에 관한 난제에 부딪혔다. 이는 공공보건에서 중요한 문제였다. 왜냐하면 에이즈의 감염성에 대한 교육을 했음에도 위험한 행동이 제어되지 않았고 질병은 계속해서 확산되었기 때문이다. 에이즈는 특히 미국 소수 민족들에게 더 빠르게 퍼져갔으며, 이제는 새롭게 진단되는 에이즈 환자의 대부분이 이들이었다(Kaiser Family Foundations, 2017). 소보는 오하이오 클리블랜드의 사회, 경제적 약자 계층인 여성들에게 발견되는 위험한 행동을 연구하면서 에이즈에 대해 아는 사람들이 그들 자신은 위험하지 않은 것처럼 행동한다는 것을 확인했다(Sobo, 1995). 연구를 통해 그녀는 에이즈의 위험성을 부인하는 행위가 일부일처제와 개인의 책임에 가치를 두는 문화적 전통과 사회에서 남성과 비교되는 여성의 실제 지위에 근간을 두고 있다고 결론지었다. 그 여성들은 장기간의 로맨틱한 일부일처제식 남녀관계와 충실하고 헌신적인 파트너를 이상화하고 열망했는데, 이러한 진심어린 열망의 근간이 되는 문화적 논리는 이렇다. 좋은 여성은 좋은 남성을 얻고, 나쁜 여성은 나쁜 남성을 얻는다. 당신이 좋은 여성이라면 당신의 파트너를 신뢰할 수 있어야 한다. 이러한 태도는 미국 사회의 아주 기본적인 문화적 이상을 반영하며, 사람들이 목표를 달성하기 위해 얼마나 열심히 집중하며 일을 해야 하는지와 같은 측면, 즉 삶의 과정과 성과를 문화적 이상에 따라 해석하도록 이끈다. 간단히 말하면, 성공한 사람들은 열심히 일하는 것으로, 성공하지 않은 사람들은 게으른 것으로 여겨진다. 신뢰하지 못할 남성 파트너가 있다는 것은 그 여성이 더 나은 남성을 만나게 될 만한 가치가 없다는 것을 의미했으며, 이것이 그녀 자신의 정체성과 가치에 대한 판단력을 위험에 빠뜨린 것이다.

다른 사회들과 마찬가지로 소보가 연구한 여성들은 소위 좋은 남성들과 좋은 관계를 맺기 원하고, 그럼으로써 자신들과 본인들의 사회적 네트워크 속에서 여성으로서의 가치를 확보하려고 한다. 결과적으로 그 여성들은 좋은 여성으로서 다른 남성들과 성관계를 갖지 않으며 콘돔을 사용하지 않음으로써 신뢰성을 표현하려 한다. 그러나 여성들이 원하는 그 남성들은 빈곤과 사회적 차별 속에서 대부분 실직 혹은 불완전 취업 상태에 있는 경우가 많다. 경제적으로 성공하지 못한 상태에 있는 그들은 본인은 물론이고 동료들의 시선을 통해 심리사회적 만족을 성취하려는 경향이 강하다. 성공지향적 사회에서 실패라는 잠재의식에 종속된 거리의 문화는 "경제적 성공"을 "성적인 성취(sexual achievement)"로 대체하여, 남성들은 그에 대한 표지로 상당한 시간에 걸쳐 혹은 동시에 여러 명의 파트너와 관계를 맺는 경향을 보인다. 주류적 수단으로 획득한 것도 아니고, 다중의 성적 착취에 대한 환상이 가난한 이들에게만 국한된 것이 아닐지라도, 이로써 남성들은 삶의 성취에 대한 감각과 칭송받을 만한 자질을 갖고 있다는 경험을 갖게 된다.

이러한 사회적 힘과 문화적 가치는 가난한 남성들과 여성들이 서로 다른 목적을 갖도록 하고 이에 대한 결과는 높은 이혼율, 결혼의 실패, 친밀한 파트너의 폭력으로부터 빚어진 갈등으로 표출된다. 그럼에도 가난한 여성들은 일부일처 관계 형성을 열망하며 그들의 파트너 남성들이 얽매여 있는 사회적 상황 속에서도 그들을 보다 성실하고 헌신적인 남성이라 간주하게 된다고 소보는 주장한다. 그들의 파트너들이 다른 여성을 만나지 않을 것이라는 섣부른 가정을 하면서 콘돔을 사용하지 않게 되고, 의지할 만한 남성일 것이라는 그들의 열망을 암묵적으로 용인하는 것이다. 그 외의 다른 행동들도 그들의 결심을 강화한다. 소보(Sobo, 1995: 99)는 "남성이 부인이나 여자친구에게 선물이나 여타의 서비스, 또는 돈을 제공하는 것은 그가 가구의 부양자로서 또는 여성의 보호자라는 문화적 이상에 맞추어 살아가는 것"이라고 기록했다. 이러한 조건들하에서, 콘돔을 사용하지 않는 것이 바로 관계에 집중하고 신뢰를 표시하며 장기간의 파트너십을 위한 투자의 행위이다. 문제는 에이즈에 감염된 대부분의 여성들이 낯선 사람과의 하룻밤 성관계로 감염되지는 않는다. 그러한 성관계는 대체로 콘돔을 사용하기 때문이다. 대부분의 경우, 그 여성들이 신뢰해서 콘돔을 사용하지 않는 장기간의 파트너로부터 감염되는 것이다.

복잡한 사회문화적 직조물

의료인류학자들은 건강 관련 행동을 설명하면서 문화, 사회와 위계, 심리, 환경, 그리고 생물학적 요인들 간의 폭넓은 상호작용에 주목한다. 그렇게 복잡한 직조물이 과연 어떻게 엮이게 되었는지 에스노그라피 조사를 통해 보여줌으로써 우리는 왜 사람들이 그러한 행동을 하는지, 왜 그러한 믿음을 가지는지, 또는 아프다거나 건강하다고 믿는지를 실제로 이해할 수 있게 된다. 소보의 에이즈 관련 연구의 관점은 성적 위험(sexual risk)에 관한 도덕적 논쟁에서 종종 비판받는 성적 욕망이 "개인적 현상에서 집단적 현상으로"(R. Parker, 2009: xiv) 재구성되어야 한다는 것이다. 문화는 참조의 틀을 제공하며 이를 통해 "성적인 의미들이 조직되고, 그러한 의미들의 관계 속에서 경합하고 대립되는 성적인 언어들이 재생산된다"(R. Parker, 2009: xiv). 그리고 사회적 위계와 불평등 같은 다른 요인들에 의해 형태를 갖춘다. 이 사례에서처럼 의료인류학은 복잡한 문제에 단순한 답안을 제시하는 것이 아니라 효과적인 중재를 위한 적합한 이해를 제공한다.

의료인류학 접근법의 이러한 양상은 제2형 당뇨병과 같은 만성질환 연구에서도 발견된다. 당뇨병의 영어 단어인 'diabetes'는 그리스어에 어원을 두며 "뚫고 지나간다"는 의미를 갖고 있다. 이는 당뇨병으로 인해 음식물이 흡수되는 것이 아니라 그저 뚫고 지나간다는 고대 그리스인의 시각을 반영한 것이다. 오늘날의 생의학은 당뇨병을 인슐린 호르몬을 생산하거나 반응하는 신체 기능의 손상으로 인해 탄수화물의 비정상적 신진대사가 발생하고 혈액과 소변에 과도한 수치의 포도당이 검출되는 것으로 이해한다. 당뇨병은 최근 수십 년에 걸쳐 세계적으로 확산되어 각종 고통, 장애, 사망을 유발하고 있으며, 특히 가난한 집단에서 더 많이 발생한다. 당뇨병의 이러한 전개는 "상품화된 음식 구매의 증가와 지역의 음식재료 활용과 신체 활동의 감소를 촉진하는 자본주의와 식민주의의 세계적 확산을 반영한다"(Rock, 2005: 474).

일부 인류학자들은 미국 인디언 등 토착 주민들의 당뇨병 연구에 참여해왔는데, 특히 미국 인디언들이 유전적으로 당뇨병에 취약한 것으로 알려져 있었다. 그러나 의료인류학자들은 에스노그라피 연구를 통해 그들의 높은 당뇨병 발병이 '나쁜' 유전인자로 설명될 수 없다는 것을 강조해 왔다. 토착민들의 오래된 구술이나 전 세대의 기억, 역사적 기록에서 당뇨병 증상들이 발견되지 않았다. 즉, 당뇨병은 그들에게 건강의 위협으로 비교적 최근에 나타난 것이었다. 그들에게 당뇨병은 오히려 사회적 기원(socal origin)을 가진 질병으로 빈곤, 차별, 상실, 트라우마, 사회적 스트레스 등 세계 곳곳의 토착 주민들에 대한 공통적 위협요소들, 즉 심각한 수준으로 불리한 구조적 요인들의 생물학적 결과를 반영하는 것이었다(Ferreira & Lang, 2006; Smith-Morris, 2006).

남아프리카에서 수행한 의료인류학자들의 연구는 당뇨병이 우울증과 연결되어 불리한 상호작용을 하고 있으며, 두 질병은 일상의 공포와 만성적 고통을 만들어내는 성차별적인 길거리 폭력 및 구조적 폭력과 연계되어 있음을 밝히고 있다(Mendenhall, 2015). 다시 말하면, 당뇨병은 다른 질병들과 연계되어, 또는 종종 사회적 불평등과 결합된 압도적인 사회적 · 경제적 조건들 속에서 유행병으로 확산된 것이다.

당뇨병이 생의학의 세계적 영향력하에서 질병으로 인식되어감에 따라, 연구자들은 아프고 불편한 신체의 조건에 관한 경험을 얘기할 때 당뇨병이 고통의 관용어로 문화적으로 유의미하게 이용된다는 것을 발견했다(Mendenhall et al., 2010). 이러한 통찰은 당뇨병과 같은 비전염성 만성 질병들과 사람들이 겪는 아픔과 고통의 관계성을 더욱 심층적으로 연구해야 함을 말해준다.

키스의 건강 위험과 이득 요소들

공중보건의 관점에서 키스는 위험할까? 그렇다면 키스로 인한 건강의 위험 요소들은 무엇인가? 반대로 건강에 이득이 되는 요소들은 없을까? 1950년대 초기 세균학자들이 한 차례의 열정적인 키스를 통해 250개 수준의 (한 명이 립스틱을 바르고 있었다면 그 수는 더 적음) 세균 개체군이 옮겨질 수 있다고 보고한 이래로 키스와 관련된 질문들은 공중보건에서 지속적인 주목을 받아왔다. 이 세균 수치는 일군의 성인 및 청소년을 모집해서 여러 시간대를 두고 멸균된 유리판이나 세균 배양판에 키스하도록 해서 얻은 결과였다. 다행히 이 연구는 키스를 통해 옮겨진 미생물들의 대부분(95%)이 병원균이 아니라는 것도 발견했다. 그때 이후로 HIV/AIDS가 전 지구적 팬데믹이 되면서 키스가 치명적인 바이러스나 다른 세균 전염의 통로일 수 있다는 우려가 확산되었다.

여러 사회과학자들은 키스가 위험한 행동이라는 것에 대한 대중적인 불확실성을 확인해왔다. 하나의 연구사례에서 연구자들은 33명의 HIV에 감염된 부모와 자녀들과 비구조화된 질적 인터뷰를 진행했고, 그들 대부분이 혈액을 통한 접촉, 욕실 물건이나 음식의 공동 사용, 키스나 포옹을 통해 감염될 수 있다는 두려움을 갖고 있다는 것을 발견했다. 키스를 HIV 감염의 위험 요소로 보는 것을 포함해 그들의 두려움은 많은 경우 HIV 감염 방식에 대한 잘못된 오해에 근거한다. HIV는 타액에서 생존할 수 없기 때문에 키스를 통한 감염의 가능성은 거의 없다고 볼 수 있다. 그렇더라도 키스가 건강의 위험 요소가 아니라는 것은 아니다. 실제로 일련의 감염병들이 인간들의 친밀한 접촉을 통해 옮겨지는데, 급성 인후염증, 소위 "키스병(kissing disease)"이라 불리는 감염성 단핵구증(infectious mononucleosis), 제2형 단순포진 헤르페스 바이러스(Herpes Simplex Virus-2), B형 간염, 매독, 진드기로 인해 생기는 감염성 피부병인 옴(scabies), 사마귀, 뇌와 척수를 감싸는 세포막에 발생하는 염증인 수막구균성 질환(meningococcal disease) 등이 있다. 일례로 대학 기숙사에 사는 초년생들은 그렇지 않은 동년배들에 비해 세균성 수막염에 걸리는 비율이 높은 편이다. 영국에서의 한 연구도 동시에 여러 파트너들과 친밀한 키스를 한 사람들이 그렇지 않은 사람들에 비해 수막염에 걸릴 확률이 4배 높다는 것을 밝혔다. 매독과 같이 성적 행위를 통해 감염되는 질병들은 매독 염증이 상대방의 입이나 입술에 있을 경우 키스를 통해서도 전염될 수 있다. 또 다른 연구에서는 음식 알레르기 유발 항원도 키스를 통해 전이될 수 있다고 말한다. 실제로 새우를 먹은 남자 친구와 키스한 여성들에서 갑각류 알레르기로 인한 심각한 과민성 반응이 보고된 경우도 있다(Steensma, 2003). 한편, 키스가 건강에 도움이 된다는 연구도 있는데, 특히 열정적인 키스는 스트레스 감소의 객관적 지표인 코르티솔(cortisol) 수치를 감소시킨다는 것을 보여주었다. 또한 키스는 자존감과 인정받고 있다는 정서를 증진시키고 심장 활동을 안정시키며 혈압과 콜레스테롤의 감소에도 효과가 있다.

연구 방법들

다중 방법을 활용하는 연구

의료인류학 연구는 한 명의 연구자이든 협업으로 움직이는 연구팀이든 일반적으로 여러 연구 방법들을 결합해서 진행된다. 이러한 혼합된 연구 방법에는 이 장의 앞부분에 언급된 아이티 민간치료에 관한 브로드윈(Brodwin, 1996)의 연구에서도 사용된 직접 관찰과 현장에서 목격되는 행동과 사건들의 세밀한 기록 등이 포함된다. 펄 카츠(Pearl Katz, 1999)가 병원에서 의사들을 따라다니며 수행한 것과 같이 연구 대상자들의 일상 활동 속에서 만나는 사람들과의 즉석 인터뷰(casual interview)도 있다. 의료인류학자들이 자주 사용하는 방법으로 심층 인터뷰(in-depth interview)도 있는데, 이는 블루본드-랭그너(Bluebond-Langner, 1996)가 낭포성 섬유증에 관해 수행한 연구에서 보이는 매우 세밀한 인터뷰를 의미한다. 이 외에도 하퍼(Harper, 2002)가 마다가스카르에 관한 역사적 · 경제적 문헌들을 검토한 것처럼, 의료인류학자들은 역사적 자료나 기록들을 검토해 그들이 현장에서 발견한 것에 대한 폭넓은 맥락의 틀을 확보한다.

의료인류학자들은 또한 임의나열법(free lists), 파일 분류, Q-분류법과 같은 전문화된 문화 평가 기법과 함께 민족의미론적(ethnosemantic) 탐색도 활용한다. 이를 통해 의료인류학자는 연구 참여자가 자신의 세상을 구성하고 있는 요소를 어떻게 생각하고 정리하는지를 들여다볼 수 있게 된다. 파멜라 에릭슨과 동료들은 도심에 거주하는 아프리카계와 푸에르토리코계의 젊은 미국인들의 성적 건강과 의사결정 방식을 연구하기 위해 임의나열법과 파일 분류법을 활용했다(M. Singer et al., 2006). 프레쉬(PHRESH)라 불린 이 연구 프로젝트는 펜실베이니아의 하트포드, 코네티컷, 필라델피아 길거리에서 18~24세의 청년들을 모집해 소그룹들로 구분하여 그들이 아는 성적 행위의 모든 종류를 나열하게 했다.

그런 다음 동일연령 참여자에게 프린트된 카드를 제시하고 분류하도록 했다. 그리고 특정의 카드들을 동일한 항목으로 분류한 이유를 물었다. 또한 연구팀은 분류된 카드들의 전반적인 패턴을 Anthropac이라는 컴퓨터 프로그램을 이용해 산점도(scatter plot)로 표현했다. 이를 통해 연구진은 연구대상 집단에서 성적이며 로맨틱한 관계를 형성하는 기저의 문화적 요소들의 연관성을 발견했다. 이 외에도 의료인류학자들에 의해 공통적으로 사용되는 다른 연구 방법으로는 생애사(life history) 인터뷰, 포커스 그룹, 여론 분석, 일기 작성 등이 있다.

프레쉬 같은 프로젝트의 주요 우려사항 중 하나는 더 큰 대상 집단의 전반적 규모와 하위 그룹 구성 등의 모든 특성이 충분히 알려져 있지 않은 경우에 그들을 대표하는 개인들의 표본을 확보하는 데 있다. 통계적으로 표본의 대표성 확보가 어려운 경우 연구자들은 장소기반 표본추출(venue-based sampling, VBS)이라는 기법을 활용한다. VBS 기법은 (1) 연구 대상 집단이 발견될 수 있는 가능한 모든 지역의 철저한 탐색, (2) 각 지역에서 발견된 대상 집단들의 인구수를 개략적으로 결정하기 위해 어느 정도의 시간을 할당해 해당 지역을 집중적으로 관찰, (3) 확인된 장소 리스트를 바탕으로 일정한 시간 간격에 따라 장소를 무작위로 선정, (4) 모집 시기 대상 집단의 인구수와 무작위 선정된 장소를 고려해 대상자 모집, (5) 모집 기간 중 해당 지역의 조사 가능 인구와 모집된 인원수 간의 관계성 계산, (6) 설문지, 구조적 인터뷰, 심층 인터뷰를 통해 모집된 개인들로부터의 정보 수집으로 구성된다. VBS 기법은 양적 · 질적 접근법을 결합해 사용함으로써 연구자들에게 그들이 데이터를 수집한 개인들이 더 큰 인구 집단과 크게 어긋난 표본이 아니라는 자신감을 확보하게 해 준다.

생애 조사

생애사 인터뷰는 개별 대상자 삶의 사건들의 의미에 집중하여 스토리를 기록하는 것이다. 제임스 퀘사다(Quesada, 1998)는 니카라과의 중심부 고지대의 빼빼마른 10세 소년 다니엘에게 미친 전쟁과 지역의 빈곤, 정치적 불안정 및 사회적 좌절의 영향을 탐구하기 위해 생애사 인터뷰를 수행했다. 퀘사다는 마타갈파(Matagalpa)라는 니카라과 소도시에서 전쟁 이후의 건강과 웰빙에 관해 조사하면서 다니엘과 그의 어머니를 알게 되었다. 전쟁과 테러, 대인간 폭력 대인 간 폭력으로 인한 건강과 사회적 결과에 대한 의료인류학의 증대된 관심을 보여주는 것으로, 퀘사다는 미국이 지원한 니카라과의 반정부 세력인 콘트라(Contra)가 주도한 전쟁으로 인해 수많은 니카라과 아이들이 겪은 고통과 아픔의 체화(embodiment)로서 다니엘의 생애사를 분석했다. 다니엘은 그의 잔혹한 인생 경험을 간결하고 냉담하게 내뱉었다. “나를 봐요, 뼈다귀뿐인 내 모습을, 나는 이미 죽어가고 있어요. 너무 작고 더 자라지도 않아요. 나를 먹여야 하지만 내 어머니는 나와 형제들을 보살필 수가 없고, 나 역시 어머니를 보살필 수 없어요. 난 아무것도 할 수가 없어요(Quesada, 1998: 60).” 이러한 삶의 단편 속에서 퀘사다는 전쟁으로 체화된 경험, 심각한 건강의 대가, 전쟁이 가져온 사회적 균열, 비참한 가난에 대한 훨씬 깊은 이해를 체득했다. 퀘사다의 개입 덕에 다니엘은 사망하지 않았다. 그러나 이 세상에 퀘사다와 같은 중재자들은 너무 적고 다니엘 같은 아이들은 너무 많다.

또 다른 의료인류학 연구를 보면, 메릴 싱어와 레베카 앨런(Singer & Allen, 2017)은 현대의 보건의료에 관한 근본적인 질문을 던지기 위해 생애사 인터뷰를 수행했다. 사회의 긴급한 건강 문제를 어떻게 이해하고 응답해야 하는가? 이러한 질문에 대한 보편적인 생의학적인 응답은 다양한 형태의 케어에 관한 기술(description)을 포함한다. 개별 환자에게 나타난 즉각적 건강 요소들의 면밀한 임상 평가와 동원 가능한 약품과 수술 및 공인된 생의학적 계획 등 과학적 의료 치료의 제공이 그러한 케어 평가의 근거가 된다. 이러한 지배적인 임상 양식과 미묘한 갈등을 보이는 사회의학(social medicine)은 건강 문제를 양산하고 악화시키는 사회적 조건과 구조적 불평등에 동일한 수준의 초점을 맞춘다. 사회적 낙인(stigmatization), 불리한 물리적 요인(예: 높은 인구밀도, 가난한 지역, 부적절한 식이), 구조적 폭력과 사회적 불공평이 주목의 대상이 된다. 이러한 사회적 요인들은 “피부 속으로” 파고든 사회적 격차와 박탈에 의해 강화되고 신체 시스템에 질환으로 새겨져 불평등의 생물학(biology of inequality)을 구성한다. 일반적인 의사가 되어 일하는 개인의 경험은 다양하지만, 의료 행위에서 개별 환자 및 질병 중심의 접근에 세밀한 중점을 두지 않는 대안적인 의사 모델은 장래의 의대생들에게 거의 제시되지 않는다. 사회의학 계열의 의사들과 수개월간 진행한 생애사 인터뷰를 통해 싱어와 앨런은 21세기 의학 구조의 맥락에서 대안적인 생의학 실천의 모델을 제안했으며, 건강, 삶과 노동 조건 그리고 의료 접근성의 불평등한 분배를 고려했다. 건강과 웰빙의 사회적 기원에 대해 예리한 인식을 가지는 이러한 형태의 사회의학은 그들이 겪어온 다양한 삶의 경험들, 친구와 가족 구성원 및 멘토들의 영향, 유력한 의료 기관들과 부딪힌 경험들을 반영한다.

포커스 그룹 인터뷰

사회학자가 개발한 포커스 그룹 인터뷰는 소비자들에 대한 신제품의 영향력을 평가하는 시장 조사자들에게 유용한 방법이다. 이 기법은 최근 인류학자들과 다른 사회과학자들이 건강을 포함한 다양한 이슈를 연구하는데 다시 채택되어 활용되고 있다. 포커스 그룹 인터뷰는 한 그룹의 사람들을 모아 연구 이슈 및 공동체의 관심 사항들을 논의하는 과정에 참여하도록 유도한다. 예를 들면, 많은 미국 원주민의 주요 이슈인 음주에 관한 연구는 남서부, 북서부, 북부 평원의 다섯 부족의 구성원들로 포커스 그룹을 구성해 음주 이슈에 대해 논의하도록 요청했다. 그들은 유머를 활용하는 특색 있는 대화법으로 청소년들과 성인들의 음주에 대해 얘기했다. 이러한 방식은 사회적 그룹들이 유머를 창작하고 사용하는 방식이 바로 문화적 분석을 위한 요점이라는 것을 의미했다. 연구자들은 유머의 가장 공통적인 형태가 패러디, 과장법, 말장난들이며 매우 민감한 주제를 논의하는 각 그룹의 능력을 반영했다. 포커스 그룹 인터뷰를 통한 데이터의 해석은 대화 내용의 체계적인 검토를 통해 이루어졌으며, 공동체 구성원들 간의 협력 속에서 형성되고 발전된 테마들이 확인되었고 효과적인 프로그램의 기획으로 이어졌다. 이 경우에 유머의 적절한 사용은 협력적 소통과 문화적으로 민감한 중재를 위한 중요한 수단이 되었다. 이러한 행위적 실천의 발견은 의료인류학자들이 실제적 신념과 행동에 근거를 둔 건강 관련 중재를 기획하는 데 기여한다.

합의 수준에 관한 고려

여론 분석(consensus analysis)이라는 용어는 어떤 일련의 특정 질문에 대한 한 그룹이 제시하는 최고 빈도수의 답변이 무엇인지를 결정하는 양적 절차를 의미한다. 연구자들은 여론 분석을 이용해 그룹 내 혹은 더 큰 집단의 하위 그룹 간의 문화적 동의 수준을 결정한다. 예를 들면, 천식 관련 믿음과 실천들은 민족 집단들 사이에서 다양하게 발견되는데, 민족과 연관된 중요한 점은 천식 발작을 표현하기 위해 사용하는 각기 다른 설명어가 있다는 것이다. 이런 묘사는 특성상 신체적이며 심리적인 것일 수 있다. 미국, 멕시코, 과테말라의 도시들의 라틴계 4개 그룹 비교연구에서 의료인류학 연구자들은 숨가쁨, 기침, 흉곽 소음, 빠르거나 곤란한 호흡 등 천식의 주요 호흡기 증상에 대해서 보편적인 동의를 하고 있음을 발견했다(Pachter et al., 2002). 그러나 특히 코네티컷 하드포드의 푸에르토리코인들은 천식 발작 설명에 가슴의 통증이나 답답함, 빠른 심박, 활동의 저하, 혈압 상승, 충혈과 피로, 검은 눈동자, 호흡이나 말하기의 곤란함 같은 증상들을 말하고 있었다. 한 그룹의 특이한 증상들 때문에 천식 발작의 표현들이 모든 라틴계열의 문화적 복합체의 일부라고 간주하기는 어려워졌다. 그러한 증상들은 천식에 관한 푸에르토리코 문화만의 핵심 요소인 것이다. 이러한 특이점을 발견하지 못할 경우 공중보건의 노력은 과도하게 일반화되어 구체적인 집단에 대해 효과를 발휘하기 힘들어진다. 이는 마치 스페인어로 제작된 예방자료에서 "천식(asthma)"이라는 용어가 모든 라틴계 사람들에게 동일한 의미를 갖는다고 가정하는 것과 마찬가지이다.

일기 작성

일기는 일반적으로 개인의 생각이나 느낌, 경험과 관계성 등 매우 사적인 기록으로 여겨지나, 건강 연구를 위한 밑그림이 되기도 한다. 음주, 음식 섭취, 성적 위험과 같은 이슈들을 조사하는 연구자들은 그러한 행위들이 발생한 직후 최대한의 기억을 가진 상태에서 일기를 작성하도록 요구해 그러한 행위와 경험에 대한 내부자의 설명을 파악하는 수단으로 활용해왔다. 의료인류학자와 역학자 등으로 구성된 연구팀이 멸균 주사기에 대한 접근성을 연구하면서 뉴잉글랜드의 세 도시에서 불법 마약 사용자들을 소규모로 모집했고 주사기의 취득, 사용, 폐기에 관해 일기를 쓰도록 했다. 한 참여자는 그의 일기에 다음과 같이 기록했다.

[목요일] 4월 13일. 어젯밤에 [약을 구하기 위해] 곳곳을 다녔는데 아무도 없었다. 여기저기 다니며 결국 [약을] 구했다. 나와 존은 내가 가지고 있던 주사기를 사용했는데, 그것은 상태가 좋지 않았다. 20분 정도의 노력 끝에 존이 나에게 3봉지를 주사했다[3봉의 작은 비닐 봉투에 들어 있던 약제 주입]. 그러고 나서 그는 내 주사기를 사용했다. 그는 그것들을 깨끗이 닦지 않았다. 그것들은 상태가 안 좋았고 끝이 휘어져 있었다.

[금요일] 4월 14일. 주사기가 마약을 끌어오지 못해서 주사기의 검은 끝에 [주사기 펌프] 크림을 조금 발랐다. 막히지 않고 쉽게 흘러나오도록 했음에도 주사기 문제가 계속 생겼다. 마약을 빨아들이는가 싶더니 멈추곤 했다. 결국에야 숟가락에 남은 전부를 빨아들여 그가 나에게 주입했다. … 주사기 모양이 엉망이었다. 그래서 그는 혈관에 밀어 넣는데 더 오래 걸렸다. 하지만 그는 끝내 해냈고 우리는 숟가락, [마약 혼합물을 거르기 위한] 헝겊과 주사기를 공유했다. 바늘 모양 때문에 꽤 오랜 시간이 걸렸다. 바늘 끝이 말려 있었다. 하지만 우리는 해냈다.

이 연구(Stopka et al., 2004)는 마약 사용자의 일기가 마약 주입을 사용하는 일상의 패턴, 매우 위험한 사건의 사회적 맥락, 길거리에서 사용되는 주사기와 관련된 HIV와 간염(hepatitis)의 위험성, 그리고 마약 사용의 정서적 연관성에 관한 유용한 정보를 알려준다는 것을 발견했다. 더 나아가 일기를 쓰는 것이 마약 사용자들에게 기대하지 않았던 중재 효과를 보인다는 것도 발견했다. 일기를 써왔던 여러 명이 연구자들에게 도움을 요청하기 위해 다가온 것이다. 그들의 삶에 마약이 끼친 영향과 위험의 빈도를 보다 가까이 관찰하게 되면서 스스로 마약 중독 치료를 받기로 결심한 것이다. 치료를 위한 지원은 이미 준비되어 있었다. 이 사례처럼 의료인류학 연구는 그 자체로 중재의 형태를 취할 수 있으며, 또는 공중보건에서 새로운 중재 접근법의 모델이 될 수 있을 것이다.

양적 방법

앞서 설명된 질적 방법들 외에도 의료인류학자들은 온두라스의 뎅기열에 관한 사람들의 믿음을 평가하기 위해 사용한 켄달(Kendall, 1999)의 설문조사 같은 다양한 양적 방법을 활용한다. 또한 질적 방법은 실제로 양적 데이터의 질을 향상시키기 위해 사용될 수도 있다. 미국에 건너온 캄보디아 피난민이 겪는 트라우마에 관한 프로젝트(Hinton et al., 2015)에서 연구자들은 육체적 증상과 문화적으로 유의미한 증후군(syndrome)에 대한 이해를 발전시켜가며 연구를 진행했다. 이를 위해 연구자들은 보건소에서 캄보디아 환자들과 질적 인터뷰를 진행하고 캄보디아 승려, 전통 치유자들, 공동체 지도자들과의 대화를 병행했다. 이렇게 수집한 정보를 바탕으로, kut caraeun, 번역하자면 "너무 많이 생각한다(thinking a lot, TAL)"는 의미의 민족심리적인 상태를 나타내는 용어가 캄보디아 피난민 사이에서 통용되는 고통의 주요 관용어로 확인되었다. 많이 생각하는 것으로 인한 고통은 상실과 실패, 좌절을 감내하고 현재 삶의 염려들에 몸부림치는 것 등의 불쾌한 문제들을 신체적 고통의 수준까지 반추함으로써 생겨난다. 이런 상태의 증상들에는 두려움과 염려, 요동치는 흥분, 우울, 가쁜 호흡, 불면, 빠른 심장 박동, 목의 통증, 어지럼증이 포함된다.

매사추세츠의 정신보건소에서 200명의 캄보디아 성인들과 진행한 정신건강 평가의 일환으로 TAL 증상에서 문화적으로 뚜렷한 리스트와 TAL로 인한 고통의 심각성을 측정하기 위한 질문지를 작성해 연구에 이용했다. 연구자들은 고통의 관용어를 탐구함으로써 지역의 사회적 염려들, 트라우마의 경험, 캄보디아인들의 민족심리학적 관념을 중요한 임상적 통찰을 위해 제공했으며, 이러한 종류의 정보가 심리적 고통의 평가와 맥락적으로 민감한 중재의 개발에 결정적인 기여를 할 것이라 주장한다.

폭넓은 협력

현재 의료인류학자들은 매우 다양한 영역의 다른 연구자들과 협력한다. 토마스 아커리와 동료들(Arcury et al., 2005)이 농장 노동자들이 살충제에 노출된 정도를 검사하기 위해 수집한 소변 샘플의 사례처럼 다른 많은 의료인류학자들도 실험실 과학자들과 작업하며 생물학적 표본을 수집하기도 한다. 이러한 다학제적 협력은 의료인류학 영역에서는 흔한 일이다.

기후 변화의 국제보건에 대한 영향이 점점 분명해지면서(Baer & Singer, 2014), 의료인류학자들은 기후 과학자들, 보건의료 전문가들, 공동체 활동가들, 그리고 다른 관심 있는 개인들과도 협력을 확대하고 있다. 이러한 협력은 기후 변화로 인한 심각한 충격을 완화하기 위해 사회 · 경제 · 기술적 변화를 촉구하는 민간 기후위기 행동 그룹이나 더 큰 기후 변화 사회운동에 합류한 인류학자들을 통해 진전되어 왔다. 잘 알려져 있듯이 기후학을 포함해 과학에 대한 도널드 트럼프 행정부의 공격에 조직적으로 저항한 2017년 과학을 위한 행진(March for Science)의 공동설립자와 공동의장 중 한 명이 인류학자인 밸로리 아키노(Valorie Aquino)였다. 기후 변화에 관한 학제간 연구는 의료인류학자들이 기후 변화 완화를 위한 협력적 노력에 참여하는 또 다른 방법이기도 하다.

의료인류학의 활용

연구 결과의 활용

많은 의료인류학자들은 연구를 통해 획득한 지식과 경험을 통해 얻은 기량을 활용해 연구 자체를 넘어선 응용 분야에서 활동하고 있다. 의료인류학의 응용은 다양한 형태를 취한다. 예를 들어, 일부 의료인류학자들은 출산을 위한 보건의료에 대한 접근을 가로막는 장벽을 줄이기 위해 여성들의 생생한 경험에 관한 연구를 수행해왔다. 이러한 연구는 필요한 서비스에 대한 접근성을 증진시키는 데 유의미한 정책이나 프로그램의 변화를 유도한다(예: Ostrach & Mattews, 2015). 에스노그라피 연구는 어떤 환경 하에서 보건 서비스에 대한 접근이 경비원이나 간호사와 같은 일선 직원들 또는 공식적 절차에 지나치게 엄격한 관료적 경직성에 의해 저해되고 있다는 것을 보여주었다. 이러한 장애물들은 환자들의 임상적 필요성을 짓밟아 그들의 건강을 해치는 결과를 가져온다. 과테말라 시골에서 마야족 환자들이 접한 의료접근에 있어서의 어려움을 극복하기 위해 애니타 챠리와 그 동료들(Chary et al., 2016)은 과테말라의 비정부 기구인 마야 헬스 얼라이언스(Maya Health Alliance), Wuqu' Kawoqm과 협업했다. 환자동행 프로그램(patient accompaniment program) 개발과 실행을 통한 이들의 중재 작업은 스페인어 구사 능력이 제한적이고 문해력(literacy)이 낮은 마야족 환자들이 병원 환경을 충분히 파악하고 필요한 케어를 받을 수 있도록 도왔다. 또 다른 응용 프로젝트로는 금 채취를 위한 안전한 기술 개발을 위해 페루 지역의 소규모 금광산 공동체와 작업한 것이다(Baudin et al., 2016). 이들이 금을 채취하는 과정에는 건강에 매우 치명적인 요소가 있었는데, 광부들이 금이 포함된 광석에 수은을 섞어 아말감을 만들고 열을 가해 수은을 기화시키며 원하는 금을 추출하는 방식을 오랜 기간 유지해왔기 때문이다. 수은 증기는 단 1분간의 노출만으로도 신체 시스템에 매우 유독한 영향을 미친다. 새롭고 안전한 기술이 광부들에게 수용될 수 있도록 연구자들은 기획의 매 단계마다 그들과 밀접하게 협업했다. 광부들은 그들에게 선보인 다양한 추출 모형에 대해 테스트하고 피드백을 주었으며, 결국 최종 방식에 만족해했다. 이처럼 참여적인 응용 접근법은 건강의 문제를 예방하고 환경오염을 감소하는 데 기여했다.

응용 의료인류학자들은 그들을 필요로 하는 공동체들에게 보건의료를 직접 제공하는 일에도 참여해왔다. 한 가지 사례는 아이티에서의 HOPE(Health Opportunities for People Everywhere), 인도주의적 지원을 제공하는 국제보건기구, 그리고 아이티의 농민공동체 개발 기구인 Koodinasyon Gwoupman Peyisan Borge의 협력이다(Mazzeo et al., 2013). 응용인류학자들은 HOPE와 협업하면서 공동체 기반의 농민발전 활동을 통한 긍정적인 변화를 관찰했다. 이들의 연구는 보건의료와 위생 관련 중재와 같은 일련의 프로젝트 수행을 위해 HOPE와 지역민들의 협업을 이끌었다. 2010년 아이티에서 치명적인 콜레라가 발생하면서 이 작업은 더욱 중요해졌는데, 농민공동체 개발 기구에 의해 형성된 광범위하고 미세하게 펼쳐진 사회적 네트워크가 콜레라 팬데믹과의 싸움에서 자원봉사자들을 동원하는 역할을 담당했던 것이다.

건강 관련 이슈들을 다루는 데 있어 사회적 네트워크의 중요성을 인식하는 것은 많은 응용 의료인류학자들의 접근법에 필수적인 요소이다. 에이즈 팬데믹의 시기에 개인들에게 초점을 맞추는 예방교육 모델과 반대로 사회적 네트워크에 중점을 두는 의료인류학의 가치는 사하라 이남 아프리카에서 수행한 로버트 쏜튼(Thornton, 2008)의 연구에서도 입증된다. 쏜튼은 특히 성적 네트워크(sexual network)에 초점을 두었는데, 이는 성관계로 얽힌 네트워크에 있는 모든 이들을 그 속의 한 개인들이 알기 힘들다는 점에서 눈에 잘 드러나지 않는 영역이다. 이런 점에서 그는 이 네트워크를 "상상되지 않는 공동체(unimagined communities)"라고 명명했다. 성관계가 HIV 감염의 주요 원인인 사하라 이남 아프리카에서 성적 네트워크는 HIV가 누구에게 어느 곳으로 얼마나 빨리 확산되어 가는지를 알 수 있는 매우 결정적인 정보이다. 여러 지역에서 진행된 에이즈 예방교육 캠페인이 거의 실효를 거두지 못한 것은 그것이 성적 네트워크가 아닌 개인에 중점을 두었기 때문이라는 것이 쏜튼의 시각이다. 그가 연구를 진행했던 우간다에서의 에이즈 예방 조치는 제법 성공을 거두었는데, 왜냐하면 이 인구 집단은 대체로 시골지역으로 여기저기 흩어져 생활했고 계급,

민족, 종교에 의해 분할되어 특별히 유동적이지 않았기 때문이다. 우간다는 에이즈로 인해 심하게 타격을 받은 국가였다. 쏜튼(Thornton, 2008: 231)은 "이러한 모든 요소들이 이전에 성관계로 얽힌 사람들의 군집 간 연결을 끊은 효과를 가져왔고 결국 전체 성적 네트워크가 붕괴되었다. HIV는 그 네트워크를 통해 더 이상 효과적으로 전염되지 않았고 확산은 급속하게 감소했다"라고 기록했다. 우간다와 남아프리카에서의 에이즈 발병과 성적 네트워크를 통해 일어나는 행동들에 관한 그의 분석을 통해 그는 효과적인 HIV/AIDS 예방은 사람들에게 한 번에 한 명의 성관계 파트너를 둘 것을 권고하고, 본인이 에이즈에 감염되었을 경우 한 달 이내에 다른 사람을 감염시킬 가능성이 매우 높기 때문에 성적 관계가 끝났을 경우 최소 한 달은 새로운 파트너를 찾지 않아야 한다는 인식을 촉구했으며, 마지막으로 한동안 집을 떠나 있는 동안에는 성관계를 피해 바이러스의 지역 간 이동을 감소시키자고 제안했다.

이 사례에서 보듯이 의료인류학은 학계의 상아탑에 고립되어 있지 않다. 공동체를 위한 식습관 교육([그림 2-1])과 같은 다양한 종류의 건강 문제를 다루기 위해 멀리 떨

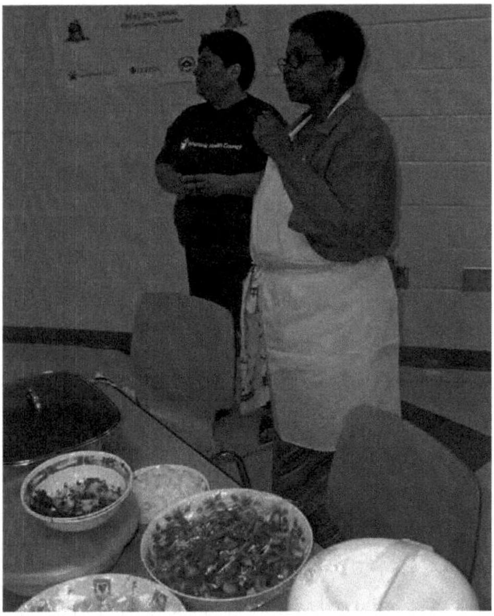

그림 2-1. 의료인류학자들이 조직한 공동체 건강 교육 프로그램에서 건강한 식습관에 대해 강연하는 영양사 (사진: Merrill Singer)

어진 외딴 마을부터 기술적으로 앞선 거대도시에 이르기까지 세계 곳곳에서 의료인류학을 활용하고 있다. 당신이 살고 있는 도시나 마을, 또는 바로 그 부근에서 현실적인 건강 문제를 해결하기 위해 일하고 있는 의료인류학자들이 있을 가능성이 매우 높다. 물론 모든 응용 의료인류학이 연구 프로젝트의 결과물인 것은 아니다. 의료인류학자들은 중재 프로그램들을 디자인하고 감독하며, 프로그램들의 효과성을 평가하고, 보건의료 의사결정의 윤리적 기준을 확립하고 사용하는 작업에도 합류하고 있다.

의료인류학의 미래

의료인류학의 미래는 어떤 것일까? 어디로 가고 있는 것일까? 다가오는 시대에 어떤 변화를 겪을 것인가? 덴마크의 물리학자인 닐스 보어(Niels Bohr)는 "특히 미래에 관한 것이라면 예측은 매우 어렵다"라고 농담처럼 내던졌다. 그러나 낸시 쉐퍼-휴즈와 마거릿 락(Scheper-Hughes & Lock, 1987)가 주장했던 것처럼 한 가지 분명한 것은 인류가 맞닥뜨린 긴급한 건강 및 사회적 문제들은 물론이고, 오래된 건강 문제들을 해결하기 위한 생명공학의 구원이나 기적적인 의료 기술을 발견할 것이라 믿는 것은 오류일 것이다. 인간의 건강 문제는 인간의 사회적 삶과 환경과의 사회적 상호작용을 반영하고, 따라서 건강 관련 이슈들을 다루는 것은 인간 조건의 사회적 구조, 환경, 문화적인 요소의 세밀한 사항들을 알아야 한다는 것을 의미한다. 여기에 의료인류학자들의 역할이 존재한다. 의심의 여지없이 의료인류학도 미래의 사회적 · 물리적 세계에 의해 형성될 것이다. 요기 베라(Yogi Berra)가 한때 언급했듯이 미래는 "과거의 것이 아니다." 이 말은 특히 건강에 관해서는 진실이다. 지구라는 행성에서 발생하는 생태생물사회적(ecobiosocial) 변화의 영향이 그 첫째 이유이고, 둘째는 우리가 구성하고 있는 사회적 세계의 배열이 그것이다. 수많은 현재의 관심 분야와 더불어 이러한 변화의 결과로 미래의 의료인류학자들은 다음과 같은 요인들에 더 적극적으로 관심을 가져야 할 것이다.

첫째, 세계 전 지역에서 질병의 확산을 촉진하며 광범위하고 빠르게 파급되게 만드는 세계화의 영향에 주목할 필요가 있다. 세계화는 건강의 취약성을 양산하고 확장시키는 방식으로 지역의 사회적 맥락과 삶의 방식을 재구조화한다. 이러한 측면에서 치명적 요소는 "킬러 상품(killer commodities)"이라 불리는 이윤을 위해 전 세계로 분배되는 글로벌 제품들이다. 이들은 육체적으로 위험하거나 독성 물질을 함유해 소비자들에게 해를 끼치는 상품들을 일컫는다. 이러한 살인자 상품들은 선진국들에서 사용되었거나 손상되고 버려진 소비제품들이 저개발 국가들에 덤핑되어 보급되는 현상의 증가와 관련 있다.

둘째, 인간의 행위로 인한 기후 변화는 환경에 복합적이고 다양한 영향을 미친다. 지구는 공기오염, 식용 해양어류의 고갈, 산성비, 습지 파괴, 해충제와 화학 오염물질들, 농지의 염류화, 해양 산성화, 삼림 벌채, 멸종으로 인한 생물다양성 파괴 등 다양한 형태의 환경 악화에 의해 동시다발적으로 습격당하고 있다. 시간이 흐를수록 이러한 변화들이 인간의 건강에 미칠 손실은 불리한 결과들을 가중시키는 생태위기의 상호작용들 때문일 것이다.

셋째, 현재 세계는 지구적인 난민 문제를 안고 있다. 인간의 이동은 일반적으로 인구 집단들의 지구적 분배를 재구성한다. 인간의 대규모 이동은 종종 부적절한 조건하에서 발생하며 질병, 상해, 학대, 사망의 심각한 위험을 동반한다. 난민 지원에 대한 시민들의 저항은 긴박한 국경 상황과 제재 정책으로의 변화를 이끌어내기도 한다. 그럼에도 전쟁이나 급변하는 환경 요인, 경제적 조건들은 인간의 이동을 증가시킬 가능성이 높다. 재난을 피하기 위해서는 문화적으로 예민한 이해와 반응이 필요한 상황이다.

넷째, 각종 식량과 식량의 생산과정, 그리고 음용수에 대해 높아지는 장벽은 세계 곳곳에서 이미 중요한 질병과 사망의 주요 원인이 되고 있다. 또한 이러한 영향은 기후 변화와 인간에 의한 환경 악화, 공동체의 철거와 붕괴의 결과로 더욱 악화되는 추세이다.

다섯째, 21세기에 전염병의 위협 수준은 과거의 보건 전문가들이 예상했던 것과는 확연히 다르다. 전 지구적으로 매우 발전된 국가에서조차 전염병은 사망의 주요 원인이 되어 가고 있다. 2003년 SARS 발병, 6년 뒤 H1N1 인플루엔자 팬데믹, 2014년에서 2016년 에볼라 유행에서 2015년에서 2016년까지의 지카 바이러스 감염병이 연이어 목격되었다. 병원성 세균에 대한 약품 내성의 증가와 함께 인간 질환의 새로운 병원성 원인들의 등장은 미래 인간의 건강에 주요한 위협이 되어간다.

여섯째, 각종 질병들의 불리한 신데믹(syndemic) 상호작용은 건강에 끼치는 다양한 위협을 가중시킨다. 신데믹은 현대 건강의 양상에서, 특히 빈곤하고 각종 혜택에서 제외되며 억압받는 인구 집단들에게 더욱 치명적인 것으로 인식되고 있다. 동반 질병들 간의 상호작용, 그리고 불리한 사회적 조건과 질병군 발생 패턴 간의 상호작용 특성에 관해서 더 많은 연구가 진행되어야 한다.

일곱째, 인구 집단의 도시화는 점점 더 많은 국제보건(global health)의 문제를 만들어내고 있다. 그 규모와 숫자에서 급속히 비대해지는 1천만 명 이상의 대도시에는 사회 서비스를 충분히 받지 못해 매우 취약하며, 열악하고 밀집한 주거 환경 속에서 소외된 사람들이 점점 더 넘쳐난다.

여덟째, 생명공학과 연관되어 "이윤을 산출하는 신체(profitable body)"의 발달과 신체조직의 상품화는 인간의 건강과 고통의 사회적 분배를 재형성하고 있다. 동시에 의약품은 종종 원래의 의도 및 허용 목적과 매우 다르게 세계적으로 분배되고 있기도 하다. 또한 글로벌 제약 산업은 생물자원탐색(bioprospecting)과 전통약품의 상업화 및 특허출원, 개발도상국에서의 임상실험 및 제조공장 운영에 이르기까지 국제보건에 강력한 영향력을 행사하고 있다.

마지막으로, 세계 인구의 팽창에 따라 급증하는 생필품, 자원의 불평등한 분배, 그리고 천연자원의 감소로 인해 악화되는 전 지구적 긴장은 전쟁과 집단 간 폭력의 빈도를 높일 것으로 예상된다. 더욱이 미래 전쟁에 의해 발생할 대량 살상의 수준은 역사적인 신기록을 세울 것이 분명하다. 매우 발달된 무기류로 인한 전쟁터에서의 사상자는 물론이고 민간인 대상의 성범죄, 공동체 파괴, 고문, 대규모 강제이주, 영양실조, 민족학살, 그리고 전염병의 확산으로 대규모 사망이 발생할 것으로 예측된다.

인간의 건강 및 질환의 구성에 관한 사회, 문화, 환경적 이해의 필요성과 이를 기반으로 하는 건강을 위한 중재는 미래에 더욱 필요할 것이며 긴급한 일일 것이다. 조아오 비엘과 에이미 모어란-토마스(Biehl & Moran-Thomas, 2009: 282)가 말한 대로, "인류학적 모험은 현대의 삶과 세상에 스스로를 적응시켜 나가며 예술적 잠재력을 발휘한다. 무시되었던 인간의 가능성을 일깨우고 이해와 상상의 한계를 확장해 나간다." 의료인류학은 동시에 우리 고통의 대부분이 사회문화적이고 생물학적인 요인들을 포함하고 있으며, 사회, 경제, 정치적 불평등이 인간 종과 지구를 위협하는 주요한 원인인 이 세상에서 응용 분야로서의 능력을 입증하고 있다.

토론 질문 Discussion Questions

1. 인류학자들은 인간의 행위를 이해하기 위해 문화의 중요성을 강조한다. 마다가스카르에서 연구를 수행한 하퍼(Harper)는 문화보다 더 중요한 것이 있음을 발견했다. 그것은 무엇이고, 그녀의 주장은 무엇이라고 생각하는가?

2. "외과의사의 문화"에 대한 펄 카츠(Pearl Katz)의 연구에서 발견된 주요 사항들은 무엇인가? 그녀는 어떤 방법으로 이러한 발견을 했으며, 이들은 어떤 실용적 가치를 가지는가?

3. 이 장에서는 의료인류학자들이 수행하는 9개의 주제를 제시했다. 가장 중요한 세 가지를 고른다면 무엇이라고 생각하며, 이유는 무엇인가?

4. 인간의 삶에서 그 중요성이 급증하는 전자통신에 대해 의료인류학자들은 어떻게 반응하고 있는가?

5. 사람들은 왜 위험한 행동을 선택하는가?

6. 토착 민족이나 소수 부족 사회에서 당뇨병 증가 현상을 연구하기 위한 인류학자들의 접근법은 무엇인가?

7. 의료인류학자들은 왜 사회적 네트워크에 많은 관심을 갖는가?

8. 의료인류학자들은 복잡한 문제들에 단순한 해답을 제시하지 않는다. 대신 효과적인 중재를 위한 적절한 이해를 제공한다. 이 주장과 그 함의에 대해 논의하시오.

3장

건강, 질환, 질병에 대한 이해

Understanding Health, Illness, and Disease

나는 아버지 덕분에 물리요법에 관심을 갖게 됐다.
나는 의학 연구를 믿었기 때문에 의학에 관심을 갖게 됐다.
그리고 나는 관절염 덕분에 관절염에 관심을 갖게 됐다.

–버나드 바루크(Bernard Baruch), 뉴욕 포스트, 1959년 5월 1일

소개 및 개요

이 장에서는 의료인류학과 관련된 몇 가지 핵심 문제와 도전적인 질문을 다룬다. 건강하거나 아프다는 것은 무엇을 의미하며, 누가 개인의 건강 상태를 결정하는가? 문화와 건강, 질환, 그리고 죽음의 양상 간에는 어떠한 관계가 있는가? 질환을 얻는 것과 질병에 걸리는 것 사이에는 어떠한 차이가 있는가? 치유는 무엇을 뜻하는가? 보건 의료와 치료자들은 통문화적으로 얼마나 다양한 방식으로 존재하는가? 이 장에서는 주요 개념을 정의하고, 위와 같은 질문들에 대한 답을 제공해 보고자 한다. 이를 통해 우리는 의료인류학자들이 연구하고 작업하는 지역사회에서 나타나는 건강 문제들을 바라보고 대응하는 방식을 보다 명확하게 제시하고자 한다.

건강과 질환의 개념들

용어를 정의하기

의료인류학자들은 문화 간 비교를 통해 건강과 질환에 대한 개념을 조사하는 데 상당한 에너지를 쏟았다. 건강과 질환은 일상에서 자주 사용하는 용어이지만, 실제로는 무엇을 의미하는가? 일반적으로 사용하는 많은 단어가 그렇듯 이런 용어는 면밀하게

연구해 보면, 종종 훨씬 더 복잡하고 처음에 알려진 것보다 훨씬 더 많은 문화적 내용으로 가득 차 있음을 알 수 있다.

현재 널리 인용되고 있는(그리고 논쟁적이기도 한) 고전적인 건강에 대한 정의는 세계보건기구(WHO, 1978)에서 내린 정의이다. 세계보건기구는 건강을 "단순히 질병이 없고 병약하지 않은 상태가 아닌 완전하게 신체적 · 정신적 · 사회적 웰빙을 누리는 상태"로 지정한다. 이러한 지속적인 상태를 건강의 주요 특징으로 규정하는 것은 흥미롭다. 왜냐하면, 단순히 생물학적 상태로만 건강을 보지 않고, 건강은 몸과 마음의 통일성을 반영하며, 더욱이 사회적 관계의 질과 사회적 상황과 깊게 상호 연관되어 있다고 보기 때문이다. 그럼에도 이 정의는 다소 유토피아적이라는 사실 역시 분명하다. 건강을 이렇게 정의하면 세계의 많은 사람들 가운데 건강한 사람을 찾기는 매우 힘들 것이다.

경험적 건강과 기능적 건강은 필수적으로 구분되어야 한다(Kelman, 1975). 전자는 웰빙을 의미하고 사회적 성취를 통한 평온한 경험, 웰니스에 대한 감각을 의미한다. 후자는 고용주가 자본주의 생산과정에서 필요한 수준의 성과를 보장받기 위해 근로자에게 기대하는 것 또는 교수가 수업 또는 시험에서 학생들이 보여주기를 기대하는 것이다. 직원들은 출근하고 싶지 않을 수도 있고 학생들 역시 오전 9시에 있는 강의를 들으러 출석하고 싶지 않을 수 있지만, 커피 몇 잔을 들이킨다거나 "에너지" 드링크나 기타 각성제들을 사용하여 이를 달성한다면, 기능적으로 건강한 것으로 간주된다. 대안적 접근으로, 비판 의료인류학자들은 높은 만족도의 삶을 증진하고 유지하기 위해 필수적이며 기초적인 물적 또는 비물질적 자원에 대한 통제와 접근 가능 여부에 따라 건강을 정의한다.

사실 건강이란 용어는 명확하게 정의하기 어렵다. 왜냐하면 용어에는 원하는 상태가 무엇인지에 대한 문화적 가치 판단이 체화되어 있고 문화적 은유 역시 깊게 뿌리내리고 있기 때문이다. 은유는 일상적인 언어와 생각 속에 널리 퍼져 있다. 예를 들어, 자본주의 체제하에서 돈은 사회의 혈액이며 성장하는 경제가 건강하다고 본다. 사람의 상태를 뜻하는 영역에서 건강은 선함, 도덕적 순결, 신의 은총, 또는 "올바른 방식"으로 생활하는 상태와 은유적으로 동일시된다. 사례들에서 나타나듯이 건강에 대한 신념은 근본적으로 그 기저에 깔려 있는 세계관을 반영하는 다양한 가치들로 가득 채워진다. 특정 사회에서 통용되는 핵심적인 은유들을 내재화하며 성장하기 때문에 그것들이 문화적 구성물이라는 사실을 우리는 자각하지 못할 수 있다. 또한 우리에게 지적으로, 정서적으로, 심지어 육체적으로 많은 영향을 미칠 수 있다는 사실 역시 마찬가지다. 그렇지만, 은유는 매우 복잡하고 불투명하며 심오한 사안에 대해 단순하게 생각하고 소통할 수 있는 메커니즘을 제공한다. 어떤 사람의 관점이든, 건강은 포괄적인 사회·문화적, 역사적 맥락에서 가장 잘 이해될 수 있는, 하나로 단정 짓기 어려운 유동적인 상태를 뜻하는 개념임이 분명하다.

질병(disease), 질환(illness), 건강하지 않음(ill health), 아픔(sickness)과 같은 말들은 일상적인 대화 속에 자주 주고받는 말들이다. 그렇지만, 이런 말들을 특정한 의미를 가진 기술적 개념들로 사용하기 위한 많은 시도들 역시 있어 왔다. 생의학은 특히 질병을 환경에 부적응하는 상태로 묘사해 왔다. 예를 들어, 오래 전에 윌리엄 화이트(William White)는 저서 「질병의 의미(The Meaning of Disease, 1926)」에서 일시적으로라도 질병에 걸렸을 때의 유기체는 온도, 미생물, 질병에 걸렸다는 좌절 또는 환경에 도사리고 있는 또 다른 적대적 요소들과 질 게 뻔한 싸움을 하게 된다고 강조했다.

생물심리사회(biopsychosocial) 모델의 아버지로 알려져 있는 조지 엥겔(George Engel, 1962)은 "적응 또는 조정이 실패하고 기존의 역동적 항상 상태(dynamic steady state)가 무너진 경우, 새로운 균형이 회복될 때까지 질병이 존재한다고 말할 수 있다(Clouser et al., 2004: 92 재인용)"고 주장한 바 있다.

이러한 언급들에서 제시된 것처럼 생의학은 질병을 최적이 아닌 상태 또는 정상적인 구조에서 나타나는 무질서 또는 몸이나 정신의 기능장애 상태이자, 사람이나 다른 유기체의 일부 또는 전부에 영향을 미치며 특정 징후와 증상을 통해 표현되는 것으로 이해한다.

질병과 질환을 구별하기

의료인류학에서 의미 중심의 관점(meaning-centered perspective)은 질병과 질환을 구별하는 입장을 취한다. 질병은 자연적 총체로 고열, 혈압 상승 또는 빠른 심박수([그림 3-1]), 그리고 (항상 나타나지는 않지만 나타날 수 있는) 육체적 · 정서적 불편함(Kleinman, 1980) 등과 같은 다양한 신체적 징후로 확인된다. 즉, 질병의 유무는 전문 치료사(healer), 즉 생의학 의사의 진단을 통해 결정된다. 병명(예: 당뇨병)은 누군가가 왜 아프고 그들이 어떤 고통을 겪고 있는지를 명시하는 구성 단위이다. 생의학에서 식별된 질병은 국제질병분류(ICD; World Health Organization, 2017a)에 코드화된다. 이 카탈로그는 수백 개의 뚜렷하게 구별되는 몸의 상태에 지정된 장소를 부여한다. 예를 들어, 손목터널증후군(carpal tunnel syndrome)은 코드 G560을 부여받고 에볼라는 코드 A984를 부여받는다. 국제질병분류는 "모든 상태를 철저하게 포함시키는 한편, 특정한 아픔에 대해 하나 이상의 코드 번호를 부여하지 않도

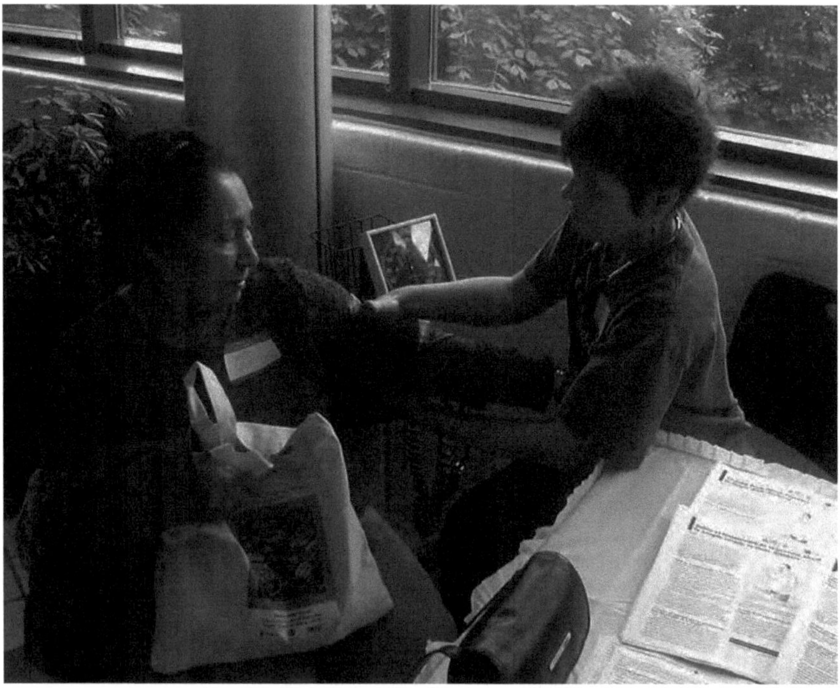

그림 3-1. 고혈압 검사 (사진: Merrill Singer)

록"(Hahn, 1995: 18) 설계됐다. 즉 국제질병분류뿐만 아니라 정신장애진단 및 통계 매뉴얼(American Psychiatric Association, 2013)에서도 발견할 수 있듯이, 생의학은 질병을 (1) 별개의 개체(콜레라든 편집증이든 각 질병은 인간의 관심의 산물이 아니라 자연에서 발견된 객관적인 실체)로 파악하며, (2) 임상적으로 식별가능하여 전 세계적으로 사용될 수 있는 항목들로 개념화한다. 생의학의 일반적인 관행은 진단, 연구 또는 치료 능력과 상관없이, 질병을 분별할 수 있고, 독특하고 분리된 독립체로 개념화함으로써 다른 질병과도 분리되고, 어떠한 사회집단인지 여부와 상관 없이 어느 시점에서나 발견되는 사회적 맥락과도 상관없이 질병을 진단내릴 수 있다고 보았다.

반대로 의료인류학에서 자주 사용되는 질환(illness)이라는 개념은 해석이나 내러티브를 통해서만 확인될 수 있는 문화적 구성물이다. 질환은 문화적으로 구성된 설명모델에 뿌리를 두고 있어 고통이 왜 발생했는지를 명확하게 해 주고 치료자와 환자 모두가 원하는 치료 과정의 대략적인 모습이 어떠한지를 보여준다. 기침과 같이 간단한 사건도 역사적 · 문화적 맥락과 별개로 생각할 수 없다.

질환이라는 현상은 상대적으로 안정적인 생물학적 속성에 의해 결정된다. 어떤 문화권에서건 기침을 할 때는 동일한 근육과 호흡 기관을 사용한다. 그렇지만 기침은 또한, 우리를 둘러싸고 우리를 침투하는 미생물 이상으로, 변화무쌍하고 역사적이다. 실제로, 아픈 사람들이 어떤 국가에 속해 있고, 어떤 집단에 속해 있느냐에 따라 구별적인 특징들이 나타난다(Morris, 1998: 22-23).

이 장의 후반부에서 논의되는 바와 같이 치료자와 환자, 예를 들면 [그림 3-2]에 제시된 쿠란데라(curandera: 히스패닉 민간 치료사)와 그녀의 환자는 환자가 겪고 있는 건강상의 문제의 본질에 대해 서로 다른 생각을 가질 수 있으며, 치료자-환자 간의 의사소통 방식과 관계 및 환자가 얼마나 치료자의 지침에 순응했는지에 따라 다양한 결과가 나올 수 있다.

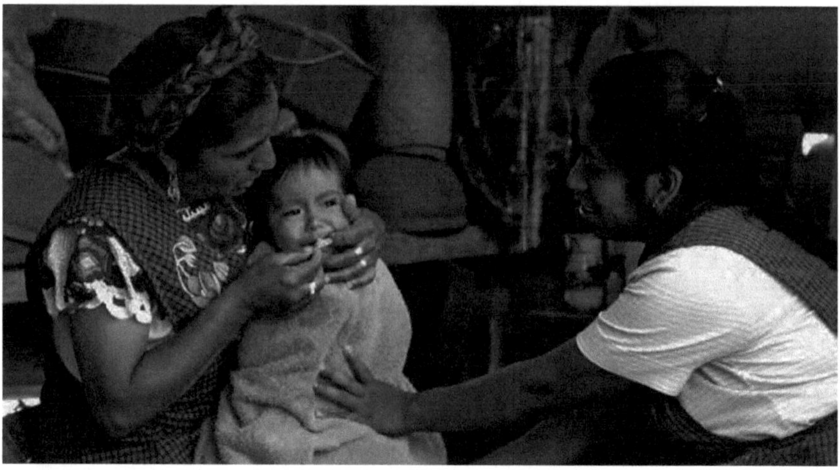

그림 3-2. 멕시코 오악사카(Oaxaca) 테오티틀란 델 발레(Teotitlán del Valle)의 사포텍족(Zapotec) 치료사(쿠란데라) 마리아 루이즈 멘도자는 소금으로 코팅된 토마틸로로 "협심증"을 앓고 있는 어린이를 치료하고 있다. (사진: Liz Cartwright)

질병과 질환의 재개념화

의료인류학에서는 질병(disease)이라는 용어를 아픔의 생의학적 진단으로, 질환(illness)의 경우는 민간의, 민속의 또는 대중적 치유자들의 정의와 환자의 아픔에 대한 해석방식 모두를 지칭할 때 사용하는 경향이 존재했다. 그러나 생의학 의사 또는 다른 유형의 전문화된 비정통 의학 치료사들, 즉 인도의 아유르베다 의사 또는 서구 사회의 카이로프랙터 또는 자연 요법사들에 의한 진단 역시 질병(disease)으로 부를 것을 우리는 제안한다. 이러한 구도 내에서 민간 질병(또는 더 정확하게는 민속병)이라는 용어는–라틴 아메리카 지역 치료사인 쿠란데로(curandero, 역자주: 라틴 아메리카, 미국 및 남부 유럽에서 활동하는 전통적인 원주민 치료사 또는 샤먼)가 끔찍한 경험 이후에 겪는 고통을 수스토(susto)라 명명하고 있는 것처럼–민속 치료사(folk healer)가 진단한 병명을 말한다. 질환은 환자의 아픔에 대한 경험과 환자가 속한 친밀한 사회적 네트워크 내의 성원들이 그 아픔에 대해 이해하는 바를 가리킨다.

치유 전통의 사회적 위상은 질병에 대한 신념을 형성하는 데 매우 핵심적이다. 대부분의 질병이나 병은 충분히 건강한 개인들이라면 스스로 통제할 수 있다. 반대로 만성질환은 증상이 오래 가서 종종 환자들은 막대한 물리적 비용을 지불해야 한다.

물론, 궁극적으로 모든 몸들은 질환, 외상 또는 다른 요인들의 무게에 짓눌려 죽음에 이른다. 따라서 죽음은 강력한 균등화 장치(great equalizer)라고 불리기도 한다. 이러한 생각은 죽음의 춤이라 불리는 중세 유럽의 의례에도 각인되어 있다. 두건을 쓴 해골 등 괴기스러운 분위기를 풍기는 옷을 입고 교회 마당과 묘지를 지나는 행렬을 이끄는 의례는 반복되는 치명적인 감염병의 유행과 절망적인 사회 · 경제적 조건 하에서 깊은 집단적 불안을 표현하는 방식이라 볼 수 있다. 그렇지만, 죽음은 강력한 균등화 장치가 아니다. 당신이 죽는 순간, 당신이 죽는 조건, 당신이 죽은 이유, 그리고 죽기 전까지 당신이 견뎌야 하는 고통의 정도는 사회를 관통하는 내부의 중대한 사회적 격차를 반영한다. 우리 모두는 죽을 수밖에 없지만, 죽음이 실제로 발생하는 상황 안에는 불평등 문제가 본질적으로 내재되어 있다.

치유에 대한 이해

생의학 의료진들은 종종 전문화된 비정통 의사 또는 민간 치료사의 "치유(cure)"를 플라시보(위약) 효과 탓이라고 본다.

치료 절차(또는 치료 절차의 구성 요소)에서 (1) 의도적으로 효과가 있거나 (2) 무의식적으로 증상, 증후군, 질병 또는 환자에 영향을 미치고 있지만, 이 역시 연구를 적절하게 통제하기 위해 사용되는 것이다. 플라시보 효과는 위약으로 인해 발생한 변화들로 정의된다(Shapiro, 1964: 713).

사실, 수많은 연구들을 통해 알 수 있듯이 플라시보 효과는 생의학을 포함한 모든 의료 시스템에서 발생하고, 의약품에 대한 이중 맹검 검사 과정에서도 반복적으로 주장되어 왔다. 적어도 일부 생의학 의사들은 환자의 기대를 충족시켜주기 위해 플라시보 효과 역시 활용하려고 노력한다. 플라시보(placebo)라는 용어는 "내가 기쁨을 줄 것이다"라는 뜻의 라틴어이기도 하다.

의료인류학자는 아픔에 대한 인간의 세 가지 반응이라는 도식을 발전시켰다. 우선 (1) 자율적 대응 또는 "유기체가 다양한 면역학적 그리고 관련 시스템을 포함하여 건강한 상태 또는 평형 상태를 유지하기 위해 활용하는 모든 종류의 과정", (2) 치료에 따른 신체의 특정 반응 및 약초 또는 페니실린의 투여에 따른 관리, (3) 의미 반응 또는 "질병 치료에서 의미의 심리적 및 생리적 효과들"이 있다(Moerman, 2001: 14). 의미 반응은 일반적으로 플라시보 효과와 관련된 대부분의 상황을 아우른다. 즉 환자가 설탕 위약을 복용한 후 나았다고 느끼는지, 또는 제6장에서 논의한 것과 같이 토착 치료사들에 의해 집행되는 치유 의례의 영향인지 등도 모두 포괄한다. 플라시보 효과는 치료에 대한 객관적인 생물학적 영향이 환자의 회복 또는 악화에 영향을 미치는 영향보다는 치료에 대한 환자의 주관적 이해와 반응을 시사한다. 예를 들어, 생의학에서 치료와 관련된 상황, 절차 및 치료에 어떤 물질을 사용하는가 등의 문제들은 환자에게 매우 의미가 있으며, 의료 전통에서 파생된 치유의 힘 역시 존재한다.

임상의는 종종 힘과 권위를 전달하는 특별한 유니폼을 입는다. 그들은 당신의 심장이나 뇌를 들여다 볼 수 있는 매우 비싼 기계를 가지고 있다. 이 모든 요소들과 병원 건물의 웅장함까지 더하여 …, 사무실 장식, 수술실의 조명, 모든 실험실의 컴퓨터, 마법 같은 처방전 패드와 돌보는 간호사와 같은 모든 것들은-실제로 캡슐이나 주사기 안에 무엇이 있는지와 관계없이-의미들을 축적해 더 큰 효력을 발휘한다. 어떤 의미를 부여하는가에 따라 기대가 만들어지기도 하고, 뛰어난 효능이 입증된 치료법의 효과 역시 극적으로 변할 수 있다(Moerman, 2011: 172).

민속적 이해

인류학자들은 전 세계 사람들이 건강과 질환에 대한 광범위한 정의를 사용하고 있으며, 그러한 정의들에는 다른 집단과의 접촉과 기저 문화의 핵심 주제들이 반영되어 있음을 관찰해 왔다(Erickson, 2008). 예를 들어, 캐나다 북극 지역 가까이에 살며, 전통적으로 채집을 주로 하는 제임스 만 지역 크리(Cree) 부족에게 건강(miyupimaa-tisiun)이란 개인과 사회문화, 자연 환경과의 균형 잡힌 관계이다. 크리족에게 건강은 "적절한 사냥 관행, 인간과 육지의 동물 간 상호 존중관계를 의미하며, 성공적인 사냥이란 사냥한 음식을 친척들과 적당하게 나누어 건강하게 먹고 적절한 사회적 관계를 유지하는 것을 의미한다(Adelson, 2003: 617)". 제임스 만 지역의 크리족은 토착 문화에서 파생한 병과 유럽인과 접촉한 결과로 수용하고 적응한 병, 이렇게 두 가지 범주로 구분한다. 제임스 만 지역과 지구 반대편에 살고 있는 아프리카 남서부 칼라하리 사막의 !쿵족(!Kung)에게 땀은 생명을 주는 물질이기 때문에 건강의 지표가 된다. 페루 남동부의 아마존 열대 우림 상류에 살고 있는 마치겐카(Matsigenka) 부족은 어업, 사냥, 채집, 원예 등 혼합경제를 하는 집단으로, 이들은 만족감, 생산성, 잘 먹고 질환으로부터 자유로운 상태를 뜻하는 "시네타감치(shinetagamtsi)"라는 용어를 사용한다.

한 가지 예를 더 찾아보면, 전통 문화에서 한족은 단연코 중국에서 수적으로나 정치적으로 지배적인 종족 집단으로, 이들은 건강을 인간과 우주 그리고 인간들 사이의 조화로운 관계로 정의했다. 건강한 신체란 기(氣, 우주에 퍼져 있는 에너지의 한 형태), 혈액, 활력의 정수, 체액 및 영양소 간의 세심한 균형을 이룬 상태이다. 불균형은 질환을 유발하는데, 바람, 추위, 더위, 습기, 건조함, 화재, 감염병, 정서적 혼란, 부적절한 음식, 스트레스, 신체적 상해, 기생충 및 혈류 정체(blood stagnation) 등 다양한 원인으로 인해 발생할 수 있다. 이러한 사례들에서 알 수 있듯이, 의료인류학자들은 건강에 대한 대중들의 다양한 이해방식을 사회·문화적 맥락에서 반드시 연구되어야 한다고 오래전부터 강조해 왔다. 사람들 역시 알고 있듯이, 건강은 사회의 다른 주요 주제들 및 구조들과 항상 얽혀 있다. 이는 대학생들에게도 해당된다. 캠퍼스 안팎에서 학생들이 지나치게 술을 마시는 행동은 학생 사망, 부상, 성폭력, 부정적 학업 성취도와 같이 알코올과 관련된 심각한 건강관련 통계 수치로 이어진다. 그럼에도 캠퍼스 내에서 음주를 통제하려는 노력은 학생들의 권리를 침해한다고 생각하는 학생들은 물론이고 학생들을 감시하는 것에 반대하는 교수들의 저항에 종종 직면한다. 이러한 반응들은 음주를 조장하는 축제문화와 대학교 캠퍼스에서까지 폭음을 즐기는 문화가 강하게 얽혀 있음을 보여준다.

질병 원인에 대한 이해

건강에 대한 이해가 사회마다 다르기 때문에, 질환의 원인이 무엇때문인지 생각하는 방식 역시 상이하다. 예를 들어, 베네수엘라와 브라질의 아마존 분지에서 원예농을 하는 야노마모(Yanomamo) 부족의 경우, 사실상 모든 병은 조상의 영혼이나 유령에 의해 발생한다고 믿는다. 반대로 미국 북서쪽 해안가의 인디언들은 전통적으로 영혼 상실, 사악한 마술(sorcery), 금기 위반, 질병을 유발하는-물체 또는 정령이 몸에 침범하는 것 등을 질병에 걸리는 원인이라 생각했다. [표 3-1]은 의료인류학자들의 연구에서 만나게 되는 (치료사 또는 비전문가가 진단을 내리는지 여부별로) 질환이나 다양한 병인론들을 요약해 제시했다.

표에 나열된 대안적 치료방법 외에도 많은 사회들에서는 하나의 또는 여러 종류의 건강 및 질환과 관련된 "체액 시스템"과 같은 의료 체계를 갖고 있다. 체액 의료 시스템은 장기, 신체 시스템 등 신체 내부의 체액과 평행하는 신체 외부의 자연 세계의 구조들 및 요소들로 조직되어 있다.

예를 들어 고대 그리스인의 경우 점액, 황담즙, 흑담즙, 피와 같은 "체액"은 각각 공기, 물, 흙, 불과 같은 자연적 요소를 반영한다고 믿어왔다. 건강을 유지하기 위해서 고대 그리스인들은 체액들 간의 균형을 유지하는 데 힘썼다. 그리스 치료사들은 누군가 병에 걸리면 소화관을 통해 잉여 체액을 배출하거나 피를 뽑았다. 이러한 치료들

표 3-1 질병 또는 질환 이론들

자연 원인론	초자연적 원인론
감염	신비주의적 원인론
스트레스	운명
장기 부전	불길한 느낌
사고	접촉에 의한 전염
공공연한 침략	초자연적 징벌
	애니미즘적 원인론
	영혼 상실
	영혼 침탈
	마술적 원인론
	사악한 마술
	주술

은 신체 내 체액들 간의 균형을 유지하는 데 도움이 된다고 믿었다.

오늘날 세계에서 발견되는 세 가지 주요 체액 이론은 중국 전통의학, 남아시아의 아유르베다 의학, 그리고 고대 그리스 및 기타 지중해 문명에 역사적인 뿌리를 두고 있는 라틴 아메리카 시스템이 있다. 예를 들어, 콜럼버스가 미 대륙을 발견하기 이전부터 갖고 있던 과테말라 인디언들의 관념들은 유럽 식민지 세력들과의 마주침을 통해 재구성되면서 질환의 원인을 뱀에 물려서 발생하는 질병, 신체 내에서의 불균형, 병원체의 침입, 주술로 인한 자연적 상해, 이렇게 네 가지로 구분했다. 다른 라틴 아메리카 사람들처럼 과테말라 인디언들은 "뜨거운" 음식(예: 콩, 소고기, 닭고기) 또는 "차가운" 음식(예: 옥수수, 계란, 오렌지)을 지나치게 많이 먹으면 오한과 기침이 날 수 있다고 보았다. "뜨거운" 그리고 "차가운" 같은 범주는 반드시 실제 음식이나 장소의 물리적 온도를 의미하는 것은 아니고 그 속성과 신체에 주는 영향을 뜻하며, 그러한 범주들은 라틴 아메리카 내에서도 집단에 따라 서로 다르다.

체액 체계는 농업에 종사하는 인구들에게서만 나타나는 배타적인 영역이 아니며, 파푸아 뉴기니의 원예 마을인 하간(Hagan) 산 지역에 사는 멜파(Melpa)인들과 같이 다양한 토착 사회에서 발견된다. 멜파의 체액 체계에는 세 가지 기본 요소가 포함된다. (1) 피: 친족 관계는 여성을 통해 연결되며 붉은 석간주(石間硃) 및 붉은 빛 음식과 관련이 있다. (2) 기름: 모유, 정액, 지방, 채소의 영양소, 토양의 비옥도, (3) 뜨거운/시원한/차가운 복합체들이 있다(Strathern & Stewart, 1999). 이를테면, "뜨거운 피"는 주술로 말라 버릴 수 있지만, 높은 고도에서는 생명을 유지하기에 피가 너무 "차가워서" 살기 힘들다고 멜파인들은 여기고 있다. 피와 기름은 한정된 양만 공급되어 부족할 수 있고, 그럴 경우 질환이 발생할 수 있다. 멜파인들은 피와 기름을 돼지, 조개, 그리고 돈과 함께 부와 동일시한다.

서부 및 북부 아프리카 사하라 사막 주변 및 사헬 지방에서 목축을 하고 있는 또 다른 토착민 집단인 투아레그족(Tuareg)은 "뜨거운 것"과 "차가운 것" 간의 복잡한 구분을 받아들이고 있다:

“뜨거운/차가운” 상태 및 이와 연관되어 있는 고통은 때로는 문자 그대로, 때로는 비유적으로 또는 은유적으로 함축된 의미를 내재하고 있는데, 예를 들면 “뜨거운” 병(tuksi, 툭시)은 지나친 열 때문에 발생할 수 있다. “뜨거운” 음식(대추, 토마토), 햇빛 또는 달빛(달빛의 경우 직접적인 [접촉 또는 노출], 일사병, 또는 따뜻한 매트에 앉아 있거나 출입구 내부에서의 반사열)과 같이 지나친 열이 질환을 유발할 수 있다. 툭시는 또한 분노와 기타 강렬한 감정 때문에 유발될 수 있다… “차가운” 질병(테스매트, tessmat)은 “뜨거운” 질병에 상응하는 것으로, 여기에는 요로 문제와 성병 등이 포함된다(Rasmussen, 2004: 1005).

인본주의적 생의학

의료인류학자들은 여러 사회에서의 건강, 질환 및 질병의 개념을 조사한다. 다양한 의료인류학자들은 환자들의 질병서사(그들의 질환 경험, 관심, 반응에 대한 이야기)를 기록하여 의사들이 환자들과 환자들의 질환에 대한 견해, 환자들의 아픈 경험에 대해 잘 이해할 수 있게 도움으로써 인간중심적인 생의학적 돌봄이 실천될 수 있는 환경을 만들기 위해서 노력한다. 저명한 의사이자 인류학자인 클라인만(Kleinman, 1988)은 그의 주요 저서 「질병서사(The Illness Narratives)」에서 병원의 의사들은 환자들이 말해야만 하는 것, 환자들이 말하는 방식, 환자들이 전하고 싶어 하는 것이 무엇인지를 신중하게 들어야 한다며 동료 의사들을 설득하고 있다. 클라인만은 환자들은 질환에 대한 그들의 경험을 배열할 때 그들 자신과 다른 사람들에게 중요하다고 생각하는 것을 의식하는 경향이 있다고 강조한다. 이러한 개인적인 서사는 고통스러웠던 순간을 서술할 때도 나타난다. 그러나 환자들은 완전히 사적인 이야기를 하는 것만은 아니다; 오히려 환자들은 그들의 문화적 유산에서 줄거리와 은유를 끌어와 그들에게도 의미가 있으며 다른 사람들에게도 들려줄 수 있는 설명을 창조한다. 질병서사는 환자의 살아 있는 경험에서 가장 중요한 것을 표현한다. 이렇게 환자들의 서사에 초점을 맞추기 때문에, 의료인류학은 특히 유력한 사회 집단이나 상위계층의 무관심으로 인해 침묵 속에서 고통을 받을 수밖에 없었던 사람들의 경험에 대한 해석을 제공하는 것을 종종 실천적 목표로 삼고 있다.

고통의 경험

경험과 문화적 상징

오하이오주에 살고 있는 동성애자 제리는 자신이 에이즈 바이러스(HIV)에 감염됐다는 사실을 26세에 알게 됐다. 그 후 의료인류학자와 인터뷰를 할 때까지, 그는 11년간 감염 상태로 살고 있었다. 그는 인터뷰하기 전, (질환에 걸렸지만 아프지는 않았던) 약 1년간의 기간 동안에는 비교적 건강한 상태를 유지했다. 그 이후로 그는 다리에 심한 통증을 느꼈고 체력도 떨어져 결국에는 일을 중단할 수밖에 없었다. 그래도 그는 "어쨌든, 나는 생존자에요, 그렇죠? 나는 밥벌이를 하며 살 수 있어요. 나는 어떻게든 먹고 살 수 있어요. 나는 무슨 일이든 헤쳐 나갈 수 있어요. 거리에서 배운 게 이거 같아요. 그렇죠? 무슨 일이 일어나든 계속 앞으로 나아갈 거예요"(Bloom, 2001: 43).

또 다른 의료인류학자는 아이를 갖는 것에 희망을 잃어가는 35세 여성의 경우 건강에 대해 매우 부정적으로 생각하고 있음을 보여준다.

내 기회는 점점 줄어들고 있어요. 마치 암에 걸린 누군가에게 당신은 "글쎄요. 당신이 살아남을 확률은 20%입니다"라고 말했다가, 10으로 내려가고 5로 떨어지고, 그러고 나서 이렇게 말하는 거예요. "당신은 살 수 없어요. 이제 받아들입시다. 당신은 언제든지 죽을 수 있어요. 글쎄, 포기해야 할 것 같아요." 나는 정말 내가 그런 상태인 것 같아요 … 나는 정말로 죽은 거나 다름없다고 생각해요(G. Becker, 1994: 396).

"고통의 경험"에 대한 두 개의 상반된 내부자들의 설명에서 알 수 있듯이 종종 희망을 품는 방식－질환에 대항하여 전투적으로 싸우는 방식으로 표출되는－과 절망하는 방식－질환을 은유로 표현하는 방식－사이에서 나타나는 긴장은 서구 문화에서 질환에 걸린 사람들의 설명에서 공통적으로 나타나는 모티프이다. 다른 사회의 경우, 질환 경험을 상이한 문화적 상징과 은유로 표현한다. 예를 들어, 브라질 북동부에서는 대인 갈등 또는 사회적 혼란, 처신에서 비롯된 사고를 피하기 위해 강렬한 감정을 억누르는 경험－보통 질환의 공통된 원인으로 여겨지는－을 개구리를 삼키는 것

(engolir sapos)과 같은 은유를 통해 표현한다. 브라질의 민속병 연구에 참여한 한 여성의 경우 다음과 같이 말했다.

> 저는 항상 개구리를 삼켜야 했어요. 글쎄요. 나는 완전히 그에게 종속되어 있었기 때문이죠. 내가 옳고 그가 부당하다는 것을 알았을 때조차도, 나는 그것을 삼켜야 했어요. 나는 순종해야 했어요. 나는 늘 미안하다고 하고, 스스로를 낮춰야 했고, 숙여야 했고, 때로는 생명의 위협 때문에 그가 나를 막 대할 때조차 그에게 고맙다고 해야 했어요(Rebhun, 1994: 367).

마지막으로, 니카라과(Nicaragua)의 빈곤 여성을 대상으로 한 연구를 소개하겠다. 이 여성은 "두통(dolor de cerebro)"으로 고생하고 있었다. 두통은 죽음, 버려짐, 다 큰 자녀가 다른 지역으로 이사 가는 것이 개인과 가족의 안녕에 어떤 영향을 미칠지 계속 걱정하게 되는 상황에서 생겨난 것으로 나타났다. 두통은 지역 내 사회적 세계에서 극심한 고난의 조건에 직면해 있는 여성이 경험하는 취약성과 고통을 구체화한다. 요컨대, 증상은 주관적으로 경험되는 것이지만 문화의 영향을 받는 것으로, "세계와 타자와의 관계를 연접하는 우리의 필요조건"에 대해 이야기해 준다(Biehl & Moran-Thomas, 2009: 273).

문화적 감정

문화는 단순한 인지 시스템이 아니다. 우리가 경험하고 이해하고 그리고 세계에 대해 이야기하기 위해 사용하는 어떤 것이다. 문화는 또한 감정 시스템이다. 문화는 우리의 감정을 형성하고, 따라서 우리의 행동에 동기를 부여하는 어떤 것이다. 무섭고 파괴적인 질환의 경험을 친숙하고 의미 있는 문화적 틀에 압축하는 과정을 통해, 문화는 "과거와 미래를 하나로 묶고 … 일관성 있는 외양을 보여주거나 '전체를 돌아보게' 만든다"(G. Becker, 1994: 385). 이는 질환의 신체적 아픔, 불확실성, 두려움과 기타 신체적 · 정서적 어려움이 발생하는 방식이 문화적으로 관리되며 어느 정도 길들여지거나 굴복 당하기도 한다는 점을 보여준다. 실제로 HIV 바이러스에 감염된 채 불법적으로 약물을 사용하며 살아가는 사람들에 대한 의료인류학 연구에 따르면, 질환을 통해 구원을 경험하는 경우도 발견된다. 연구에 참여했던 참가자 중에 한 남성은 HIV 바이러스에 감염된 채 7년간 살아온 시간을 다음과 같이 설명했다.

> 저는 이 문제를 하나님께서 당신을 일깨우고자 계획하신 것이 아닌가 생각하기 시작했어요. 당신을 죽게끔 만드는 행동임에도 여전히 당신이 멈추지 못하고 있는 일[예: 마약 사용]들을 멈추게끔 이 바이러스를 통해 당신이 그것을 깨달을 수 있게 만들어 주시는 거지요. … 신께서는 제가 고통 속에서 해방되기를 바라시고, 제 자신을 돌아보기를 원하시는 것 같아요. 신께서 제게 이 바이러스를 보여주시며, "여기를 보거라! 계속 이렇게 살다가 죽고 싶은가? 아니면 살아보겠다는 마음으로 삶을 볼 텐가?"라고 말하시는 것 같아요. 실제로 저한테는 그게 통했어요(Mosack et al., 2005: 595).

HIV/AIDS에 걸린 사건을 하나님께서 "잘못을 일깨우는 부르심"으로 보는 것은 개별 환자의 경험에서 문화적 주제가 얼마나 중요한지 보여준다. 예를 들어, 환자의 서사에 반복적으로 나타나는 문화적 모티프는 아마도 개개인의 행위자성을 강조하고 관대한 신을 통해 구원을 받으리라 기대하는 기독교적 믿음에서 출발한 것이라 볼 수 있다. 이런 관점에서 고통 받는 사람의 경험은 사회적 산물로 볼 수 있다. 즉, 똑같은 복잡 사회에서 같은 질병에 걸리더라도 그 경험 자체는 다른 방식으로 나타날 수 있다. 비판 의료인류학의 관점에서 고통 받는 사람의 경험은 사회적으로 구성된 의미의 범주들과 사회적 구조 사이에 위치한 행동의 장에서 나타난다. 여기에는 "나는 충분히 운동하지 못했다.", "그 여자가 재채기를 했을 때 내가 바이러스에 노출된 것 같다.", "마약을 멀리할 수가 없다." [그림 3-3] 등과 같이 왜 아픈지에 대해 사람들이 문화적으로 의미 있는 이유를 찾는 실천 역시 포함된다. 그리고 광부들에게서 많이 나타나는 탄폐증이나 가난한 아이들에게서 나타나는 영양실조와 같이 사람들의 일상과 개인들을 위험에 빠뜨리게도 하는 정치-경제적 힘의 영향 역시 존재한다.

낸시 쉐퍼-휴즈(Nancy Scheper-Hughes)는 그녀의 유명한 저서 「흐느낌 없는 죽음: 브라질에서의 일상적 폭력(Death without Weeping: The Violence of Everyday Life in Brazil)」에서 브라질 북동부 지역에 위치한 극도로 가난한 판자촌 마을인 봄 지저스(Bom Jesus)에 거주하는 사람들의 고통을 생생하고 감동적으로 묘

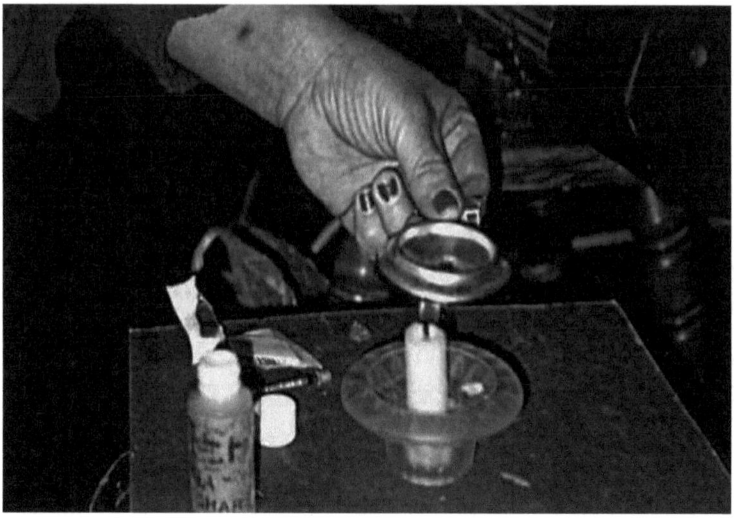

그림 3-3. 약물 사용자가 약물 주사를 준비하고 있다. (사진: Roberty Booth)

사한다. 필사적이고 끊임 없이 투쟁해야만 생활필수품을 얻을 수 있는 지역사회에서의 삶으로 인해 어머니들은 자식들 가운데 가장 약한 아이들에게 무관심한 태도를 취한다고 저자는 보았다. 현장에서 마주친 죽은 아이들의 어머니들은 모두 설탕 재배 경제의 붕괴로 인해 생계 소득조차 남기지 못한 사람들이 다수였다는 사실을 셰퍼-휴즈는 깨달았다. 지역은 발전했지만, 봄 지저스의 대부분의 주민들은 기업식 농업의 성장과 다국적기업과 브라질 국가의 후원을 받아 진행된 산업화의 혜택을 받지 못했고, 이는 부족한 식량과 높은 수준의 유아 사망으로 나타났다. 유아들의 사망에 대한 어머니들의 무관심 섞인 반응은 우리가 일반적으로 기대하는 어린 아이를 잃은 슬픔에 찬 어머니의 반응과 달랐다. 브라질의 다른 지역에 거주하는 거주자들이 비극적 사건 앞에서 웃음을 터뜨렸다는 보고와 유사한 반응으로 이는 사회적 맥락을 통해서만 이해할 수 있다(Goldstein, 2003). 골드스테인(Goldstein, 2003: 39)은 지카(Zeca)라 이름을 붙인, 가난한 한 남자의 죽음을 다음과 같이 묘사했다. 지카는 장기간에 걸쳐 고통스러운 죽음을 맞이했고, 매장될 때까지 그의 시체는 정육점 냉장고에 보관되기까지 했다.

지카가 죽은 후 가족들은 다 같이 힘을 모아 매장 전에 지카에게 수의를 입혔다. 그러나 그의 몸이 너무 뻣뻣해져서 옷을 입히기 어려웠다. 이 이야기의 가장 그로테스크한 부분은 마지막에 지카의 성기가 "발기"됐던 것이다. [그의 죽음에 대한] 이야기를 할 때마다 이 부분을 들으며 사람들은 웃음을 터뜨렸고, 비극적 이야기 속의 그 부분을 사람들은 다 시금 떠올렸다. 소네카 [지카의 누이]와 그의 죽음을 목격한 사람들은 웃는 것 말고 다른 것을 할 수 없었다. 이러한 상황에서의 웃음은 다소 부조리해 보였고, 그러한 부조리는 그들이 살아가는 조건이기도 했다.

사회적 고통

고통은 인지나 감정과 같이 개인에 한정된 경험이 아니라, 오늘날 세계의 많은 고통은 글로벌 자본주의 경제 시스템의 변화와 긴밀하게 연결되어 있다. 글로벌 경제 시스템은 지역의 물리적 그리고 사회적 환경에 영향을 끼치고 그곳에 거주하는 사람들, 특히 속박되는 것에 강하게 저항하는 사람들을 포함하여 그들 스스로에게 상당한 고통을 가하는 사람들에게도 영향을 끼친다. 의료인류학자들은 사회적 고통이라는 용어를 사용하여 개인이 경험하는 신체적 고통과 불행을 광범한 사회적 사건과 인간을 비참하게 만드는 궁극적 원천들과 관련되어 있는 사회 구조와 연결시키고 있다(Kleinman et al., 1997). 요컨대 사회적 고통은 잔인한 정치 · 경제적 권력의 작동으로 인해 인간들이 경험하는 광범한 문제들로 인해 개인이 어떠한 경험을 하게 됐는지를 말한다. 강제 낙태, 강제 불임, 테러, 정치적 강간(보통 종족을 억압하는 형태로 나타남), 착취, 그리고 극도의 빈곤 등의 주제들이 의료인류학에서 최근 몇 년간 주목을 받고 있다. 고통스러운 기억에 대한 탐색은 이제 주요한 인류학적 연구주제이다. 고통스러운 기억에는 문화적 트라우마가 포함된다. 문화적 트라우마는 "서로 다른 사회적 집단들이 정체성을 구성하는 데 영향을 미친 집단 기억에서의 상처"이다. [즉, 아프리카계 미국인들의 정체성 형성 과정에서 경험한 노예 제도에 대한 트라우마 또는 홀로코스트 트라우마와 유대인 정체성의 구축 등이 그 예이다](Fassin & Rechtman, 2009: 25). 예를 들면, 뉴욕에서 알코올 중독으로 인해 파국적 삶을 살았던 푸에르토리코 남성의 죽음에 대한 분석(M. Singer et al., 1992)에서 인류학 연구자들은 1898년 미국이 푸에르토리코 섬을 장악한 이후 경험하는 개개인의 고통과 질병이 식민지적 삶과 사회의 전환과 연관되어 있음을 보여준다. 과도한 연방세(federal tax)를 물어야 하는 상황과 푸에르토리코 섬의 비옥한 농경지에 대한 거대한 미국 농업회사의 탐욕으로 인해 수천 명의 푸에르토리코 농민들은 그들의 땅을 점차 강탈당했다. 이러한 토지 횡령의 결과, 수천 명의 푸에르토리코인이 미국 본토로 이주했다. 그리고 제1차 세계대전 동안 부여 받은 시민권으로 인해 그들은 징집될 수 있었다. 더 나은 삶을 희망해서 미국에 이주한 푸에르토리코인들은 종종 거주, 직업, 교육 및 새로운 가정에서 극렬한 차별에 직면하게 됐다. 이후 한동안 그들에게 열려 있던 고용 형태 가운데 하나였던 공장 일자리보다 싼 가격으로 착취할 수 있는 노동력을 찾아 공장주가 공장을 남쪽 또는 국외로 옮김에 따라 대규모 해고가 발생했다. 이주의 삶을 살고 있는 푸에르토리코인을 포함한 많은 이주자들은 이렇게 절망감, 무력감, 패배감이 팽배한 상황에 종종 직면한다.

세계 곳곳에서 목격되는 사회적 고통의 규모와 깊이는 때때로 우리가 이해할 수 있는 범위를 능가하며, 이는 의료인류학의 주요 연구주제로 다뤄진다.

고통에 대한 지식은 순수한 사실들, 수치들, 수많은 사람들의 고통에 대한 객관적 보고만으로는 전달할 수 없다. 고통의 공포는 어마어마한 사건 속에서만 찾을 수 있는 것이 아니라 역사 속에서 미약한 목소리를 내고 있는, 권리 행사는 생각도 하지 못하는, 익명의 희생자들의 얼굴에도 존재한다(Chopp, 2007: 2).

인류학의 한 가지 목표는 불평등하며 억압적 환경 속에 살고 있는 "고통스럽지만 여전히 살아남은 증거들"인 생존자의 서사를 수집하는 역할을 수행하는 것이다(Chopp, 2007: 2).

사회적 고통을 넘어서

가장 암울한 조건에서도 – 우리의 인식 능력을 초월할 정도로 만연한 무자비함에 대한 통찰과 같이 – 인간종의 본성에 대해 배울 수 있는 교훈은 존재한다. 최근 몇 년 동안 인류학자들은 전쟁과 정치적 폭력의 생생한 경험에 대해 연구해 왔는데, 특히 전투에 참여하지 않았음에도 분쟁과 군대의 출동으로 인해 피해를 입은 민간인들과 같은 가장 흔한 피해자들에 주목했다. 전쟁에 대한 지식이 정치적으로 형성되는 측면 및 사건, 이미지, 그리고 경험을 관리하는 방식에 대해 탐색한 결과, 전쟁을 피할 수 없고, 충분히 발생할 수 있는, 심지어 가치 있는 것으로 받아들이고 있음을 알 수 있다. 적들과 미래의 적이라 규정된 사람들은 "우리와 같은 사람들(즉, 가족과 친구가 있고, 두려움과 욕망을 가진 사람들)로는 전혀 보지 않고 있었다"(Rylko-Bauer & Singer, 2011: 226). 그 과정에서, 전쟁과 정치적 폭력으로 인해 인명피해가 얼마나 지속적으로 이어졌는지 인명피해의 규모는 얼마나 되는지에 대한 논의는 시야에서 사라지게 된다. 이런 방식으로 캐롤라인 노드스트롬(Carolyn Nordstrom, 1998)은 테러전과 1976년에서 1992년까지의 전쟁 기간 중 모잠비크 사람들의 저항 경험은 그들의 정체성을 구축하는 데 어떤 영향을 미치고 있는지 연구했다. 그녀는 애드리안 반 디스(Adriaan van Dis)가 제시한 묘사와 함께 전쟁의 잔인무도함을 포착한다. "수천 명의 아이들의 눈앞에서 부모가 죽어갔고, 부모 면전에서 수백 명의 아이들이 끓는 물에 죽어갔다. 강도들은 노인들의 머리를 의자로 썼고, 굴복하지 않는 농부들은 나무에 못질을 당했다"(Nordstrom, 1998: 108). 노드스트롬(1998: 113)의 필드 노트에는 그녀가 전쟁 중 모잠비크인들과 함께 나눴던 대화가 나와 있는데, 이러한 비인간적 상황에도 불구하고 "모잠비크인들은 전쟁에 참여하는 과정을 통해 받게 된 신체 · 감정 · 사회적 상처를 치유하고 전쟁이 초래한 폭력의 문화를 진정시키려고 노력했다." 모잠비크인들이 생각하는 영웅적인 노력이란 "대부분의 사람들이 가장 극한의 상황을 떠올림으로써 사회를 파괴하기보다는 생존 가능한 사회로 만들기 위해 다시 노력"하는 것이었다(Nordstrom, 1998: 113). 이렇게 종종 잊혀지는 이야기들을 말하는 것 역시 의료인류학의 사명이다.

장애와 만성질환

이 장의 시작 부분에서 정치가이자 금융가인 버나드 바루크(Bernard Baruch)가 관절염 환자가 되면서 관절염에 관심을 갖게 됐다는 인용구를 제시한 바 있다. 마찬가지로 인류학자 로버트 머피(Robert Murphy)는 척추암으로 다리가 마비돼서 휠체어를 타는 생활을 시작하면서 장애 문제에 대한 연구를 시작한다. 그의 경험과 이 영역에서의 작업을 바탕으로 로버트 머피(Murphy, 1987)는 장애 및 만성질병을 다룬 중요한 책을 쓰게 됐다.

신체 속의 환자

머피는 자신의 저서에서 걸을 수 없게 된다는 것은 무엇인지, 휠체어에 의존하는 것이 어떤 의미인지, 그리고 이런 종류의 상실은 내부자에게 고통스러운 신체적 전환 이상의 의미를 갖고 있음에 초점을 맞추고 있다. 다리를 사용할 수 없는데서 오는 상실감과 함께 머피는 자신이 감각의 필수적인 부분을 잃었다는 것을 깨달았다. 사랑하는 사람들에게 충분한 사회적인 지지를 받음에도 불구하고 머피는 외로움과 고립감을 느꼈고, 예전에 그가 누렸던 모든 것에서 위축됨을 느꼈다. 때때로 머피는 세상에서 물러나서 구멍 속으로 기어 들어가 사라져 버리고 싶은 강한 열망을 느꼈고, 자아를 상실한 것에 대해 격하게 애통해하기도 했다.

마비가 되기 전에, 머피는 자신이 장애인을 보지 못했다는 사실을 깨달았다. 다른 사람들과 마찬가지로 머피 역시 장애인들이 앞에 있어도 그들을 보지 못하는 일종의 선택적 실명(selective blindness) 상태에 익숙해져 있었다. 장애를 겪으면서 머피의 상황은 근본적으로 변했다. 머피는 장애인에 대한 사회적 지위와 사회적 처우와 장애인과 일반인 간의 상호작용에서 나타나는 긴장감과 어색함에 예민해지게 됐다. 이런 경우에 어떻게 행동하는 게 맞다는 명확한 문화적 지침이 부족한 사회적 상황은 사람들을 매우 불편하고 고통스럽게 만들고 있었다. 머피는 사람들이 자신을 피하고, 직접 쳐다보지 않으려 한다는 것을 알게 됐다. 그는 사회적으로 사라졌다. 그는 또한 자신의 몸에서 물러나야 했다. 많은 마비 환자들처럼, 머피는 몸이 곧 자신이었던 때보다 훨씬 더 자신의 몸을 자신의 몸이라 느낄 수 없었다. 요컨대, 그는 몸의 질병 때문만이 아니라 자아와 사회적 관계에서의 병폐 때문에 고통을 겪었다.

머피의 통렬한 설명이 명확하게 보여 주듯이 장애는 신체적 문제 이상의 것이다. 장애에 대한 검토는 많은 의료인류학자들이 관여하고 있는 문제로, 문화적으로 구성되고 있지만 종종 당연한 속성처럼 여겨지는 자아됨(selfhood)의 기초에 중요한 질문을 제기한다. 또한 문화적 기대가 사회적 상호작용과 사회적 관계를 빚어내는 방식과 정상이라는 것이 무엇을 의미하는가와 같은 관습적 사고에 도전하는 어려운 질문들을 제기한다.

장애의 문화적 구성

장애 인류학에서 특히 중요한 인물은 조안 애블론(Joan Ablon)이다. 장애 집단에 대한 다양한 연구에서 애블론(Ablon, 1992: 10)은 "그들의 개인적 정체성과 자아상, 사회적 삶, 경제적 기회들을 위태롭게 하는 일상적인 모욕들"에 초점을 맞췄다. 그녀는 특히 장애와 관련된 사회적 배제와 장애인들이 내면화하고 있는 장벽들과 비장애인들이 부과한 장벽들을 어떻게 극복할 것인가에 관심을 뒀다. 예를 들어, 애블론(Ablon, 1984)은 왜소증에 관한 그녀의 유명한 연구에서 왜소증인 사람의 몸은 다를 뿐 장애가 있는 것이 아니며, 왜소증 환자들은 자신들의 몸을 정상적인 것으로 경험한다고 주장한다. 그러나 광범한 사회에서의 상호작용 과정 속에서 그들은 차별을 경험하며 그들을 비정상으로 표현하는 메시지들을 접하게 된다. 최근 몇 년 동안 의료인류학자들은 실명을 포함하여 청각장애(G. Becker, 1980), 소아마비후증후군(Scheer & Luborsky, 1991), 이동장애(Luborsky, 1995), 정신장애(Duncan, 2017) 등 다양한 영역의 장애와 만성 건강 문제(Ainlay, 1989)를 연구했다.

여러 주제들 가운데 특히 인류학자들은 정신과 환자들을 위해 민족지적 질문들을 기존 치료 방식의 강점과 약점을 평가하는 데 생산적으로 활용하고 있다. 닐리 마이어스(Neely Myers)의 2015년 주요 저서 「회복의 가장자리: 정신 건강 돌봄과 도덕적 행위자성에 대한 민족지(Recovery's Edge: An Ethnography of Mental Health Care and Moral Agency)」는 어린 나이에 조현병 진단을 받은 오빠를 뒀던 경험에 직접 영향을 받은 결과물이다. 이 책은 마이어스가 호라이즌(Horizons , 가명)이라 이름 붙인 미국 정신건강 치료 조직에서 실시한 3년간의 민족지적 연구에 기초한 것이다. 이 프로그램은 회복-초점-케어(recovery-oriented care)로 알려진 치료 모델을 사용했다. 여기에는 심각한 정신건강상태로 고통 받는 개인들이 "만일 아프지 않았다면 살았을 것으로 예상되는 삶의 모습과 최대한 가까운 또는 가능한 더 나은 삶"

을 살 수 있도록 지원하기 위해 설계된 치료를 포함한다(Myers, 2015: 4). 환자 중심의 회복-초점-케어를 실현하기 위해 호라이즌의 책임자로부터 초청을 받은 마이어스는 치료조직에서는 회복을 어떻게 정의하는지, 이러한 접근을 위해 필요한 직원과 돌봄 수혜자는 몇 명이 필요한지, 조력자의 성격 및 회복 과정에서의 장애요인들은 무엇인지를 이해하는 것을 목표로 하였다.

호라이즌과 다른 곳에서 현대 미국 정신건강 치료와 지원 경로(support circuit)로 사용되는 회복 모델은 "사람들에게 … [그들이 처해 있는] 상황에서 벗어나, 합리적이고 자율적이며 열심히 일하는 성인이 될 것을 독려하고"(Myers, 2015: 19) 요구한다. 즉, 이 모델에는 의미 있는 개인적 관계를 구축하여 노동인력으로 사회에 재진입하는 것을 우선시하는 또는 마이어스의 표현에 따르면 "웰니스 대신 노동"(Myers, 2015: 52)을 중시하는 지향이 내재되어 있었다. 치료 프로그램 내에서 회복이란, 개인들이 안정적인 직장에 취업을 하는 상태로까지 이끄는 실존적 여정으로 개념화된다. 한편으로 이 여정에는—이를테면 해리 포터와 마법사의 돌, 스타워즈 시리즈, 매트릭스, 스파이더맨, 라이온 킹, 반지의 제왕 3부작과 같은 성공적인 영화에서 잘 표현되듯이—영웅이 여행을 통해 자신을 발견하고 개인적으로 성장해나가며 변화하는 미국 문화의 이미지가 반영되어 있다. 다른 한편으로, 호라이즌에서 회복 여정(recovery journey)의 목표는 적극적이고 활동적인 개인으로서 책임감을 갖고, 성취에 대한 기록을 지속적으로 남기고, 경제적 성공을 지향하고 있다는 점에서 미국의 문화적 가치에 부합한다. 마이어스가 보기에 치료를 받는 사람들이 취직에 성공한 경우에만 그들 스스로가 사회적 인정을 받고 사회에도 재통합된 것으로 인정을 받을 수 있었다. 회복 프로그램을 진행하는 직원들의 관점에서 보았을 때 취직을 하는 것은 "도덕적 행위자성(moral agency)"을 획득하는 것이라고 마이어스는 해석한다. 치료를 받는 사람들은 그들이 합리적이고 자율적이며 생산적이고 열심히 일하는 사람들임을 증명한 이후에만 도덕적 행위자성을 가질 권리가 있음을 인정 받게 된다고 마이어스는 주장한다. 정신 건강 의료 시스템 밖에서 협력적인 관계를 구축하는 것보다는 외부 세계에서 취업하는 것이 보다 강조되고 있는 사실에서 볼 수 있듯이, 치료를 받는 사람들은 결국 혼자서 여정을 이어나가야 한다는 사실을 깨닫게 된다. 조현병과 같은 심각한 정신 건강질환을 진단받은 사람들과의 경험에 근거하여, 마이어스는 의지할 수 있는 친밀한 관계를 구축하는 것이 치료의 첫 번째 목표가 되어야 한다고 주장한다. 친밀한 관계를 구축하는 것은 일단 직장을 구할 때까지는 미뤄둘 수 있는 종류의 문제가 아니라고 마이어스는 주장한다. 또한, 마이어스는 지나치게 약에 의존하는 정신과 치료 프로그램에 대해 비판적인 입장이다. 지나친 투약은 환자의 경험을 무디게 하고 회복 과정에 결정적으로 필요한 영적 · 정서적 · 심리적 작업을 방해하기 때문이다.

관련 연구로는 주로 조현병으로 고통 받는 사람들을 대상으로 하는 일본의 한 치료 공동체에서 8개월 간 의료인류학자가 거주하며 환자인 주민들의 신뢰를 얻어 그들의 내밀한 삶과 경험에 대해 실시한 연구가 있다(Nakamura, 2013). 그 결과 환자들의 삶에 대한 상세한 이야기들을 통해 역사적으로 일본의 정신의학계와 사회 일반에서 통용됐던 낙인에서 벗어날 수 없었던, 그래서 집에서 감춰지듯 살거나 비인간적이고, 개성을 인정해 주지 않는 시설에서 물건 취급을 받으며 살았던 사람들을 볼 수 있었다. 치료는 전체적인 의사결정 과정에 환자가 참여하고, 환자의 정서적 삶과 사회적 경험들을 좌절케 하는 정신과 약물은 제한적으로 사용하는 것을 포함한다. 자립, 사회적 기술 훈련, 사회적 지원에 대한 강조와 환자에게만 들리는 불안한 내면의 목소리를 통제할 수 있게 돕는다. 치료 그룹의 성원들은 인형 같은 것을 활용하여 환자가 자신에게 들리는 환청(거주자인 겐조 씨는 이를 "명예로운 목소리"라 부르기도 했음)을 외부로 표현할 수 있도록 모델링했다. 치료그룹에서는 조현병이 완치될 수 있는 병이 아니라는 생각을 기반으로 치료를 진행한다. 대신에 알코올 중독자 자조모임(Alcoholics Anonymous)에서 홍보하는 알코올 중독 개념과 유사하게 조현병과 함께 사는 법을 배우도록 한다. 이 연구는 또한 입원 전에 일본 자동차 산업에서 일했던 청년 환자의 이야기를 통해 정신건강 문제가 나타나게 된 사회적 요인 역시 탐색한다. 그는 날림 공사가 허용되는 것에 대해 공개적으로 불만을 드러냈다. 이를 빌미로 직장 상사는 그에게 "재교육"세션에 들어가도록 강요했으며 그 충격으로 정신적 문제가 나타났다.

필라델피아 노인의학센터에서 연구를 수행한 의료인류학자들(Scheer & Luborsky, 1991)은 환자가 장애 관련 문제를 이해하는 방식에는 그들의 정체성과 개인적·문화적 기대가 뒤섞여 나타난다고 보았다. 예를 들어, 소아마비 생존자들은 종종 의료 서비스 제공자에게 소아마비를 앓았던 과거를 잊거나 묻어 두고 살아가야 한다고 배웠다. 이러한 태도는 1950년대 미국에서 소아마비가 만연했던 시기에 광범하게 퍼져 있던 문화적 지향을 반영한다. 노년에 소아마비 관련 장애를 앓게 된 소아마비 생존자들은 질병에 걸린 후 오랜 세월이 지나서야 기능적 손실이라는 새로운 파도에 직면하게 되면서 그들이 배우고 수용한 이전 시대의 소아마비에 대한 문화적 기대가 다시금 그들을 고통스럽게 만들고 있음을 깨닫게 되었다. 건강이라는 영역에서 그들에게 과거는 쉽게 묻어둘 수 없는 어떤 것이었다.

트라우마와 외상 후 스트레스 장애

외상 후 스트레스 장애(posttraumatic stress disorder, PTSD)는 의심할 여지없이 역사상 모든 전쟁뿐만 아니라 다른 모든 종류와 폭력과 트라우마적 사건(예: 지진)의 결과이다. 하지만 1980년이 되어서야 미국정신과협회는 외상 후 스트레스 장애를 합법적인 진단으로 받아들였다. 처음부터 이런 변화가 완전한 환영을 받지는 못했고 다양한 논쟁에 부딪히게 됐다. 새로운 진단 카테고리에서는 외부적 요인에서 발생한 파국적 트라우마에 노출된 상황을 강조했다. 실제로 외상 후 스트레스 장애는 정신과적 진단들 가운데 외상성 스트레스 요인과 같은 병인을 필요로 하는 독특한 영역이었다. [외상 후 스트레스 장애와 같은] 건강상태가 처음 소개될 때는 참전 군인과 비참전 군인 모두에게 외상 후 스트레스 장애가 얼마나 흔하게 나타나는지 알려지지 않았다. 또한 시간이 지나면서 부정적인 인식, 플래시백, 슬픔과 절망과 같은 감정 상태뿐만 아니라 분노, 폭력, 충동, 무모함, 극도의 경계심과 같은 파괴적 행동과 과도한 음주, 불법 약물과 처방 약물 남용과 같은 자기 파괴적 행동을 포함하는 등 증상들이 매우 다양하다는 사실 역시 널리 알려지게 됐다. 외상 후 스트레스 장애 환자들 사이에서 가정 폭력 비율이 비교적 높게 나타남에 따라 외상을 입은 어린이들이 "간접적 외상 후 스트레스 장애"에 노출될 가능성 역시 발생하게 됐다.

PTSD를 연구하는 방식에 있어 의료인류학자들은 트라우마를 유발하는 사건과 증상에 대한 생생한 경험, 환자들의 삶과 사회적 관계에 영향을 미친 증상, 환자의 인식 등과 같은 인터뷰 기반의 이야기를 강조했다. 참전 군인들에게 들은 그러한 이야기들을 철저하게 분석한 예로는 파인리(Finley, 2011)의 연구가 있다. 파인리의 연구를 통해, 우리는 이라크와 아프가니스탄에 투입됐던 남성 및 여성 군인들이 목격한 고통스러운 일에 대해 듣게 된다. 미국으로 돌아온 그들에게는 두 개의 매우 다른 경험 세계로 전환할 충분한 시간적 여유가 대부분 주어지지 않았다. 그들은 혼란스러운 내부적 갈등, 극심한 슬픔, 불쾌한 이미지를 처리하고자 분투했다. 파인리는 전투에 참여했던 모든 사람들이 외상 후 스트레스 장애를 경험하는 것도, 모두 같은 정도의 장애를 경험하는 것도 아니라는 점을 강조한다. 귀환한 군인들이 어떻게 치료를 받는지와 친구, 가족, 의사 및 기타 돌봄제공자의 존재가 외상 후 스트레스 장애의 진전과 심각성을 결정하는 중요한 요인이라고 그는 보았다. 트라우마를 빈번하게 경험하는 아이티에서는 엔세키리테(ensekirite, insecurity의 크레올 말)라는 문화적 관념을 통해 매개되는데, 이는 정치적 불안정, 경제적 종속, 환경적 불안, 그리고 빈곤으로 인해 발생한 사회적 긴장 등과 같은 복수적 위협들이 교차하는 가운데서 살아가며 치러야 할 비용과 같은 집합적 경험을 뜻한다(James, 2016).

의료인류학의 교훈은 "외상 후 스트레스 장애에서 문화는 증상 해석에 대한 사회·정서적 지원을 촉진하는 자원이자 트라우마를 이해하는 방법으로서도 매우 중요하다"(Collura & Lende, 2012: 135)라는 점이다. 두 번째 교훈은 외상 후 스트레스 장애가 평생 짊어지고 가야 할 질환은 아니라는 점을 인식하여 외상 후 스트레스 장애를 만성적 상태로 묘사하는 문화적 어법에 변화가 필요하다는 사실이다.

낙인화

의료인류학자가 관심을 갖는 또 다른 관련 주제는 건강과 관련된 사회적 낙인화(stigmatization) 과정과 질병을 앓고 있는 사람들이 자신의 건강 문제로 인해 비난을 받게 되는 이른바 사회적으로 "불명예 자아들(discredited selves)"이라 불리는 것이 만들어지는 과정이다. 예를 들어, 에이즈 환자는 종종 부도덕하거나 불법적인 행동 때문에 질환에 걸렸기 때문에 책임을 져야 한다며 비판받곤 한다. 의료인류학자들은 질환의 경험이 신체적 증상을 다루는 것 이상의 문제라는 사실을 발견했다. 차별과 낙인에 대한 두려움은 사람들이 보건의료에 접근하는 것을 막을 수 있다. 낙인화된 질병에 걸렸다는 진단을 받는 것에 대한 두려움이 왜 문제가 되는지는 캘리포니아 지역의 멕시코 노동자들의 사례에서도 잘 드러난다. 멕시코 노동자들은 평균 8개월 반이라는 시간을 기다린 후에야 의사를 만나 자신들의 증상이 결핵 때문이라는 것을 알게 되는 것으로 밝혀졌다(Rubel & Garro, 1992). 유사하게, 캘리포니아의 라틴계 여성들의 유방암에 대한 믿음은 다음과 같다. 이들 중 약 3분의 1의 비율이 멕시코에서 이주한 여성들(약 10%만 엘살바도르에서 온 사람들)인데 이들은 불법 마약을 사용하는 것과 같은 "나쁜" 삶을 살았기 때문에 신이 유방암을 줬다고 믿고 있었다(Chavez et al., 1999). 다양한 연구들에 따르면 특히 라틴계 사람들은 유방암에 대해 스스로 검진을 하거나 유방조영술 검진을 시행하는 비율이 상대적으로 낮아서 결과적으로 나중에 질병이 악화되어 생명을 위협하는 단계에서야 진단을 받게 되는 것으로 나타났다.

낙인 연구에 대해 의료인류학이 할 수 있는 주요한 기여 가운데 하나는 낙인이 지역사회에서 사회적으로 어떻게 구성되는지를 통문화적으로 그리고 장기간에 걸쳐 조사한다는 점이다. 이러한 작업의 일환으로 연구자들은 지역적 · 문화적으로 다양한 질병에 대한 믿음과 관행 및 낙인 간의 접점을 조사했다. 또한 의료인류학자들은 낙인 분석을 권력의 존재, 사회적 갈등의 존재, 구조적 폭력의 사용과 같은 광범한 구조적 힘을 염두에 두지 않고 낙인에 대한 설명을 인지적 설명으로 폭 좁게 제한적으로 접근하는 방식에 이의를 제기해 왔다.

또한 의료인류학자들은 환자를 직접 파악하고 그들의 경험과 관점을 이해하려고 노력함으로써 건강한 사람과 아픈 사람, 장애가 없는 사람과 장애를 가진 사람, 명예와 불명예 자아를 구분하는 장벽 사이에 교량적 역할을 수행한다. 또한, 의료인류학자들은 낙인화로 인한 피해를 포함하여 신체적 질환에 수반되는 많은 사회적 피해를 최소화하기 위한 프로그램들 및 필요한 권장사항들을 개발하는 데 있어−다른 방법으로는 얻기 힘든−정보를 사용할 수 있다. 유방암에 대한 라틴계 사람들의 믿음에 대한 연구의 경우, 연구자들은 라틴계 사람들의 유방암에 대한 지식과 태도를 개선할 수 있는 문화적으로 적절한 중개방식을 설계하기 위해 그들이 발견한 사실들을 사용했다. 즉, 연구자들은 자신들이 발견한 사실들을 유방암 자기 검진과 유방조영술에 대한 검사를 늘리기 위한 수단으로 활용했다. 이러한 프로그램을 개발할 때 응용 연구자들은 "라틴계 사람들을 어리석고 촌스럽다며 무시하는 것보다, 그들의 믿음을 중개방식에 통합하는 것이 필수적이라고 느꼈다"(Chavez et al., 1999: 133). 88명의 라틴계 여성 표본 가운데 51명을 문화적으로 적절한 중개방식을 도입한 프로그램에 배정했고, 통제 그룹에는 37명을 배정했다. 그 결과 문화에 기반한 중재 프로그램 참가자들이 대조 집단에 비해 유방암에 대한 지식이 상당 수준 증가했고, 유방암에 대한 낙인화된 믿음을 갖는 비율은 유의미하게 낮아졌다.

비만의 사회적 동인으로서의 낙인

최근 수십 년 동안, 과체중과 비만의 확산은 전 지구적 생물학적 흐름으로 자리 잡았다. 과학적인 증거들은 빈곤, 수입-지배적인 식품 시스템, 변화하는 노동 패턴, 앉아서 생활하는 패턴의 발전, 그리고 건조 환경의 본성과 같은 세계 각지의 상호 관련된 구조적 요소들의 영향으로 인해 비만이 확산되고 있음을 잘 보여준다. 이러한 추세는 날로 확산되고 있으며 규범에 대한 지역적 편차가 존재함에도 불구하고, 생의학 및 전 세계의 공중보건을 지배하는 문화 모델과 이를 뛰어넘는 미디어와 대중 담론에서는 과체중의 책임을 개인에게 돌리고, 개인의 실패를 강조한다(Brewis & Wutich, 2015). 핵심적인 사회적 메시지에서는 체중 증가를 낙인화한다. 즉 체중증가는 무책임하고 의지력이 부족하며, 게으르며 자존감이 부족하다는 사실을 반영하는 것으로 묘사된다. 요컨대, 지방(fat)은 나쁜 것으로 낙인찍힌다. 이러한 부정적인 개념은 국가 및 지역 정책 및 공중보건 전략을 형성하고, 10억 달러에 달하는 체중 감량 산업을 뒷받침한다.

역설적이게도 지방-낙인은 개인들이 체중을 줄이는 데 기여하기보다는 그러한 노력을 약화시킨다. 체중으로 인한 차별을 경험한 사람이 비만을 유지할 가능성은 더 컸다. "체중 낙인은 체중 증가를 낳았다"(Tomiyama, 2014: 8). 이것은 "낙인찍힌 느낌 그리고 명시적으로 배제 또는 학대를 인식하게 되면 '비만인 상태'인 사람은 더 큰 스트레스를 예측하게 되어, 건강 증진 행동이 줄어들고 악화된 건강 상태에 이르게 되기 때문이다”(Brewis et al., 2017: 258). 요컨대, 낙인은 비만을 발생시키는 사회적 동인으로 작용하며, 실제로 과체중으로 인해 공통적으로 발생하는 많은 건강 문제들은 차별과 낙인으로 인한 스트레스의 산물이다.

건조 환경에서 이뤄지는 일상적인 사회생활에서, 과체중인 사람들이 사회적으로 적합한 행동을 할 수 없게 막는, 그들을 훈육하는 건축양식을 마주치게 된다. 너무 작은 의자를 포함하여 맞지 않는 비행기의 안전벨트, 식당의 좁은 부스 공간, 차대가 낮은 문과 같이 “지방을 낙인찍는 환경적 단서들”이 그러하다(Brewis et al., 2017: 259). 사회에 적합하지 않다는 사람들과의 상호작용(빤히 쳐다보거나 원하지 않은 말을 듣는 것)을 통해 자신이 완전한 사회의 일부가 될 수 없다는 것을 자각하게 되는 과정은 낙인이 작동하는 가장 중요한 원천이기는 하지만, 종종 “공간, 건축, 의복 역시 체계적 배제를 통해 몸을 병리학적인 것으로 만들 수 있음을 보여주었다”(Brewis et al., 2017: 272).

인권과 건강

고통의 문제－의료인류학의 고통에 대한 접근－는 건강을 인권으로서 개념화하는 입장을 포함하여 인류학에서는 인권 문제에 어떻게 접근할 것인가 등 최근 인류학 영역에서 긴급한 관심을 갖고 다뤄야 할 중요한 이슈들을 제기한다. 제2차 세계대전 직후 인류학은 이 문제에 대해 투쟁해 왔다. 학사적 관점에서 보면, 멜빌 허스코비츠(Melville Herskovits)가 작성한 “인권에 관한 성명서”가 발표되고, 이후 미국 인류학회의 집행위원회에서는 전 지구적 문제에 대한 인류학 분과의 관점을 반영하고 있다는 점에 의거해 이를 채택했다(American Anthropological Association, 1947). 성명서 초안은 유엔의 주도하에 국제적인 노력의 일환으로 재작성됐으며, 그 결과물이 세계인권선언(Universal Declaration of Human Rights)이다. 세계인권선원은 나치의 잔혹한 행위의 소름끼치는 그늘 속에서, 인간의 존엄성과 양도할 수 없는 자유에 대한 집단적 지지를 표명하기 위한 것이었다. 국제적으로 저명한 인류학자인 허스코비츠는 인권과 정의에 관련된 보편적인 도덕적 의무(universal moral imperative)라는 합의를 구축하는 데 있어 통문화적 인류학적 통찰을 활용할 것을 요구받았다. 그렇지만 허스코비츠는 인류학 분과에서 다루는 중요한 주제들을 반영시키려고 노력하기보다는, 인류학이 이러한 노력에 기여할 수 있다는 발상 자체를 세 가지 근거를 제시하며 거부했다. (1) 권리와 도덕의 개념은 문화적으로 상당히 다양하다. (2) 문화 과학으로서 인류학은 특정 문화적 관행에 대해 규범적 판단을 내리지 않으며, 학문분과 내에서는 이러한 접근을 자문화 중심적인 것으로 여긴다. (3) 자신들 나름의 문화로 구성된 도덕 체계 경계 안에서 살아가는 사회에 대한 제재를 정당화하는 등 보편적 선언문을 사용하는 방식에서 문제가 발생할 수 있다.

미국인류학회는 이러한 접근방법을 공식적으로 채택했지만 미국인류학자들 사이에서도 보편적 동의를 얻지는 못했다. 인류학자들은 오랫동안 다양한 사회 정의를 구현하기 위해, 그리고 매카시즘과의 투쟁을 포함한 인권 운동, 시민권 운동, 인종 차별의 해체, 환경운동, 여성 운동과 인권으로서 건강을 받아들이기 위한 투쟁에 적극적으로 참여해 왔다(di Leonardo, 1998; Rylko-Bauer et al., 2006). 이러한 노력들은 궁극적으로 허스코비츠가 취하는 최종적 입장에 대해 도전하고 있지만, 대부분 그가 제기한 우려들 역시 중요하다는 점을 인정해 주의를 기울였다. 이러한 도전들의 근간에는 (엄밀하게는 과학적인) 인류학이 인간의 고통을 줄이는 데 중요한 기여를 할 수 있으며, 고통에 직면하고도 도덕적으로 무심한 태도를 취하는 것은 전혀 중립적이지 않으며 오히려 세상에 존재하는 고통들이 유지될 수 있게 돕는 것이다. 그들이 말했듯이 침묵은 말보다 더 큰 목소리를 낼 수 있다.

최근 몇 년 동안 도덕적 나침반은 허스코비츠의 입장에서 멀어지고 있다. 적어도 일부 인류학자들은 착취와 고통의 세계에서 "정치적으로 활용될 수 있는 인류학적 지식이 추구되어야 한다"고 믿고 있다. 더 광범위하게, 21세기 미국인류학회(1999)에서는 즉각적인 인간 문제 해결책에 대한 지식 및 과학적 기술의 적용에 인류학을 사용하는 것을 허가한다는 내용을 인류학과 인권 선언에 포함함으로써 허스코비츠가 취했던 입장을 분명하게 거부했다. 이 문서에 따르면 다음과 같다.

> 직업으로서의 인류학은 인류의 권리를 증진하고 보호하는 데 헌신하여, 누구라도 인간성을 실현할 수 있도록, 즉 문화를 향유할 수 있도록 헌신해야 한다. 어떤 문화나 사회가 사회 성원이나 타자들에게 그러한 기회를 거부하는 것을 허용하거나 그러한 기회를 거부한다면 미국인류학회는 그러한 박탈에 저항하고 반대할 윤리적 책임을 가지고 있다.

이 진술은 "경험적 근거가 있는 동시에 이론적으로 가치가 있는 지식을 생산하며, 더 큰 정의실현을 위한 지속적인 투쟁에 기여할 수 있는 지식을 창조하고 있는" 최신의 응용 의료인류학분야에서 폭넓게 지지하는 견해를 잘 보여준다(Speed, 2006: 75).

구조적 불평등이나 사람들 간의 갈등, 양질의 의료 서비스에 대한 접근의 제한 및 불평등 문제에서 비롯된 사회적 고통 문제를 다룸에 따라 의료인류학자는 인권 문제로 자연스럽게 진입하게 된다. 오늘날 보건 및 인권 운동가들은 글로벌 건강/보건 의료를 인권으로 인정받기 위한 투쟁을 진행하고 있다. 의료인류학자들은 국제적으로 건강과 보건의료의 부족으로 인해 고통이 발생하게 된다는 사실을 증명하는 풍부한 데이터를 갖고 있다. 분과 학문 내 많은 사람들의 관점에서 보면, 의료인류학자는 세계의 고통을 줄이기 위해 인권으로서의 건강을 증진하고 누구라도 양질의 의료 서비스에 접근할 수 있도록 하는 데 자신의 지식을 사용해야 한다는 도덕적 책임을 갖고 있다.

일부 의료인류학자들은 사회 정의와 관련된 많은 관용구를 동원하여 인권 연구를 홍보하면서도 현장에서는 특정하게 상황에서 인권 담론이 갖는 권력과 한계 역시 눈여겨봐야 할 필요가 있음을 주장한다. 이러한 관점에서 의료인류학자는 단순히 건강에 대한 권리를 뒤에서 지지하는 데 그쳐서는 안 된다. 오히려 건강에 대한 권리를 민족지적 탐구의 대상으로 다룸으로써 인류학자는 어떻게 특정한 상황에서 건강이 요청되고, 토론되고, 협상되고, 적극적으로 거부되는지 평가할 수 있다(Willen, 2011). 대량 학살/종족 학살은 20세기에 악명 높은 "인간이 저지른 잘못" 가운데 하나로 영원히 기록될 것이다. 세계주의(globalism)와 대량 학살 간의 관계에 대해 기술한 몇몇의 설명처럼 이는 21세기 중요한 인권문제로 제기되고 있다. 그러한 참사들에 대응하여 의료인류학자는 안전하고 지속 가능한 생활환경, 빈곤으로부터의 자유, 적절한 식이와 깨끗한 물, 양도할 수 없는 인권, 신체적 그리고 구조적 폭력으로부터 보호와 같은 보편적 보건의료를 확립하는 데 기여할 수 있는 위치에 있다. 폴 파머(Paul Farmer, 2004: 245-246)는 다음과 같이 주장한다.

> 유토피아적 이상은 인권의 기반이다. 더 높은 기준을 설정해야 한다고 주장함으로써 우리는 세계의 막대한 부를 재분배해야 한다는 점 역시 주장해야 한다. … 우리가 자원이 제한된 세계에 살고 있다는 주장은 실상 인간의 역사를 통틀어 보았을 때 우리가 그 어느 때보다도 자원이 풍부한 시대에 살고 있다는 사실을 말하지 않는다. 다른 권리만큼이나 건강에 대한 권리 역시 진지하게 받아 들여야 할 [때]이다. … 점점 더 가혹해지고 있는 "새로운 세계 질서"에서 가장 고통을 겪는 사람들의 편에 서야 한다.

질병서사

앞서 언급한 "개구리 삼키기"와 같이 질환의 경험에 대한 개인적 설명을 질병서사(illness narratives)라 부르는데, 이는 의료인류학에서 중요한 연구 주제가 되고 있다. 삶에 대한 이야기를 하는 것은 전 세계 어디서나 나타나는 중요한 인간의 사회적 활동으로, 좋은 스토리텔러는 사회적으로 보상을 받는다. 서사는 "인간의 모험과 인과적 사슬 속에 동기, 행동 및 결과와 고통이 어떻게 연결되어 있는지를 담은 하나의 담론이다"(Mattingly, 1998: 275). 다른 종류의 대화와는 달리 서사는 행위자가 특정 사건 또는 일련의 연결된 사건들을 통해 특정 행동을 수행하여 사회적으로 의미 있는 결과를 도출해내는 과정이다. 서사는 완전히 도덕적으로 정교한 이야기일 필요는 없다. 그리고 다른 종류의 이야기에 파묻혀 있을 수도 있다. 질병서사의 경우, 특정 질환을 둘러싸고 감정을 표현하거나 회상하는 등의 행동이 핵심 요소이다.

내레이션의 사회적 사용

의료인류학자는 질병서사를 "사람들이 경험을 통해 조직하고, 보여주고, 작동하는"(Rubinstein, 1995: 259) 공통적인 방식을 포함하여 여러 다른 방식으로 해석했다. 우리가 "경험을 … 이해하는 방식은 … 서사 형식을 띤다"(Gee, 1985: 11). 서사는 종종 "비난을 가하고 책임을 부여"(Mattingly, 1998: 286)하고, 허용하는 것과 허용할 수 없는 것에 대한 도덕적 경계를 설정하는 등 행동 방침을 암시한다. 따라서 서사는 미래지향적일 수 있다. 서사를 듣는 것은 청취자로 하여금 "문화적 지식의 자산"을 쌓게 만들어 다양한 질병의 증상, 그 과정 및 원인, 유익한 반응 등 주요한 문화 정보를 통해 미래에 마주치게 될 삶의 도전에 맞설 수 있게 한다(Price, 1987: 315). 예를 들어, 아이티에서 에이즈가 유행할 당시 개별 사례들에 대한 서사는 "초기의 재현방식이 자리 잡은 상황에서 새로운 해석을 덧붙여나감으로써"(Farmer, 1994: 801) 아이티인들이 새로운 위협을 정면으로 마주하고 이해할 수 있게 도와주었다. 더욱이, 서사는 종종 우리가 삶에서 성취하고자 하는 상상된 결말과 같은 미래를 향한다(B. Good, 1994). 또한 서사는 사람들이 특정 사회적 정체성과 자기 이해를 획득하거나 주장하기 위해 사용하는 문화 메커니즘이다(Cain, 1991).

서사 분석

중병을 앓고 있는 사람들은 세 종류의 이야기를 하는 경향이 있다(Frank, 1995). 그 중 첫 번째는 "회복 서사"로, 심각한 질병으로 시작하여 종종 의학적 개입을 통해 건강을 회복하는 것으로 결말이 나는 선형적 이야기이다. 그러한 이야기들은 듣는 사람들에게 병이 종말점이 아니라–사람들은 회복한다–는 사실을 확신시켜준다. 이러한 이야기는 종종 사람들에게 그들이 아플 때 희망과 좋은 기운을 유지하는 데 도움이 됐다. 두 번째 유형의 질병서사는 "혼돈 서사"라고 한다. 혼돈 서사에는 불확실성, 혼란, 그리고 압도적인 힘 앞에서 느끼는 무력감이 가득 차 있다. 예를 들어, HIV 감염인으로 약물을 사용하는 한 연구 참가자는 다음과 같이 말했다.

> 난 [말]할 수 있습니다. … 내 몸은 점점 수척해지고 있습니다. 무엇인가 목에서 나를 빨아 당기고 있는 것 같이, 그래서 점점 더 야위어지고 약해지고 있다는 것을 나는 알고 있어요. 그리고 모든 것이 보여주고 있어요, 내 갈비뼈, 그리고 내 얼굴 바깥 쪽 볼살들이 결국 침몰해 버릴 거라는 걸 나는 알고 있어요(Mosack et al., 2005: 597).

마지막 서사 유형은 "구원 서사"이다. 단순히 회복하는 것이 아니라 더 고도의 우월한 상태로 발전하는 것이다. 신체적으로는 원래의 건강수준을 회복하지는 못하더라도, 질환을 계기로 영적으로나 도덕적으로 고차원에 도달하게 되는 것이다. 사실 새로운 종교는 종종 아픔에 시달리던 한 개인이 질환으로 인해 변화를 겪게 되고, 초자연적 존재와 소통을 할 수 있게 되면서 병에 걸리기 이전 정체성으로는 결코 다시 돌아가지 않고, 새로운 믿음을 전파하면서 보통 시작된다. 18세기 초, 세네카 인디언이자 알코올 중독자였던 핸섬 레이크 역시 그러했다. 병에 걸려 침대에 누워 있던 핸섬 레이크는 창조주의 메시지를 받게 되면서 세 가지 일련의 변혁적 비전을 얻게 됐다. 이러한 일련의 사건들은 식민지적 접촉으로 인해 야기된 사회적 개인적 파국을 경험한 세네카 사람들을 치유하기 위해 개발된 핸섬 레이크 코드(Code of Handsome Lake)라는 종교적 교리로 이어지게 됐다.

메릴 싱어와 동료들(Merill Singer et al., 2001)은 응용적 견지에서 마약 사용자의 서사를 사용하여 에이즈 예방에 필요한 문화적 교훈을 얻었다. 그들은 거리의 약물 사용자들에게서 수집한 내러티브 총체는 에이즈 감염병에 매우 취약한 집단들을 위해 세 가지 중요한 교훈을 준다고 주장한다. 첫째, 이들에게 거리에서 관대한 행동들 및 돌봄이 이뤄지는 것은 거의 예상하기 힘든 일로, 행여나 그런 경우가 발생하면 뜻밖의 놀라운 사건으로 간주되었다는 사실을 분명히 알게 됐다. 이를 통해 응용 연구자들은 약물 사용자들과 함께 운영하는 프로그램을 유지하기 위해서는 약물 사용자들에 대한 존엄, 존경심, 진정한 관심을 갖고 대하려고 노력하는 것이 필수적이라는 사실을 강조한다. 둘째, 약물 사용자들의 이야기에서는 배신을 경계하는 생존 가치(survival value)가 강조되곤 한다. (의도해서 또는 잘못해서) 표리부동한 것으로 해석될 수 있는 회피적 행동은 가능한 한 피해야 한다. 마지막으로, 약물 사용자의 기술과 능력을 강조하는 서사는 사회 일반에서 약물중독자를 "패배자"이자 비생산적인 부담스러운 존재로, 사회적 안녕과 안전을 위협하는 존재로 묘사하는 방식에 정면으로 도전한 결과이다. 그들에 대해 비난하고 무가치한 존재로 비하하는 사회적 메시지를 뒤집어, 약물 사용자를 사회적으로 자원이 풍부하고 지식이 풍부하며 목표 지향적 개인으로서 대해 주면 그들 역시 건강 프로그램에 참여하게 된다.

최근에 서사를 건강 개입에 사용하는 방법 중 하나로 "그래픽 의학"이라 불리는 것이 있다. 이 용어는 "보건-의료에 대한 연구 및 전달에서 만화가 할 수 있는 역할"이 있다고 정의한 만화가와 의사가 만들었다(Williams, 2012). 용어의 창시자는 이후 그래픽 의학 웹 사이트를 열어 사용 가능한 질병 그래픽 내러티브에 대한 관심을 이끌었다. 그래픽 내러티브 또는 그래픽 노블은 만화책 분량의 이야기이다. 건강 경험에 대한 그래픽 내러티브는 정신 질환, 성병, 강박 장애, 간질 및 암에 대한 이야기를 포함한다. 전 세계 사망 원인 중 두 번째인 암은 그래픽 회고록과 전기를 포함한 여러 그래픽 내러티브의 주제가 되고 있다. 암 그래픽 내러티브에 대한 인류학적 분석에 따르면, 이들 만화는 사회적 불평등 문제의 중요성을 약화시키고, 암 환자가 살면서 의존하게 되는 생의학과 생명공학을 정당화하는 경향이 있다(McMullin, 2016).

체현된 건강 경험

지난 30년 동안 인류학자와 다른 학자들은 역사적으로 그리고 통문화적으로 인간의 몸과 체현된 인간의 경험(즉, 우리 몸의 경계 내에서 세계를 경험하는 방식)이 어떻게 다른지에 대한 연구들에 관심을 가져왔다. 그렇지만 몸의 인류학이라고 하면 프랑스 인류학자인 마르셀 모스(Marcel Mauss)가 제시한 신체적 감각은 문화에 의해 매개된다는 주장과 모리스 메를르-퐁티(Maurice Merleau-Ponty)가 제시한 신체가 어떻게 문화적 의미를 내재화하고 있는지에 관심을 둔 "체현" 개념을 떠올리게 된다. 오늘날 몸은 의료인류학의 기치 아래에서 수행되는 연구 작업의 중심 초점이 되고 있다. 체현된 경험 역시 초점이 되고 있다. 예를 들면 어떤 침략적인 힘 또는 존재가 자신의 몸에 들어왔다고 "느끼는" 민속 질병을 포함하여 몸의 재현, 장식이나 문신을 통해 몸을 문화적으로 형상화하거나 또는 문화적으로 구성된 또는 구조적으로 부여된 식단과 문화적으로 의도하지 않은 요인의 결과들 등 몸의 실재적 문화적 구성 등 몸은 연구 작업의 중심 초점이 되고 있다. 비록 몸은 생의학계에서는 특히 생물학적 실체로 보통 간주되어 왔지만, 사실상 많은 부분 몸은 사회문화적으로 구성된다. 또한 몸은 우리의 환경에 대해 배우는 수단으로 기능한다. 많은 사회들에서, 특히 토착민 공동체 또는 농민 공동체에서는 자아, 사회, 자연 그리고 영적 세계가 서로 연결되어 있는 개방형 시스템이라 본다.

왜 몸인가?

부분적으로 몸에 대한 관심은 생의학의 확산과 글로벌 경제라는 맥락에서 몸이 점점 분절되고 상품화되고 있음을 인식하는 데서 발생한다. 전자와 관련하여 일부 의료인류학자들은 아픔을 진단하고 치료하는 생의학은 인간병리생리학(human pathophysiology)보다 인간생물학(human biology)에 중점을 둔다고 주장한다(Hahn & Kleinman, 1983). 종종 병원 의사들은 환자의 질병이 발생한 부위를 기준으로 해서 환자를 특정 신체 부위로 지칭한다(예: 327호실의 간 또는 783호실의 신장). 생의학은 신체를 비신체(nonbody)와 철저하게 분리한다. 비록 최근 수십 년 동안 생의학에 대한 비판들을 의식한 일부 의사들이 생물정신사회적(biopsychosocial) 정향과 보완적이고 대체적인 치료기법들을 수용함으로써 환자와 보다 적극적으로 소통하는 등 환자에 대한 의사의 태도가 크게 개선되고 있기는 하지만 말이다.

다양한 사회적 요인들 역시 사회 과학 분야에서 신체에 대한 관심을 증가하게 만들었다. 현대 미술, 특히 고전 작품에 예시된 것과 같은 피카소와 입체파 그림은 신체 부위를 직사각형 모양으로 묘사하고 있어, 현대 사회에서 신체가 분열되는 방식에 대한 인식을 자극했다. 몸에 대한 숭배를 강조하는 소비자 문화의 성장, 화장품, 패션 및 광고(타투 및 피어싱) 또한 몸에 대한 집중력을 높이는 데 중요한 역할을 했다. 동시에 페미니스트 운동, 특히 생식 및 성폭력에 대한 강조와 여성 신체를 조종하고 대상화하는 행동의 폐해 및 생식과 관련된 기술의 혁신, 신체 장기의 교체뿐만 아니라 안면 성형 및 유방 보형물과 같은 성형 수술 등, 이 모든 측면들이 당면한 인간 경험의 장소로서 몸에 대한 관심을 높이는 데 기여했다. 마지막으로 중요한 것은 질병이 신체에 남길 수 있는 흔적들(예: 피부 병변 및 변색, 멍, 발진, 심각한 체중 감소) 역시 신체에 대한 학문적 관심을 높였다.

몸 이론

미셸 푸코(Michel Foucault), 피에르 부르디외(Pierre Bourdieu), 브라이언 터너(Bryan Turner)는 최근에 사회 과정에서 몸의 역할에 대한 인식과 신체적 태도와 관행과 같은 작업에 지대한 관심을 갖게 만든 중요한 세 명의 사회 이론가들이다. 푸코는 전근대 사회에서 근대 사회로의 전환은 주권 권력(sovereign power)에서 규율 권력(disciplinary power)으로의 전환을 수반했다고 주장한다. 적어도 유럽의 맥락에서 전근대 사회 권력은 군주의 몸에 기거했지만, 근대 사회에서 권력은 다양한 인구의 몸에 거주한다. 규율 권력이란 신체가 규제되고, 훈련되고, 유지되고, 이해되는 방식을 뜻하는 것으로, 특히 학교, 교도소, 병원 및 수용소에서 수행된다. 푸코에 따르면 규율 권력은 다양한 장치로 구현된다. 위계적 감시 및 추적을 용이하게 만들기 위해 설계된 정교한 시스템 중에 하나가 판옵티콘(Panopticon)으로 관리자들은 모든 "죄수"를 관찰할 수 있으며, 특히 교사, 의사, 사회 복지사, 심리학자 및 보건교육사는 정상인지 여부를 판단할 수 있고, 개인의 행동이나 속성을 자세히 비교할 수 있다. 의료인류학자가 특히 관심을 갖는 장치는 생의학의 신체검사 또는 "임상적 시선(clinical gaze)"이다. 임상의 맥락에서 생의학 검사는 환자가 표현하는 통증의 경험 및 맥박수 등의 다양한 징후들에 근거하여 질병을 용이하게 분류한다. 몸에 대한 지식은 몸에 대한 권력으로 전환되며, 푸코가 생명권력이라 불렀던 권력을 의사만 활용하는 것이 아니라 국가 역시 활용한다. 푸코에게 생의학 지식은 근대 인구를 규율하고 통제하는 여러 담론 가운데 하나이다.

피에르 부르디외는 몸은 그 형태, 말씨, 걸음걸이를 통해 분명하게 경제 자본(예: 돈, 부, 재산), 문화 자본(예: 교육, 예술 및 고급문화에 대한 지식) 및 상징 자본(예: 자아의 표현)과 함께 신체 자본으로 변환되어, 특정 사회 계층에서 개인의 위치에 영향을 미치는 데 기여한다고 주장한다. 즉 사람들은 다른 사람의 몸을 경험하고, 반대로 다른 사람들이 그들 몸의 질적인 차원을 경험하기를 기대한다. 다양한 질적인 차원들이라 하면 (1) 단정하고 건강하다는 것은 자존감이 높다는 표시임, (2) "표준영어(King's English)"를 "적절하게" 구사하기, (3) 좋은 직립 자세는 그 사람의 성격과 사회적 지위를 전달하는 의미로 자신감을 표현하는 것 등이 있다. 사실 이런 종류의 신체 언어는 그 사람의 권리와 자격을 세우는 데 있어 말보다 더 많은 것을 보여줄 수 있다.

브라이언 터너(Bryan Tunner, 2008)는 근대 사회가 새로운 "신체 사회(somatic society)"로 이행하고 있다고 주장했다. 신체 사회란 신체가 정치 및 문화 활동의 중심 분야로 구성되는 사회시스템으로 안전한 성관계, 성교육, 무료 콘돔, 깨끗한 주삿바늘, 오염 통제, 건강한 식사, 적절한 운동량 및 기타 신체적 문제가 다양한 사회운동의 주제가 되는 사회다. 그리고 터너는 신체의 취약함에 초점을 두어, 노화, 질병 및 부상 문제를 연구했다. 주요 사회 기관이 질병(예: 컴퓨터 바이러스)에 취약하다거나, 인프라 기술의 노화로 인해 위험에 처해 있다거나, 사이버 공격으로 인한 부상으로 위협받고 있다는 식으로 노화, 질병, 부상을 일종의 은유로 사용하고 있다.

궁극적으로 죽은 몸조차도 문화적으로는 중요하다. 예를 들어, 사망 후 몸 전체를 해부과학의 교육 및 연구를 위해 자발적으로 기증하는 개인들과 같이 신체 기증을 하는 것에 대한 사회적 반응을 보면 죽은 몸 역시 중요하다는 사실을 알 수 있다. 신체 기증을 하게 되면 고인과 가깝게 지내던 사람들이 묘지와 같은 애도 공간에 접근하는 것이 불가능해지는 문제가 발생한다. 이에 기증자를 위한 추도비를 건설하여 유족들은 사랑하는 고인을 위한 상징적인 안식처를 마련한다. 해부학을 배우는 학생들에게도 시체는 중요하다. 인류학 연구에 따르면 "학생들은 시체를 대함에 있어 단지 연구의 대상으로 보다가도 누군가와 관계를 맺고 살아온 사람으로 보게 되는 자신을 발견하게 된다"고 한다(S. Bolt, 2012: 619). 이러한 양가감정을 피하기 위해 의대생들은 ―완전히 성공적이지는 아니지만― 과학 용어를 고수하여 자신들이 해부하는 시체와 거리를 유지하기 위해 노력하고, 이상상태에 주의를 기울이고, 해부실의 침울한 분위기를 밝게 하기 위해 유머를 사용한다.

면역학 시대의 몸

그의 선구적인 책에서 네피어(Napier, 2003)는 문화가 환자의 개념과 신체의 질병 경험을 몸과 관련된 용어로 표현하는 방식들을 연구했다. 그의 논문(2003: 3)에서 "문화적 패러다임으로서의 면역학은 … 우리가 살아가는 방식에 투영되어 있고, 면역학적으로 세계를 바라보는 방식의 힘은 개인적 영역과 전문가들의 영역 등 다양한 영역에서 그 흔적을 찾아볼 수 있는데, 특히 의과학(건강함과 건강하지 않음에 초점을 맞추기 때문에)과 같은 전문적 영역에서 두드러지게 나타난다"고 말한 바 있다. 면역학은 생의학의 영역으로, 병원균과 감염으로부터 보호받는 신체 내의 구조, 시스템 및 프로세스와 관련된 분야와 관련되어 있다. 네피어는 면역학이 패러다임(즉 "현실"을 특정한 방법으로 이해하고, 배열하고, 경험하는 방식)을 제공한다고 주장한다. 이 패러다임은 어떻게 환자, 의사 및 기타 많은 사람들이 건강/치유 영역을 넘어서 그들의 몸에 대해 생각하는지 뿐만 아니라 세계를 어떻게 생각하는지 역시 포함한다. 이 패러다임의 중심에는 세계에 두 가지 상반되는 범주가 존재한다는 개념이 자리 잡고 있다. 그 중 첫 번째는 자아에 속하는 것이다(개인적 수준에서: 개인의 정체성, 몸, 내부 장기, 그리고 사회적 차원에서: 우리들, 가족 및 사회 집단의 성원, 친구). 두 번째는 자아가 아닌 것이다(개인적 수준에서: 내 몸에 침입하여 질환을 유발하는 감염, 독소, 유해한 영향, 약물, 그리고 사회적 수준에서: 그들, 외부인, 외국인, 적, 테러리스트). 면역학 시대라고 불리는 시대에 우리는 살고 있고, "자아/비-자아 간 대립은 근본적인 것이다. 이 대결 구도에서 위험한 비-자아(바이러스, 종양 또는 근본적으로 다른 타자들)가 파괴되거나 중화되면 자아들은 면역학적으로 안전하게 된다"(Stoller, 2008: 30). 결과적으로 암을 예를 들면, (현대 생의학의 언어에서 동맹으로 묘사되는) 의사와 환자는 질병과 (비-자아의 침략으로 묘사되는) 내전을 치르며, (내부를 상상할 수 있는 X-선 및 기타 기술적 무기들로) 정찰의 임무를 마치고, 소이탄(방사선)으로 폭격하고, 수색 및 파괴하는 임무(수술로 종양을 제거)를 수행하고, 생화학적 전쟁(화학요법)을 일으키게 되면, 아군 사격으로 일정량의 피해 역시 발생할 것으로 예상(즉, 다른 사람이 아닌 자신의 일부인 세포를 죽이는 것)되지만, 전투가 잘 진행되면 환자는 암의 생존자가 되어 승리를 이끈다. 문화적으로 구성된 이 은유적 세계가 워낙 널리 알려져 있기 때문에, "사람들이 … 악성세포를 외계 침입자로 … [자신들의] 몸과 … 완전히 분리된 침입자 … 로 생각하는 것은 흔한 일이다"(Stoller, 2008: 34). 그러나 사실 악성세포는 자아에 속하는 것이다(비록 오염 물질이나 다른 독소에 노출됐다 하더라도); 악성세포는 환자 신체에서 스스로 생산한 어떤 것이다. 그러나 암 환자들은 자아와 비-

자아라고 하는 문화적 구분이 널리 퍼져 있기 때문에 이 사실을 부정하는 경향이 있다. 자아와 비-자아라고 하는 주제는 개별 몸의 건강을 뛰어넘는 주제로 사회체(social body)의 건강에 대한 논의(예: 이민에 대한 논쟁)로 확장된다.

면역학 패러다임이 워낙 보편화 되어 있음에도 불구하고 실제 생물학은 단순히 자아/타자라는 관계로 구성되어 있지 않다는 사실을 기억할 필요가 있다. 자가면역질환은 신체의 면역세포가 다른 건강한 체세포를 공격하는 것이다. 마찬가지로 기술적으로는 이물질이지만(산모와 항원이 다르기 때문에), 산모의 면역 체계는 일반적으로 발달 중인 태아를 공격하지 않는다. 더욱이 우리 종에서는 너무 당연한 것으로 받아들이고 있는 남녀 신체 간 생물학적인 차이 역시 재고가 필요한 문제다. 논란의 여지가 있는 통계이지만, 표준적으로 정의된 남성 또는 여성의 신체 간 편차는 2% 수준에 그친다(Blackless et al. 2000).

사이보그 몸

몸과 기계의 경계가 점점 흐려지는 것은 논스톱 비디오 게임이나 인터넷 채팅에 참여해 보거나 문자 메시지, 휴대폰 통화, 소셜 미디어 사이트 사용 또는 헤드셋을 통해 음악을 들어본 사람들은 누구나 알고 있다. 이것은 특히 반은 인간이고 반은 동물 또는 반은 기계인 신화 속 생명체, 현대적 화신인 사이보그가 바로 그 전형적인 예이다. 현대판 사이보그에는 "(생식 보조)시험관 아기", 장기이식을 받은 사람, 인공 신체 부위를 사용하는 사람(인공 팔)뿐만 아니라 성형 수술을 받은 사람들을 포함한다. 또한 스포츠, 댄스, 요가, 군사 훈련, 건축일, 보디빌딩, 컴퓨터 작업뿐만 아니라 사회적 계급, 종족성, 국적, 그리고 문화적으로 정의된 젠더 등을 포함한 다양한 사회적 과정이 몸을 만든다. 후기 자본주의의 맥락에서 상품화된 몸은 생산의 장소이자 노동력의 원천이며, 매춘과 같은 성적 쾌락의 대상이자, "아이 낳는 기계(가임기 여성)", 장기 이식의 공급자, 성형 수술과 같은 형태의 아름다움의 원천이자, 수익의 원천으로 기능한다. 이 주제는 8장에서 다룰 건강과 관련된 기술 개발 문제의 중요한 부분이다.

정신이 깃든 몸(Mindful Body)

의료인류학 영역에서 낸시 쉐퍼-휴즈(Nancy Scheper-Hughes), 마거릿 락(Margaret Lock) 및 에밀리 마틴(Emily Martin)은 몸에 대한 학문적 연구에 큰 공헌을 했다. 락과 셰퍼-휴즈에 따르면, 인간의 몸은 상호 연관된 생물학적 시스템과 같은 해부학적 특징들의 집합체이자 개인의 경험, 사회적 표현, 그리고 구조적 관계가 각인되어 있다는 점에서 정신의 영역이기도 하다. 이를 바탕으로, 이들은 세 가지 몸이라 부르는 주제를 제시함으로써 수십 년 동안 분과학문에 영향을 주었다.

그 중 첫 번째는 "살아 있는 경험으로서 몸-자아"로 구성되어 있는 "개인적 몸"이다(Lock & Scheper-Hughes, 1996: 45). 별도의 고유한 독립체로 인식되는 개인의 몸이라는 개념에서 의도하는 혹은 파생된 의지는 개인주의에 대한 서구적 생각과 상당히 필적하는데, 모든 경우에 이 개념을 적용할 수 있는 것은 아니다. 파푸아 뉴기니의 가후쿠-가마(Gahuku-Gama)는 개인 및 사회적 정체성을 역사적으로 융합했다(Read, 1955: 276). 즉, 자신들을 완전히 별개의 개인들로 생각하지 않았다. 오히려 그들의 정체성에는 사회 집단의 구성원으로서의 역할과 책임에 내재되어 있다고 보았다. 이런 경우 집단의 이익이 개인적인 관심이나 의도보다 우선시되고, 집단과 분리됐을 때 개인은 불안함을 느끼게 된다. 자아를 이러한 방식으로 개념화하는 방식은 중국 전통 문화에서도 발견된다. 중국 문화의 핵심은 관계주의(guānxìxué)로, 분리를 강조하기보다는, 관계를 인간 존재의 본질이라 강조한다. 중국의 "자아"는 전통적으로 독립된 실재가 아니다. 삶은 공존과 다른 사람과의 상호작용 과정 속에서만 의미 있을 수 있다. 중국어인 꽌시는 관계 유형과 친밀감에 대한 생각 모두를 뜻한다.

세계화의 영향으로 개인화된 자아는 일반적으로 어디에서든 나타난다. 예를 들어, 가후쿠-가마의 세계는 도시화의 침략적 진전과 글로벌 경제로의 참여, 그리고 중요한 문화적 변화들 속에 극적으로 변했다(Read, 1986). 최근에는, 개인 수준에서 몸을 이해하는 데 있어 고려해야 할 완전한 새로운 역학이 존재한다. 의료인류학자가 지대한 관심을 표하고 있는 영역 중 하나가 장기이식 문제이다. (장기이식) 수술은 종종 생의학 기술과 "의학적 기적"을 통해 달성한 성공의 정점으로 인식되고 있는데, 의료인류학자들이 이 문제에 관심을 갖는 이유는 부분적으로 다음과 같다. 장기이식은 전통적인 문화 및 물리적 경계(예: 신체와 자아는 서로 얽혀 있고 통합되어 있다는 개념)를 교차하고 있으며, 그리고 "자아"와 "타자"가 신체적으로 뒤섞이면서 인간다움, 개인적 속성과 관련된 기존의 문화적 개념에 도전을 가하고 있을 뿐만 아니라 삶과 죽음이 구별되는 지점, 그리고 "우리 스스로가 우리 몸과 연결되어 있다고 매우 분명하면서도 직관적으로 느끼는 감각"과 같은 영역을 포괄하고 있기 때문(Joralemon, 1995: 347)"이다. 수술 이후, (장기이식) 수혜자는 개인적으로 자신이 큰 변화를 겪었다고 느낄 수 있다. 수술을 경험한 개인들은 자아에 대한 감각과 자존감이 변했다고 느꼈다(Sharp, 1995). 동시에 민족지에 기록된 사례들을 보면, 수혜자를 찾는 사망한 장기 기증자의 가족은 장기 수혜자를 새로운 친척으로 여겼다. 이러한 현상은 정자 기증자인 동일한 생물학적 아버지에게서 태어난, 서로 다른 어머니에게 태어난 아이 사이에서도 나타나기 시작한 현상이다. 이식 수술의 또 다른 면모를 장기 적출이라는 측면에서 보자면, 특히 자원이 부족한 국가의 빈곤층은 종종 착취를 당하고 있으며, 살기 위해 말 그대로 신체 일부를 팔라는 압박을 받지만 부유한 나라의 많은 시민들은 사망하더라도 장기 기증을 거부한다. 예를 들어, 인도에서의 연구 결과에 따르면 인류학자들은 신장 기증자들이 약 1,500달러의 돈을 받았는데 대부분 "결혼 지참금 및 기타 유형의 대출로 발생한 빚과 같은 비용을 충당하기 위해 신장을 기증"(Marshall & Daar, 2000: 213)한 사실을 발견했다. 또한, 장기 적출 사업에는 때로는 범죄적 요소 역시 존재하는데, 장기 시장에서의 거래를 목적으로 신장과 같은 이식 가능한 장기를 훔치기 위해 개인을 납치하는 경우도 있었다. 실제로 부유한 국가의 사람들이 생명을 연장하기 위해 가난한 나라의 사람들로부터 장기를 구하는 "장기 관광(organ tourism)"과 같은 글로벌 체계가 등장했고, 이러한 관행은 분명하게 드러나지 않는 형태의 구조적 폭력으로 해석되고 있다.

장기 이식과 관련하여 소름끼치는 반전을 떠올리게 만드는 사건으로는 미국에서 약 1만 5천의 가족들이 장례식장 직원, 화장터 운영자 및 영안실 직원들을 대상으로 소송을 제기한 일을 들 수 있다. 이들은 유족의 동의 없이 고인의 무릎부터 피부에 이르기까지 신체 특정 부위를 채취하여 돈을 받고 팔았다고 주장했다. 경찰에 따르면, 몸 전체는 수만 달러에 팔렸고, 팔꿈치와 손은 각각 850달러에 팔렸다(Amour,

2006). 미국에서 신체 부위를 판매하는 것은 불법으로 인식되고 있지만, 이식 가능한 장기 및 기타 신체 부위에 대한 수요가 증가함에 따라 암시장이 만들어졌다. 인류학적 관점에서 볼 때 이 사태는 인간의 삶과 경험이 더욱 상품화되었음을, 즉 사물, 자연, 감정, 관계, 궁극적으로 모든 것이 자본주의 시장에서 판매 가능한 제품으로 전환되었음을 보여준다.

오랫동안 생체 기관 공여(living organ donation)를 연구해온 의료 인류학자이자 장기매매 감시[오건 와치(Organs Watch)] 조직을 창립한 셰퍼-휴즈는 국제 장기매매가 지독한 도덕적 학대에 노출되어 있음에 초점을 맞춰, 이를 "희생적 폭력"으로 비유했다(Scheper-Hughes, 2007). 이 조직은 가난한 사람들이 기후 변화로 인한 환경 피해 또는 그로 인한 갈등으로 도망을 치기 위한 비용을 벌기 위해 장기 취득 회사("신장 사냥꾼"이라는 비판을 받고 있음)에 신장을 파는 선택을 할 수밖에 없다고 단언한다. 하지만 신장 두 개 중 하나는 여분의 장기가 아니며, 장기를 팔게 될 경우 장기적으로 어떠한 의학 · 심리 · 사회적 결과가 초래되는지에 대해서는 널리 알려지지 않았다. 장기 이식 이후 만성 통증, 우울증, 자기혐오, 왜곡된 신체 이미지, 신체적 공허함의 감각, 분노, 고립, 심지어 자살을 시도하는 경우도 존재했다(Scheper-Hughes, 2016).

락과 셰퍼-휴즈의 삼자 모형에서 두 번째 구성요소는 "사회체(social body)"로, 몸을 "자연, 사회, 문화과 관련지어 자연적 상징"으로 재현하는 것(Lock & Scheper-Hughes, 1996: 45)이다. 실제로 "건강한 사회"나 "병든 사회"와 같은 표현을 자주 듣게 되는데, 이는 각각 사회적 결속력이 높은 사회 또는 고도로 분열된 사회를 뜻하는 것으로, 몸이 그렇듯 사회 역시 질병에 걸릴 수 있는 것처럼 재현하는 것이다. 락과 셰퍼-휴즈는 대체로 몸과 섹슈얼리티에 대해 이야기하는 것은 사회의 본질과 사회적으로 허용되는 도덕적 행동 기준을 이야기하게 된다고 지적한다. 이 주장은 인류학에서 "인체는 항상 사회의 이미지로 다뤄져 왔다. [따라서] … 몸을 고려하면서 동시에 사회적 차원을 포함하지 않기란 불가능하다"(Douglas, 1973: 98)와 같이 보다 폭넓은 지점을 반영한다. 이 점은 전 미국 외과의 리차드 카르모나(Richard Carmona)가 미국의 비만 문제에 대해 언급한 부분에서도 잘 포착된다. 그는 "비만은 내부에서의 테러이다. 우리가 뭔가를 하지 않는다면, 그로 인해 발생할 딜레마는 9.11 테러 또는 다른 테러 시도가 사소해 보일 정도로 엄청날 것이다"(J. Harris, 2006 재인용)고 말한 바 있다. 테러리즘은 의도적으로 개인 그 자체가 아닌 사회를 표적으로 삼는다. 개인의 신체 문제인 비만을 테러리즘에 비유하는 리차드 카르모나의 발언은 몸을 사회적 상징 혹은 그 역으로 사용하려는 일반적인 경향성이 있음을 잘 보여주고 있으며, 이러한 패턴은 전 세계에서 공통적으로 발견되고 있다.

마지막으로 푸코의 작업에서 나온 개념인 '몸의 정치(body politic)'가 있다. 이것은 "재생산과 섹슈얼리티, 일, 여가, 질병의 영역을 통해 (개인 그리고 집단적) 신체를 규제, 감시 및 통제"하는 것을 뜻한다(Lock & Scheper-Hughes, 1996: 45). 생의학과 관련하여 의료화된 몸은 "잠재력을 갖고 있으며, 불안정하며, 부분적으로 어떻게 나이 들어가는 그리고 통제가 되지 않는 몸이 관리되고 있는 것처럼 위장할 것인가와 같은 정치적 경합이 부분적으로 발생하는 곳"이라 할 수 있다(Lock & Scheper-Hughes, 1996: 68). 우리는 자주 인용되곤 하는 루돌프 비르효(Rudolf Virchow)의 역사적 발언 "[의학은 사회과학이고] 정치는 거대한 규모의 의료에 불과하다"를 떠올릴 수 있다. 사회 안에서의 정치적 관계들이라는 관점으로 몸을 바라보면, 건강은 사회에서 불평등한 계층 구조를 반영한다. 그리고 의료인류학자들은 불평등과 착취, 그리고 구조적 폭력이 건강자원의 사회적 분배과정 및 사회적 계급에 따른 생물학적 차이와 다른 사회적 차이들이 "피부 아래에 층층이"이 쌓이고 있음을 염두에 두고 있다. 예를 들어 영양이 부족한 식단은 사회에서 부유한 사람들보다 가난한 사람들 사이에서 발견될 가능성이 높으며, 이러한 차이는 사회성원들의 치아와 뼈가 실제로 형성되는 모습에도 반영된다. 굳이 문신이나 피어싱의 형태가 아니라 하더라도, 사회는 문자 그대로 우리 몸에 새겨져 있다. 따라서 현대에서 문신을 한다는 것은 "몸이 상품화되고 있는 문화적 증상"으로 해석되고 있다(Fisher, 2002: 91).

젠더(gender)는 신체적 · 사회적 통제의 또 다른 중요한 영역이다. 식량에 접근하기 어려운 사회에서는 통통한 몸매가 아름다움의 표시이지만, 대조적으로 현대 미국에서는 날씬하고 중성적인 몸이 가치 있는 여성의 체형으로 자리 잡고 있다. 날씬함에 대한 기대는 광고 산업에 의해 상당히 강화되고 있다. 잡지 콘텐츠를 분석한 연구들에 따르면, 잡지에서는 조리법과 요리를 포함하여 음식에 대한 많은 광고와 기사, 최신의 세련된 요리 방법이 제시된다. 또한, 잡지에서는 비만을 둘러싼 사회적 불안과 같은 의견들을 자주 제시하지만, 동시에 운동기구의 사용과 운동 루틴, 끊임없는 기적의 다이어트를 통해 얻은 완벽한 조각 같은 몸이 쉴새없이 미디어 광고를 통해 제시된다. 미국사회에서 날씬해진 몸을 찬양하고 비만을 낙인화하는 경향은 거식증과 과식증 같은 섭식 관련 장애들이 유행병 수준으로 출현하게 만드는 중요한 요인이다. 비록 섭식 장애는 서구의 중산층에서 나타나는 독특한 현상이지만, 최근에는 비서구 국가뿐만 아니라 사회경제적 계급, 종족집단, 인종, 연령 집단(노인들을 포함), 심지어 젠더를 가로질러 폭넓게 나타나기 시작했다. 최근의 분석에서는 세계화와 미국 또는 다른 서구에서의 "이상적인" 신체 유형과 같은 이미지의 확산이 섭식 장애의 국제적 양상에 큰 변화를 가져오고 있다.

젠더화된 몸

신체의 인류학에 관한 많은 연구는 젠더 문제에 초점을 맞추고 있다. 젠더화된 신체의 문화적 구성을 포함하여 몸은 생물학적(예: 성기, 생식에서의 역할, 아기를 간호하는 능력)으로만 다른 것이 아니라 문화적 틀과 개념 내에서 다르게 구성되고 있다는 점에 초점을 맞추고 있다. 예를 들어, 마틴(Martin, 1989)은 미국에서는 문화적 렌즈를 통해 신체가 산업 시대에 등장한 기계라는 은유로 정의되고 있다고 주장한다. 생의학은 "자궁 기계"가 아기를 생산하고, 의사는 공장 생산의 프로세스를 관리하는 관리자로 묘사되는 등 여성이 출산을 통해 사회 집단을 재생산하는 과정에 공장 생산과 같은 문화적 형태를 부여한다고 마틴은 주장한다. 또한 생의학은 월경을 실패한 생산 과정으로 간주한다. 생의학은 또한 신체를 수동적인 대상으로 특히 여성은 통제력을 잃은 존재로 취급하는데, 여성 운동은 결국 이러한 추세에 반기를 들었다.

또 다른 사례로, 거식증에 걸린 듯한 여성의 몸이 이상화되는 서구 사회와 달리 남태평양 멜라네시아의 피지(Fiji) 사람들은 균형이 잘 잡히고 강인한 신체를 소중히 여긴다(A. Becker, 1994). 피지 사람들은 그러한 몸을 가진 사람은 힘겨운 일도 거뜬히 할 수 있게 잘 자랐다고 본다.

세 번째 예는 지중해 지역 사례로, 여성은 "가족의 명예를 반영하는 코드이자 다른 가족 성원의 침략을 피의 복수로 되갚아야 하는 수치의 코드로써 재현된다. … 명예/수치심이라는 이분법은 여성의 순결, 정조, 결혼의 미덕, 특히 출산의 측면들이 최우선적으로 보호되어야 하는 것으로 여겨지는" 상황이라 볼 수 있다(Olujic, 1998: 34).

이러한 사례들에서 알 수 있듯이 문화는 분명 생물학적 속성에 영향을 받으며 생물학적 차이를 정교하게 만들어내고 있지만, 여성과 남성이 처해 있는 사회적 차이가 건강에 영향을 미칠 수 있다.

의료화 이해하기

제2장에서 언급한 "의료화(medicalization)"라는 용어는 사회학 분야에서 소개된 개념으로 사회를 통제하는 데 의학이 어떤 역할을 하는지를 나타내는 말로 인류학에 소개됐다. 가장 단순한 수준에서 의료화는 신체의 상태 또는 행동에 의료적 라벨을 붙이는 것으로, 의료 용어로 문제를 정의하고 의료적 개입을 통해 문제를 해결하는 방식을 뜻한다. 현재 많은 의료인류학자들이 이 용어를 사용하지만, 의료화는 영향력 있는 사회학자 어빙 졸라(Irving Zola)에 의해 만들어졌다. 졸라는 과식과 같은 문제가 의료화되면, 개인의 도덕적 결함 외에도 병원체의 결과 또는 유전학의 영향과 같이 다른 원인으로 인한 장애들 역시 낙인화될 수 있을 것이라 지적한다. 이 과정은 "나쁜 것에서 아픈 것으로의" 전환이라 불리기도 했다(Conrad & Schneider, 1980). 동시에 의료화가 진전되면서 의학이 관할하는 영역은 사회생활과 실제 경험의 영역을 넘어서 계속 확장되고 있다. 의약은 지금 고도로 상품화되고 있는데, 폐경 치료, 체중-감량 클리닉 프로그램, 수면 부족 개입 및 금연과 같은 몸과 관련된 문제를 이익-창출 상품으로 만들어 내는 의료 마케팅도 의료화에 포함된다. 비평가들은 의사들이 "일생의 의료화"(Illich, 1975)라고 불리는 과정을 통해 대중에 대한 그들의 권력을 확대해 나가는 방식에 대해 경고했다. 최근에는 동성애를 정신 병리학 분류체계에서 제거하기 위해 전개된 성공적인 투쟁과 같은 "탈의료화 운동" 역시 등장했다.

의료인류학 내에서는 의학적 개입과 의료에 기반한 사회적 통제가 필요한 것으로 정의되고 있는 문제들의 경계가 변화하고 있음에 관심을 두고 있다. 락(Lock, 2003: 117)은 일상의 의료적 관리에 대해 다음과 같이 말했다.

> 먼저, … 인구 집단의 재생산과 종의 재생산이 의료화된 결과, 감정과 섹슈얼리티는 의료 기술의 표적이 되고 있다. 마찬가지로 모유 수유, 위생, 운동, 몸가짐을 포함하여 공중보건정책에서 동원하는 수단과 대중매체의 도움으로 일상생활의 수많은 여러 측면들이 의료화되고 있다.

약물 남용과 같은 문제의 경우 이를 불법화하여 처벌하는 것보다 의료적 문제로 접근하는 게 덜 억압적일 수 있다. 역설적이게도 미국 국립약물남용연구소(National Institute on Drug Abuse)는 국립보건원(National Institutes of Health)의 도움을 받아 화학 약품 중독 및 의존과 약물 노출로 인한 신경회로 조정 등이 뇌 화학(구조) 질병에 포함된다고 선포한 시기에, 불법적으로 판매 및 사용되고 있는 처방 약물 소지자들을 체포하여 수감할 새로운 감옥들을 증설했다. 반면에 알코올 중독과 알코올 의존은 훨씬 더 완전하게 의료화가 진행되었다. 대표적으로, 거리에서 발견된 알코올 중독자는 이제 더 이상 공개적인 음주 행위로 체포되거나 수감되지 않는다.

동시에 락(Lock, 2003: 123)은 "분자화, 유전자화, 디지털화, 컴퓨터화 및 세계화 … 등 적어도 서구에서는, 개인의 권리나 개인의 욕구라는 미명 하에 점점 더 신체를 통제하고 조정해야 하는 대상으로 만들고자 하는 가능성이 커지고 있다"고 지적했다.

치유자 대 고통을 겪는 사람의 질병 개념

순응의 양면

많은 연구들에서 발견된 것처럼 환자가 의사의 지시를 따르지 않는 행동패턴은 생의학 현장에서 종종 나타나며, 생의학에서는 이를 "비순응"으로 분류한다. 그러나 이는 생의학 분야의 환자들에게서만 나타나는 특별한 것이 아니며, 대체 의료 시스템 현장에서도 마찬가지로 나타난다. 실제로, 연구 결과에 따르면 의사들 역시도 돌봄 지침을 따르지 않는 경우가 많았다. 의사출신인 가완디(Gawande, 2002: 236)는 "의사가 준수해야 하는 증거-기반 가이드라인이 있는데, 이를 지키는 범주가 어떤 지역에서는 [사례들]의 80% 이상이고, 다른 지역에서는 20% 미만에 불과하다"고 주장했다. 가완디의 주장을 지지하는 연구로, 미국의 12개 도시에서 실시한 의료 실태에 대한 연구에 따르면 진단 받은 건강상의 문제에 의사가 추천한 치료를 받은 환자는 54.9%에 불과했다. 노인성 백내장 치료의 경우 치료 순응도가 78.7%로 높았고, 알코올 의존증의 치료는 10.5%에 그쳤다. 임상에서 환자들을 순응으로 이끌지 못하는 경우 미국 일반 대중의 건강에 중대한 위협이 될 수 있다고 연구자들은 결론을 내렸다(McGlynn et al., 2003). 다른 연구들에 따르면 동일한 진단이라도 의사들이 이를 처리하는 방식은 상당히 다양했다. 예를 들어, 담낭 문제가 있는 환자가 외과적 제거를 위해 수술할 가능성은 도시에 따라 270%로 차이가 발생했고, 고관절 교체의 경우 450%의 차이가 나타났다(Wennberg, 1999). 미국 의학 협회의 권위 있는 저널에 실린 일련의 논문들에서도 매우 다양한 입장을 취하고 있어, 임상에서의 의사들의 결정 역시 매우 임의적인 것으로 나타났다(Eddy, 1990).

의료인류학자들은 확립된 의료 절차들에 의사들이 순응하는지 여부보다는 주로 환자 행동에 관심을 가졌다. 이를 통해 의료인류학자는 환자들이 백지 상태로 치유자의 처방만 기다리고 있지는 않는 것과 같은 질병행동에서의 중요한 부분을 지적했다. 오히려 환자들은 그들 스스로의 믿음과 생각들을 가지고 있다. 질환, 특히 익숙한 증상을 보여주는 질병의 경우 무응답일 경우는 많지 않다; 오히려 고통을 겪고 있는 사람들과 그들의 중요한 타자들은, 건강 문제를 다루는 데 많은 경험을 갖고 있는 네트워크 내 구성원들을(예: 할머니) 포함하여, 특정 종류의 전문가, 민속 또는 민간치료 등을 시도하고, 공통적으로 민간에서의 진단과정에도 참여한다. 의료인류학자들은 "토착적 신념과 관행을 받아들이지 못한 건강 프로그램은 목표를 달성하기 힘들다"는 사실을 관찰했다(Scrimshaw, 2001: 53). 이러한 지점을 잘 보여주는 사례로는 노르웨이에 거주하지만 원래 스리랑카 출신인 타밀(Tamil) 난민의 사례이다. 이들은 아유르베다 의학 전통에서 치료를 받아 왔다. 신체의 아픔과 통증으로 고생한 타밀인은 지역의 생의학 건강 관리 시스템에서 치료를 시도한다. 하지만 (역자주: 생의학 의료체계에서의) 경험은 종종 실망으로 귀결된다. 한 환자는 의료인류학자에게 "노르웨이 의사들의 문제는 그들은 내 몸과 장기만 볼 수 있어요. 그들은 사람을 보지 못합니다. 의사들은 보통 아무 것도 하지 않아요. 우리는 많이 불안해요"(Grønseth, 2006: 152)라고 불평했다. 이러한 경우들에서 문제는 타밀인들은 체액 시스템에서 뜨거움과 차가움 간 균형이 맞지 않을 때 건강 문제가 발생한다고 생각한다는 점이다. 타밀 출신 환자들이 느끼기에 이 불균형을 해결하는 데 실패한 노르웨이 의사는 부주의하고 쓸모없는 존재다. 또 다른 환자는 이렇게 말했다.

> 어떻게 설명해야 할지 모르겠어요. 가끔 병 때문에 너무 덥다고 느끼거나 너무 춥다고 느낀다는 것만 알아요. 따라서 음식을 만들 때 더운 것과 차가운 것을 잘 섞어 먹어야 다시 균형을 찾을 수 있어요 … 그런데 의사는 우리의 문제를 알고 싶어 하지도 않고 조언이나 약도 제공하지 않아요. 그들은 우리가 겪는 어려움을 해결할 수 없어요(Grønseth, 2006: 153).

건강 상태에 대한 내부인과 외부인의 평가

환자는 자신의 건강 상태에 대해 주관적으로 무엇을 알고 있으며 어떻게 환자의 지식과 치료자의 지식을 비교할 수 있을까? 이 주제에 대한 몇몇의 연구들은 흥미로운 결과를 제시했다. 덴마크의 한 연구에서 연구자들은 일반의가 주도하는 건강 검진을 실시하기 전, 456명의 중년을 맞은 사람들에게 "매우 나쁨"에서 "우수"까지 5가지 항목 척도로 자신의 건강 상태를 매기게 했는데, 환자의 건강상태에 대해 총 68%의 사례들에서 의사와 환자는 동일한 의견을 표명했다(Geest et al., 2004). 시설에 거주하지 않는 미국 노인을 대상으로 한 연구에 따르면, 건강에 대한 자기 평가가 객관적인 생물의학 평가보다 사망률을 더 잘 예측하는 것으로 나타났다(Idler et al., 1990). 마찬가지로 자기 평가 변수는 만성 통증으로 고통 받는 경우 객관적인 임상 또는 방사선 검사 결과보다 개인의 직장 복귀를 더 잘 예측했다(Yelin et al., 1980). 암 환자를 대상으로 한 연구에 따르면 자기 평가는 "암의 진행되는 과정에서 생존을 예측할 수 있는 유효하고 신뢰할 수 있으며 변화에 민감한 정보"라고 보았다(Shadbolt et al., 2002: 2514). 이러한 연구 결과들은 매우 중요한데, 왜냐하면 생의학 의사들은 환자들의 건강상태를 알려주는 정보로서 자기 평가가 갖는 가치를 무시하는 경향이 있기 때문이다.

한 단어, 두 가지 의미

환자와 치료자의 질병 개념 간 차이를 보여주는 또 다른 측면으로는 환자들에게는 어떤 것을 의미하는 질병의 이름이 치료자에게는 다른 의미로 이해되는 사례들이 상당히 많다. 예를 들어, 의료인류학자 맥콤비(McCombie)는 "민속 독감(folk flu)"에 대해 연구했다. 미국 남서부에서 실시한 연구에서 그녀는 "독감(flu)"이라는 단어에 대해 "대중은 역학자와는 다른 방식으로 생각하고 있었는데, 대중은 독감을 보다 많은 임상적 증상들이 포함되어 있는 질환으로 보고 있었다"(McCombie, 1999: 31)라는 점을 지적했다. 중요하게도, 맥콤비는 의료 시스템과 일반 환자가 "독감(flu)"에 다른 의미를 부여하는 게 의미론 이상의 문제라는 사실을 발견했다. 왜냐하면, 생의학적 관점에서 보면, 지아르디아증(giardiasis), 바이러스성 간염 및 살모넬라 감염 등 전혀 다른 질병에 걸렸음에도 사람들은 독감에 걸렸다고 생각했기 때문이다. 비슷하게, 워싱턴 디씨에서 실시한 메릴 싱어와 동료들(Merrill Singer et al., 1984)의 연구에 따르면, 민속병인 "저혈당증"(낮은 혈당)은 매우 흔하게 보고됐으며, 특히 중산층 여성들에게서 많이 나타났고, 공통적으로 다양한 증상을 보고했다. 저혈당으로 인한 고통에 시달리고 있으며 스스로를 저혈당이라고 생각하는 상당수의 사람들 가운데 실제로 저혈당으로 진단을 받을 수 있는 사람은 소수에 지나지 않는다고 생각하는 의사들이 훨씬 많을 것이다. 몇몇 의사들은 널리 퍼져 있는 저혈당에 대한 대중적 믿음의 기저에는 감정적 문제가 있는 것 같다고 주장했지만, 저혈당으로 고통을 받았던 환자들은 생의학이 저혈당으로 인한 고통과 희생자들을 이해하지 못해서 하는 말이라며 비판적 태도를 취한다. 이런 의미에서 저혈당은 생의학에서 자신들의 생생한 고통의 경험이 심각하게 받아들여지지 못한다고 느끼는 중산층 여성들이 사용하는 고통의 관용구로 기능한다.

이러한 사례들이 보여주듯이, 환자와 치료자가 같은 질병 명칭을 사용하는 경우에도, 실제로는 다른 언어로 말하거나 더 정확하게는 다른 이해방식과 다른 정보의 총체들이 모일 수 있다. 그러한 경우 치료 제공자-환자 간에 혼선이 발생할 가능성은 매우 크다. 의료인류학자들은 임상적 만남의 순간에서 진단 명칭들과 각 집단에게서 그 진단 명칭이 갖는 의미가 무엇인지를 조사하여, 이러한 문제들이 최대한 적게 발생할 수 있게 만들 수 있는 역할을 하고있다.

병에 걸렸지만 아프지 않은 상태

(주관적 경험에 기반하여) 질환이라고 정의를 내리거나 (객관적으로 측정된 현상이라 할 수 있는) 질병에 걸린 상태라 하더라도, 반드시 아픔을 느끼는 것은 아니다. 이처럼 병과 아픔이 분리된 상태는 생각보다 흔한데, "조용한 살인자"라고 불리는 고혈압, 다양한 암의 초기 단계, HIV/AIDS와 같은 감염성 질병 역시 매우 초기에는 환자가 종종 독감에 걸렸다고 오해할 수 있고, 감염된 지 수년이 지나서까지도 증상이 심하게 나타나지 않는 경우도 매우 흔하게 나타난다. 이런 경우, 상태가 나쁘지 않고, 자신이 생명을 위협하는 질병에 걸렸다는 사실을 믿기 힘들기 때문에 환자가 의료 지침을 준수하도록 하는 게 복잡하다. 반대로, 환자는 몹시 아프다고 느끼지만 의사에게는 문제가 없다는 말을 들을 수 있다(예: 민간 저혈당증). 또는 그들의 문제가 심인성이라는 말을 들을 수도 있다. 그러나 정말 심각한 문제는 질병은 존재하지만, 생의학 영역에 아직까지 알려지지는 않았을 때 발생한다. 일례로, 만성 피로 증후군으로 아주 오래전부터 비참하게 고통을 받아왔던 사람들은 한참 시간이 지나서야 생의학 영역에서 꾀병이 아닌 진짜 질병으로 인정을 받았다. 1988년이 되어서야 미국 질병통제예방센터에서 질병으로 인정받게 됐는데, 사실 "근육성 뇌척수염"이라는 용어는 1938년부터 의학 문헌에 등장했고, 일부 국가에서는, 특히 영국에서는 오늘날까지도 여전히 이 질병명을 사용한다. 그렇기는 하지만, 한때 이 질병은 "여피족(역자주: yuppie, 도시에 사는 젊고 세련된 고소득 전문직 종사자를 비꼬는 표현)이 걸리는 독감" 또는 "부자, 불만을 입에 달고 사는 백인 여성"들이 걸리는 병이라며 비웃음 내지는 조롱거리가 되기도 했는데, 1994년이 되어서야 비로소 국제 연구자 패널이 소집되고 임상의들이 진단을 내릴 수 있도록 질병의 정의가 명확하게 개발됐다. 미국

에서만도 약 1백만 명의 사람들이 이 질병에 시달리고 있는데 그들 대부분은 부자도 아니고 백인도 아니었다. 이 질병의 징후는 상당한 수준의 피로가 6개월 이상 지속되며, 단기 기억 또는 집중력의 상당한 손상; 목의 통증; 임파선 통증; 근육통; 부기 또는 발적이 없는 다중 관절 통증; 새로운 형식의, 패턴이 있는, 심각한 수준의 두통; 자고나서도 상쾌하지 않은 상태; 그리고 불쾌감 지속 등의 증상이 운동 이후 24시간 이상 지속된다. 에이즈에 대한 정의처럼, 이 질병 역시 명확한 지표를 제기하기는 어렵지만 질병이 존재함을 분명하게 알려주는 일련의 요소들이 존재한다. 이처럼 복잡한 진단 기준으로 인해 환자와 의사 간에 의사소통 문제가 발생하게 된다.

잘못된 메시지

다른 분야의 연구자들과 여러 의료인류학자들이 협력하여 수행한 약물 사용자들을 대상으로 한 HIV 검사 연구 사례는 현장에서 발생할 수 있는 또 다른 유형의 의사소통 오류를 잘 보여준다. 이 프로젝트에서 연구자들은 참가자들에게 구강으로 HIV 검사를 실시했는데, 구강 검사방법은 훨씬 쉽기도 하고, HIV 양성인 참가자로부터 혈액을 채취할 때 쓰는 주사기로 “찌르는” 행동을 돌발적으로 하는 것보다 덜 위험했기 때문이었다. 구강 검사 시에는, 손잡이가 짧은 칫솔 모양의 작은 항체 채취기를 HIV 검사 참가자의 뺨 안쪽과 잇몸 사이에 잠시 넣었다. 항체 채취기는 HIV 바이러스(통상 바이러스는 입에서 살아남지 못함)가 아닌 감염에 저항하는 과정에서 신체에서 생산된 항체(만약 존재한다면)를 채취했다. HIV는 종종 입으로는(예: 키스를 통해) 전염되지 않지만, 구강 검사를 받은 참가자들이 HIV가 구강 접촉을 통해 전염될 수 있다고 믿게 됐음을 연구자들은 깨닫게 됐다. 구강 검사를 받았거나 받지 않은 개인들과의 후속 인터뷰를 통해 연구원들은 이러한 의심이 사실임을 알게 됐다. 실제로 구강 검사를 받은 사람들은 HIV가 키스를 통해, 또는 같은 컵을 쓰거나 다른 유형의 구강 접촉을 통해 전염될 수 있다고 믿고 있었다(Clair et al., 2003). 왜 이런 발견이 중요할까? 사람들이 일반적인 감염 경로가 아닌 다른 방식으로 HIV가 전염될 수 있다고 생각하는 것을 아는 것은 왜 중요할까? 만일 그들이 어떤 행동을 하든지 HIV에 걸릴 수 있다고 믿는다면, 예방적 전략(예: 콘돔 사용)을 따를 가능성은 낮아진다.

결과적으로 질병 예방을 위한 효과적인 행동을 선택할 수 있게 하기 위해서는 전파에 대한 잘못된 믿음을 이해하고 교정하는 게 매우 중요하다. 이 사례는 내부자의 관점을 보통 중요한 연구 주제로 바라보는 의료인류학이 지역사회 건강에 기여할 수 있음을 다시금 보여준다.

건강 담론 분석

건강 영역에서 의사소통에 대한 논의는 의료인류학에서 담론 분석이 얼마나 중요한지를 제시한다. 이러한 유형의 연구는 의사소통에 중점을 두어 (언어적이거나 제스처, 서면, 또는 전자 매체를 포함하여) 건강 분야에 종사하는 사람들 사이에서 발생하는, 즉 의사 또는 다른 치료사와 환자의 임상 현장에서 나누는 대화에 초점을 맞춘다. 부분적으로, 이 작업은 의료 서비스 제공자와 환자가 대화 또는 다른 의사소통을 통해 공유된 문화 세계를 구축하는 방식에 초점을 맞춘다. 또한 이러한 종류의 분석은 지식으로의 접근에 대한 불평등이 건강과 관련된 의사소통을 형성하는 데 영향을 미치며 의학적 권위를 유지하는 데 도움이 된다는 점을 강조한다(Briggs, 2005). 마찬가지로 의학 담론 분석에 관여하는 의료인류학자들은 임상 현장에서 어떠한 메시지들이 오가는지, 그러한 메시지들의 사회적 기원과 구조적 기능은 무엇인지에 대해 예리하게 파헤쳤다. 따라서 의학 담론은 "특정 헤게모니 집단의 이익 창출과 유지"에 영향을 미칠 수 있다(MacDonald, 2002: 464). 침묵도 중요하다. 환자의 병력을 기록하려고 시도하는 의료 제공자는 과거에 앓았던 심각한 질병에 대해 이야기하는 것을 문화적으로 금기시하는 원주민 공동체의 일원인 환자가 호주의 생의학적 환경에서 마주치는 상황이 갖는 의미에 대해 고려해야 한다. 특히 빠르게 변화하는 전 지구적 세계 속에 살고 있는 우리에게 변화를 탐색하는 작업은 필수적이다. 임상환경에서 제공자와 환자라는 양자 간의 마주침에 대한 상세한 분석을 바탕으로, 그리고 다른 형태의 의학 담론에 대한 분석을 바탕으로 최근 연구들은 시간과 장소에 따른 변화의 패턴들을 평가하기 위해 전 세계적인 그리고 지역적인 전통들의 관행 사이를 순환하는 양식과 담론 간의 상호작용을 추적한다(Wilce, 2009).

토론 질문 Discussion Questions

1. 건강이란 무엇인가? 건강은 어떤 방식으로 정의되어 왔는가? 건강에 대한 널리 공유된 정의를 개발하기는 왜 어려울까? 인류학은 건강을 정의하는 과정에서 어떤 기여를 했는가?

2. 죽음은 강력한 사회적 균등화 장치인가, 아닌가? 인간 조건에 대한 당신의 대답이 갖는 함의는 무엇인가?

3. 의료인류학자는 어떻게 그리고 왜 질환과 질병을 구별하는가? 이는 유용한 구별인가?

4. 질병 원인과 치유방법에 대한 믿음은 왜 사회마다 다른가?

5. 고통을 겪는 사람을 이해하는 것이 왜 중요한가? 의료인류학자들은 고통을 겪는 사람들의 경험을 어떻게 연구하는가?

6. 의료인류자가 장애 연구 및 정신 건강(외상 후 스트레스 장애 포함) 문제에 기여하는 바는 무엇인가? 당신은 이러한 것들을 중요한 공헌이라 보는가?

7. 의료인류학자들의 인권에 대한 입장은 시간이 지남에 따라 어떻게 변했는가? 왜 이러한 변화가 발생하는가?

8. 질병서사란 무엇인가? 왜 의료인류학자들은 그것을 연구하는가?

9. 의료인류학에서 "몸"에 대한 개념은 어째서 매우 중요해졌는가? 몸을 연구하면서 어떠한 통찰을 얻게 되는가? "정신이 깃든 몸(mindful body)"이라는 개념은 무엇을 의미하는가?

4장

건강 격차, 건강 불평등

Health Disparity, Health Inequality

많은 질환의 원인은 여러 요인 간의 복합적인 상호작용으로,
그 대부분은 사회 부정의(social injustice)에 기인한다.

-배리 레비와 빅터 시델(Barry Levy & Victor Sidel, 2006:11)

소개 및 개요

건강과 질병은 인구 집단 내에 불균등하게 분포하고 있다. 예를 들어, 어떤 지역에는 말라리아가 있지만 다른 곳에서는 발견되지 않는다. 또한 특정 인구 집단은 다른 인구 집단보다 결핵에 걸리기 쉽다. 보건의료 환경 내에서 의료와 치료에 대한 접근성도 같지 않다. 이는 미국 의료에 관한 여러 연구가 아프리카계 미국인이 백인에 비해 일반적으로 더 열악한 보건의료적 상황에 놓여 있음을 보여준다. 이러한 차이는 건강 격차(heath disparity) 혹은 건강 불평등(health inequality)이라는 용어로 다양하게 일컬어졌다. 이 장에서 살펴보겠지만, 이 둘은 완전한 동의어가 아니다. 의료인류학 연구와 응용에서 건강과 보건상의 불평등 해결은 중요한 관심 분야로 자리 잡았다. 이 장에서는 (1) 건강 격차와 건강 불평등을 정의하고, (2) 미국 사회의 맥락에서 건강 격차의 성격을 고찰하며, (3) 건강 격차의 원인에 대한 논쟁을 검토하고, (4) 미국 건강 격차의 세 가지 주요 이슈인 천식, 건강보험 접근성, 그리고 문화적으로 민감한 보건의료의 발전을 면밀히 조사하며, (5) 건강 격차 문제를 미국에서 문화 비교의 수준으로 넓히고, (6) 건강 격차와 건강 불평등을 개선하는 방법과 접근법을 논의하고, (7) 의료인류학자가 건강 격차를 해결하기 위해 수행하는 역할에 대해 토론하며, (8) 건강 격차의 한 요소로서 “인종”이라는 생물학적 개념의 문제를 검토하면서 결론을 맺고자 한다.

건강 격차란 무엇인가?

"미국 역사에서 아프리카계 미국인, 아메리카 원주민, 그리고 더 최근에는 히스패닉 및 여러 아시아계 미국인이 백인 미국인과 건강상의 지위가 같거나 심지어 근사치"였던 시기가 한 번도 없었다는 점은 주목할 만하다(Geiger, 2003: 417). 지난 수십 년간 생의학 분야에서 중요한 과학·기술상의 진보가 이루어졌지만, 유색인종이 건강과 복지 면에서 사회의 타 집단과 평등해지는 데에는 기여하지 못했다. 즉 생의학 지식과 의학의 발달로 치료 능력은 향상되었지만, 그로부터 모든 집단이 온전하고 공평하게 혜택을 누리지는 못했다. 미국의학연구소가 지적한 바와 같이, "건강 격차는 요람에서 무덤까지 존재한다. … 데이터는 아프리카계 미국인과 아메리카 인디언의 사망률이 모든 연령대에서 백인에 비해 높다는 점을 보여준다. 유색 인종과 소수 인종의 사망률은 더 높을 뿐만 아니라, 이 집단에서 질병은 더 일찍 발병하고 더 심각하게 경험된다"(The Institute of Medicine, 2012: 16-17).

"건강 격차(health disparity)"란 지나치게 불균형하거나 과도한 이환율(morbidity), 사망률(mortality), 기대수명 감소, 그리고 의료 및 기타 의료자원에 대한 불평등한 접근(예를 들어, 보험 또는 양질의 영양 상태)을 의미하는데, 반드시 그런 것은 아니지만 특히 사회나 세계의 차별받는 집단에서 나타나기 쉽다. 이는 전 세계적으로 주요한 공중보건 이슈로 떠올랐다. 건강 격차라는 용어가 집단 간의 건강상 차이를 말한다면, "건강 불평등(health inequality)"이라는 용어는 질병 분포의 근본적인 구조적 원인, 즉 사회 불평등이 건강 불평등을 발생시킨다는 점을 의미한다. 요컨대 건강 불평등이라는 용어는 경제, 정치 시스템, 교육 시스템, 의료 시스템, 그리고 그 밖의 사회 전반에 내재한 불평등한 사회관계의 역할에 초점을 맞춘다.

미국 내의 건강 격차

미국은 세계에서 가장 부유하고 기술적으로 가장 발달한 나라지만, 이것이 미국의 남성 혹은 여성이 세계에서 가장 건강하다거나 기대수명이 가장 길다는 것을 의미하지는 않는다. 미국 전체 인구의 기대수명을 보면 하위집단 내 기대수명은 상당한 차이가 나타난다. 예를 들어 백인 남성의 평균 기대수명은 76.3세인 반면, 흑인 남성의 평균 기대수명은 67.8세로 백인 남성보다 8년 정도 짧다. 백인 여성의 평균 기대수명은 79.9세인 반면, 흑인 여성은 74.7세로 백인 여성보다 5년 정도 짧다. 아프리카계 미국인은 백인과 비교해 조기 사망을 포함한 각종 사망 위험이 훨씬 큰데, 대부분의 연구가 아프리카계 미국인의 연령을 보정한 사망 위험이 백인보다 30% 높다는 점을 보여준다. 고혈압, HIV 감염, 허혈성 심장병, 뇌졸중, 암 등 여러 질병의 유병률이 높은 것은 아프리카계 미국인의 사망률이 더 높다는 점을 설명한다. 모두가 그런 것은 아니지만, 질병으로 인한 부담에서 나타나는 이 차이는 아프리카계 미국인과 백인의 사회경제적 지위(socioeconomic status, SES)의 차이로 설명된다. 예를 들어, 여러 국가 연구에 관한 메타분석에서 다음과 같은 점이 발견되었다.

> 아프리카계 미국인의 사망률은 백인에 비해 높다. 그 차이는 연간 약 67,000명 정도다. 이는 연간 220만이 넘는 수명손실연수(annual years of life lost, YLL)를 의미한다. 사회경제적 지위를 보정하면 이 수치는 약 38,000명과 110만으로 감소한다. 따라서 연간 약 29,000명과 110만의 수명손실연수가 집단 간의 소득 및 교육 격차에서 기인했을 수 있다(Franks et al., 2006: 2472).

사회경제적 지위를 통계적으로 보정한 뒤에도 추가적으로 나타나는 아프리카계 미국인의 이환율과 사망률 부담은 생애에 걸쳐 일어나는 인종차별과 배제로 인한 건강 손상의 결과로 생각된다. 사회경제적 지위는 신체에 유해한 화학적 변화를 포함해 스트레스 등 직간접적으로 신체에 영향을 미친다. 자신이 인종차별을 당하고 있다고 인식하는 아프리카계 미국인은 그렇지 않은 사람보다 혈압이 더 높은 것으로 밝혀졌다(Krieger & Sidney, 1996). 게다가 사회경제적 지위와 인종차별의 대상이 되는 것은 상호작용이 있음이 밝혀져, 각각이 건강상에 좋지 않은 영향을 준다. 이러한 자료에서 알 수 있듯이 에스니시티(ethnicity), 그리고 그것이 사회적으로 어떻게 다루어지는가는 미국에서 건강에 영향을 미치는 중요한 요소로 보인다.

실제로 연구자들은 미국의 인구 집단, 하위 집단, 지역에 따라 건강, 질병, 그리고 보건 접근성 분포에서 상당히 크고 중대한 불평등이 있음을 발견했다. 건강 격차 문제는 최근 몇 년간 공중보건, 정책, 언론, 연구자, 대중의 높은 관심을 받고 있는데, 특히 건강 격차의 원인이나 해결책에 관해서 상당한 논점을 낳고 있다. 관련 연구는 건강 격차의 여러 지표를 밝히고 있다. 예를 들어, 에스니시티가 보건의료체계 접근성에 미치는 영향에 관해 미국의학연구소(The Institute of Medicine, 2002)는 여러 연구를 검토해 다음과 같은 연구 결과를 보고했다.

- 보건의료 관계자들은 백인 환자에 비해 아프리카계 미국인 환자에게 집중 치료를 덜 제공하는 것으로 보인다.
- 아프리카계 미국인은 백인에 비해 집중치료(intensive care)를 받을 가능성이 현저히 낮다.
- 아프리카계 미국인은 백인보다 의료 서비스를 더 적게 받는다.
- 심근경색을 앓는 멕시코계 미국인은 백인에 비해 혈전용해용법 치료를 받을 확률이 40% 낮다.
- 아프리카계 미국인은 긴급치료(low discretionary care, 예를 들어 맹장염, 복부대동맥류 등 임상적으로 시급한 건강 문제)를 받을 가능성이 낮다.
- 라틴계 미국인은 비라틴계 미국인보다 집중치료를 받을 가능성이 낮은 것으로 확인되었다.
- 당뇨병을 앓고 있는 아프리카계 미국인은 하지 절단 수술을 받을 가능성은 훨씬 높고, 하지동맥 혈관재생 치료를 받을 가능성이 훨씬 낮은 것으로 밝혀졌다.
- 다리뼈 골절을 가진 라틴계 미국인이 통증에 대한 처치를 받지 않을 확률은 비라틴계 미국인과 비교해 두 배 더 높다.
- 소수계 암 환자들은 통증에 적절한 진통제를 처방받을 확률이 낮다.

요컨대, 미국인이 받는 생의학적 의료는 여러 요인에 의해 결정되는데, 여기에는 에스니시티의 사회적 구성이라는 측면에서 그 사람이 어느 인종인가도 포함된다.

천식

보건의료 시스템과 관련해 앞서 언급한 다양한 연구와 그 이외에 주목할 만한 가치 있는 많은 연구가 미국 내에 에스니시티와 소득에 따라 상당한 불평등이 있음을 입증한다. 마찬가지로 질병 분포에서도 상당한 불평등이 있다. 예를 들어, 21세기에 더 널리 퍼진 질병인 천식을 고려해볼 수 있다. 미국에서 2,500만 명 이상이 천식을 앓고 있으며, 그중 약 3분의 1은 18세 이하의 소아 · 청소년이다. 천식은 미국에서 유년기의 가장 흔한 만성 질병 중 하나로 확인되었다. 그러나 이 호흡기 질병은 서로 다른 에스니시티나 사회경제적 지위를 지닌 소아 · 청소년 사이에 평등하게 분포되어 있지 않다. 전국 단위 조사에 따르면, 인종 집단이나 하위집단에 따라 현저한 차이가 있기는 하지만, 18세 미만의 소아 · 청소년 인구 중 천식 유병률은 12.2%로 나타났다. 특히 아프리카계 미국인과 일부 라틴계 미국인 사이에서 천식 비율이 높다. 백인 어린이에 비해 아프리카계 미국인과 푸에르토리코계 어린이의 천식 유병률은 각각 1.6배와 2.4배 높다. 낮은 사회경제적 지위는 천식 이환율 증가와도 관련이 있으며, 소수계 소아 · 청소년은 낮은 사회경제적 지위에 훨씬 심각한 영향을 받는다(Carroll, 2013).

예를 들어 미국에서 네 번째로 큰 도시인 텍사스 휴스턴은 라틴계 미국인과 아프리카계 미국인이 많이 거주하는 곳으로 미국에서 가장 오염이 심한 도시 15곳 중 하나이며, 자동차와 석유화학 공장의 대기오염으로 인해 천식 등 호흡기 질병 발생률이 높다(Harper, 2004). 휴스턴 대도시 지역에서는 일반적으로 부유한 백인에 비해 유색 인종과 저소득층이 고속도로나 석유화학 공장과 가까운 곳에 사는 경향이 있다. 그 결과, 휴스턴의 여러 지역사회에서 천식 진단율이 다르게 보고되고 있다. 5~17세 자녀를 둔 백인 가구 중 천식 진단을 받은 가족 구성원을 지닌 비율은 12%이다. 이는 같은 도시에 사는 아프리카계 미국인 가정에서의 비율인 24%와 비교된다. 아프리카계 미국인 가구는 다른 가구들보다 응급실에 가거나 천식과 관련된 사고로 긴급 치료를 받을 가능성이 훨씬 높다고 보고한다(Binkovitz, 2017).

고통스럽기는 하지만, 푸에르토리코인 사이에서 보고된 천식의 비율은 증상이 있어도 진단을 받지 않은 아이가 많기 때문에, 아마도 이들 인구 집단에서 천식의 실제 유병률은 더 낮게 평가되었을 수 있다. 예를 들어, 시카고의 휘트먼과 동료들은 의사가 진단한 천식 사례에, 환자의 증상 보고에 근거한 "천식 가능성" 사례가 추가되었을 때, 푸에르토리코 어린이의 유병률은 34%로 껑충 뛰었다는 점을 밝혔다(Whitman et al. 2004). 이 높은 비율은 푸에르토리코인 집단에서 천식의 잠재적인 중요성을 시사한다. 뉴욕주 이스트할렘의 어린이의 천식에 대해 연구한 결과, 천식을 앓고 있는 푸에르토리코 어린이는 같은 동네의 다른 인종 집단의 어린이보다 천식으로 인해 학교를 결석할 가능성이 더 높은 것으로 밝혀졌다(Findley et al., 2003). 이 연구는 또한 천식을 앓고 있는 어린 자녀를 둔 저소득 라틴계 가정의 경우 필요한 정보, 천식 관리 훈련, 천식 조절을 위한 좋은 의료자원이 부족하다는 점을 보여줬다. 문제는 라틴계 부모들이 아이의 천식을 관리할 수 있게 도와주는 보건의료체계의 부족뿐만 아니라 다른 여러 어려움이 있었다. 1천여 명의 소아청소년과 그 가족을 조사한 소아 천식 중증도 연구(Ortega et al., 2002)는 라틴계 미국인과 아프리카계 미국 소아 · 청소년에게 천식 관리의 표준 약인 베타2-작용제(beta2-agonists)가 적게 투여되었고, 나아가 라틴계 미국인 소아 · 청소년에게는 백인 어린이에 비해 흡입 스테로이드가 적게 투여되었다는 사실을 발견했다.

천식으로 인해 발생하는 또 다른 위험은 낙인(stigma)과 관련된 문제다. 이는 아픈 아이로 정형화되는 당혹감과 배제를 피하려고 공공장소나 동료들 앞에서 필요한 천식 약물을 제대로 복용하지 않는 행동과 관련 있다. 천식은 미디어에서 종종 사소한 질병이나 관리 가능한 질병으로 묘사되지만, 아이의 생애 경험에서는 무서운 것일 수 있다. 아이들이 보는 영화를 포함해 할리우드 영화에 관한 인류학적 내용 분석은 천식과 그 피해자에게 체계적으로 낙인이 찍힘을 보여준다. 소아 · 청소년 대상의 영화 샘플에서 천식이 나타나는 장면을 보여주고 어린이들을 인터뷰한 결과, 천식을 앓고 있는 아이들이 '무섭고', '괴짜'이며, '겁에 질렸으며', '장애가 있는' 것처럼 그려진다고 느꼈다고 한다. 아이들은 이러한 묘사가 불공평하다고 느꼈으며, 그들을 불편하게 했다고 말했다. 이런 영화를 보면서 아이들은 평생 천식 환자로 남을까 봐 걱정했다.

건강 격차의 원인: 생활 습관 대 사회 불평등

미국의 건강 격차에 대한 공적 논의에는 여러 가지 서로 다른 요소가 포함되지만, 핵심은 그러한 격차가 생활습관에서 비롯된 것인가, 사회구조적 요인에서 비롯된 것인가에 대한 열띤 논쟁이다.

바른 생활

생활습관을 강조하는 관점은 건강상의 차이가 올바른 식습관, 운동, 금연, 불법 약물 미복용, 금주, 스트레스 극복법 익히기, 적절한 휴식, 양질의 의료 보장 및 유지의 결과라고 주장한다. 즉, 건강은 개인의 책임이라는 것이다. 이러한 관점은 건강과 건강 악화의 일차적 요인으로 개인 차원의 의사결정과 행동을 강조한다. 이는 우리가 자기 삶의 상황과 사회적 지위, 성공과 실패에 책임이 있다고 믿는 경향과, 개인의 근면한 노력과 성과를 중시하는 미국의 핵심 가치에서 비롯된다.

예를 들어, 「진짜 나이: 당신은 당신 나이만큼 젊습니까? (Real Age: Are You as Young as You Can Be?)」(Rizen, 2001)라는 책에서 의사인 저자는 개인이 자신의 수명을 결정하는 주요 요인이라는 논쟁적인 가정을 바탕으로, 사람들이 자신의 행동(예: 기름진 음식을 먹거나 치실을 사용하지 않는 것)으로 인해 얼마만큼 수명이 짧아지고 있는지를 개월 수로 계산하는 공식을 소개했다. 수백만 부가 팔린 이 책을 바탕으로 저자는 응답자의 생활습관과 관련하여 건강상태를 테스트하는 "진짜 나이(RealAge)" 재단을 설립했다. 그 후 이 회사는 6,000만 달러 이상에 팔렸으며, 제약회사들은 자신들의 의약품을 사용해 보도록 특정한 마케팅 메시지를 전달하기 위해 온라인상에서 대중적인 테스트 결과(https://www.sharecare.com/group/realage)를 이용하도록 했다. 특정한 의약품을 복용함으로써 건강을 개선한다는 것인데, 이는 전체적인 생활습관을 문제 삼는 「진짜 나이」의 관점과 모순되는 것이었다.

구조적 설명

생활습관을 강조하는 관점과 대조적으로, 사회구조적 측면을 강조하는 관점은 건강 격차가 개인의 결정과 행동에 따른 결과 이상의 문제라고 주장한다. 교육 기회와 주거에서부터 사법체계와 보건의료 접근성에 이르기까지 건강은 삶의 많은 영역에 존재하는 사회 불평등의 산물이다. 이러한 관점에서 볼 때 중요한 문제는 건강 격차 그 자체가 아니라 건강 불평등과 사회 부정의이다. 이러한 인식 속에서 건강 불평등은 피할 수 있으며 불공평한 것이고 없어져야할 것이다. 건강은 그 사회의 주류 집단이 필요한 자원을 분배하는 능력을 반영한다.

크리거(Krieger, 2005: 15)가 관찰한 바와 같이,

> 사회 불평등은 목숨을 앗아간다. 그것은 개인과 지역사회에서 건강한 삶의 시작을 박탈하고, 장애와 질병에 대한 부담을 증가시키며, 조기 사망을 초래한다. 가난과 차별, 부적절한 의료, 인권 침해 등은 모두 누가 몇 살에 어느 정도의 고통을 겪으며 살고 죽는가를 결정하는 강력한 사회적 결정요인으로 작용한다.

사회 지위 불평등과 건강

불평등이 건강에 미치는 영향에 대한 한 흥미로운 연구에서, 연구자들은 볼리비아의 아마존 저지대인 마니키 강둑을 따라 살고 있는 수렵 농경 집단 씨마네(Tsimane)족을 조사했다(von Rueden et al., 2014). 연구자들은 이곳이 비교적 평등한 사회이기는 하지만, 씨마네 남성들 사이에 지위 불평등이 존재함을 발견했다. 지위가 높은 남성은 집단의 의사결정에 더 많은 영향을 미친다. 이 남성은 집단이 외부인을 상대할 때 지역사회를 대표하게 된다. 연구자들은 남성들에게 자신이 속한 사회의 일에 어느 정도의 영향력을 가졌는지를 서로 평가하게 해 이들의 지위를 측정했다. 남성의 소변 샘플도 수집했다. 이 두 개의 데이터를 분석한 결과 정치적 영향력이 낮은 남성이 스트레스 호르몬인 코르티솔의 수치가 더 높은 것으로 나타났다. 만성적으로 높은 코르티솔은 심혈관 및 면역 기능을 훼손할 수 있다. 이어서 영향력이 낮은 씨마네 남성일수록 씨마네족 사이에서 질병과 사망의 공통원인인 호흡기 감염 위험이 컸다. 연구자들은 높은 지위의 남성이 건강에 긍정적인 영향을 미치는 것으로 알려진 요소인 통제력과 사회적 지원을 더 많이 경험하고 있다고 결론지었다. 작은 규모의 상당한 평등주의 사회에서조차 지위가 건강에 영향을 미친다면, 불평등한 사회계급, 성별, 또는 다른 사회 분화가 구조화된 사회에서 지위는 건강에 얼마나 더 영향을 미치겠는가?

구조적 요인에 따른 건강상의 부정적인 효과는 비록 사회경제적 조건이 개선된다고 하더라도 종종 평생에 걸쳐 지속한다. 〈어린이를 위한 목소리〉(Voices for Children)(Canny et al., 2002:29) 기구는 여성의 건강과 관련해 다음과 같이 기록하고 있다.

> 아동기에 저소득 상황에 놓였던 여성은 고소득 상황에서 아동기를 보낸 이들보다 인슐린 저항성이 높을 가능성이 58% 더 많다. 성인기에 더 나은 사회경제적 환경에서 사는 여성이더라도 저소득 가정에서 자랐다면 여전히 인슐린 저항성이 29% 더 높았다. 가난하게 자란 여성은 어렸을 때 더 나은 사회경제적 환경에서 살았던 여성보다 나쁜 콜레스테롤 수치가 높고 비만의 가능성이 더 크다. 이러한 상관 관계는 성인의 사회경제적 여건을 보정한 후에도 남아 있다.

따라서 수명 전반에 걸쳐 건강 불평등이 어떻게 나타나고 상호연계되는지를 연구할 필요가 있다(Adler & Stewart, 2010).

한편, 빈곤은 건강 격차의 핵심 요인으로 보이지만, 가구소득 만이 문제는 아니다. 건강 격차는 빈곤의 영향을 크게 받지만, 지역 인구 중 빈곤층 비율이 높은 구역에 사는 빈곤층 사이에서 그 격차가 가장 크다. 이에 따르면 빈곤층 비율이 낮은 도시의 가난한 사람들이 빈곤층 비율이 높은 도시의 가난한 사람들보다 사망 위험이 낮다. 즉, 한 지역의 빈곤 밀도(density of poverty)가 가난한 사람들의 건강 상태를 결정짓는 주요한 요인으로 보인다.

또한, 가난한 사람들의 거주 장소별 차이에 따른 건강상의 문제에 관한 연구는 사람들이 사는 사회물리학적 환경, 즉 위험, 스트레스, 안락함, 매력 등의 이슈를 포함해 주변 공동체에 대한 그들의 경험도 그들의 건강에 영향을 주는 중요한 결정요인이라는 점을 보여준다. 지역사회에서 절망감이나 무력감 같은 감정은 건강 위험과 건강 상태를 예측할 수 있는 적절한 변수인 것으로 밝혀졌다. 인류학자들이 개발한 빈곤층 건강 연구의 한 방향은 빈곤에 대한 인간의 생물학적 반응, 즉 빈곤의 생물학(biology of poverty)이라고 불리는 영역에 대한 조사를 포함한다.

앞서 살펴본 보건의료에서의 격차를 생각해보면 의식적이든 무의식적이든 개인적이든 제도적 편견에 의해 추동된 것이든 의료인에 의한 인종 차별도 건강 격차의 또 다른 중요한 구조적 원인임이 명백하다. 기존 연구를 분석한 결과, 핵심 요인은 소수 인종을 환자로서의 가치를 낮게 보는 체계적인 경향인 "제도적 인종차별주의(institutional racism)"라는 결론으로 이어진다. 이는 소수 인종과 의학계 전문 엘리트 사이의 권력 불균형에 바탕을 둔 이데올로기이다(King, 1996). 인류학자인 메리조 델베키오 굿(Mary-Jo DelVecchio Good)과 동료들(2003)은 미국의학연구소의 건강 격차에 관한 리뷰 논문에서, 의대생과 레지던트가 의료계 내에서 어떻게 제도적 인종차별주의를 영속화하는 방식으로 훈련되는지를 포함해 "의료 문화(culture of medicine)"의 중요성을 강조했다.

빈곤의 생물학

빈곤은 문자 그대로 사람의 몸 위와 안에 새겨진다. 빈곤 생물학의 결과 중 하나는 빈곤에 의한 신체적 결함과 질병이 한 인구 집단에서 증가하는 만큼, 그 집단이 외부 자원 없이 빈곤 상태를 극복하는 것은 엄청난 도전이 된다는 점이다. 그 결과, "격차를 일으키는 바로 그 조건들이 불평등과 건강의 변증법적 상호작용을 지속하고 영속시킬 가능성이 있다"(Leatherman & Jernigan, 2015: 176). 이러한 조건에서 의료인류학의 목표는 사회 계층과 같은 불평등 구조가 현지의 맥락에서 지역 생물학과 맺고 있는 관련성을 보여주는 것이다.

건강보험 보장 질병

미국에서 건강보험을 통한 의료 보장은 의료 접근의 중요한 수단이 되었다. 그러나 여전히 수천만 명의 미국인, 특히 소수 인종은 의료 보험 혜택을 받은 적이 없다. 피구에로아(Figueroa, 2004: i)가 적절하게 지적했듯이,

> 건강보험이 없는 것은 치명적이고 비용이 많이 든다. 건강보험을 가지고 있는 사람들조차 불충분한 보험 혜택과 케어 불안정성으로 힘들어한다. … 지난 수십 년간 미국의 의료 제도를 개혁하려는 시도가 당파 정치와 보험사의 집중적인 로비 전략에 굴복했다. 그러는 동안 4,400만 명 이상의 미국인이 건강보험 없이 지낸다.

전국단위로 보면 라틴계 미국인은 모든 연령대에 걸쳐 의료보험이 충분히 제공되지 않을 가능성이 가장 큰 집단으로 밝혀졌다. 1999년 기준으로 18세 미만의 소아청소년 중 의료보장을 받지 못하는 비율을 보면, 비-라틴계 백인 소아청소년이 8.8%인 것에 반해, 라틴계 소아청소년은 그 비율이 27.7%에 달한다. 같은 해 비-라틴계 백인 중 68.4%가 직장 기반의 건강보험을 가졌지만, 라틴계 중에서는 이 수치가 43.4%에 불과했다. 일부 개선에도 불구하고 2003년까지 백인 소아 · 청소년의 93%, 흑인 소아 · 청소년의 86%가 건강보험에 가입한 것에 비해, 비-라틴계 미국인 소아 · 청소년은 79%만이 건강보험에 가입했다(Holahan et al., 2003). 가난, 차별, 보험 자격에 대한 부모의 인식 부족, 언어 장벽, 등록 장벽, 그리고 (특히 미등록 이민자들 사이에서) 공적 자금으로 운영되는 보험의 사용이 가져올 파장에 대한 두려움이 왜 그렇게 많은 라틴계 아이들이 건강보험을 가지고 있지 않은지를 설명하는 요소로 인용되었다. 예를 들어, 2003년에 전국적으로 라틴계 미국인 소아 · 청소년의 최소 30%가 연방 빈곤선 이하의 소득을 가진 가정에서 산다는 사실은 백인 소아 · 청소년의 10%와 비교해, 라틴계 미국인 소아 · 청소년이 직면한 건강보험 격차의 중요한 요인이 될 가능성이 높다(Intergency Forum for Child and Family Statistics, 2005).

이와 관련하여 커먼웰스기금(The Commonwealth Fund)(Doty, 2003)은 보험에 가입하지 않은 라틴계 미국인의 수가 1990년과 2002년 사이에 두 배로 꾸준히 증가했음을 발견했다. 건강보험을 적용받지 못하면 일차적인 의료를 제공 받거나 필요가 생길 때 의사에게 진단을 받을 수 없다. 또한 보험에 가입하지 않은 사람은 보험에 가입된 사람과 건강이 비슷하거나 나쁘다고 보고할 가능성이 훨씬 더 크다. 로버트 우드 존슨 재단(The Robert Wood Johnson Foundation, 2005)은 전국적으로 보험에 가입하지 않은 라틴계 미국인의 37.7%가 필요한 시기에 의사를 만날 수 없는데 비해, 보험에 가입된 라틴계 사람들은 그 비율이 약 10% 정도라고 보고했다. 특히 피보험자 중에서는 라틴계 미국인이 도움이 필요한 시기에 의사의 진찰을 받을 수 없다고 보고하는 경우가 가장 많았다. 또한, 보험에 들지 않은 라틴계 미국인은 주치의가 부족할 가능성이 가장 큰 인종 집단이며, 보험에 가입되어 있든 아니든(특히 보험에 가입되어 있지 않은 사람 중에서) 건강이 좋지 않거나 단지 평범하다고 보고할 가능성이 가장 크다. 전국적으로 보험에 가입하지 않은 라틴계 미국인의 69.6%가 개별 주치의가 없으며(보험이 없는 백인의 경우는 48.8%), 보험이 있는 라틴계 미국인의 4분의 1(24.5%)이 개인 주치의가 없는 것으로 나타났다. 개별 주치의가 부족한 라틴계 미국인은 어떤 의료 서비스를 받든 커뮤니티나 공공 클리닉에 의존할 가능성이 가장 높은 집단이기도 하며(Doty, 2003), 스페인어를 사용하는 라틴계 미국인은 백인보다 커뮤니티나 공공 클리닉에서 치료를 받을 가능성이 거의 5배 높다. 백인의 85%가 의사의 진료를 받지만, 스페인어를 사용하는 라틴계 미국인은 그 비율이 43%에 불과하다. 요컨대, 많은 라틴계 미국인은 치료를 위해 어디로 가야 할지에 대한 선택의 여지가 거의 없거나, 전혀 없다.

게다가 건강 보험 보장을 충분히 받지 못하는 라틴계 미국인의 상황은 예방적 건강 관리에 중대한 장애 요인이 되고 있다. 관련해서 커먼웰스기금(Doty, 2003)은 라틴계 미국인들이 보험 보장을 충분히 받지 못하는 상황으로 인해, 치과의사 방문, 여성들 사이의 자궁경부암(Pap) 검사, 유방 조영술, 전립선 검사, 당뇨병 관리에 대한 도움 등 정기적인 예방 치료와 같은 수준의 급성 치료 모두에 접근하기 어렵다는 사실을 발견했다. 그 결과, 라틴계 미국인들의 건강은 더욱더 위태로워지고, 그로 인해 많은 중대한 만성적인 건강 문제가 발생하게 된다.

문화적 역량을 갖춘 의료

건강 격차에 관한 연구는 아프리카계와 라틴계 미국인 그리고 아메리카 원주민과 같은 소수 인종 집단이 보건의료적 측면에서 삼중고를 겪고 있음을 보여준다. (1) 이들은 백인과 비교해 건강보험에 가입되어 있을 가능성이 현저히 낮아서, 치료를 받는 것이 큰 문제이다. 또한, 보험이 없는 사람은 필요한 긴급 치료를 받기 어렵고, 예방 가능한 케어도 거의 불가능하다. (2) 보건의료체계에서 소수 인종 환자는 모든 수준에서 개인 및 제도적 차별에 직면한다. (3) 문화적 역량을 갖춘 의료(culturally competent care)를 제공하는 것이 특히 부족하다.

문화적 역량을 갖춘 의료란 무엇인가? 커먼웰스기금은 이를 "환자의 사회 · 문화 · 언어적 필요를 충족시키기 위해 맞춤형 의료를 제공하는 등 다양한 가치, 신념,

행동을 가진 환자에게 의료 서비스를 제공할 수 있는 시스템의 능력"으로 정의했다(Betancour, 2006: 1). 즉 의료인류학의 관점에서 볼 때, 문화적 역량을 갖춘 의료는 환자의 관점, 그들의 문화적 상황에 대한 이해, 태도, 기대, 그리고 감정으로부터 시작된다. 더 정확히 말하면, 그 출발점은 환자의 경험과 그 경험에 깃든 정서적으로 충만한 문화적 의미들이다(G. Becker, 2004). 현재, 전국적으로 시행되고 있는 보건의료 시스템은 지역의 인종 다양성을 생각해봤을 때 문화적 역량을 갖춘 의료라고 말하기는 힘들다. 그러나 미국 인구의 변화하는 인종 구성에서 볼 수 있듯이, 의료인은 소수 인종 환자의 요구를 충족시킬 필요가 있다.

1990년 전국 인구조사 당시 유럽계 백인은 미국 전체 인구의 약 75%를 차지했지만, 현재의 추세대로라면 2030년에는 그 비율이 60%에 그칠 것으로 보인다. 이 시점에는 대략 다섯 명 중 한 명이 라틴계 미국인일 것이다. 문화적 역량을 갖춘 의료는 더 나은 의료로 여겨지기 때문에, 의료 시스템이 미국 인구의 다양화에 적응하지 않는다면 의료의 질이 계속해서 떨어질 것이다.

이러한 현실을 인식하면서 (1) 문화적 역량을 갖춘 의료의 원칙과 표준을 개발하고, (2) 문화적 역량을 갖춘 의료인을 양성하고, 문화적 역량에 관한 학습을 통해 얻은 접근법을 잘 준수하는지를 평가하는 커리큘럼을 시행하고, (3) 건강과 보건의료 서비스 제공에서의 격차를 줄이기 위해 문화적 역량을 강화할 수 있는 연구를 실시하며, (4) 전도유망하고 우수한 문화적 역량을 지닌 실천방안을 검토해 보급하고, (5) 언어 및 문화적 장벽을 극복하기 위한 전략을 파악하고, (6) 문화적 역량을 갖춘 의료를 지원하기 위한 조직 구조를 개발해야 한다. 이러한 경향을 반영하여, 미국 보건복지부 소수자보건국(The Office of Minority Health of the U.S. Department of Health and Human Services)은 병 · 의원 등 보건의료 기관이 문화적으로 다양한 고객의 의료 수요에 대응하여 준수할 수 있는 국가 표준을 제정하였다. 이 표준은 다음과 같이 문화적으로 적절한 의료의 본질을 가리키는 요소들을 포함하고 있다. (1) 환자가 자신의 건강에 대한 문화적 관념, 전통 그리고 선호하는 언어와 양립할 수 있는 방식으로 효과적이고 이해 가능하며 존중받는 진료를 받도록 보장하며, (2) 보건의료 기관이 서비스하는 지역에 거주하는 사람들의 사회 및 인구 통계적 특성을 대표하도록 다양한 직원과 임원을 모집, 유지, 승진시키는 전략을 실행하고, (3) 모든 단계에서 그리고 전 분야의 직원이 문화 및 언어적으로 적절한 의료 서비스를 제공할 수 있도록 지속적인 교육 및 훈련을 받도록 보장한다.

의료인류학자는 건강, 질병 및 치유에서 문화의 역할에 초점을 두고 있으므로, 비록 비용이 들더라도 위와 같은 표준을 채택하는 것을 지지하고 그 가치를 인정한다. 하지만 의료인은 그러한 관행의 변화를 즉시 수용하는 것은 아니다. 의료인류학자는 문화적으로 그리고 언어적으로 적절한 서비스, 즉 문화적 역량을 갖춘 의료가 사실 더 나은 건강상의 결과를 가져올 수 있다는 점에서 더 효과적이라는 사실을 입증하는 것이 중요하다는 것을 발견했는데, 이는 일반적으로 보건의료 관계자들 사이에서 받아들여지는 가치 있는 목표이다.

문화적 역량을 강조하는 접근 방식에 대한 비판과 대안은 의사 및 의료인류학자 헬레나 한센(Helena Hansen)과 사회학자 조너선 메츨(Jonathan Metzl)이 제시하고 있다. 의과대학에서 흔히 문화를 단순하게 이해하는 훈련보다는 의대생들이 이른바 구조적 역량(structural competency) 교육을 받도록 제안한다. 이 접근 방식에서는 전통적으로 생의학 분야에서 충분한 관심을 받지 못했던 분야인 건강의 사회적 결정요인에 초점을 맞추고 있다. 예를 들어, 한센과 메츨은 의대생들이 의료인(및 보험회사)이 환자의 결과에 책임을 진다는 태도를 훈련받아야 한다고 주장한다. 그들은 임상 훈련은 의대생들에게 "의학적으로 증상, 태도 또는 질병으로 정의되는 일련의 문제(예: 우울증, 고혈압, 비만, 흡연, 처방 약물 '복용을 준수하지 않음'(medication 'non-compliance'), 외상, 정신이상)가 의료보험, 식품 전달 체계, 건축구역법, 도시와 농촌의 인프라, 의료화, 그리고 때로는 질병과 건강 그 자체에 대한 정의와 관련된 각종 문제에 관한 주류적 관점에 대항하는 비주류적 함의를 대표하는 것일 수도 있다는 점을 감지할 수 있는" 의료적 능력을 가르쳐야 한다고 주장한다(Metzl & Hansen, 2014: 128). 구조적 역량 훈련은 다음의 다섯 요소를 포함한다. (1) 임상적 상호작용을 형성하는 사회구조를 인식하는 것, (2) 구조에 대해 임상의가 이야기할 수 있는 추가적 임상 언어 개발, (3) "문화적" 표현을 구조적 용어로 다시 발화하는 것, (4) 효과적인 구조적 개입의 성격을 관찰하고 상상하는 것, (5) 의사가 환자의 생명에 대한 최종 권위자가 아니라 듣는 사람이며 협력자가 되어야 한다는 점이다.

생의학 분야에서 문화적 역량을 갖춘 의료의 중요성이 드러남에 따라, 의사를 비롯한 보건의료인 교육과 관련된 여러 기관에서는 환자의 문화 및 언어적 유산과 그 역할에 대해 세심하고 면밀한 주의를 기울이는 것이 중요하다는 인식을 반영한 의학 및 간호 대학 커리큘럼을 개발하였다. 예를 들어, 가정의학 교육자협회(The Society of Teachers of Family Medicine)는 "문화적으로 민감하고 역량을 갖춘 보건의료를 위한 핵심 커리큘럼 지침(Core Curriculum Guidelines on Culturally Sensitive and Competent Health Care)"을 개발하여 꾸준히 개정하고 있다. 이러한 지침은 "보건의료 환경에서 사회문화적 변수를 이해하면 보다 좋은 결과를 낳을 수 있는 임상환경을 구축하고, 보다 효과적인 면대면 경험의 잠재성을 높일 수 있을 것"이라는 견해에서 비롯되었다(Like et al., 2017). 미국 및 기타 지역의 다양한 의료 및 보건 교육 기관들은 이러한 종류의 지침을 교육 커리큘럼에 채택했다. 보건의료 관계자가 문화적으로 역량을 갖추는 훈련을 받아야 한다는 의사의 입장에 따르면, "문화적 역량은 환자가 필요로 하는 것을 제공하거나 편안하게 느끼게 하고, 그들이 질병이나 치료에 대해 더 잘 이해할 수 있게 도우며, 이를 통해 치료해나갈 수 있도록 환자의 믿음을 이해하거나 혹은 이해해 나가는 것"을 의미한다(Meldrum, 2010: 94).

이러한 변화는 적어도 부분적으로 임상인류학 또는 임상응용인류학이라고 불리는 의료인류학의 하위 분야 내에서 임상 환경을 연구하는 의료인류학자의 영향을 반영한다. 의료에서 문화적 역량에 대한 인류학의 기여를 모범적으로 보여주는 사례로는 캘리포니아기금(The California Endowment)이 출판한 두 권 분량의 편람이 있다. 캘리포니아주립대학교 롱비치 캠퍼스(California State University-Long Beach)의 인류학자 장 길버트(M. Jean Gilbert, 2003a, 2003b)가 편집한 이 편람은 문화적 역량을 갖춘 의료 교육, 교육자료 가이드, 문화적 역량을 갖춘 의료 기관을 운영하기 위한 관리자 가이드 등, 일련의 원칙과 표준이 포함되어 있다. 이 편람은 의료인류학이 건강상의 긴급한 문제를 해결하기 위해 적극적으로 행동하는 학문이라는 점을 다시 한번 설명한다. 호주에서 볼 수 있는 또 다른 예로 의료 전문가와 공공기관 관계자들, 그리고 인류학의 실질적인 협력을 보여준다. 시드니대학의 직업 및 레저 과학대학

(The School of Occupation and Leisure Sciences at the University of Sydney)의 문화 간 상호 교류 프로젝트에는 보건과학과 학생들이 참여하고 있으며, 시드니의 초문화정신건강센터(Transcultural Mental Health Centre in Sydney)와 같은 단체에서는 보건 전문가의 문화적 역량을 높이기 위한 교실 및 워크숍 훈련 자료와 교수 모델을 제작하고 있다. 이를 통해 문화적 역량은 특수한 문화, 문화 간 상호작용, 그리고 문화 일반이라는 세 가지 유형으로 고려된다는 아이디어를 개발하였다(Fitzgerald, 2000). 이러한 작업에서 문화 일반에 대한 강조는 특히 다문화 사회와 관련

생의학 의료에서 문화가 마주할 때

앤 파디만(Anne Fadiman, 1997)의 설득력 있고 매우 감동적인 책 「리아의 나라: 몽족 아이, 미국인 의사들, 그리고 두 문화의 충돌(You and You Fall Down: A Hmong Child, Her American Doctors, and the Collision of Two Cultures)」은 출판 후 큰 주목을 받았는데, 이는 문화에 대한 의료적 감수성의 새로운 경향을 잘 보여준다. 이 책은 미국의 많은 의대 신입생을 비롯해 의료보건 전문가를 위한 문화 역량 훈련에서 가장 널리 사용되는 교재가 되었다. 이 책은 1982년 미국 캘리포니아주 머세드(Merced)에서 태어난 한 몽족(Hmong)의 아이, 리아 리(Lia Lee)에 관한 이야기를 다룬다. 생후 3개월에 리아는 심한 발작을 일으키기 시작했는데, 의사들은 그것이 간질이라고 진단했지만, 그의 부모와 지역의 샤먼은 이것을 "영혼을 잃은" 징후로 해석했다. 리아의 의료진은 부모의 몽족의 치료방식에 대한 믿음 때문에 의사가 처방한 약을 투여하지 않을 것이라고 확신하고 그녀를 양호위탁하게 되었다. 리아의 부모는 이 제도와 1년 동안 싸운 후에야 딸을 집으로 돌아오게 할 수 있었다. 그러나 리아는 결국 뇌에 영구적인 손상을 입히는 엄청난 발작을 겪었다. 의학에서 나타나는 치명적인 문화 충돌을 통렬히 묘사함으로써 파디만의 책은 많은 사람에게 왜 문화를 의학의 실천에서 그렇게 중요한지를 분명히 했다. (일부 사람들은 이 책에서 문화가 생성되고 변화되는 동적인 과정으로 보기보다는 지나치게 정적이며 '시간적으로 고정된' 관점으로 보았다고 비판했다.)

된 이슈들을 조명하는데, 이는 현재 대부분 사회가 전 지구적 이주를 경험하고 있어, 소수계의 문화 공동체만이 아닌 모든 이들에게 보건의료와 사회 서비스를 제공하는 데 있어 문화적 이슈가 발생하고 있으며, 그 문제를 반드시 다루어야 한다는 인식이 필요하기 때문이다.

문화 간 비교로 보는 건강과 사회 격차

건강 격차는 미국이나 서구 세계에만 특수하게 존재하는 것이 아니라 세계적인 차원의 문제다. 국제적으로는 두 가지 형태가 있다. 부유한 나라와 덜 부유한 나라 사이의 격차, 그리고 전 세계 모든 나라 안에서의 인구 집단 간 내부 격차가 그것이다. 이 중 첫 번째 문제의 경우 세계보건기구(WHO)의 건강증거네트워크(The Health Evidence Network, 2006b)는 지난 수십 년 동안 세계에서 하루에 2달러 미만으로 생계를 유지하는 사람이 거의 30억 명으로 증가했다고 지적한다. 나아가 전 세계의 부자와 빈자 간 소득 격차는 갈수록 커지고 있다. 1960년 당시 세계에서 가장 부유한 20%의 소득은 가장 가난한 20%의 30배에 달했지만, 오늘날에는 82배에 달한다. 빈부 격차가 갈수록 심해지는 상황에서 건강 격차는 사회적 배제와 차별, 부적절한 식생활과 영양실조, 수인성 전염병 및 혈인성 감염병의 급속한 재등장, 열악한 주거, 불안한 고용, 건강하지 못한 유아기 생활환경, 물리적 환경의 퇴보, 빈곤층을 위한 공중보건 및 의료 기반 시설의 파괴, 증가하는 폭력과 의료보험 부족 등 여러 요인에 의해 더욱 커지고 있다[그림 4-1].

국가 간 건강 격차를 더 잘 알 수 있는 한 가지 방법은 [표 4-1]과 같이 미국과 같은 부유한 나라와 전 세계 국가 간의 주요 사망 원인을 비교하는 것이다. 이 표를 검토해 보면 의도치 않은 부상뿐만 아니라 심장 질환과 뇌혈관 질환(뇌졸중)의 순위가 높은 것을 제외하면 미국과 전 세계의 주요 사망 원인이 상당히 다르다는 점이 명백하다. 건강 격차의 관점에서 볼 때 훨씬 더 큰 의의는 미국은 만성 질환이 리스트의 대부분을 차지하는 반면, 전 세계적으로는 적절한 건강 관리가 가능하다면 치료할 수 있는 여러 급성 질병과 병증(즉, [표 4-1]에 별표가 표시된 질병)이 많이 나타난다는 사실이다. 다시 말해 만약 의료 서비스가 전 세계에 공평하게 분배된다면 지구상의 수백만

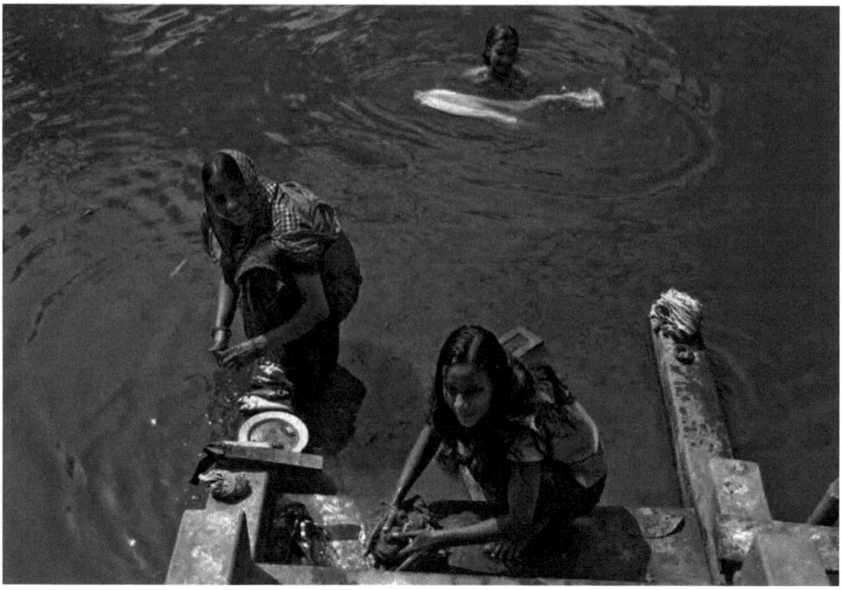

그림 4-1. 인도 웨스트벵갈주, 이스트 메디푸르 구역의 뒷마당 연못. 이 가족은 이 연못에서 목욕하고 낚시하며, 생선을 씻고, 설거지와 세탁을 한다. (사진: Anna Marie Nicolaysen)

표 4-1 미국 및 전 세계 10대 사망 원인

미국	전 세계
1. 심장병	1. 심장병
2. 암	2. 뇌혈관질병
3. 뇌졸중(뇌혈관질환)	3. 급성 하부 호흡기 감염*
4. 만성 하부 호흡기 질병	4. 만성폐쇄성폐질환
5. 의도치 않은 부상	5. 설사병
6. 당뇨병	6. HIV/AIDS
7. 폐렴과 인플루엔자	7. 결핵*
8. 알츠하이머	8. 폐암/뇌암/기관지암
9. 신장염	9. 의도치 않은 부상
10. 패혈증	10. 조산과 저체중

출처: 미국 질병통제예방센터(Center for Disease Control and Prevention), 세계보건기구(World Health Organization)

* 의료적 조치가 있다면 치료할 수 있는 급성 질병

명의 사람들이 이미 치료 가능한 질병으로 죽지는 않을 것이다.

전 세계의 건강 격차에 기여하는 결정적인 요인은 새로운 감염병과 새로운 매개체를 통해 전염되는 질병의 출현이다. 바이러스, 박테리아, 원생동물, 기생충 등 병원체가 직접적인 원인인 감염병은 매년 증가하고 있으며, 특히 자원 빈곤 국가에서 매년 수백만 명의 사망자를 내고 있다. "신종 감염병"의 시대는 1980년대 에이즈의 출현으로 시작되었다. 이어서 사스, 에볼라, 한타바이러스, 리프트밸리 열병, 지카, 그리고 또 다른 신종 혹은 재출현 감염병이 나타났다(여기서 재출현 감염병이란 한때는 어느 정도 통제되었지만, 다시 유행하기 시작한 질병으로 약물에 대한 내성을 지닌 더 치명적인 형태의 질병을 말한다). 그러한 재출현 질병의 하나인 결핵은 종종 에이즈와 연결되는데, 이는 최극빈층 집단에서 가장 많이 나타나는 조합이기도 하며, 감염병으로는 전 세계에서 가장 큰 사망 원인 중 하나이기도 하다. 말라리아, 뎅기, 황열, 페스트, 필라리아(filariasis, 사상충증), 유행성 티푸스, 파동편모충증(trypanosomiasis), 리슈만편모충증(leishmaniasis) 등 벡터 매개 질병(모기와 같은 피를 빨아먹는 절지동물에 의해 전파되는 질병)도 세계적으로 더욱 중요한 건강 격차의 원인이 되었다. 2015년 전 세계 신종 말라리아 환자 수는 42만 9,000명의 사망자를 포함해 2억 1,200만 명이었다. 특히 아프리카 전역은 수백만 명의 사람이 이 질병을 예방하고 치료하는 데 필요한 자원에 여전히 접근하지 못하고 있다. 불충분한 자금과 취약한 보건의료 시스템으로 인해 사람들이 모기장과 같이 생명을 구하는 데 필수적인 도구를 구하기 어려운 실정이다. 2016년 세계 말라리아 보고서(WHO, 2017b)에 따르면, 말라리아에 영향을 받는 세계의 91개 국가 및 지역 중 절반이 안 되는 국가만이 발생률과 사망률 40% 감소라는 2020년 세계 보건 목표 달성을 위한 궤도에 올랐다.

전 세계의 감염병 출현에서 나타나는 이러한 변화에는 여러 요소가 작동하고 있다. 빈곤 국가의 공중보건 예방 시스템의 붕괴, 개발은행과 부유한 대출 국가로부터의 압력으로 부채에 시달리는 국가가 보건에 사회적 투자를 하지 않는 것, 과밀하고 비위생적인 환경에서 사는 대규모 빈곤층 인구 밀집 지역이 있는 대도시로의 인구 집중, 크고 작은 전쟁 및 기타 군사적 위협으로부터 탈출을 꾀하는 사람들의 빈번한 이동, 항공기에 의해 가능해진 세계 여행의 신속성, 감염원이 담긴 소비 상품의 세계적 이동, 장마철에 모기 번식지가 되는 낡아빠진 타이어 등 비생물분해성 제품을 무분별하게 폐기하는 것, 산림 파괴, 그리고 지구 온난화와 관련된 환경 변화 등의 증가가 여기에 해당한다.

모자 보건 상의 격차

한 국가의 보건 상태를 평가하는 데 흔히 사용되는 국제적으로 중요한 건강 척도는 어린이와 그 어머니의 전반적인 건강과 복지 수준이다. 세계보건기구는 매년 1천만 명 이상의 아이와 50만 명 이상의 어머니가 사망하는데, 대부분 예방 가능한 원인으로 인해 사망한다고 보고한다. 이 숫자는 세상을 더 건강한 곳으로 만들기 위한 엄청난 국가적 · 국제적 노력에도 불구하고, 대개 사회적 주변성, 빈곤, 그리고 무력감에 뿌리를 두고 있는 오늘날 세계의 건강 문제의 고통스러운 단면을 보여준다[그림 4-2].

설사하는 어린이를 대상으로 간단한 경구용 물약을 보급해 설사 관련 질병을 줄이는 것 외에도 결핵, 디프테리아, 백일해, 파상풍, 홍역, 소아마비 등 주요 감염병에 대한 소아 면역력 강화에 국제적 보건 노력이 집중됐다. 저스티스(Justice, 2000: 25)

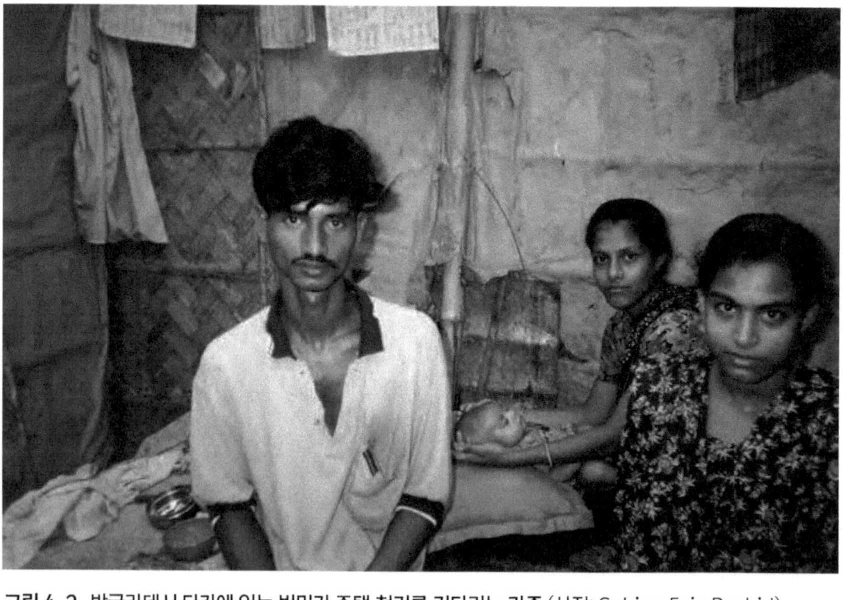

그림 4-2. 방글라데시 다카에 있는 빈민가 주택 철거를 기다리는 가족 (사진: Sabina Faiz Rashid)

가 관찰한 바와 같이, 이러한 경구용 물약을 통한 탈수방지와 면역이라는 두 가지 기술적 개입은 어린이의 건강과 유아 사망률 감소를 위한 병행 요법으로 시도되었다[그림 4-3].

아동 생존률을 높이기 위한 이러한 노력과 자원 투자의 결과, 5세 미만 아동의 사망률은 1970년 인구 1,000명당 146명에서 2003년 인구 1,000명당 79명으로, 20세기 후반에 걸쳐 전 세계적으로 감소했다. 1990년부터 현재까지의 아동기 사망률은 약 15% 감소하여 2003년 한 해에만 200만 명의 아동이 생존할 수 있었다. 그러나 20세기가 끝나가면서 세계적으로 아동 사망률의 전반적인 감소추세는 둔화되기 시작했다. 1970년과 1990년 사이에 5세 미만 아동의 사망률은 10년마다 20%씩 감소했지만, 반대로 1990년과 2000년 사이는 12%밖에 감소하지 않았다. 아동사망률 감소 추세의 둔화는 전 세계 평균에서 아동 사망률의 지역적 차이가 커진 것 때문인데, 이는 부국과 빈국 간의 관계에서 두드러진다. 사하라 사막 이남의 아프리카와 서태평양 등, 전 세계 두 지역에서 1980년대부터 5세 미만 어린이의 사망률 감소 추세의 둔화가 시작됐다. 아프리카 사하라 이남 국가들은 1950년대 이후 30년간 가장 높은 수준의 아

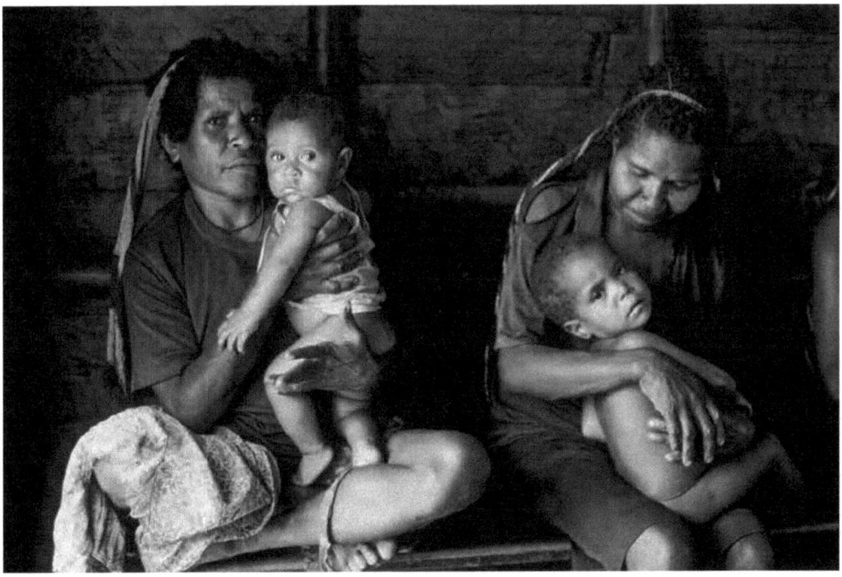

그림 4-3. 파푸아 뉴기니 다니족 출신의 아픈 자녀를 둔 두 엄마 (사진: Leslie Butt)

동 사망률을 보였으며, 1980년에서 200년 사이에는 약 5%의 아동 사망률을 기록해 다소 감소하였다. 하지만 이후에는 어린이 건강 향상 추세는 둔화 추세를 보였다. 이와는 대조적으로, 관련 기간 아동 사망률 감소에서 진전을 보인 곳은 미주, 유럽, 동남아시아로 아동사망률은 지속적으로 감소했다.

이러한 통계에 반영되었듯이, 최근 몇 년 동안 전 세계의 부국과 빈국의 아이들 간의 건강 격차가 증가하고 있다. 현재 사하라 이남 아프리카의 5세 미만 아동 사망률은 유럽과 비교해 7배 이상 높다. 1980년에는 4배가 조금 넘었다. 실제로, 세계의 아동 사망은 1990년과 2003년 사이에 13%의 증가세를 보이는데, 이는 전 세계 아동 사망률의 43%를 차지하는 사하라 이남 아프리카에 점점 더 집중되고 있다. 또 다른 28%의 아동 사망자는 동남아시아에서 발생한다. 전 세계 어린이 사망자의 절반 이상이 중국, 콩고민주공화국, 에티오피아, 인도, 나이지리아, 파키스탄, 이렇게 단 6 개국에서 발생한다.

실제 사망률은 물론, 비교문화적으로도 아동 간 건강 격차는 상당하다. 예를 들어, 전 세계 어린이의 6%는 심각한 선천적 결함을 가지고 태어난다. 심각한 결함이 있는 출생아 중 90% 이상이 중위 소득이나 하위 소득 국가에서 발견된다(March of Dimes, 2006). 빈곤은 국제적으로 선천성 결함의 가장 중요한 요인 중 하나로 밝혀졌다. 다른 요인으로는 어머니의 나이, 가까운 친족 간의 결혼, 그리고 말라리아가 아주 높은 수준으로 발생하는 소위 '말라리아 벨트' 국가들에서 거주하는 것 등인데, 이곳은 겸상 세포 질병, 탈라세미아, 포도당-6 인산탈수소효소 결손증과 같은 유전병이 가장 흔하게 발견되는 곳이기도 하다. 세계보건기구에 따르면 아동의 영양 상태와 영양 관련 건강상태의 격차는 사회 지리적 격차와 유사하게 발견된다. 1990년부터 2000년까지 영양실조로 인한 저체중과 성장 저하 발생률은 각각 20%와 18%씩 떨어졌다. 그러나 아동들 사이의 높은 영양 실조율과 다른 영양 관련 건강상태와 신체 증상은 남아시아와 중앙아시아, 그리고 사하라 이남 아프리카에서 계속해서 나타나고 있다. 특히 아동에게 지구는 비교적 부유한 곳과 비교적 가난한 곳으로 나뉜 세계로서, 어디에서 태어났는가가 다섯 살 생일을 넘겨서 생존할 가능성을 포함해 아동의 인생에서 일어날 일들의 주요한 결정요인이 된다.

전 세계 어린이의 건강에 영향을 미치는 중요한 요소 중 하나는 그들이 숨 쉬는 공기의 질, 마시는 물, 먹는 음식, 그리고 뛰어노는 곳에 잠복해 있는 위협 등과 같은 환경 조건으로서, 이는 제7장에서 더 충분히 다뤄질 문제이다. 아이들은 뇌, 신경계, 면역 능력이 여전히 발달 중이며, 환경 독소에 노출되면 평생에 걸쳐 해악을 입고 만성적인 불이익을 받을 수 있으므로 환경 독소는 특히 위험하다. 예를 들어, 실내와 실외 모두에서 대기오염은 어린이의 급성 하부 호흡기 감염, 특히 폐렴의 주요 원인이 된다[그림 4-4].

환경 독소로 인한 감염은 아동의 주요 사망 원인 중 하나로 매년 200만 명 이상이 사망하는데, 대부분이 자원 빈곤 국가에서 발생한다. 마찬가지로, 깨끗한 물을 얻기 어려운 점도 가난한 나라에서 흔한 일이다. 매년, 오염된 식수로 인한 설사병으로 150만 명의 아이가 목숨을 잃는다. 또한 세계보건기구(WHO, 2006a)는 25억 명의 인구가 적절한 위생 시설을 이용할 수 없다고 추산하고 있는데, 이는 대부분 가난한 나라에 있는 사람들이다.

국제적으로는 전쟁과 내전 역시 어린이의 건강에 영향을 미치는 또 다른 요인이다[그림 4-5]. 시에라리온, 앙골라, 아프가니스탄, 라이베리아, 소말리아 등 내전으로 피

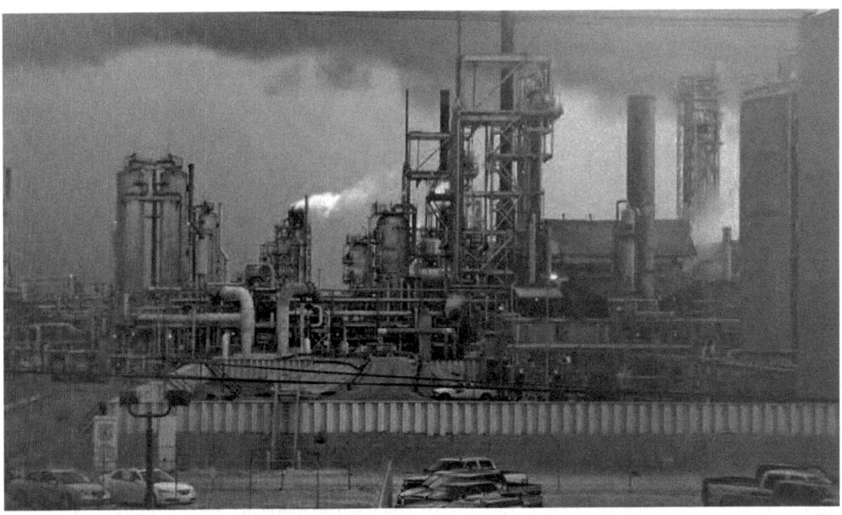

그림 4-4. 공장 대기오염은 호흡기 질병의 원인이다. (사진: Merrill Singer)

폐해진 나라들은 세계에서 아동 사망률이 가장 높은 편이다. 예를 들어, 유니세프는 미국에서 1,000명당 8명이 다섯 살 생일이 되기 전에 사망하는 데 비해, 시에라리온에서는 1,000명당 250명이 사망한다고 전했다. 1990년 이후 분쟁 관련 사망자의 90%는 민간인이었고, 이 중 80%는 여성과 어린이였다. 유니세프는 일반적인 전쟁에서 5세 미만 어린이의 사망률이 13% 증가한다고 보고하고 있다. 전쟁은 종종 보건 시설과 다른 사회 기반 시설에 상당한 피해를 주는데, 이러한 손실은 특히 인구의 가장 취약한 부문에 해악을 끼친다. 또한, 많은 아동이 고아가 되고, 어떤 아이들은 군인으로 활용하기 위해 납치되기도 하고, 강간이나 상처를 입기도 한다. 폭력에 노출되어 생긴 감정적인 상처, 가족 상실, 집에서 쫓겨나거나 그로 인해 생겨나는 빈곤은 평생 이어질 수 있다. 대표적인 사례로 수단에서 온 15세 소녀인 수마야(Sumaya)의 마을은 아랍 부족 민병대인 잔자위드(Janjaweed)에게 공격당했다. 수마야는 남부 다르푸르에 있는 칼마 난민 캠프에서 유니세프 직원과의 인터뷰에서 다음과 같이 말했다.

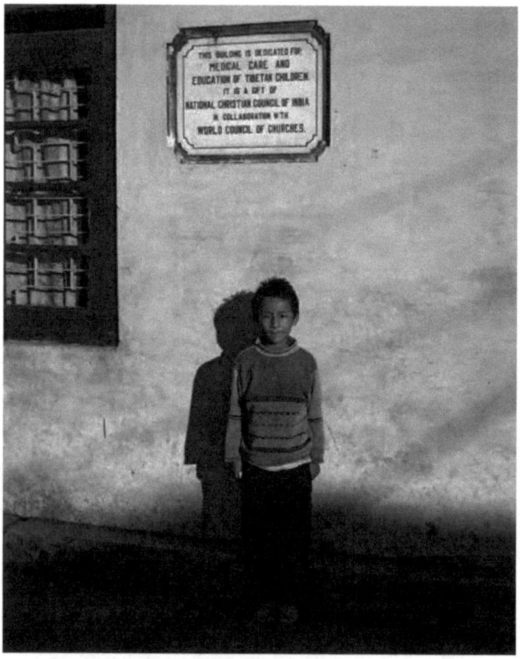

그림 4-5. 인도 우타라흐에 있는 티베트가정재단 의료봉사시설(the Medical Care Unit at the Tibetan Homes Foundation) 앞에 있는 티베트 고아 (사진: Anne Marie Nicolaysen)

“그들이 우리를 공격했을 때 나는 학교에 있었어요”라고 그녀는 말했다. “언니들이 마을로 다시 달려갔고, 저는 친구들 몇 명과 함께 달려갔어요. 내 사촌 모나는 제 바로 앞에서 달리다가 총에 맞았어요. 저는 걸음을 멈추고 그녀의 손을 잡았지요. 그 아이가 죽을 때 손이 내 손에서 빠져나갔어요. 어떤 소년들이 와서 어서 뛰어야 한다고 해서 그렇게 했어요” 수마야는 도중에 할머니와 4세 된 동생 모자멜(모두 바바라고 부른다)을 만났다. 그녀는 어린 소년을 품에 안고 뛰기 시작했다. 수마야는 “더는 계속할 수 없다는 생각이 들 때까지 달리고 또 달렸어요”라고 회고했다. “동생이 너무 무거워서 풀밭에 던져버릴까 생각했는데 할머니가 내 손을 잡고 우리 모두 함께 지내자고 하셨어요.” 수마야와 바바가 나머지 가족들과 재회하기까지는 고통스러운 2주가 더 흘러야 했다. 그들은 (다른 7만 명의 난민과 함께) 147km를 걸어 칼마 캠프에 도착했다(UNICEF, 2006).

아동 건강에 관한 주요한 국제적 노력과 초기의 상당한 개선에도 불구하고, 성공이 지속되지는 않았으며, 세계 각국에 공평하게 분배되지도 않았다. 저스티스(Justice, 2000)의 평가에 따르면 몇 가지 요소들이 중요하다. 모자 보건 증진을 위한 초기 비용을 충당하기 위해 국제 기금이 마련되었지만, 개별 국가는 지역 차원에서 프로그램을 시행하기 위해 자체 자원을 사용해야 했다. 인적 · 재정적 자원의 제약이 있는 가난한 나라들은 프로그램 시행과 관련된 모든 지역적 과제를 해결할 수 없었다. 더욱이 국제사회는 빈곤 국가의 취약한 보건 시스템의 성격과 자원의 부족(현지 환경에서 훈련된 인력을 얼마나 가용할 수 있는지 등)을 충분히 인식하지 못했다. 또한, 자원 빈곤 국가에서 어떻게 예방접종을 확대할지에 대한 충분한 검토 없이 다수의 소규모 시범사업에서 예방접종을 실행했다. 마지막으로, 국제 보건의 우선순위나 프로그램은 해마다 바뀌어서 아동 면역과 같은 초기 프로그램은 국제적인 지원 없이 스스로 자생하도록 내버려 두게 되어, 많은 나라에서 면역률이 떨어지게 된다.

저스티스는 인간 사회 시스템의 거시적 수준과 미시적 수준을 연계해 분석하는 훈련을 받은 인류학자의 관점에서, 하향식 접근법에 대한 지나친 강조, 국가의 보건 자원 격차에 대한 불충분한 주의, 그리고 국가 내의 지역적 다양성을 인식하지 못하는 것이 아동 건강의 지속적인 개선에 중요한 장벽이 되었다고 본다. 세계화에 관한 이어지는 제5장에서는 이외에도 몇 가지 다른 요소도 함께 고려할 것이다.

국가 간 건강 격차의 마지막 지표는 건강보험에 대한 접근 정도이다. 전 세계 빈곤층의 건강보험 부족은 특히 심각한 문제다. 세계보건기구에 따르면,

> 보험은 건강 악화의 치명적인 영향으로부터 사람들을 보호해 준다. 우리가 알게 된 것은 많은 나라에서 가난한 사람들이 부자들보다 소득의 더 많은 비중을 의료비로 지출하고 있다. … 의료보험 안전망이 없는 여러 나라에서 갑작스러운 위급상황에 부딪힐 때 많은 가정에서는 의료보험에 수입의 100% 이상을 지급해야 한다. 즉, 질병으로 인해 사람들은 빚을 져야 한다.

건강 격차 해소하기

2004년 건강 격차 극복을 위한 국제 콘퍼런스 "지역사회, 보건 서비스, 보건전문학교 간 파트너십의 글로벌 경험"의 기조연설에서 데이비드 새처(David Satcher, 2004) 전 미국 보건 총감은 전 세계적으로 건강 격차를 없애려면 "충분히 알아야 하고"(즉, 현존하는 건강 격차와 그 원인에 대해 꼭 필요한 연구를 수행하는 것), "충분히 행동해야 하며"(의료 접근을 어렵게 하는 장벽을 제거하고, 건강 격차가 있는 인구집단 내에서 건강을 악화시키는 사회적 원인을 제거하며, 문화적 역량을 갖춘 의료를 실행한다는 측면에서 원하는 결과를 내는 것), "충분한 의료를 제공하고"(원하는 목표를 달성하는 데 필요한 헌신을 하는 것), "충분히 인내해야 한다"(건강 격차를 해소하는 것은 장기적인 목표라는 점을 인식하고, 쉽게 낙담하지 않아야 한다)라고 지적했다. 전 지구적인 건강 평등을 달성하기 위한 이러한 각각의 의제는 정책 입안자, 의료인, 소비자 및 의료인류학 분야의 주요한 도전 과제를 나타낸다.

건강 격차는 점점 더 많은 수의 의료인류학자에게 주요한 관심 영역이 되어가고 있다. 특히, 이 분야에서 활동하고 있는 의료인류학자는 건강 불평등의 원인으로서 생물 문화 및 생물 사회적 상호작용(biocultural and biosocial interactions)을 이해하고, 건강 격차를 줄이거나 제거를 목적으로 하는 개입 프로그램을 개발하는 과정에서 이러한 연관성을 연구한 결과들을 모아 왔다.

지역사회의 건강 격차 해소하기

의료 실무 현장에서 지속적으로 제기되는 한 가지 문제는 연방 정부의 공식 빈곤선 이하 계층의 의료보험 접근 문제이다. 캐나다, 영국, 호주와 같은 국가에서 그랬던 것처럼, 연방 정부 수준에서 보편적 의료보험 보장을 실행하는 것이 이 문제에 대한 해답일까? 응용 의료인류학자가 반드시 물어야 할 관련 질문은 미국에서 보편적 의료를 달성할 수 있는지다. 미국이 가진 방대한 자원과 일부 국가들이 모든 주민의 건강관리 비용을 충당하도록 고안된 프로그램을 성공적으로 시행했다는 사실을 고려한다면, 미국도 할 수 있을 것처럼 보인다. 하지만, 역사적으로 이런 생각은 특히 강력한 보험 산업과 사회의 다른 부유한 계층으로부터 엄청난 저항을 받아 왔다. 이는 버락 오바마 행정부 시절, 소위 오바마 케어로 알려진 "부담 가능한 의료보험 법(The Affordable Care Act)"에 대한 보험업계와 부유층의 격렬한 반대에서 잘 드러난다. 충분하지는 않았지만 이 법안을 기반으로 수백만 명의 사람들이 보험 보장을 받을 수 있게 되었는데, 정치적 보수주의자들은 이 법안이 여론의 지지를 받고 있다는 반복적인 전국 여론 조사에도 불구하고, 이 법안을 삭제하기 위해 애썼다. 그리고 그들은 도널드 트럼프 대통령의 당선을 계기로 빈곤층, 노인층, 여성, 그 밖의 다른 사람들을 위한 필수 의료보험 적용을 위한 연방 정부의 모든 지원을 철회하기 위해 안간힘을 썼다.

이 사례에서 알 수 있듯이, 건강 격차 해소는 쉽지 않다. 이는 기존의 사회 구성 방식에서 이익을 얻는 사회의 각 부문이 그러한 중대한 사회 변화를 지지하지 않기 때문이다. 현재는 건강 격차에 관한 연구의 고전이 된 논문에서 타운센드(Townsend, 1986)가 주장했듯이, 세상에는 단순히 부유함과 가난함이 있는 것이 아니다. 가난함이 있으므로 부유함이 있는 것이다. 결과적으로 건강 격차를 없애기 위해서는 "부자의 권력과 부를 제한하고, 현재 사회의 특권 구조를 해체하며, 부의 공정한 분배와 사회적 평등에 기반한 사회 제도를 구축할 필요가 있다"(Townsend, 1986: 29)라고 주장한다. 최근에는 체르노마스와 허드슨이 가난한 사람들이 지적으로나 행동면에서 부자들보다 열등하다고 지적하며, 역사적으로 광범위한 건강 격차와 사회적 불평등은 정당하다고 언급했다. 이런 주장을 적어도 공공연하게 하지는 않지만, 부자들은 자유시장이 사회 구성원 사이에 효율적으로 그리고 정당하게 부를 분배하기 때문에 부의 재분배가 불필요하다고 주장하는 경향이 있다. '보수적 경제 정책의 신화'라고 불리는 체르노마스와 허드슨의 신자유주의적 주장은 건강 격차나 사회적 불평등을 해소할 수 없으며, 타운센드의 제안이 정확하다는 점을 시사한다.

건강 격차에 관한 거시적 분석

건강 격차 문제를 해소하기 위해 의료인류학자가 할 수 있는 중요한 역할은 인류학의 광범위하고 총체적인 관점에 있다. 지금까지 "건강의 사회적 결정요인"을 분석한 건강 격차와 관련한 많은 작업은 이러한 변수를 보다 광범위한 거시적 맥락에 포함하지 않은 채 빈곤, 지역사회 또는 근린 조건, 영양실조, 사회경제적 지위와 같은 중위 수준의 쟁점으로 건강의 결정 요인을 틀 짓는 경향이 있다.

그러나 비판 의료인류학은 건강의 궁극적인 결정요인을 자본주의 세계 체제, 즉 약 500년 전에 유럽에서 시작되었지만, 지구상의 모든 인류가 거주하는 지역으로 확산한 이 체제에 둔다(Baer et al., 2013). 세계 자본주의는 건강과 보건의료에 대한 접근을 포함해 사회생활에 점진적으로 영향을 미치고, 사회생활을 형성한다. 이러한 거시적 현실을 고려할 때, 비판 의료인류학은 자본주의 세계 체제에 내재한 계급, 인종/종족, 젠더 및 제국주의 관계의 맥락 안에서 건강 관련 문제를 검토하고 이를 초월하는 전략을 모색했는데, 이는 이 장의 결론에서 논의한다.

다음에 소개할 두 개의 저작에서는 중위 수준의 연구 초점을 넘어선다. 또한, 그들은 질병의 인과관계에 대해 다음과 같은 핵심 질문을 다룬다. "질병 대부분이 어떤 유형의 사회적 연관성을 가지고 있다고 해서, 그러한 연관성이 실제로 질병을 발생시킬 수 있다는 것을 반드시 의미하는 것은 아니다. 그렇지 않은가?"(Cockerham, 2013: 2). 두 책 모두 비판 의료인류학계에서 주장하듯이, 전 지구적 건강 이슈를 형성하는 지배적인 힘의 영향을 인정한다. 이러한 힘의 핵심에는 "전 세계 국가들에서 빈부격차로 인한 불평등 증가"(Parker & Sommer, 2011: 1), 국가 간 불평등, 그리고 종종 부의 불평등과 얽혀 있는 젠더나 소수자 지위 같은 다른 요소가 존재한다. 불평등은 오늘날 저개발 국가들에서 감염성 질병(에볼라, 결핵, HIV 등), 비감염성 질병(당뇨병, 심혈관 문제, 대부분의 암 등) 그리고 알코올, 약물 남용과 관련된 장애와 같은 심각한 질병의 증가로 이어진다.

이중 첫 번째 책인 「성장을 위한 죽음(Dying for Growth)」(Kim et al., 2000)은 매사추세츠주 케임브리지의 보건사회정의연구소(The Institute of Health and Social Justice)에 기반을 둔 학제 간 연구팀의 공동 작업의 결과이다. 이 책의 편집인 중 한 사람은 의사이자 의료인류학자이며 세계보건기구의 수장인 김용(Jim Yong Kim)이며, 또 다른 편집인인 조이스 밀렌(Joyce Millen) 또한 의료인류학자이자 윌라메트대학(Willamette University)의 교수이다. 이 중요한 책은 신자유주의나 후기 세계 자본주의와 여러 나라의 빈곤층에게서 나타나는 건강 문제 간의 연관성을 탐구한다. 「성장을 위한 죽음」은 수록된 여러 논문을 통해 사회보건서비스 민영화를 확대해온 세계은행(World Bank)의 '구조조정' 정책이 결국 전 세계 빈곤층에 악영향을 미쳤다고 주장한다. 더 나아가, 이 책은 1984년 인도 보팔 가스 참사의 경우나 멕시코 국경 너머에 건설된 미국 회사가 소유한 공장에 취업한 마킬라도라 공장 멕시코 국경에서 멕시코 노동자들의 값싼 노동력을 이용해 원자재를 조립 · 수출하는 공장 노동자들이 겪는 가혹한 노동조건 등 초국가적 기업(다국적기업)의 관행이 빈곤층의 건강에 미치는 악영향을 탐구한다.

건강 격차에 대해 거시적 관점을 제공하는 두 번째 책은 의료사회학자 로리 워머스(Laurie Wermuth, 2003)가 쓴 「전 지구적 불평등과 인간의 필요(Global Inequality and Human Needs)」로, 그녀는 전 세계 건강의 지역적 동향을 검토하기 위해 정치경제학적 관점을 취하면서, 젠더, 인종, 에스니시티가 신체와 정신 건강에 미치는 영향 및 경제 성장과 건강 사이의 관계를 탐구한다. 그녀는 이렇게 주장한다.

> 건강과 삶의 기회에 영향을 미치는 사회적 요인 중 하나는 세계 경제에서의 위치다. 세계의 부유한 지역의 자본가가 고안한 경제 프로젝트는 생산이 이루어지는 나라에서 큰 파급효과를 지닌다. … 생산과 소비라는 전 지구적 경제적 그물망 위에서 개인의 위치는 얼마나 좋은 음식, 좋은 옷, 좋은 집을 누리는지 그리고 어떤 종류의 교육적, 직업적 기회를 얻는지에 영향을 미친다(pp.45-46).

식품, 의료, 주거, 교육 및 직업 배경과 같은 사회적 요인은 사람들의 건강과 보건 의료 접근에서 분명히 중요한 역할을 한다. 건강 격차를 궁극적으로 결정하는 요소(예: 사회 정책)와 불평등한 사회적 관계를 거시적으로 바라봄으로써 의료인류학자들은 건강 격차에 효과적으로 대응하는 방안을 모색할 수 있다.

젠더와 전 지구적 건강

젠더는 남성과 여성 사이의 사회적 위치, 권위, 권리, 그리고 자원 접근성을 결정하는 사회적으로 구성된 차이로서, 세계 보건에 있어 중요한 차원이다. 성별과 건강에 관한 초점의 대부분은 여성의 건강에 집중됐다. 전 세계적으로 여성은 기본적인 보건 의료, 영양, 교육 정도의 불평등에서 나타나는 불평등으로 인해 질병과 사망에서 훨씬 많은 부담을 경험한다. 젠더는 건강 위험에 노출되는 것, 건강 정보 학습 능력, 치료 접근성 및 건강 결과에 영향을 미친다. 세계보건기구의 보고(2013)에 따르면 심혈관 질병, 암, 당뇨병, 만성 호흡기 질병 등 비감염성 질병은 전 세계 여성의 주요 사망 원인이며, 연간 여성 사망 원인의 3분의 2를 차지한다. 이 질병은 남성도 걸리지만, 질병은 종종 여성과 남성에게 서로 다른 영향을 미친다. 예를 들어, 심장병으로 갑자기 사망하는 여성은 남성보다 전조 증상을 경험할 가능성이 작다.

또한, 여아는 남아보다 성적 학대를 겪을 가능성이 훨씬 더 크다. 사춘기 소녀와 젊은 여성(15세에서 24세)은 같은 연령대의 소년과 젊은 남성에 비해 HIV에 감염될 위험이 두 배에 달한다. 이러한 높은 위험 수준은 안전하지 않으며, 종종 원하지 않거나 강제적인 성관계와 연관되어 있다. HIV와 성을 통해 감염되는 여러 질병은 한편으로는 생명정치적 요인과 호르몬 및 면역 요인, 그리고 다른 한편으로는 가난과 젠더화된 권력 관계 및 폭력이 맺는 일련의 상호관련성으로 인해 여성에게 높은 위협을 가하며 그들을 특별한 위험에 빠뜨린다(Ostrach & Singer, 2012). 전 세계 여성의 35%는 평생 가까운 파트너의 폭력이나 파트너가 아닌 이들로부터 성폭력을 경험하는 것으로 추정된다.

빈혈, 특히 철분 결핍성 빈혈은 가난한 나라의 사춘기 소녀들에게 흔하며 출산 중에 출혈과 패혈증이 발생할 가능성을 높이는 것으로 알려져 있다. 가난한 나라 여성들에게 큰 위협은 임신과 출산 중 사망이다. 출산 전 합병증은 여성에게 장애를 유발하는 10대 주요 원인으로 꼽히고 있으며, 임산부의 사망은 가임기 여성에게 두 번째로 높은 사망 원인이기도 하다. 실제로 전세계적으로 임신과 출산 과정에서 경험하는 건강상의 위험은 가임기 여성의 사망, 질병, 장애로 발전되는 경우가 많다. 세계보건기구에 따르면 빈곤층과 저개발국가의 3억 명 이상의 여성이 임신과 출산에 따른 단기 또는 장기 질병으로 고통받고 있으며, 이러한 분야에서 개선이 이루어지고 있다는 지표는 찾아보기 힘들다. 실제로 일부 지역에서는 모자 보건이 실패하고 있다. 놀라울 것도 없는 것이 임산부의 사망은 가난한 나라, 특히 사하라 이남의 아프리카에서 흔하며, 전 세계 임산부 사망의 1% 미만만이 부유한 나라에서 발생한다. 평생에 걸쳐 임산부 시기에 사망할 위험은 세계에서 가장 가난한 나라의 경우 16분의 1인 데 비해, 세계에서 가장 부유한 나라에서는 2,800분의 1에 그친다. 라틴 아메리카의 일부 지역처럼 특정한 환경에서는 여성들이 의료 기관에서 무시를 당하거나 심지어 학대를 경험하는데, 이것은 "산과 의료폭력(obstetric violence)"이라고 불리는 현상이 나타난다.

요컨대, 소녀들과 여성들이 특별한 건강 위험을 마주하는 데에는 여러 경로가 있으며, 여전히 여성의 건강을 경시하는 일은 많은 사회에서 흔하게 발생하고 있다.

질병의 격차에 초점을 맞추기

데보라 어윈(Deborah Erwin)은 뉴욕 버펄로에 있는 로즈웰 파크 암 연구소(Roswell Park Cancer Institute)의 건강 격차 책임자로 오랫동안 젠더와 관련된 건강 격차 문제를 상당히 적극적으로 다루어온 의료인류학자 중 한 명이다. 어윈은 경력의 상당 부분을 암의 건강 격차를 줄이고 예방하는 데 초점을 맞춰왔다. 그는 소수자와 보험에 가입할 수 없는 인구 집단의 암 진단과 의료 접근을 강화하기 위해 문화적으로 적절한 프로그램을 개발하는 데 여러 해를 보냈다. 이 작업의 하나로, 어윈은 특별히 아프리카계 미국 여성을 대상으로 한 유방암 교육과 검사를 하는 "증언 프로젝트(Witness Project)"를 개발하는 데 도움을 주었다. 증언 프로젝트 모델은 22개 주의 30개 이상의 지역에서 응용되었다. 이 프로젝트의 핵심은 암에 걸린 적이 있는 아프리카계 미국 여성들이 최근에 암 진단을 받은 환자들과 개인적인 경험들을 나눈다는 점이다. 이렇게 이야기를 나누는 기회를 통해 "아프리카의 미국 여성은 무당이 미지의 세계를 횡단하는 것처럼 그 자리에서 만난 다른 여성들에게 자매애를 갖고 그 과정을 견뎌내도록 도울 수 있다는 점에 주목하여, 생의학 체계 내의 환자가 무력하지만은 않을 수 있다"라는 점을 단언한다. 또한, 그들은 암의 발견, 치료, 인과관계로 통합되는 사회 정의 문제와 사회적 결정요인을 인식하고 해결해야 할 필요가 있음을 다시금 확인할 수 있었다.

또 다른 응용 프로젝트에서 어윈과 동료들은 아칸소주의 라티나스, 뉴욕주의 버펄로 그리고 뉴욕시에서 유방암과 자궁경부암과 관련된 건강 격차를 줄이는 데 초점을 맞춘다. 참가자는 암이나 당뇨 검사에 관한 단체 교육 프로그램에 무작위로 배정된다. 연구결과, 교육 프로그램에 참여하는 것이 유방 촬영, 임상 유방 검사, 그리고 자궁암 조기검사법인 팹 테스트(Pap tests)를 받는 것을 크게 증가시켰다는 점을 발견했다. 이 연구자들은 유방암과 자궁경부암 검진을 증가시키는 데에는 특정한 건강 메시지 전달보다 지역사회의 문화 및 언어적으로 특화된 접근이 더 중요할 수 있다고 결론지었다.

건강 격차 문제로 암을 연구하는 또 다른 의료인류학자는 캔자스 의과대학(University of Kansas Medical School)의 크리스틴 마코스키 달리(Christine Makosky Daley) 교수이다. 그가 중점적으로 연구하는 분야는 주로 암 통제와 예방, 의료 환경에서의 문화 간 의사소통을 통한 북미 원주민의 건강 격차 감소와 의사소통 기술(Choi et al., 2011; Daley et al., 2012)이다. 다른 응용 의료인류학 프로젝트와 함께 달리 교수는 미국폐의학회(American Lung Association)가 후원하는 미국 인디언과 알래스카 원주민을 위해 문화적으로 고안된 금연 프로그램에 대한 평가 프로젝트의 책임자로 일했다. 미국 인디언과 알래스카 원주민은 미국에서 흡연율이 가장 높지만, 이들을 대상으로 한 금연 정책은 거의 없었다. 그녀는 이어서 캔자스시티의 해이스켈 보건소(Haskell Health Center)와 도시의 북미 원주민과 함께 문화적으로 초점이 맞추어진 금연 프로그램을 만들기 시작했다. 또한, 그녀의 작업에서 가장 중점을 둔 것은 미국 원주민들이 직면한 암 검진에서의 장애물이었다. 이런 관점을 바탕으로 달리 교수는 애리조나주 포트 아파치 인디언(Fort Apache Indian) 커뮤니티에서 활동하면서 모바일을 통해 유방암과 자궁경부암 검진을 할 수 있는 프로그램인 "웰 우먼 건강검진 프로그램(Well Woman Healthcheck Program)" 이 시행될 수 있게 도왔다. 이 작업 외에도, 달리 교수는 환자들이 대장암 검진에 개방적이고 편하게 의논할 수 있도록 터치스크린 컴퓨터 시스템을 개발하는 데 협력했다.

다학제적 접근 방식

노스웨스턴대학(Northwestern University)의 토머스 맥데이드(Thomas McDade)는 자신의 연구에서 사회문화적 과정의 맥락에서 건강과 인간 발달을 이해하는 데 초점을 맞추었으며, 특히 스트레스가 건강 격차의 발생에 미치는 영향을 강조했다. 예를 들어, 맥데이드(McDade, 2003)는 사모아 청소년을 대상으로 스트레스가 되는 생애 이벤트가 면역 체계 기능에 미치는 영향을 연구했다. 또한, 맥데이드는 건강 격차를 연구하기 위한 혁신적이고 다학제적으로 접근하는 C2S 센터(Cells to Society, 세포에서 사회까지)를 설립하는 데 도움을 주었다. 구체적으로 C2S는 미국 내 건강 불평등의 기원과 결과를 더 잘 이해할 수 있도록 하고, 이 정보를 정책상의 해결책을 도출하는 데 활용하기 위해 사회, 생명, 생의학 과학을 통합하기 위해 만들어졌다. 맥데이드와 그 중심에 있는 다른 연구자들에게 특별한 관심사는 면역 체계에 미치는 영향과 같은 사회적 · 인종적 · 경제적 격차가 얼마나 "피부 속으로 파고들어" 인간의 발달, 심리적 행복, 장수에 영향을 미치는가이다.

심리 · 사회적 스트레스 요인이 심혈관 질환의 위험을 증가시키는 경로 가운데 하나가 만성 염증이다. 그러나 맥데이드와 동료들은 스트레스와 염증에 관한 기존 연구가 대부분 감염병 발생률이 낮은, 산업 사회의 고소득 인구 집단에서 이루어졌다는 것을 발견했다(McDade et al., 2013). 결과적으로, 그들은 고소득 서구 국가와는 상당히 다른 생태학적 · 역학적 배경에서 성장한 필리핀의 청년을 대상으로 연구를 수행하게 되었다. 연구결과, 성장 초기의 환경은 성인기에 심리사회적 스트레스 요인에 대한 민감도를 조절하는 형태로 염증의 표현형 발달에 영향을 미친다는 점을 보여주었다. 이는 사회적 환경, 염증 그리고 질병에 대한 비교 및 발달 연구 수행의 중요성을 보여준다.

국제 보건의 지역적 매개에 관한 연구

의료인류학자가 건강 격차와 관련해 수행하는 역할의 마지막 예는 리 파흐터(Lee Pachter)의 연구에서 볼 수 있는데, 그의 연구는 다른 관련 주제 중에서도 어린이들 사이의 건강 격차 패턴에 대한 설명에 초점을 맞추고 있다(Pachter, 2006). 그는 도심 내 인구에 관한 연구를 통해 가구소득과 같은 순전한 경제적인 지표가 어린이의 건강과 질병의 불균등한 분포를 충분히 설명하지 못한다고 주장했다. 또한, 그는 주거 분리 및 빈곤 밀집 지역에 사는 도시 빈민 가정의 숫자가 매우 중요하다는 것을 보여주었다. 파흐터는 주거지 분리가 아동 건강 격차를 확대하는 세 가지 메커니즘을 규명했다. (1) 고용 기회가 제한적이지만 소규모 동네 상점의 비싼 물가를 감당해야 하는 것, (2) 대인 신뢰 및 커뮤니티 참여 부족으로 인해 상호 이익을 위해 필요한 서로 간의 협력 실패, (3) 인종주의나 차별과 같은 구조적 폭력에 지속적으로 노출됨으로써 낮은 자존감이나 자기효능감 혹은 무력감 등 심리적인 장애가 생기는 것이다. 이러한 요소들은 상호 연결되어 있고 상호 강화되어 빈곤이 고도로 밀집된 지역에 사는 가정의 아이들 사이에 건강 악화율을 높인다. 소아과 의사이자 인류학자인 파흐터는 자신의 연구 결과로 가난한 아이들의 건강을 향상하기 위한 병원 기반의 프로그램을 만들어낼 수 있었다.

더 최근의 연구에서 웨이드와 동료들(Wade et al., 2017)은 부정적인 아동기 경험(adverse childhood experiences, ACEs)의 평생 건강 영향을 조사했다. 전통적으로 이러한 경험은 가족 기능 장애가 다양한 측면에서 지속적으로 건강에 어떤 영향을 주는지에만 국한되어 진행됐다. 연구자들은 공동체 폭력, 도시 밀도, 인지된 인종 차별과 같은 공동체 차원의 변수를 연구에 추가하는 것이 중요하다고 강조한다. 이러한 확대된 정의를 사용한 연구에서 높아진 가족 기능 장애 ACEs 점수는 성인 건강 위험 행동과 신체 및 정신 질환과 상당히 관련이 있는 것으로 밝혀졌다. 지역사회 차원의 높은 ACEs 점수는 약물 남용 이력 및 성 매개 감염병과 관련이 있다. 이러한 결과는 어린이의 생애 건강에 가족 관계의 중요성을 이해할 수 있게 해 주며, 사회경제적으로 소외된 근린지구에서 불리한 조건으로 살아가는 가족을 지원하기 위해 특별히 디자인된 개입의 필요성을 뒷받침한다.

이 논의에서 알 수 있듯이, 공중보건과 관련해서 "장소가 문제(place matters)"가 된다. 사실, 이는 캘리포니아 뉴스릴(California Newsreel)이 제작한 공중보건에 관한 인기 있는 다큐멘터리인 〈자연적이지 않은 원인: 불평등이 우리를 아프게 하는가?〉의 7개 에피소드 중 하나의 제목이다(www.unnaturalcauses.org/episode_descriptions.php?page=5 참조). 이 교육 프로그램이 강조하듯이, 사람들의 집 주소는 그들의 건강 상태에 대한 좋은 예측 지표다. 캘리포니아의 침체한 도시 리치먼드가 좋은 예다. 제2차 세계대전 시기 리치먼드는 지역 조선소들이 하루 24시간 전쟁을 위한 함선을 생산하는 등 번성한 도시였다. 그러나 전쟁이 끝나자 조선소들은 문을 닫았고, 노동자들을 실업 상태에 빠졌다. 백인 가족들은 연방 정부의 지원을 받는 주택 융자를 이용해 교외로 이주할 수 있었지만, 명백한 차별로 인해 인종적 소수자들은 그렇게 하지 못했다. 그 결과는 리치먼드 같은 곳에서 가난과 건강 악화가 세대를 걸쳐 출현하게 됐다. 오늘날 리치먼드는 교외 지역보다 천식 입원과 당뇨병의 비율이 높고, 기대수명이 낮다. 리치먼드 같은 곳에서는 만성 스트레스와 관련된 심장 질환의 위험이 50~80% 증가한다는 연구 결과가 나왔다. 게다가, 신선한 과일과 채소는 현지에서 찾기 힘든 반면, 담배, 술, 패스트푸드는 쉽게 구할 수 있다.

건강 격차 좁히기

지역사회가 유의미한 건강 격차를 단지 수동적으로 수용하는 것만은 아니다. 오히려, 그들은 건강 불평등과 부정의에 대항하고 저항하기 위해 크고 작은, 눈에 보이거나 혹은 보이지 않는 그리고 반드시 건강이라는 말로 표현되지 않는 여러 해법을 찾는다. 이러한 전략 중 하나는 슈퍼마켓이 거의 없는 도시의 주변 지역을 일컫는 용어인, 소위 식품 사막(food desert) 지역에 살면서 불안정한 식품 수급으로 고통받는 것으로 인해 낙인이 찍히는 것에 대한 도심 내 커뮤니티 인식에 관한 연구에서 확인되었다. 인터뷰에 참여한 한 주민은 가족을 위해 건강한 식품을 제공하면서 겪는 어려움과 그로 인해 겪게 된 낙인을 이야기하면서, 대형 식료품점에서 쇼핑하기 위해 시내의 먼 지역으로 버스를 타고 가는 등 어렵지만 실질적인 조치를 취하는 형태의 저항에 대해 말했다. 이러한 실천으로 인해 너무 많은 시간이 소요되고, 계획에 다소 부담이 되더라도 연구 참가자는 "가족에게 가능한 최상의 영양을 제공하고, 스스로 영양 측면에서 결핍되지 않도록" 하겠다는 각오를 다지는 행위로서 의미를 부여했다.

좀 더 넓은 범위에서, 기존 연구에 대한 리뷰 논문(Anderson et al., 2015)은 지역사회 연합에 의해 주도되는 소수계 인종 집단의 불균등한 건강 지위를 해결하기 위해 고안된 정책적 개입이 보건 및 인적 서비스 제공자와 소수 인종 공동체 간의 연합을 구축할 수 있게 한다는 점을 발견했다. 지역사회 연합은 건강상의 결과와 행동을 향상하는 데 기여할 뿐만 아니라 보건의료 전달 체계의 수준을 강화했다. 대개 지역사회 연합은 지역사회의 선도 기관이나 다른 소집단이 지역사회의 건강 문제(예: 당뇨병 비율의 불균형)를 해결하려고 할 때 만들어진다. 여러 조직과 지역사회의 거주자들은 지역사회의 건강 문제를 해결하려는 계획들에 참여하게 되는데, 이는 때로는 모금 기회(예: 지역사회에 기반한 비만 예방을 위한 정부 자금 지원)의 결과이거나, 모금기회로 이어지고, 때로는 기금 제공자들의 필요에서 생겨나기도 한다. 로버트 우드 존슨 재단(Robert Wood Johnson Foundation)이 알코올과 불법 약물 남용 및 사용을 줄이기 위해 마련한 파이팅백 이니셔티브(The Fighting Back Initiative)가 그 예이다. 정부와 재단은 정책적 개입을 통해 영향을 미치려는 곳에서 지역사회 연합이 지역 차원의 자원 통합을 통해 비용을 절감하고 노력을 강화하는 수단으로 인식하게 되었다. 지역사회는 그러한 연합구축을 그들이 가장 긴급하다고 인식하는 건강 격차 문제를 다루기 위한 도전적이면서도 효과적인 방법으로 고려할 수도 있다.

"인종"과 건강 격차

건강 격차에 대한 논쟁 중 하나는 건강 상태를 결정하는 요인으로서 유전과 인종이 얼마나 영향을 미치는가이다. 예를 들어, 아메리카 대륙에서 "아프리카계 조상이 있는 사람은 같은 사회의 다른 사람보다 혈압이 높고, 고혈압 비율이 더 높다"라고 알려져 있다(Gravlee et al., 2005: 2191). 고혈압은 미국에서 아프리카계 미국인의 기대수명을 낮추는 데 주요한 역할을 하는데, 이는 암, 당뇨병, 뇌졸중, 에이즈보다 더 뚜렷하다. 그리고 이는 아메리카 대륙의 다른 지역에 사는 아프리카계 미국인에게서도 동일한 경향이 발견된다. 또한, 아프리카계 미국인 가운데 피부색이 어두운 사람은 피부색이 밝은 사람보다 혈압이 높은 경향이 있다. 왜 그런가에 대한 한 가지 가설은 어두운 피부색이 아프리카 조상의 가시적 표식이고, 더 높은 혈압에 대한 유전 및 인종에 기초한 성향을 반영한다는 것이다. 이 가설을 시험하기 위해 그래블리와 동료들(Gravlee et al., 2005)은 푸에르토리코 남동부의 과야마(Guayama)에서 처음으로 문화적 합의 분석(cultural consensus analysis)을 이용하여 피부색, 머릿결, 코 모양, 입술 형태별로 다른 표준화된 얼굴 초상화 72점의 피부색에 관한 현지 연구 참가자들의 평가를 파악했다. 이를 통해 지역사회에서 피부색에 근거하여 의미 있게 서로 다른 그룹을 나타내는 다섯 개의 다른 피부색 그룹(예: 블랑코 또는 흰색/트리구에노 또는 휘트밀색/니그로 또는 흑색)을 식별하게 했다. 이후, 과야마의 네 개 동네에서 각각 4분의 1씩 뽑아 총 100명을 모집해 연구에 참여시켰다. 면접자들은 각 참가자의 외모를 관찰하여 5가지 피부 색상 그룹 중 한 곳에 이들을 배정했다. 또한, 각 참가자의 피부색을 객관적으로 결정하기 위해 협대역 반사계(narrowband reflectometer)를 사용했다. 그런 다음 한 시간의 인터뷰 시간 동안 자동 혈압 모니터를 사용하여 각 참가자의 혈압을 세 번 측정했다. 연구자들은 객관적으로 측정한 피부색은 한 개인에게 주어지는 문화적으로 정의된 피부색과 관련이 없었으며, 혈압과도 상관이 없었다는 점을 발견했다. 그러나 문화적으로 정의된 피부색 그룹은 혈압과 관련성을 보였는데, 블랑코나 트리구에노라고 표시된 피부색은 니그로라고 표시된 피부색보다 통계적으로 낮은 혈압을 가지고 있었다. 즉, 혈압과 관련된 주요 요인은 (유전적 영향을 반영할 것인) 사람의 실제 피부 색소 침착이 아니라 지역사회 사람들이 문화적으로 누군가를 어떤 '인종'으로 규정했는가 하는 것이었다. 이 연구는 건강 격차에 인종이 영향을 미친다는 점을 지지하기보다는, 1차 경쟁 가설, 즉 어두운 피부라고 인식하는 연구 참여자는 "혈압과 관련하여 인종 차별, 빈곤 및 다른 스트레스 요인"에 영향을 받고 있다는 사실을 뒷받침한다.

인종과 인종차별주의

최근 몇 년 동안 인류학들은 전통적으로 생물학적으로 구별되는 집단을 지칭하기 위해 사용되었던 인종이라는 용어를 과학 용어 사전에서 점점 더 많이 삭제해 나가고 있다. 미국인류학회(The American Anthropological Association)가 1998년 "'인종'에 관한 성명"에서 확언했듯이, 대부분의 신체적 변이, 약 94%가 소위 인종 집단 내부에 있다. 전통적인 지리적 "인종" 집단은 오직 그들의 유전자의 약 6%만이 달랐다. 이는 "인종" 집단 간의 차이보다 집단 내부에 더 큰 편차가 있다는 것을 의미한다. 가까운 인구 집단 내에서 유전자는 비슷하고, 유전자의 표현형은 유사하게 발현된다. 역사를 통틀어, 서로 다른 집단이 서로 접촉할 때마다 그들의 피는 섞였다. 유전 물질의 지속적인 공유는 인류 전체를 하나의 종으로 유지해 왔다. 중요한 것은, 인류학자는 인종이라는 용어를 사용하는 것이 이제는 경험적으로 타당하다고 생각하지 않지만, 이들은 인구 집단 사이에 생물학적인 차이가 있다는 가정에서 생겨난 편견인 인종차별주의가 상당한 현실이 되고 있고, 인종 차별의 대상이 되는 사람들의 건강에 상당한 해를 끼치고 있음을 인식하고 있다.

요컨대 건강 불평등이라는 면에서는 유전 요인보다는 사회 요인(사회 불평등 포함)이 가장 중요한 경향이 있다. 응용이라는 관점에서, 이는 사회 불평등 문제를 해결하는 만큼 건강 불평등 문제 역시 해결할 수 있음을 의미한다. 크리거(Krieger, 2007: 662)가 간결하게 요약한 바와 같이 "사회 정의 + 인권 = 건강 평등"이다.

토론 질문 Discussion Questions

1. 최근 수십 년 동안 생의학 지식과 의학은 치료 능력을 확장하는 측면에서 괄목할만한 성장을 했지만, 특정 집단은 이러한 발전에서 온전히 또는 공평하게 혜택을 받지 못했다. 왜 그런가? 소수 인종이 경험하는 보건의료의 삼중고는 무엇인가?

2. 건강 격차와 건강 불평등의 차이는 무엇인가? 이것이 유용한 차별화인가?

3. 기존 연구에 대한 미국의학연구소의 리뷰 논문은 미국의 의료 접근성 차이와 관련하여 무엇을 발견했는가? 우리는 이 주목할 만한 차이점을 어떻게 설명할 수 있는가?

4. 문화적 역량을 갖춘 의료란 무엇인가? 왜 그것이 중요한가?

5. 생애 전반에 걸친 건강 격차가 어떻게 표현되고 상호연계되어 있는지를 연구하는 것이 필요한 이유는 무엇인가? 오늘날 세계에서 아동과 어머니가 겪고 있는 특별한 위험요소는 무엇인가?

6. 크리거(Krieger)가 사회적 불평등이 생명을 죽인다고 주장한 것은 무엇을 의미하는가? 당신은 그 주장에 동의하는가?

7. 최근 몇 년 동안 전 세계의 부유한 나라와 가난한 나라의 아동 간의 건강 격차는 왜 점점 더 벌어지고 있는가?

5장

건강과 환경: 더 건강한 세상을 향해

Health and the Environment: Toward a Healthier World

심각하게 병든 사회에 잘 적응하는 것이 건강의 척도는 아니다.

-크리슈나무르티(Krishnamurti)

소개 및 개요

이 장은 자연 환경과 사회적으로 만들어진 환경이 인간의 건강에 미치는 영향에 초점을 맞추고 있으며, 특히 기후 변화가 환경, 인간 정주(human settlement), 건강에 미치는 영향을 강조한다. 또한, 이 장에서는 기업의 세계화가 건강 격차, 기후 변화, 생태 위기를 만들어낼 뿐만 아니라 암이나 에이즈 같은 질병에 영향을 미치는 과정을 논의한다.

의료인류학은 오랫동안 특정한 인구 집단의 건강이 그들이 사는 환경과 맺고 있는 관계에 관심을 지녀 왔다. 여러 의료인류학자가 특정 인구 집단을 대상으로 이 질문에 답하고자 노력했고, 일부 연구자는 지역 조건을 넘어서 적용할 수 있는 보편적인 인간 건강 생태 이론을 개발하고자 했다. 역학의 관점에서 볼 때, 인구 집단의 건강은 "안정적이고 생산적인 자연 환경", 즉 식량과 깨끗한 물의 안정적인 공급, 기후에 민감한 물리적 · 생물학적 시스템이 더 나빠지는 쪽으로 변화하지 않도록 비교적 일정한 기후를 유지하는 것, (현재와 미래 가치의 원천인) 생물 다양성 유지에 바탕을 두고 있다(McMichael & Beaglehole, 2003: 4-5). 이런 조건은 어떤 인구 집단도 완전히 경험해 보지 못한 이상적 조건이다. 이 장의 관심은 이러한 이상적 조건이 주어지지 못 하는 이유, 즉 서로 다른 인간-환경 관계의 성격과 결정요인, 특정한 생태 조건을 지닌 지역의 내부 및 이들 지역 간에 나타나는 환경과 관련된 건강 상태의 격차, 환경 변화의 원인과 건강 영향 등이다.

자연 환경은 공기, 물, 토양, 그리고 생명을 유지하는 데 필요한 수많은 다른 자원들을 비롯해 (인간도 한 종인) 생물학적 유기체를 포함한 지구의 표면과 대기를 말한다. 인류는 기술경제, 사회구조, 이데올로기, 사고방식 등 다양한 요소를 포함해 문화를 발전시켜 왔기 때문에, 사실상 지구 육지 표면의 땅 대부분의 매우 다양한 주거지에서 살아남을 수 있었다. 인류가 단지 주변의 물리적 조건에 우발적으로 적응하는 수동적인 방식으로 이렇게 된 것은 아니다. 오히려 인류는 자연계에 지대한 영향을 미칠 수 있으며, 그런 의미에서 인간이 살아가는 환경은 인간의 영향에서 자유롭다는 의미에서 사용되는 원초적인 것 혹은 정말 자연 그대로는 아니다. 동시에 인간의 건강은 일상에서 자연과 사회문화적 힘의 상호작용으로 만들어지는 환경에 크게 영향을 받는다. 한 가지 극히 중요하고 점점 더 긴급한 예를 들어보면, 세계보건기구(WHO)는 현재 지구의 온난화 기후가 매년 15만 명의 사망자와 500만 명에게 질병을 유발한다고 추정한다. (기후 변화의 문제는 그 중요성 때문에 이 장의 뒷부분에서 더 자세히 다룰 것이다.) 세계보건기구(2014)는 이것이 과소평가일 수 있다는 것을 인식하면서, 2030년부터 2050년 사이에 매년 약 25만 명의 사망자가 발생할 것으로 추산하고 있다. 기후 변화는 개발도상국의 어린이 사망률의 공통적인 원인 가운데 하나인 말라리아, 설사, 영양실조 증가의 원인이 되고 있다. 예를 들어, 남아시아에서 온도 상승으로 인해 강수량이 증가했으며 모기가 번식할 기회도 늘어났다. 이에 따라 뎅기열, 말라리아 등 모기에 의해 감염되는 질병이 급증했다. 특히 지구의 기온 상승은 빈곤 국가에 심각한 영향을 미치는데, 이들 개발도상국은 상대적으로 산업 오염이나 인간 기술을 통한 지구 환경에 미치는 영향이 제한적이어서 지구 온난화를 크게 유발하지 않음에도 불구하고 더 큰 피해를 본다. 많은 학자가 보고하고 있듯이, 기후 변화의 파괴적인 영향에 가장 취약한 사람은 이전에도 그리고 앞으로도 수십 년 동안 기후 변화의 원인에 가장 큰 책임을 져야 할 사람은 아닐 것이다. 기후 변화의 책임은 특히 부유한 선진국이 져야 하지만, 개발도상국이 점점 더 떠안고 있다. 요컨대 인류는 환경을 만들기도 하고, 또 환경에 의해 만들어지기도 한다. 이 논의에서 알 수 있듯이, 인간의 건강과 환경의 관계는 복잡하며, 그것은 분명히 의료인류학 내에서 논쟁의 장을 만들어왔다.

환경에 관한 의료생태학 및 비판 의료인류학

의료인류학 내의 두 가지 관점－의료생태학 및 최근까지 비판 인류학이라고 일컬어지던 비판 의료인류학－은 특히 인간과 환경의 상호작용에 관심을 가져왔다. 제1장에서 언급한 바와 같이, 의료인류학에서 생물 문화적인 관점(biocultural perspective)을 지닌 의료생태학은 물리 · 생물 · 문화 요소를 포함하는 정교한 생태계 내에서 건강과 질병을 본다(McElroy & Townsend, 2014). 물리 환경, 즉 무생물 환경은 기후, 에너지원, 그리고 자연 요소로부터 사람들을 보호하기 위해 음식을 조달하고, 피신처를 만들고, 옷을 지을 수 있는 도구로 변환될 수 있는 물질 자원을 포함한다. 생물 환경은 음식, 옷, 피신처가 될 수 있는 식물과 동물뿐만 아니라 개인이나 집단의 생명을 위태롭게 할 수 있는 포식자, 매개체(vector), 병원균 등을 포함한다. 마지막으로 문화 환경은 기술, 사회 조직, 이념 등을 포함하는데, 이 모든 것이 건강을 유지하고 질병에 저항하는 역할을 한다. 또한, 문화는 병과 죽음을 정의하는 데 중요한 역할을 한다.

매클로이와 타운센드에 따르면, 이 모델 중 어떤 구성 요소에서 변화가 생기면서 다른 요소에 불균형을 초래할 수 있고(예: 새로운 생존 전략은 새로운 위험에 노출되게 한다), 매우 심각한 불균형은 스트레스와 질환을 유발할 수 있다. 예를 들어, "기후상의 변화가 식량 공급의 감소로 이어질 수 있다. 토양 침식이 농업 생산성을 저해할 수 있다"(McElroy & Townsend, 2014: 20).

의료생태학 모델에서 구축된 가정은 다음과 같다. (1) 질병에 단 하나의 원인(예: 바이러스, 비타민 결핍)은 없으며, 오히려 질병은 궁극적으로 인간과 생태계의 불균형에서 온다. (2) 건강과 질병은 물리, 생물, 문화의 하위 시스템 간의 접점에서 발생한다. (3) 환경은 단지 물리적인 주거지만이 아니라 마을과 도시 같은 인간이 만든 환경이기도 하다. (4) 환경에 대한 인식은 문화에 의해 형성된다. 매클로이와 타운센드는 생태 기반의 시스템적 접근이 건강 문제에 대한 손쉬운 설명을 배제한다고 강조한다. 이는 합리적인 진단이다. 건강은 여러 요인에 영향을 받는 복잡한 현상이다.

건강 및 환경에 대한 각각의 접근 방식에서 의료생태학과 비판 의료인류학 사이에 유사한 점도 있지만, 눈에 띄는 차이점도 몇 가지 있다. 의료인류학에서 이 두 관점은 모두 건강과 질병을 인간 생물학과 삶의 방식 그리고 사회 조직의 지속적인 상호작용의 산물로 보는 생물 문화적 접근 방식을 채택했다. 또한, 이 두 개의 관점은 정치생태학으로 불리는 인류학 내에서 처음 등장한 다학제적 접근법과도 겹친다. 이는 정치경제학을 포함하면서도 건강과 사회적 불평등 간의 관계를 검토하는 것을 넘어설 뿐만 아니라 환경과 인간의 상호작용을 통해 환경과 인간 건강에 대한 사회 불평등의 영향까지도 고려한다.

정치생태학 연구자는 사회학, 인류학, 정치경제학, 지리학을 포함한 여러 분야에 걸쳐 있다(Foster et al., 2010; Robins, 2012). "경제는 생태 문제이다. 그것은 인간 사회와 자연이라는 맥락에서 재화와 서비스의 생산과 분배와 관련된다"라는 한 학자의 주장은 정치생태학의 가장 기본적인 전제에 대한 간결한 개요를 제공한다(Parsons, 1977: xii).

건강에 관한 정치경제학과 정치생태학에 관심이 있는 학자는 말라리아, 결핵, 산업재해, 암 등 정치 및 생태적으로 유발된 건강 문제를 폭넓게 고려한다. 오늘날 세계에서 건강의 정치생태학을 온전히 이해하기 위해서는 "질병, 노동, 환경에 대한 분석은 이 쟁점과 자본주의 체제의 모순 간의 연관성을 고려해야만 한다"(Waitzkin, 2000: 8)는 점을 인식할 필요가 있다. 이는 바로 이 지구상의 거의 모든 사람이 각기 다른 방식으로 참여하고 있는 세계 체제이다.

인간의 건강에서 환경의 역할을 평가할 때, 의료인류학의 비판적인 관점은 자연이 인간사에 영향을 받는다는 개념에 의존한다. 즉, 일반적으로 특정한 사회문화체계와 세계 체제의 정치경제는 자연의 실질적인 물리적 실재를 근본적으로 형성해 왔다. 이러한 접근 방식은 자연을 인간 사회와 분리한 채 자율적인 원리를 지닌 독립적인 실체로 보는 일반적인 관점과는 완전히 다르다. 그러한 이분법적인 관점은 학문 영역에서는 "자연사(natural history)"와 "인간사(human history)"를 분리해서 바라보는 관점에서 반영되어 있고, 일상에서도 서구는 인간이 만든 환경에서의 삶으로부터 새로운 기분을 느끼기 위해 자연으로 돌아간다거나 자연으로 탈출한다라는 관념 속에서도 찾을 수 있다. 이와는 대조적으로 비판 의료인류학의 관점은 "인간과 환경 간의 복잡한 상호관계"(Turshen, 1989: 48)를 고려하고 정치경제학과 정치생태학을 불가분의 관계로 다룬다.

유럽인의 삶의 형식(life forms; 유럽 민족, 식물, 동물, 기생충, 병원균 포함)을 모든 지구상의 생물학 영역까지 확대 해석한 것을 "생태 제국주의(ecological imperialism)"라고 부른 크로스비(Crosby, 1986)는 자본주의 정치경제가 '자연'에 미치는 영향을 탐구하는 데 있어 필요한 중요한 개념을 만들어냈다. 크로스비에 따르면, 생태 제국주의는 "지속적인 교란 상황(a condition of continual disruption), 예를 들어 들판의 쟁기질, 숲의 벌목, 목초지 파괴, 대초원을 인위적으로 불태우는 것, 황폐한 마을과 팽창하는 도시, 이전에는 각자 개별적으로 진화되었다가 급작스럽게 친밀하게 접촉하게 된 인간, 동물, 식물, 미생물의 상태"를 수반한다(Crosby, 1986: 291-292). 크로스비는 수메르나 유럽과 같은 이전 문명이 원주민을 정복할 수 있었던 능력은 대부분 기술 · 군사적 우위보다는 후자를 여러 가지 외부 질병에 노출시켰다는 사실과 더 많은 관련이 있다고 주장한다. 예를 들어 1788년 첫 번째 영국 함대가 호주 시드니 항구에 도착한 직후, 천연두는 해안과 내륙의 원주민들 사이에서 들불처럼 번져 결국 뉴사우스웨일스, 빅토리아, 사우스오스트레일리아 등 외딴곳의 오지에 사는 원주민에게까지 영향을 미쳤다.

과거의 건강과 환경

고대, 특히 구석기 시대의 인구 집단은 기후를 포함해 식량이 부족한 시기나 미생물 기생충, 포식자 등의 환경 위협에 대응하는 데 적합한 쪽으로 발달했다. 중석기 시대(기원전 1만~8천 년)와 후기구석기 시대(기원전 4만~1만 년)에 발견된 유골 대부분은 이들이 기질성(장기) 질환(organic disease)이 별로 없는 건강한 성인이었음을 보여준다. 토착 사회의 사람들은 농경 문명의 대다수 사람보다 더 깨끗한 환경과 더 나은 건강을 누려왔다고 보고된다(Cohen, 1989). 연구자들은 토착민이 기생충, 포식자, 독사, 사고, 전쟁, 식량 같은 문제와 물 부족을 초래하거나 질병이나 사망에 이르게 하는 예기치 못한 혹독한 기후 조건 등에 취약했기에 대부분 암에 걸릴 만큼 오래 살지 못한다는 점을 관찰하기는 했지만, 그럼에도 이들이 암이나 심혈관계 질환, 기타 퇴행성 질환에 덜 걸린다는 점을 보여준다.

모든 인간 사회는 자연 환경을 잠식하고 변형하며, 오랜 진화 과정 동안 크고 작은 수준의 환경 위기를 초래해 왔다(Bodley, 2012). 수렵채집인은 풀밭을 개간하고, 목축인은 지나치게 방목을 했으며, 농민은 산림을 벌채했다. 인간 사회 진화에서 이러한 수준의 사회·기술적 복잡성은 각각 특정 종의 멸종 원인이 되었을 것이다. 서구 사회에서는 콜럼버스 이전의 아메리카 원주민과 같은 원주민을 낭만화하려는 경향도 있지만, 북미의 작은 토종말이나 낙타, 대형 사냥 동물 등 다양한 종들이 아메리카 대륙에 최초의 인간이 도래한 이후, 지나친 사냥으로 인해 상당 부분 사라졌다. 환경 파괴는 뉴멕시코 서부 차코 캐년의 농경촌이던 아나사지(오늘날 남서부 아메리카 원주민으로 지칭되곤 하는 '고대인'), 이스터섬의 족장사회, 그린란드의 노르스 정착지가 사라져가는 데 이바지한 주요 요인 중 하나이다(Diamond, 2005).

환경으로부터 대량의 에너지를 만들어낼 수 있는 사회 메커니즘의 출현은 루일(Ruyle, 1977: 623)이 '약탈적 지배계급'이라고 부른 것의 출현에 이바지했다. 초기 국가체제를 갖춘 사회(예: 고대 수메르, 이집트, 로마)의 종식에는 계급 갈등 외에도, 휴즈(Hughes, 1996: 29)가 관찰한 바와 같이, "자연과 조화로운 균형을 유지하는데 실패"가 중요한 요인이 되었다. 신세계에서는 고전적인 저지대 마야 문명에 의해 만들어진 환경의 황폐화가 마야 국가 구조와 통합된 체제의 붕괴를 이끌었던 것으로 추정되는 황열병의 전파를 초래했다.

고대 국가체제를 갖춘 사회들을 괴롭혔던 생태 자멸의 위험은 1800년경부터 산업 자본주의가 등장하면서 더욱 뚜렷해졌고, 시간이 흐르면서 더욱 커지고 있다. 토착 사회의 개입에 따른 소규모 환경 변화와 대조적으로, 생산과 소비의 쳇바퀴를 지닌 세계 자본주의는 자연환경을 교란하고 인간 건강에 파괴적인 영향을 미치는 일련의 새로운 산업 및 화학 오염물질을 만들어냈다. 산업혁명은 재생 불가능한 화석연료, 즉 석탄, 석유, 천연가스를 이용하게 했으며, 사람은 인간과 동물에서 유래한 에너지보다는 기계의 힘에 점점 더 의존하게 되었다.

기능적으로 건강한 노동자를 필요로 하는 자본주의 시스템의 요구를 충족시키기 위해 물 공급, 위생, 농업 관행이 크게 발전하면서 전 세계적으로 건강 상태와 수명이 획기적으로 향상됐지만, 이러한 혜택은 불균등하게 분배되었다. 특정 사회가 다른 사회보다 훨씬 더 많은 이익을 얻었고, 한 사회 내에서는 특정한 사회계급이 지나치게 많은 혜택을 얻었다. 반대로 자본가는 잉여 노동 인력이 충분할 때, 사업장의 물리 환경이나 업무 자체의 속도, 노동자의 주거와 생활 조건을 무시해도 이익이 증대될 수 있다면 노동자의 건강을 무시하는 경우가 많았다. 그로 인한 한 가지 결과는 [그림 5-1]에서 보듯이 아이티와 같이 매우 주변화된 국가에서 가난한 사람과 노동자층에서 발견되는 상당히 열악한 수준의 주거환경이다.

세계 경제나 자본주의 세계 체제의 맥락 안에서 건강한 글로벌 커뮤니티를 만들기 위한 모든 노력은 소위 생산주의자 윤리(the productivist ethic)를 마주하게 된다. 이는 흔히 '진보는 멈출 수 없다'라는 세간의 말로 요약되는 것처럼, 끊임없는 경제성장이 필요하고 그것이 사회적으로 유익하고 자연스럽다는 믿음이다. 생산주의자 윤리와 긴밀하게 연결된 것으로는 소비문화(culture of consumption)가 있다. 이는 인간에게는 그칠 줄 모르는 물질적 욕구가 있으며 인간이 무한한 자원이 있는 환경에서 살고 있다고 가정한다. 생산주의자 윤리는 자본주의 생산 양식을 합리화하는 이데

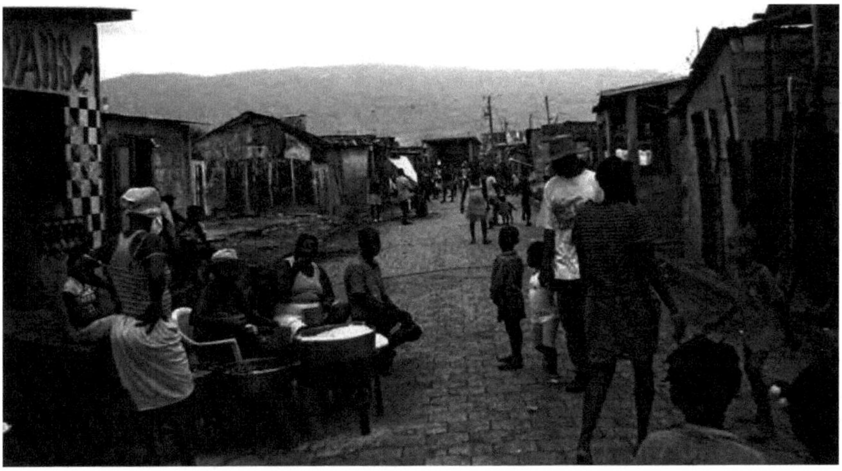

그림 5-1. 아이티 시테 솔레일의 열악한 주거는 아이티의 전반적인 빈곤을 반영한다. (사진: Merrill Singer)

올로기의 일부였다. 역사적으로 이는 생태적으로 취약한 생물권을 약탈하고 지속적으로 파괴하는 한편, 지구상의 한정된 자원의 점점 더 많은 부분을 타인의 희생을 바탕으로 특권층 소수에게 분배하는 형태로 주요한 사회 변화를 추진하는 데 기여했다. 경제는 물, 숲, 해변, 식물을 포함해 점점 더 많은 자연 환경을 시장에서 구입하고 팔아야 할 사적인 상품으로 전환되고 있다.

오늘날의 건강과 환경

산업화를 이루는 화석연료 기반 기술은 인구밀도가 높은 도심의 성장과 오염을 비롯해 환경을 완전히 새롭게 만드는 광범위한 변화를 가져왔다. 이러한 변화는 인간의 건강에 심대한 영향을 미쳤다. 20세기 이후 세계에는 멕시코시티, 상파울루, 뭄바이, 베이징, 로스앤젤레스와 같은 많은 대도시가 출현했다. 이 지역들은 기술과 인구밀도가 만들어낸 온도 상승으로, 환경과학자들이 건강에 좋지 않은 열섬(heat island)이라고 부르는 곳이 되어가고 있다. 교통과 통신의 변화를 포함한 급속한 산업화와 기술 혁신은 세계화 또는 어쩌면 더 적절하게는 기업의 세계화라고 불리게 되는 과정의 일부다. 글로벌 차원의 에너지 집약적 식량 생산 시스템, 지속적으로 증가하는 자동차와 냉방 시스템 도입, 대형 주택, 부자를 위한 무수한 소비 품목, 사업과 유흥을 위한 항공 운송의 사용 증가, 그리고 여타의 발전이 취약한 생태계에 물의를 일으키고 궁극적으로 인간의 건강을 위협한다. 결과적으로, 환경 파괴는 오늘날 세계에서 국제적으로 가장 일차적인 공중보건의 문제가 되었다.

서구의 민간 다국적기업과 중국 등 국가자본주의 사회의 국영기업은 이윤을 추구하는 과정에서 글로벌 공장을 지었고, 화석연료 소비, 자동차 오염, 산성비, 유독 화학물질 및 방사성폐기물, 사막화, 산림벌채, 오존 파괴, 온실가스 배출 등의 결과를 낳는 새로운 글로벌 에코시스템을 만들어냈다. 그 가운데 자동차, 비행기, 선박, 석탄 혹은 석유 발전소 등에서 방출되는 프레온가스(CFC), 메탄(대부분 대형 축산 시설에서 배출), 이산화탄소(화석연료의 직접 생산물)는 오존 고갈과 지구 온난화의 원인이 된다. 이산화탄소는 태양에서 나오는 열이 지구 표면으로 통과할 수 있게 하면서 지구 표면 밖으로 많이 빠져나가는 것을 방지해 유리온실의 유리처럼 지구를 덮는 역할을 한다.

천연자원 고갈과 환경 악화

모든 인간 사회가 역사적으로 일정 정도 자연환경을 잠식해 오긴 했지만, 세계 자본주의는 훨씬 더 명백하게 자연환경을 침식했다. 본질적으로 자본주의는 충분한 자급자족에 대한 개념을 결여하고 있으며, 영구적인 경제 성장을 추구한다. 자본주의는 대부분의 천연자원이 실제로는 유한한데도, 무한하다는 가정하에 작동한다. 자본주의는 기후 변화를 비롯해 자연자원의 고갈과 환경 악화의 원인이다. 마르크스와 엥겔스는 자본주의에 대한 철저하고 비판적인 분석에서 생태 문제에 초점을 맞추지 않았지만, 사회문화 체계와 자연환경 사이의 변증법적 관계를 확실히 인식하고 있었다. 「영국 노동 계급의 조건(The Condition of the Working Class in England)」에서 엥겔스(Engels, 1969; 원저 1845)는 산업화가 자연 환경에 미치는 파괴적인 영향을 묘사했다. 마르크스는 자본주의 오염의 수많은 예를 주목한다: 산업용 화학 폐기물 제품, 기계로 제작하는 쇳조각, 섬유 산업의 아마, 실크, 양모, 면화 세탁물들, 누더기와 버려진 옷감, 그리고 런던 템즈 강의 인간 배설물(Merchant, 2005: 146). 본질적으로 세계 자본주의는 "우리 존재의 물질적 · 자연적 조건과 미래 세대로부터 우리를 소외시키는" 사회와 자연 사이의 생태 파괴와 "신진대사적 균열(metabolic rift)"을 만들어냈다(Foster et al., 2010:7). 자본주의는 무어(Moore, 2015: 155)가 말하는 "네 가지 값싼 자연(Four Cheap)," 즉 값싼 원자재, 값싼 석탄, 값싼 철, 값싼 강철에 의존해 왔다. 이들 모두는 공급이 제한적이다.

스톡홀름 리질리언스 센터(Stockholm Resilience Center) 연구진은 인류가 안전하게 생존하고 번성할 수 있는 글로벌 에코시스템을 유지하는 데 필수적인 아홉 개의 "행성의 경계선"을 다음과 같이 규정했다. (1) 기후변화는 티핑포인트(역자 주: 튀어오르는 상태라는 뜻으로 작은 움직임이 폭발적인 변화를 가져오는 상태를 이름)에 도달하기 직전이다. (2) 해양산성화, 이 또한 티핑 포인트에 도달하기 직전이다. (3) 성층권 오존 파괴, 티핑 포인트에 가까워지고 있다. (4) 천연 질소 및 인 순환의 붕괴. (5) 지구 담수 가용성에 대한 인간 압력. (6) 산림, 습지 및 기타 식물이 자라는 곳의 농경지로의 전환. (7) 생물 다양성 손실. (8) 대기 중 에어로졸 증가. (9) 독성 화학 오염(Rockström et al., 2009). 이러한 경계선은 "지구 시스템과 호응하며 인류를 위한 안전한 작동 공간"을 구성하지만, 그 범위를 초과하면 "지구를 홀로세(Holocene)의 안정적 환경 상태 밖으로 밀어내고, 이로 인해 세계 대부분 지역에 해롭거나 심지어 재앙적인 결과를 초래"하게 될 것이다(Rockström et al., 2009: 472). 기후 변화의 경우, 그 경계선은 대기 중 이산화탄소(CO_2) 농도를 350ppm로 유지해야 지켜질 수 있는데, 1997년 교토의정서가 통과되기는 했지만 실질적인 완화 노력이 이루어지지 않아 이 경계선은 406ppm을 넘어 계속 상승하고 있다. 1970년대 이후 지속적으로 "성장의 한계(Limits to Growth)"가 논의되었지만, 2012년 리우데자네이루 지속가능개발회의에서 증명된 것처럼 정부, 기업, 세계은행, 심지어 유엔까지도 계속해서 경제 성장에 전념하고 있다.

자본주의 발전은 유럽에서 시작해 식민주의, 제국주의, 기업 세계화와 같이 세계적 규모로 확장되고 있다(Foster et al., 2010: 78). 포스터는 자본주의 세계 체제에서 환경이 지속가능할 수 있음을 지적하는 "경고 표시" 목록을 제공했는데, 다음은 이를 축약한 내용이다.

- 지구의 온도는 전통적인 임계치인 2℃를 가까운 미래에 넘길 것이 확실하다.
- 여러 연구가 보고하는 것처럼 지구 온도가 1℃ 상승할 때마다 쌀, 밀, 옥수수 수확량이 10% 감소할 수 있다.
- 세계적으로 석유 생산이 정점에 도달함에 따라, 세계적인 위기와 자원 전쟁이 빈번하게 일어날 수 있는 상황이 되었다(J. Foster, 2009: 254-255).
- 많은 지역에서 물을 저장할 수 있는 능력이 줄어듦에 따라 담수 공급이 감소하고 있다.
- 전 세계 어류의 3분의 2가 감소하고 있다.
- 종의 멸종은 6천 5백만 년 기간 중에 종이 가장(많이) 빠르게 멸종하고 있다.
- 미국 국립과학원(National Academy of Sciences)이 2002년에 발표한 연구에 따르면, 인류는 1980년에 지구의 재생능력을 초과했고 1999년에는 20%나 초과했다.

- 다양한 초기 문명사회와 사회가 생태 붕괴를 겪었듯이 자본주의 세계 체제도 비슷한 운명에 직면하고 있다.

자본주의 생산은 온실가스 배출의 현저한 증가와 세계적인 물 부족 위기 조성에 핵심적인 역할을 해왔다. 이러한 과정에 대해, 2013-2014 기후 변화에 관한 정부 간 협의체의 제5차 평가(Intergovernmental Panel on Climate Change Fifth Assessment) 워킹그룹 I 부속서는 온실가스 배출 증가와 관련하여 다음과 같은 암울한 시나리오를 보고했다.

> 대기 중 이산화탄소, 메탄, 아산화질소의 농도는 적어도 지난 80만 년 동안 전례 없는 수준으로 증가했다. 이산화탄소 농도는 산업화 이전 시기부터 40% 증가했는데, 일차적으로는 화석연료 배출로 인해, 이차적으로는 순 토지 사용에서 발생하는 이산화탄소 배출량의 변화 때문이다. 해양은 인간 활동으로 생겨난 이산화탄소의 약 30%를 흡수했는데, 이는 해양산성화를 유발한다(Alexander et al., 2013: 11).

전 세계 물 소비량에서 가정용은 담수 공급의 8%만을 쓰는 반면, 산업은 전체의 22%를 사용하고, 관개 농업은 70%를 사용한다(Parr, 2013: 65). 세계 평균 물 발자국(water footprint)이 1인당 연간 1,243 ㎥인 것과 대조적으로 중국의 1인당 연간 물 발자국은 702 ㎥로서, 중국 물 소비량의 7%에 불과하다. 미국에 사는 사람의 물 발자국은 연간 2,483 ㎥로, 소비량의 19%가 국외에서 사용된다. 한편, 케냐의 1인당 연간 물 발자국은 714 ㎥에 불과하며, 10%는 국외에서 사용된다(Parr, 2013: 65-86). 나라마다 물 사용량의 차이가 매우 클 뿐만 아니라, 수영장과 큰 잔디밭을 가진 가정부터 물, 특히 깨끗한 물에 대한 접근이 제한된 가정까지, 담수를 접근하는 데에는 엄청난 계층적 차이가 있다.

자본주의와 기후 변화

마르크스는 자본주의를 신진대사적 균열 개념으로 분석했는데, 이는 다음의 삼차원 연결 고리를 포함한 글로벌 기후 변화를 고찰하는 것으로 확장될 수 있다. 즉 (1) 자본주의가 세계 탄소 순환에 미치는 영향, (2) 제본스 역설(the Jevons Paradox),

이는 에너지 효율에서 기술 향상이 자연 자원의 이용을 감소시키는 것이 아니라 오히려 늘림으로써 환경 악화로 이어지게 된다는 점, (3) 온실가스(탄소) 흡수원 파괴에서 자본주의의 역할(Foster et al., 2010: 122). 행성의 경계선에 관한 위태로운 목록에서 분명히 알 수 있듯이, 기후 변화는 진공상태에서 일어나는 것이 아니다. 해양산성화와 성층권 오존 파괴와 같이 몇몇은 이미 각각의 티핑 포인트에서 증명되고 있으며, 인류가 만들어낸 다수의 생태 위기에서 생겨나고 있다.

2013년 기후 변화에 관한 정부 간 협의체의 워킹그룹 I 보고서는 지구 온도가 2046~2065년에 0.4~2.6℃, 2081~2100년에 0.3~4.8℃ 상승할 것으로 전망한다. 그 정도는 인류가 인간이 만들어내는 기후 변화를 완화하기 위해 취하는 전략에 달려 있다. 급진적인 것과 거리가 먼 세계은행(2014)과 프라이스 워터하우스 쿠퍼스(Price Waterhouse Coopers, 2012) 또한 이번 세기에 세계가 4℃ 이상 기온이 상승하는 것으로 치닫고 있다고 보고했다. 이는 지구의 평균 온도로서, 육지에서는 약 6℃의 기온 상승을 의미할 수 있으며, 가장 보수적으로 말한다고 하더라도 북반구의 경우 아마도 7~8℃의 기온 상승을 의미할 수 있다.

미국항공우주국(NASA)은 1880년대 이후 지구 온난화의 대부분이 1970년대 이후 발생했으며, 1981년 이후 가장 따뜻한 20년을 보냈다고 보고하고 있다. 2001년 이후 17년 동안 16년이 가장 따뜻한 해였으며, 2016년은 기록상 가장 따뜻한 해로 기록됐다(NASA, 2017).

지구 온난화와 이와 관련된 기후 사건은 산업혁명 이후 온실가스 배출 증가의 직접적인 효과이다. 산업혁명은 처음에는 석탄, 나중에는 석유와 천연가스에 의존했다. 농업 생산과 삼림 벌채 증가로 인한 화석연료 소비와 토지 이용 변화로 인해 1750년 이후 대기 중에 5,560억 톤의 이산화탄소 배출이 추가되었다고 보고된다. 기후과학자는 오랫동안 최근의 기후 변화가 자연적인 현상인지 아니면 인간 활동으로 인해 발생하는 현상인지를 논의했는데, 현재 이들 중 다수는 오늘날 경험하는 기후 변화가 특히 이산화탄소, 아산화질소, 메탄과 같은 다양한 온실가스 배출로 인해 발생했다는 데 동의하고 있다. 한 조사에서 연구에 참여한 기후학자의 97.4%와 지구과학자의 82%가 인간 관련 활동이 지구 온도 상승에 중요한 요인이라고 생각하고 있었다

(Doran & Zimmerman, 2009). 물론 특히 미국이나 호주 등지에 기후 변화를 부정하는 학자나 회의론자가 존재하기는 하지만, 장기적 기후 과정의 차이와 과학적 근거를 이해하는 사람 사이에서는 지구 온난화가 인간 활동에 의해 발생했다는 사실 자체는 논쟁거리조차 되지 않는 명백한 사실로 이야기되고 있다(Doran & Zimmerman, 2009: 23).

대기권만 볼 때 이산화탄소는 산업혁명 당시 280ppm에서 2017년 초 406ppm으로 증가했다(NASA, 2017). 1990년대 이산화탄소 배출의 가속도가 연간 약 1.1%였던 반면, 2000년 이후 이산화탄소 배출 가속도는 연간 약 3%가 되었다(연간 2ppm 이상, Rogner et al., 2007).

특히 중국은 선진국보다 인건비가 훨씬 저렴해서 세계의 공장이 되었다. 말름(Malm, 2016: 329)에 따르면 "2000~2006년 전 세계 이산화탄소 배출량 증가율의 55%가 중국에서 발생했으며, 2007년에는 3분의 2를 기록했다." 중국의 이산화탄소 배출량 증가율은 북미, 유럽, 호주 등 선진국에 제조업 상품을 수출하는 과정에서 주로 발생하는 "수출에 따른 이산화탄소 배출량(export emission)"이다. 일반적으로 선진국들은 자신들이 책임져야 하는 이산화탄소 배출 총량에 이런 "수입에 따른 이산화탄소 배출량"을 포함하지 않는다. 2001년 중국이 세계무역기구(WTO)에 가입하면서 외국인 투자와 소유에 대한 장벽이 해소된 이후 중국의 수출에 따른 이산화탄소 배출량은 1990~2002년 3분의 1에서 2002~2008년에는 절반 가까이 증가했다(Malm, 2016: 331).

후기 산업혁명 사회, 특히 중국 등에서 다국적기업과 국가 및 공동 벤처 기업은 산업 및 자동차 오염, 독성 및 방사능 폐기물, 삼림 벌채, 사막화, 기후 변화 등을 포함하는 새로운 글로벌 공장과 글로벌 에코 시스템을 만들어냈다. 끊임없이 생산을 확장해 나가면서, 세계 자본주의는 인류의 대부분과 취약한 에코 시스템에 부정적 영향을 미치고 있다. 이 자본주의 체제는 화석연료에 크게 의존해 왔는데, 이는 루이스 멈포드(Mumford, 1934)가 세계 체제를 "탄소" 자본주의의 한 형태로 지칭한 것을 상기시킨다. "산업-화석 혁명" 또는 "화석연료 자본주의"는 처음에는 석탄, 다음에는 석유, 그리고 마지막으로는 석탄층 가스(coal seam gas, CSG)를 포함한 천연가스에 의존했다.

전 지구화 시대의 감염병

기업이 세계화되면서 새로운 감염병이 등장하고 이전에 감염되지 않았던 사람에게 감염병(새로운 감염병과 기존 감염병)이 급속하게 퍼지고 있다. 새로운 병원체의 발견은 어떤 경우에는 그것이 위협이 된다는 것을 인지하기도 전에 이미 널리 퍼져버리기도 하는데, 이제는 이러한 현상이 매우 빠른 속도로 일어나고 있다. 2년마다 약 세 개의 새로운 인체 감염병이 확인되고 있으며, 새로운 병원체가 매주 보건 관련 논문으로 보고된다. 인간의 공동체에 나타나는 새로운 질병은 일반적으로 인간이 아닌 동물 종(따라서 인수공통 감염병으로 불린다)에서 유래한다. 인간과 관련된 이러한 종 간 감염 과정은 적어도 동물을 가축화한 인류사 초기부터 계속되어 왔고, 오늘날까지 이어지고 있다. 예를 들어, HIV/AIDS는 침팬지 집단에서 인간에게 옮겨갔지만(아마도 한 세기 전쯤), 관광객, 사업가, 난민, 이동 중인 군대 등으로 사람들이 전 세계적으로 이동하면서 그 질병이 전 세계로 확산하기 전까지는 인간의 관심을 끌지 못했다. 중증급성호흡기증후군(severe acute respiratory syndrome, SARS)은 또 다른 비인간 동물에서 기원하여 나중에 인간에게 전파되어 (변이와 자연 선택의 결과) 적응한 또 다른 전 지구적 팬데믹이다.

감염병 확산에 기업의 세계화가 영향을 미쳤다고 할 수 있는 사례는 2009년 4월부터 시작된 인플루엔자 대유행에서 나타난다. 이 인수공통질병은 돼지에게서 발병했고, 인간들 사이에서 처음 발생한 근원지는 세계 식량 시장에 연간 약 100만 마리의 가축을 공급하는 거대한 스미스필드 식품(Smithfield Food) 돼지 생산 센터가 있는 멕시코의 한 지역이었다. 글로벌 기업인 스미스필드는 2010 회계연도 매출이 110억 달러를 넘어선 세계 최대 돼지고기 가공업체이자 돼지 생산업체이다. 스미스필드가 멕시코 베라크루스에서 운영하는 것과 같은 산업용 농장 가축 생산(industrial farm animal production)은 가축 그 이상의 것을 만들어내는 것으로 밝혀졌다. 이 산업용 농장들은 재생 가능한 거름으로 만들기에는 너무 많고, 지나치게 농축적이며, 독성이 있는 엄청난 양의 동물 배설물을 배출한다. 퓨 자선신탁(Pew Charitable Trusts)과 존스 홉킨스-블룸버그 공중보건학교는 스미스필드 같은 축산 농장이 독성이 있고 잠재적으로 감염병의 원인이 될 수 있는 동물 배설물을 배출해 토양과 수질 오염의 심각한 잠재적 원천이 된다고 보고했다. 이들 기관이 명백하게 제기하는 우려 사항은 대규모 기업 축산물이 인체감염, 질병, 사망 등으로 이어질 수 있는 신종 바이러스의 출현을 촉진하는 위험 환경을 조성한다는 점이다.

기후 변화가 건강에 미치는 영향

기후 변화로 인한 질병의 전 지구적 부담은 빈곤, 열악한 위생, 담배 소비가 건강에 미치는 영향에 비해 상대적으로 적은 편이다. 하지만 20세기 이후 진행된 기후 변화가 별다른 완화 장치 없이 진행되는 시나리오라면, 이는 건강에 부정적인 영향을 늘리는 결과를 초래할 것이다. 특히 적도에 비교적 가까운 지역에 사는 사람과 가난한 이들에게는 더욱더 그렇다. 2014년 유엔의 기후 변화에 관한 정부 간 협의체 종합보고서는 1880~2012년 동안 지구 온도가 0.85℃(1.35℉) 상승했으며, 1901~2010년 동안 해수면은 0.19m 상승했다고 밝혔다. 이것이 특별히 심각하게 들리지 않을 수 있다. 하지만 계속해서 증가하는 인구 수요와 함께 지속적인 경제 발전을 해야 한다면, 문제는 더욱 악화될 것이다. 부분적으로 이러한 인구 수요는 특히 개발도상국 사람들이 생계 수요를 충족시키기 위해 충분한 노동력을 확보하려고 더 많은 아이를 낳는 경향에서 비롯된다.

앞서 논의한 바와 같은 지구 전체의 전반적인 온난화 외에도, 기후 변화는 전 세계 만년설과 빙하를 녹이고 있다. 지난 수십 년 동안 북극 빙하 표면의 40%가 줄었다. 히말라야, 안데스, 아프리카 산지, 북아메리카 로키산맥, 그리고 남극 아래 섬들의 산에서 빙하가 빠르게 녹고 있다. 북극의 많은 툰드라가 녹으면서 대기 중에 메탄가스 방출도 늘고 있다. 남극 대륙의 만년설도 곳곳이 파괴되고 있다. 기후 변화로 인해 동식물이 극지방에 더 가까운 지역으로 이동하고 있다. 왜냐하면, 이러한 지역이 점점 따뜻해지고 있기 때문이다. 북극곰과 같은 동물은 북극 얼음 지대 축소나 먹이가 되는 바다표범과 같은 동물이 줄어들면서 멸종 위기에 처해 있다. 호주 연안의 그레이트 배리어 리프(Greater Barrier Reef)를 비롯해 산호초 피해 또한 전 세계적으로 발생하고 있다.

기후 변화는 이미 전 세계의 인간, 동물, 그리고 식물의 삶에 심각한 영향을 미치고 있다. 특히 남태평양 섬 주민은 해수면이 상승하면서 농경지가 범람하고 물 공급에 타격을 입었으며 섬이 잠길 위험에 처하면서 전통적인 농경 생활 방식은 위협을 받고 있다. 캐나다와 알래스카 북극의 이누이트족은 전통적으로 사냥해 온 북극곰의 개체 수가 감소하고 경험하고 있으며, 빙하가 예전보다 늦게 얼어붙게 되면서 바다표범에 접근하는 것이 어려워졌다. 안데스인은 물을 긷거나 농경지와 가축에게 물을 공급하던 빙하가 줄어들면서, 그들이 이전까지 꾸려왔던 삶의 방식을 유지하지 못할 가능성이 커졌다. 전 세계 해안 지역에 사는 사람들은 바다 수온 상승과 온난화로 인해 홍수와 허리케인이 증가할 가능성에 직면해 있다. 저명한 기후과학자들 다수는 지구 온난화가 2005년 카트리나, 리타, 윌마 같은 허리케인이 더 파괴적으로 변하게 만드는 데 이바지했다고 믿고 있다. 조지아 공대의 주디스 커리(Judith Curry)는 연구를 통해 점점 더 많은 허리케인이 더욱 강력해지고 있다는 점을 입증했는데, 이는 지구 온난화가 세계 바다의 온도를 상승시키고 있기 때문이라고 여겨진다. 커리는 허리케인 카트리나가 "지구 온난화의 9.11" (Curry, 2006: 4)이라고 말한다.

또한 많은 기후과학자는 사하라 이남의 아프리카와 호주의 일부 지역 사람들이 직면하고 있는 가뭄이 기후 변화에 따른 온난화와도 관련이 있다고 주장한다. 더구나 기후 변화는 적도의 남쪽과 북쪽 환경으로 감염병이 확산되고, 노약자나 병자 등 취약계층의 생명과 건강을 위협하는 폭염의 일차적인 추동력으로 작용하고 있다.

따뜻해진 기온은 말라리아와 같은 모기에 의한 질병이 남아공, 케냐와 탄자니아 고지대 등 이전에는 그 병이 나타나지 않았던 곳까지 퍼지게 하는 데 이바지한다. 콜롬비아 안데스산맥의 고도가 더 높은 곳들도 영향을 받는다. 질병을 옮기는 모기는 한때 3,200피트 이하의 고도에서 살았지만, 현재는 7,200피트 고도에서도 나타난다 (Berger, 2000). 기후 변화가 유일한 요인은 아니지만, 오늘날 아프리카에서는 매년 3~5억 명의 말라리아 환자가 발생하고, 150~270만 명의 사망자가 발생하는 것으로 추정된다. 이는 5세 미만 어린이 중 90% 이상이 말라리아에 걸리는 것이다. 지구 온난화는 1991년 중남미의 콜레라, 1994년 인도에서 발생한 폐렴 흑사병, 1994년 미국 남서부에서 발생한 한타 바이러스 등 다른 여러 감염병의 부활과도 관련이 있다.

온대지역에서도 기후 변화는 서유럽, 스칸디나비아, 러시아의 일부 지역에서 발생하는 진드기를 매개로 하는 바이러스뇌염과 같은 질병의 발생 빈도를 높이는 데 기여할 수 있다(McMichael, 2001: 302).

또한, 기후 변화는 2003년 여름의 서유럽과 2010년 여름의 러시아 사례처럼, 열사병으로 인간의 건강과 심지어 그들의 생명까지도 위험에 빠뜨릴 수도 있다. 2003년 서유럽에서 7만여 명, 러시아에서 5만 5천여 명으로 추정되는 사망자 수가 발생한 데에는 낮 동안의 고온뿐만 아니라 (열대야로) 야간의 가장 낮은 온도가 낮 기온보다 2배 가까이 빠르게 상승하고 있는 것과도 관련이 있다(McMichael, 2017). 열대야는 인간이 낮 동안에 시달리던 열기를 피해 정상적인 휴식을 갖지 못하도록 하고, 더위 스트레스에서 회복할 기회를 박탈한다. 더 길어지고 더워지고 있는 여름은 대기오염문제와 연관되어 있다. 특히, 천식과 같은 호흡기 질병을 앓고 있는 사람에게 영향을 미친다. 2003년 서유럽과 2010년 러시아에서 발생한 폭염은 곡물 수확량이 30% 감소하는 데 기여했으며, 식량 가격 상승, 식량 부족, 그리고 곡물 수입국의 빈곤층의 영양 부족 등의 결과를 낳았다(McMichael, 2017). 폭염 중에는 비만과 함께 혈압이나 심장 질환을 지닌 노인들이 사망할 가능성이 커지거나 의료적 조치가 필요하게 된다.

기후 변화가 건강에 미치는 영향을 고려할 때, 우리는 기후 변화 질환에 대해 말할 수 있다. 기후 변화 질환은 새롭게 나타나는 질환도 있지만, 반드시 새로운 것만은 아니다. 여기에는 초원 지대의 사막화나 농경지의 범람으로 인한 영양 부족과 관련된 질병뿐만 아니라 지구 온난화로 인해 새로운 장소와 사람에게 확산하는 "열대성" 질환(예: 말라리아와 뎅기열)도 포함될 것이다.

메릴 싱어(Merrill Singer, 2009, 2010b)는 환경에서 인간이 초래한 변화의 역할을 표현하기 위해 에코신데믹(ecosyndemic)이라는 용어를 만들었다. 이는 이상 질병의 상호작용 빈도를 증가시키고, 그 결과 그에 영향을 받는 인구의 건강 부담을 증가시킨다. 에코신데믹은 적절한 영양 공급, 위생, 피신처, 스트레스가 적은 생애 경험, 예방적이고 치료 가능한 건강 관리 지원을 보장받지 못하는 빈곤층과 기타 주변부 지역사회(marginal community)에 집중될 가능성이 크다. 기후 변화는 자연 생태계를 교란하고 질병을 일으키는 바이러스, 박테리아, 곰팡이, 그리고 다른 병원균의 지리적 확산에 기여한다. 지구 온난화로 범위가 확대된 질병은 말라리아, 뎅기열, 리프트밸리열병(Rift Valley fever), 웨스트나일병(West Nile disease), 치쿤구니야 열병(Chikungunya fever), 황열(yellow fever), 한타바이러스(hanta virus), 서울바이러스(Seoul virus), 지카(Zika) 등이다. 지구 온난화 증가는 1994년 미국 남서부에서 한타바이러스가 발생한 것과 이듬해 인도에서 발생한 폐렴 흑사병과 같은 질병을 옮기는 설치류(기타 질병 벡터)가 확산하는 요인이기도 하다. 또한, 콜레라와 같은 수인성 질병은 점점 더 따뜻해지는 바다 수온으로 인해 더 퍼져나가고 있다.

의료인류학자를 포함한 인류학자와 다른 사회과학 연구자 사이에서 지구 온난화가 건강을 포함해 인류에게 미치는 영향을 너무 늦게서야 조사하기 시작하기 시작했다고 생각하는 사람들이 더욱 많아지고 있다. 맥미쉘(McMichael, 2003: 15)이 적절하게 지적한 것처럼, “이 주제는 21세기의 첫 10년 동안 공중보건 연구, 사회정책 개발 및 사회운동의 주요 테마가 될 것”이다. 고고학자 브라이언 페이건(Brian Fagan, 1999: 76)이 “지구 온난화는 인류에게 새로운 것이 아니다”라고 말한 주장은 맞지만, 지구라는 행성이 지난 수십 년 동안 경험해 왔으며 또 경험할 것으로 예측되는 지구 온난화나 기후 변화의 규모는 비록 인간이 선제 조치를 한다고 하더라도 인류가 이전에 경험해 보지 못한 규모로 향후 수십 년간 지속할 것이다.

기업의 세계화와 세계 여러 지역에서 계속되는 갈등으로 인해 대부분의 국민 국가 내부 및 국가 간에 빈부 격차가 커지고 있는 사실과 함께, 기후 변화는 21세기의 가장 중요한 문제 중 하나를 구성한다. 여기서 말하는 국가 간 갈등은 부분적으로는 미국을 필두로 영국과 호주 등 여러 국가에 의해 주도되고 있는데, 이는 클레어(Klare, 2002)가 말하는 소위 자원 전쟁에 다국적기업이 뛰어들고 있기 때문이다. 우리는 자본주의 생산의 작동방식과의 관계를 인식하면서 기후 변화로 인한 온난화에 관한 비판 의료인류학 논의를 발전시켜 나가야 한다고 주장해 왔다(Baer & Singer, 2009). 이 책의 네 저자는 기후 변화나 지구 온난화 문제가 궁극적으로는 전례가 없는 속도로 증가한 생산과 소비 패턴을 지닌 이윤 추구적 세계 자본주의의 일부이며 구성요소라고 주장한다.

기후 변화를 어떻게 완화하고 적응해 나갈 것인지에 대해서는 대체 에너지원으로의 전환(풍력, 태양, 바이오매스, 심지어 많은 사람이 더 심각한 생태 및 건강상 재난이 될 것이라고 주장하는 원자력까지)부터 산림 식재, 친환경 기술과 에너지 절약 장치 개발까지 여러 수준에서 많은 논의들이 제시되어 왔다. 이러한 제안 중 많은 것이 옳은 방향으로 가는 단계이기는 하겠지만, 탄소 배출거래, 탄소 배출 금지, 지구 공학, 식량을 생산할 수 있는 토지에 바이오 연료를 재배하는 것이나 혹은 바이오 연료 작물 재배에 필요한 토지 개간을 위해 산림 지역을 제거하는 것과 같은 계획은 특히 효과가 있을지 의문이다. 반대로 선진국과 개발도상국의 부유한 사람들이 자가용 사용을 줄이는 대신 대중교통과 자전거, 그리고 걷기를 더 많이 하고, 소비를 줄이는 단순한 생활방식을 선택한다면, 기후 변화에 상당한 감소가 있을 것이다. 궁극적으로, 우리가 결론에서 언급하듯이, 기후 변화 추세를 역전시키기 위한 진정성 있는 기후 변화 완화 프로그램은 세계 자본주의를 넘어설 것을 요구하게 될 것이다.

전 지구적 기후 변화는 이제 "이전에 경험하지 못한 방식으로 빠르게 전환되고 있으며"(Spratt & Sutton, 2008: xi) 많은 환경 파괴를 동반하는 "전 지구적 지속가능성 빙산의 일각"일 뿐이다. 산성비나 대기오염과 같은 환경 위협들은 지상의 바이오매스가 인구 집단으로 연결되는 과정으로, 이는 수많은 인간 질병과 건강에 대한 또 다른 위협(예: 독소에 대한 노출)에 중대한 영향을 미친다. 현재 진행되고 있는 건강 악화의 숫자보다 훨씬 더 중요한 것은 생태 위기 상호작용(ecocrises interaction)의 문제이다. 우리가 직면하고 있는 다양한 환경 재난을 인간의 웰빙에 위협이 되는 각각의 독자적인 건강 지표라고 보는 것은 통상의 관점이지만, 이는 단편적이고 심지어 경쟁적인 완화 노력으로만 이어지는 제한된 관점일 뿐이다. 환경에 인간의 부정적인 영향이 교차하는 상호작용의 결과는 모든 인간 그리고 다른 동물과 식물에 미치는 건강상의 악영향을 현저히 강화할 수 있으며, 이렇게 상호작용하는 생태 위기는 파국적 결과를 초래할 잠재성을 지닌다(Singer, 2009).

비록 세계 전 지역과 모든 나라가 서로 다른 형태의 공해와 환경 파괴 그리고 기후 변화의 악영향 하에 놓여 있기는 하지만, 가난한 나라와 가난한 사람들은, 즉 지구 시스템을 훨씬 더 급격한 변화로 몰아가는 것에서 일반적으로 가장 책임이 적으면서도 불공평하게 이 파국적 결과의 피해자가 된다. 극심한 빈곤 퇴치를 외치는 유엔의 지속가능개발목표(Sustainable Development Goals)나 세계은행과 같은 국제 주요 기구들이 현재의 글로벌 경제의 부정의를 인식하고는 있지만, 이들 기구는 보통 인류의 부와 자원의 과감한 재분배를 요구하지 않는다. 부와 자원의 재분배는 특히 가난한 사람에게 기후 변화와 다른 환경 문제를 해결하는 데 필수적이다. 마지막 장에서 주장하듯이, 세계에 더 많은 인구가 건강을 유지하기 위해서는 사회 정의, 환경의 지속가능성, 그리고 안전한 기후에 기반한 대안적인 세계 시스템이 필요할 것이다.

건강에 영향을 주는 기타 환경 요소들

프레온가스(CFC)는 오존 파괴에도 중요한 역할을 하는데, 이는 특히 극지방에서 가장 가까운 남반구 일부, 즉 호주 남부, 뉴질랜드, 아르헨티나, 칠레에서 지구 표면에 부딪히는 자외선의 양을 크게 증가시켰다. 피부암은 오존층 파괴로 인한 건강상의 결과로 잘 알려져 있다. 실제로 이러한 질병의 발생률은 꾸준히 증가하고 있는데, 일례로 매년 호주에서 진단되는 모든 새로운 암의 약 80%를 피부암이 차지하고 있다. 또한, 지상의 자외선 방사선 증가는 변이를 보다 쉽게 일으킨다. 특히 바이러스는 공기 중에서 얇은 단백질 막의 외벽만을 통해 보호되기 때문에 자외선 노출에 쉽게 변이를 일으킨다.

국내총생산과 같은 성장 및 발전을 나타내는 국가 지표는 이들의 창출을 끌어내는 생산주의 윤리를 반영하는 것으로, 시장에서 판매되는 재화와 서비스의 생산(예: 상품)만을 계산할 뿐 환경 악화와 같은 요소가 생산에 미치는 영향은 고려하지 않는다. 글로벌 자본주의의 출현은 (균등하게 분배되는 것과는 거리가 먼) 풍부한 식량 자원(영양학적으로 의심스러운 것 포함)과 근대적 위생, 그리고 일부 생의약품을 보장해 주었지만, 이러한 물질적 혜택은 개발도상국 사람들과 선진국 노동자 계층의 희생으로 얻어지는 경우가 많았다. 선진국의 극소수 특권층도 생태 파괴의 위험에 직면해 있다.

기업 주도의 세계화는 두 가지 범주의 건강 위험을 초래한다. 첫째는 사회 및 자연 환경의 변화에 따른 일차적 건강 위험과 둘째는 보다 구체적인 건강 위험

(McMichael & Beaglehole, 2003)이다. 전자는 (1) 앞선 장에서 논의한 주제인 국가 내부와 국가 간의 사회경제적 불균형 증대, (2) 다국적기업의 끊임없는 이윤추구 및 이들이 전 세계 정부에 더 큰 영향력을 획득함에 따라 노동조합의 분열과 약화가 가속되면서 노동자가 일을 하면서 건강 위험에 처하는 것, (3) 밀이나 옥수수와 같은 단일 작물 지배에 광대한 토지가 이용되면서 식물과 동물의 생물 다양성이 고갈되고, 많은 생물 종을 포용하는 서식지가 파괴되는 것, 그리고 (4) 생물 다양성의 불균형 및 지속적인 유기 오염물질을 배출하는 침입종의 확산. 그중 가장 악명 높은 것은 인간 자신이다. 후자의 구체적인 건강 위험이란 다음을 포함한다. (1) 탄수화물, 녹말, 지방 함량은 높지만, 단백질과 비타민 함량은 낮은 영양학적으로 의심스러운 음식 소비를 위한 마케팅 전략에 의해 형성된 음식 소비 패턴으로 인한 식이 관련 질환과 담배 관련 질환의 확산, (2) 자동차의 증가, 최근에는 중국과 같은 개발도상국에서 더욱 증가, (3) 상대적으로 많이 움직이지 않는 생활방식을 채택하고 있는 도시 인구에서의 비만 증가, (4) 청년들을 비롯해 사회경제적으로 혜택 받지 못한 이들이 현대를 살아가며 겪는 소외로부터 탈출하기 위해 마련한 방편이자 도덕적 타락으로 이어지는 한 부분으로 국제 마약 밀매의 확대, (5) 세계 여행의 증가로 인한 감염병의 확산, (6) 고령화와 사회적으로 고립된 이들, 특히 도시 지역에서 우울증 및 기타 정신 질환이 증가하고 있다.

감염병 위협에 대처하기 위한 공중보건상의 조치와 생의약품은 비록 충분하지는 않지만 많은 성과를 거두었다. 하지만 최근 몇 년 동안 신종 감염병이라 불리는 것에 대한 우려가 커지고 있다. 신종 감염병에는 4가지 유형이 존재한다. (1) 최근 몇 십 년 이내에 발견되거나 인지된 질환(예: HIV, SARS, MERS), (2) 기존의 질병이 새로운 지역이나 서식지로 확대되는 것(말라리아나 지카와 같은 "재출현 질병(reemerging disease)"), (3) 에볼라에서 볼 수 있듯이 특정 지역에서 한 질병의 발병률이 현저하게 증가하는 것, (4) 기존의 질병이 심각성이나 지속성이 증가하거나 이전에 효과를 봤던 치료에 대한 내성이 커지는 것(예: 결핵). 신종 질병의 확산은 몇 가지 요인의 결과로 보인다. 여기에는 산림 파괴와 개간, 집약식 농업, 댐 건설과 관개, 광업, 주택과 도로 건설과 같은 주요한 환경 변화; 인구과밀 도시(특히 개발도상국의 경우)의 인구 집중 증가; 이주, 비즈니스, 여행 등에 따른 전 지구적 인구 이동의 증가; 그리고 항생제의 과다 사용 및 오남용으로 인한 내성 증가를 포함한다.

물과 세계화

선진국에 살아가는 사람 대부분은 수도꼭지만 틀면 깨끗한 물을 사용할 수 있으니 물이 얼마나 소중한지를 별로 생각하지 않고, 당연하게 여길 것이다. 하지만 건강과 질병이라는 면에서, 그리고 특히 감염병과 관련해서는 오래된 질병이든 신종 질병이든 깨끗한 담수를 이용할 수 있는 정도가 매우 중요하다. 물은 지구 표면의 70% 이상을 차지하고 있지만, 대부분은 바닷물의 형태를 하고 있으며, 지구상의 물 중 1% 미만만이 인간의 소비에 이용될 수 있다. 그에 따라 기업의 세계화라는 맥락에서 물은 점점 값비싼 상품이 되는 자연자원이 되고 있다. 「세계화, 물, 건강(Globalization, Water, and Health)」이라는 책에 반영되어 있듯이, 점점 더 많은 수의 인류학자가 이 문제를 다루고 있다. 이 책에서 린다와 스콧 화이트포드(Linda & Scott Whiteford, 2005: 9-10)는 네 가지 범주의 수인성 질병을 다음과 같이 정리했다. (1) 콜레라, 장티푸스, 간염과 같이 병원성 유기체가 포함된 물을 섭취하는 데서 비롯된 수인성 질병, (2) 세탁이나 개인 위생에 필요한 물 부족에 기인하는 수인성 질병, (3) 목욕, 수영, 세탁 등과 같은 활동에서 비인간 기생 숙주에 노출되어 생기는 주혈흡충병과 같은 물 기반의 질병, (4) 뎅기, 웨스트나일열병, 말라리아, 황열 등 곤충 매개체가 번식지로 사용하는 물에 인간이 접촉함으로써 생겨나는 물과 관련된 질병이 그것이다. 이러한 질병 중 많은 수는 사람들이 위생적인 생활 조건과 적절한 영양 섭취, 그리고 음용수, 요리, 세탁, 놀이를 위해 깨끗한 물을 이용할 수 있다면 예방할 수 있는 것들이다. 오랫동안 물을 이용하는 것은 인간의 권리로 여겨졌지만, 글로벌 자본주의의 확산과 함께 물은 상품으로 재정의되고 있다. 오늘날 세계에서는 깨끗한 물을 위한 경쟁이 늘어나면서, 지금처럼 불공평하게 분배되지 않았더라면 쉽게 피할 수 있는 죽음과 질병이 엄청나게 늘어가고 있다. 따라서 우리는 "인간의 건강과 웰빙에 더 분명히 연관될 수 있고 또 그래야 하는" 물의 정치생태학을 말할 수 있다(Whiteford et al., 2016: 233). 이러한 물의 정치생태학은 물의 이용, 분배, 비용 그리고 궁극적으로는 생명 유지를 위한 필수 자원으로서만이 아니라, 강력한 다국적기업과 정부에서부터 자본주의 체제의 주변부에 이르는 사람까지 다양한 행위자 속에서 매우 경쟁적인 자원이 된 것들에 관심을 기울인다.

기후 변화, 광업, 농업(세계 담수 공급의 약 69%를 사용한다), 산야의 나무 벌채, 도시의 무질서한 확장으로 깨끗한 물 공급은 점점 더 위협받고 있다. 이와 관련하여, 칼 켄달(Carl Kendall, 2005)은 페루 리마의 급속한 성장이 건조한 해안 평야에서의 깨끗한 물의 가용성에 미치는 영향에 대해 논한 바 있다. 리마의 1차 수원지인 리맥강(Rimac River)은 인근 광산의 중금속, 고농도 질산염과 기타 유기화합물, 미처리 하수 등으로 심하게 오염됐다. 게다가 리마 대수층은 배설물과 다른 독성 물질로 오염되었다. 리마 주민은 물 부족과 상수도 오염과 밀접한 관련이 있는 설사병을 높은 빈도로 경험한다.

많은 가정에서 상하수도 서비스가 부족한 알래스카의 외딴 지역에서도 수질 불안은 심각한 도전이다(Eichelberger, 2016). 높은 수위, 영구 동토층, 계절에 따른 홍수, 제한된 경제적 자원, 그리고 가난은 모두 안심할 수 있는 물 이용을 어렵게 하는 요인이다. 일부 마을에서는 10%가 넘는 가구가 상수도를 이용하지 못하는데, 이는 폐렴구균 감염 같은 암울한 현실을 만들어낸다. 이러한 현상에 대해 화이트포드(Whitefords) 부부는 다음과 같이 지적했는데, 이는 매우 적절하다.

> 물리적 환경과 인간의 건강을 보호하는 것은 사회적 가치를 실현하기 위해 변화를 이끌어내려는 하나의 시도임이 분명하다. 인류학 등 사회과학에서 방법론적으로 엄격하고, 이론적으로 지식을 제공하면서, 사회적으로 관련성이 높은 연구를 통해 이러한 변혁에 참여하는 것은 가장 큰 과제다(S. Whiteford & L. Whiteford, 2005: 265).

다행히, 세계의 다양한 지역에서 보통의 시민들, 예를 들어 남아프리카—이론적으로는 물 접근권을 헌법상의 인권으로 보장하는 곳이다—의 여성은 "물 시민권(water citizenship)" 캠페인을 벌여왔다. 이는 생존과 건강을 위한 필수적인 자원에 접근을 보장하려는 것이다(Bulled, 2016).

암의 정치생태학

암은 과거에는 거의 이해되지 않았던 오래된 질병으로, 19세기 이전에는 얼마나 확산되었는지 알려지지 않았다. 에이즈나 다른 신종 질병 같은 예외에도 불구하고 많은 감염병은 감소 추세에 있지만, 암 발병률은 20세기 동안 급격히 증가했고, 지금도 그 추세는 지속하고 있다. 암은 대체로 저개발보다는 개발과 관련된 질병이다. 세계보건기구의 추산에 따르면 암 환자의 약 절반이 가장 산업화한 세계 인구 1/5에서 발생한다고 한다(Proctor, 1995: 2). 특정 국가 내에서 암 발병률은 암의 종류, 지역, 성별, 그리고 인종 및 종교 그룹에 따라 상이하다.

암의 원인에 대해서는 논쟁이 빈번해, 과학자들은 이 주제에 대해 정반대되는 해석을 채택하곤 한다. 어떤 학자는 암이 주로 환경적 요인에 의해 발생한다고 주장하고, 다른 학자는 암이 생활습관과 관련이 있다고 주장하기도 하며, 또 어떤 학자는 암이 스트레스, 감정, 유전 요인(유전적 감수성으로 일컬어짐), 노화, 호르몬 장애와 관련이 있다고 주장한다. 아마도 이러한 요소는 암의 원인으로 각각 어느 정도는 역할을 할 것이고, 사람에 따라 그리고 암의 종류에 따라 어떤 요소는 다른 요소보다 더욱 중요한 역할을 할 것이다. 그런데도 이러한 각각의 이론은 궁극적으로 암 전쟁(cancer war)에 기여하는 정치적 함의가 있다. 여기서 암 전쟁이라 함은 암을 치료하는 가장 효과적인 방법이 무엇인가에 대한 논쟁을 포함하는데, 방사선, 화학요법, 수술 같은 전통적인 접근법에서부터 광범위한 대체 치료법에 이르기까지 다양한 치료법에 대한 의견이 일치하지 않는다.

몇몇 역학자와 공중보건학자가 수많은 현상이 함께 질병을 일으킨다는 것을 보여주는 다중인과 모델(multicausal model)을 채택함으로써, 일반 병인학 그리고 특히 암 병인학에 대한 두드러진 접근 방법에 내재하고 있는 협소한 환원론을 비판했다. 의료보건인류학 내에서, 생물 문화적 접근법의 일부 지지자들은 질병에 이바지하는 6가지 요인을 유전, 영양, 환경, 심인성(psychogenesis), 의원성(iatrogenic forces) 및 감염으로 분류한다(Brown et al., 1996). 그러나 다중인과 모델은 정치적으로 아무런 행위를 하지 않는 것으로 이어질 수 있다. 왜냐하면 "예방 정책은 모든 가능한 원인을 한꺼번에 공격하는 것, 즉 가용 자원을 능력 이상으로 확장함으로써 결국 각자에게 아주 적은 영향만을 미치는 것으로 끝날 수 있는 전략"이기 때문이다(Tesh, 1988: 62). 또한, 다중인과 모델은 우선순위를 파악하는 데 실패한다. 즉 특정 요소들, 특히 정치경제와 정치생태학적 요소가 병인학에서 더 중요한 역할을 하는지에 대한 문제를 다루지 못한다(Turshen, 1989).

일부 예외는 있지만, 산업용 발암물질에 노출된 저소득층과 근로자 사이에서 암 발병률이 더 높다는 상당한 증거가 있다. 예를 들어, 샌프란시스코와 맨해튼의 어퍼웨스트사이드와 같은 부유한 지역사회의 전문직 여성들의 유방암 발병률이 더 높은 것은 이 여성 중 많은 수가 그들의 삶에서 출산을 늦게까지 연기한다는 사실과 일부 관련이 있을 수 있다. 암 병인학에서 정치경제 및 환경적 요인을 강조하는 이론은 보건정책과 암 예방 관련 그룹(예: 국립암연구소나 미국암학회)에서 경시되는 경향이 있다. 이는 대체로 이 이론이 제시하는 쟁점을 다루려면 궁극적으로는 현행 글로벌 경제를 넘어서는 거대한 사회구조적 변화가 있어야 하기 때문이다. 「암의 정치학(The Politics of Cancer)」(1978)의 새뮤얼 엡스타인(Samuel Epstein)은 산업 오염과 암 발병률 증가 사이의 연관성을 기록했다. 그는 암의 70~90%가 환경 및 직업상 발암물질 노출에서 유발된다고 추정한다. 보다 최근에 엡스타인(Epstein, 2005)은 동북부 자료를 근거로 유방암은 물론 다른 암도 유해 폐기물 현장 근처에서 생활하는 것과 관련이 있다고 주장했다.

엡스타인(Epstein, 1979, 2005)은 이러한 발견에 비추어, 산업체가 암에 걸리기 쉬운 "지나치게 취약한 노동자(hypersusceptable workers)"가 마치 존재하는 것처럼 상정해 피해자를 비난하거나, 노동조합과 환경단체들이 정치인에게 환경 법안을 통과시키도록 설득할 때 유독한 화학 공장들을 개발도상국으로 이전함으로써 기업이 암 발병의 원인이 아니라는 정교한 전략을 취한다고 주장한다.

환경 요소가 암 발병에 기여한다는 엡스타인의 선구적인 연구를 바탕으로 많은 비판 의료인류학자는 암을 전 세계의 "물질적 실천에 뿌리를 둔 환경 · 경제적 질환"(Burke & Mathews, 2017: 179)으로 보게 되었다. 불행히도, 생의약품은 암세포 발달의 생물학을 이해하는 데 엄청난 발전을 이루었지만, 과학, 기업, 그리고 정부

기관은 모두 암의 환경적 원인을 계속해서 경시하고 있다. 이들 집단에서는 암에 대한 개인적인 책임을 환자 자신에게 지우는 입장을 주로 채택하는데, 이는 신자유주의식 접근 방식과 일치한다(Karakasidou, 2015).

지역사회의 암

인류학자 마사 발솀(Martha Balshem, 1993)은 필라델피아 폭스 체이스 암센터(Fox Chase Cancer Center)에서 보건 교육자로 일하면서 암 병인을 생활습관과 환경으로 보는 두 이론 사이의 논쟁에 깊이 빠져들었는데, 이 과정에서 점점 더 불편함을 느끼게 되었다. 그녀의 대단히 흥미롭고 읽기 쉬운 저서 「지역사회의 암(Cancer in the Community)」에서는 태너타운(Tannertown, 가칭)이라고 부르는 필라델피아에 있는 한 유럽계 미국 노동자 계층의 도심 속 동네에서 "암 통제"를 탐구한다. 폭스 체이스 암센터는 고객들에게 금연, 식이요법, 정기적인 암 검진 등 생활습관을 바꾸도록 유도함으로써 암 발병률과 사망률을 낮추는, 이른바 질병 예방에 초점을 맞춘다. 국립 암 연구소의 자금 지원을 받은 폭스 체이스 암 센터는 1983년부터 1988년까지 5년간 태너타운에서 암 교육 캠페인인 프로젝트 캔 두(CAN-DO) 프로젝트를 시작했다. 발솀에 따르면, 태너타운 사람들은 자신들의 높은 암 발병률이 그들의 생활방식 때문이라는 주장을 거부하는 경향이 있었다. 대신 전부까지는 아니라도 화학 공장에서 방출되는 물질로 인한 대기오염, 공장에서의 직업상 노출, 자동차 오염, 그리고 그들의 음식과 물에 섞인 화학물질들을 암의 일차적 원인으로 보았다. 발솀(Balshem, 1993: 75)은 연구에 참여한 이들이 과학자의 오만함이나 환경적 요인이 질병의 원인이라는 사실을 알고 있으며, 사람들이 생활 방식의 변화를 통해 암을 예방할 수 있다고 주장하는 담론을 경계하고 때로 좌절감을 느낀다는 점을 발견했다.

발솀은 25회의 일대일 인터뷰와 8회의 포커스 그룹 인터뷰를 통해, 연구참여자는 암이 생활습관과 환경 요인 모두에서 기인한다고 보는 경향이 있지만, 생활습관의 변화는 암 위험을 낮추는 데 별 쓸모없는 예방책이 될 것이라고 믿는다는 점을 발견했다. 센터의 보건교육자는 건강에 대한 개인의 책임을 강조하는 공식적인 건강 예방 패러다임을 따랐다. 발솀(Balshem, 1993)은 태너타운 사람들이 암에 대한 과학 전문가와 보건 교육사의 견해에 냉소로 대응하는 이들의 반응은 일상을 통제할 수 없는 상황에서 비롯된 것이라고 주장한다. 흥미롭게도, 그녀는 계속해서 "의(학)과학에 대한 지역사회 주민들의 비판은 의료인류학에서의 비판적 연구의 관점을 반영하고 있다"라고 주장한다. 이는 태너타운 사람들이 종종 신이나 운명 때문에 암이 생긴 것이라고 가정한다는 점에서는 오직 일부의 사실일 뿐이다. 그들의 무력감에 대처하면서, 그들 특히 태너타운 남성들은 무력감을 이기려 하면서 자신들이 강인하고 역경을 극복할 의지가 있는 존재로 여기려고 한다. 아마도 태너타운 사람들은 의심의 여지없이 사회의 특권층에 속해 있는 것처럼 보이는 과학자들이 자신들과 함께 기업 권력에 도전하는 데 더 힘을 합치려고 한다면, 그들은 집단으로서 그렇게 무력하다고 느끼지 않을 수도 있고 미국 문화에 뿌리를 둔 개인주의적 대처 메커니즘에 의지하지 않을 수 있다.

암과 산업

발쉠이 태너타운 사람들의 암 병인에 대한 관점을 문화적으로 해석한 것과 대조적으로, 데이비드 마이클스(David Michaels, 1988)는 미국 염료 산업의 방광암 유발에 대한 기업의 대응책에 대해 도발적인 정치경제 분석을 수행했는데, 그중 하나는 저명한 의료인류학자인 아이다 수서(Ida Susser)가 객원편집인으로 참여한 "건강과 산업"에 관한 학술지, 〈계간 의료인류학(Medical Anthropology Quarterly)〉 특별호에 실렸다. 유럽 과학계에서 염료 생산에 흔히 쓰이는 두 가지 화학물질인 베타-나프틸아민과 벤지딘이 치명적인 방광 발암물질이라는 사실을 20세기 초에 입증했음에도 불구하고, 미국 염료업계는 이 두 가지 화학물질과 방광암 사이의 연관성에 관한 이전의 발견과 이후의 발견을 체계적으로 무시하고 억제해왔다고 볼 수 있는 근거가 충분하다는 것이다(Michaels, 1988).

중국의 암 마을

연간 경제성장률이 9~10%에 달하는 중국의 대규모 산업 확장은 자동차부터 전자제품, 의류 등 광범위한 제품 수출품으로 뒷받침되고 있다. 중국이 대량으로 공급하고 있는 석탄은 중국 전체 에너지 소비량의 68.7%를 공급하는데, 이는 이산화탄소 배출과 아황산가스 배출로 이어지고, 특히 아황산가스는 산성비를 유발한다. 근대화는 중국에 있는 도시만 무려 16개를 차지하게 만들었다(Gerth, 2010: 185). 덩샤오핑의 개혁개방 정책 아래에서 경제 근대화와 대규모 도시화에 따른 비용은 엄청난 것으로, 환경 악화, 산업 · 자동차 오염, 온실가스 배출량 증가, 적절한 안전기준 미비, 사회경제적 불평등 심화 그리고 사회적 갈등을 포함한다. 중국의 불평등 증대는 공산당 혁명의 평등주의 이상과 모순되며 도시와 농촌 모두에서 사회적 갈등이 증가하게 만들었다.

2013년 초, 중국정부는 마침내 오염으로 인해 암 발병률이 높아진 소위 "암 마을(cancer villages)"의 존재를 인정했다. 불행히도, 이 암 마을에 대한 깊이 있는 역학 조사는 여전히 군데군데 빈 채로 남아 있다. 암 마을은 주로 화학 산업과 연계되어 있고, 다음으로 종이 공장, 자원 채굴, 가공, 그리고 이러한 활동 중에 배출되는 중금속과 연계되어 있었다. 제도권의 역학 연구가 부족한 상황에서, 마을 사람은 산업 오염과 건강 악화 사이의 연관성을 찾는 대중 역학(popular epidemiology) 연구에 참여함으로써 문제를 스스로 해결했다. 제도권 과학자와 각 성(省)의 환경보호청 그리고 중앙 정부 수준의 질병통제보호국(Chinese Center for Disease Control and Protection)은 일반적으로 이러한 연구를 무시한다.

의료인류학자 안나 로라-웨인라이트(Anna Lora-Wainwright, 2016)는 2004년에서 2005년까지 바오마(Baoma, 가칭)라는 암 마을에서 민족지 연구를 수행하고, 그 이후 몇 번의 단기 조사를 진행했다. 바오마 마을은 쓰촨 분지의 북동쪽 랑중(Langzhong) 시에서 6km 떨어진 구릉 지역에 있다. 근대화 과정에서 농약과 비료 사용 등 마을에 농사를 짓는 관행에 화학물질이 도입되면서, 강이 중금속과 유독 화학물질로 오염된 것이 암 발병률 상승에 기여했을 가능성이 크다. 실제로 암 마을은 중국의 주요 강을 따라 위치하는 경향이 있다. 하지만 많은 마을 사람들은 암이 가까운 친척들이 만들어내는 분노와 불안 때문에 발생했다고 생각했다. 예를 들어, 아들을 낳지 못한 여성이 주변에서 비난받은 스트레스가 암의 원인이라는 식이다. 2003년에서 2007년까지 바오마에 거주하는 50가구를 대상으로 한 현지 역학 조사에서

11명이 암에 걸렸는데, 그중에 남성이 6명, 여성이 5명이었다. 암 치료는 비용이 많이 들기 때문에 많은 가정에서 선택지가 아닐 수 있다. 2004년 마을 서기에 따르면, 암 치료비는 2만 위안 정도 들 수 있는데, 이는 일반적인 연간 수입이 약 1,500위안 정도로 추정된다는 점에서 엄청나게 비싼 비용이다.

게다가 질병통제보호국은 지역 차원의 발병률을 조사하는 데 어려움이 있었는데, 이는 "마을 사람들이 스스로 수집한 마을 수준의 증거와 정부가 작동하는 스케일 사이의 함정에 빠졌음"(Lora-Wainwright & Chen, 2016: 403)을 의미한다. 오염과 연관된 암 사례에 대한 정부의 일방적 대책으로 일부 암 마을 주민들은 폭력 시위, 청원, 소송 등을 해야 했다. 로라-웨인라이트와 첸(Lora-Wainwright & Chen, 2016: 411-412)은 "(정부가) 암 마을의 존재를 공식적으로 인정하게 되면 환경 관련 시민사회 세력이 불만을 제기하거나 활동을 정당화하는 데 물꼬를 틀 수 있는 역할을 할 수 있는" 한편, 정부가 "암 마을에 관한 논의를 주도함으로써 문제를 해결하려고 앞장서는 시위자를 침묵시킬 수 있었다"라고 보았다.

암 치료에 관한 인류학적 고찰

많은 의료인류학자가 다른 분야, 특히 보건과학 분야의 연구와 협력하여 암 치료에 대한 에스노그라피 및 서베이 연구를 수행해 왔다. 북미의 암 관련 학회들은 암 발생의 환경적 요인에 초점을 맞추는 대신 흡연이나 식이요법 같은 생활습관 요인을 암 발생의 일차적 요인으로 지목하는 경우가 많다(Bell & Ristovski-Slijepcevic, 2015). 실제로 라이프스타일이 암의 발병에 기여하는 요소를 구성할 수 있지만, 암 학회들은 직장이나 사회생활에서의 소외, 특히 노동 계급과 하층 계급 출신의 개인이 더 광범한 사회 속에서 자신의 주변적 지위에 대처하기 위한 수단으로 특정한 생활습관을 갖게 되기 쉽다는 점을 무시하는 경향이 있다. 또 어떤 연구는 선진국에서 나라별로 암 치료에 대한 접근이 서로 차이가 난다는 점을 지적하기도 한다. 가령 덴마크(Høybye & Tjørnhøj-Thomsen, 2014)나 다른 스칸디나비아 국가(Andersen et al., 2014)와 같은 복지 자본주의 사회에서는 암 치료와 관련 서비스가 국가 보건 현장 아래에서 행해진다. 미국은 노동자 계층과 저소득층, 특히 다양한 인종적 소수자 대상의 암 치료가 상당히 뒤처져 있다(Luque et al., 2010, 2011; Joseph & Dohan, 2012). 미국에서는 일부 암 환자, 특히 유방암을 앓고 있거나 앓은 경험이 있는 여성이 운동을 전개해 2008년 유방암 및 환경연구법(the Breast Cancer and Environmental Research Act)(Anglin, 2016) 통과에 큰 역할을 했다.

원전과 건강

방사능은 살아 있는 세포 조직에 매우 유해하다. 원자로나 사용 후 핵연료에서 분열된 우라늄은 세포의 유전정보를 전달하는 DNA를 포함해 세포에 손상을 줄 수 있다. 또한 난자나 정자의 손상된 DNA는 다음 세대로 전달될 수 있다. 원자력 산업은 우라늄을 채굴, 가공, 농축하고 전기를 만드는 과정에서 핵분열로 인한 방사성폐기물을 남긴다. 1970년대 펜실베이니아주 스리마일섬과 우크라이나주 체르노빌에서 원전 사고가 발생했음에도 불구하고, 원자력 산업은 화석연료와는 달리 온실가스를 배출하지 않고 기후 변화에 기여하는 녹색 에너지원으로 스스로를 자리매김하고 있다. 또한 원자력 산업은 여러 선진국은 물론이고 중국, 인도, 러시아 등 개발도상국의 경제 성장의 핵심 요소 중 하나가 되고 있다. 게다가 제임스 러브록(James Lovelock)과 팀 플래너리(Tim Flannery), 그리고 세계에서 가장 저명한 기후과학자 중 한 사람이자 유력 기후운동가인 제임스 한센(James Hansen)과 같은 몇몇 저명한 자연과학자들은 온실가스의 배출량을 줄이는 방법으로 원자력을 사용하는 것에 찬성했다.

그러나 원자력 에너지는 재생 가능한 자원이 아니다. 핵폐기물이 초래하는 위험의 문제는 논외로 하더라도, 원자력 발전소 건설은 상당한 온실가스 배출과 오염을 일으킨다(Caldicott, 2006).

원자로의 위험성에 대한 두려움은 2011년 3월 11일 일본 동북 지방에서 일어난 지진과 쓰나미의 여파로 후쿠시마 원전 재난이 발생하며 극에 달했다. 주류와 대안 미디어들은 여러 인류학자에게 이 사건에 논평을 요청했다. 핵 재난이 건강에 심각한 영향을 미칠 것이라는 사실에도 불구하고 존스턴(Johnston, 2011: 3)이 말한 것처럼, "일본 시민과 지역 주민에게 가장 힘든 점은 최악의 일이 일어났다는 사실을 인정하지만, 방사성 물질 누출은 계속 진행되고 있으며, 안전 통제와 정화를 위해 할 수 있는 일이 없었다는 것이다. 일반 시민은 피폭에 대한 위험을 줄이거나 최소화하는 데 필요한 사전 조치를 알릴 수 있는 의미 있는 실시간 정보에 접근하기 위해 애써야 한다"는 점이었다. 일본 정부는 많은 현의 식품, 농축산물, 어류의 출하를 제한했다(Eddy & Sase, 2015). 고준위 방사능 오염수가 태평양으로 방출되었다. 스리마일섬과 체르노빌의 원자력 재난과 달리 후쿠시마 재난은 자연 재해에 의해 발생했으며, 핵 재앙은 테러 가능성을 포함해 여러 원인을 통해 일어날 수 있다는 점을 보여 준다.

비전통 방식의 천연가스 추출과 건강

프래킹(fracking) 또는 유압파쇄(hydraulic fracturing)라는 용어로 알려진 천연가스 추출은 환경적, 건강상의 이유로 많은 논란에 휩싸인 비전통 방식의 천연가스 추출 과정이다(Kaden & Rosie, 2015). 실제로 프래킹은 "패드 시공, 드릴 셋업, 시추, 유압파쇄(혹은 프래킹), 가스 정제, 시추공 폐로, 지반 복구"(Paulson & Tinney, 2015: 1-2)를 포함하는 비전통 방식의 가스 추출(unconventional gas extraction, UGE)의 한 단계이다. 비전통 방식의 가스 추출 과정은 시추공 작업 동안 공해를 일으킨다. 이 작업에는 패드를 만들기 위한 수많은 트럭 운송, 시추 장비 설치, 작업원과 물자를 패드로 운반하는 것, 시추공을 시추하고 땜질하는 것, 패드의 노폐물 제거, 트럭이나 파이프라인을 통해 현장에서 메탄을 운반하는 것을 포함한다. 메탄과 휘발성 유기화합물(VOCs) 배출은 시추공 탐사나 다양한 저장 장소에 메탄을 저장하는 과정 중 누출이 발생할 수 있다. 셰일층 내 균열을 내어 가스가 빠져나가 에어로졸이 될 수 있게 하는 데 사용되는 모래는 채굴 작업자나 패드 작업자에게 심각한 건강상 위험을 초래할 수 있다. 추출 과정에서 발생하는 다른 형태의 오염은 벤젠과 오존이며, 물도 다양한 방법으로 오염될 수 있다. 펜실베이니아와 텍사스에서는 "천연가스가 식수 공급원으로 이동하는 과정을 명확하고 제대로 기록한 사례"가 있었다(Paulson & Tinney, 2015: 12). 궁극적으로, 비전통 방식의 천연가스 추출 공정은 매우 강력한 온실가스인 메탄을 대기 중으로 방출하고, 그 과정에서 파생된 천연가스는 대기 중 이산화탄소 농도를 높게 만든다.

자동차가 건강에 미치는 영향

자동차의 내연기관은 세계 체제의 사회구조적 모순을 체현하고 있다. 오늘날 세계는 여러 종류의 자동차, 특히 레크리에이션이나 캠핑용 자동차, 오토바이 등을 포함해 10억 대 이상의 자동차를 보유하고 있으며, 중국, 인도, 인도네시아, 브라질과 같은 많은 개발도상국도 자가용 문화를 채택하면서 선진국 사회와 비슷해져 감에 따라 그 숫자는 계속해서 빠르게 증가하고 있다. 자동차는 생산 및 소비, 주거, 교통 혼잡, 대중교통, 환경 및 환경 건강의 패턴에 영향을 미친다. 자동차는 공해와 소음, 온실가스 배출, 그리고 궁극적으로 기후 변화뿐만 아니라 사망, 부상, 스트레스, 사회적 고립 그리고 비만의 주요 원인이 된다.

전 세계에서 자동차는 많은 사람을 위한 극강의 상품으로, 실로 사람의 마음을 훔치는 킬러 상품이자 죽음의 기계이다. 자동차 산업과 거대한 도로망은 세계 자본주의 역사의 중추이다(Flink, 1988). 산업 오염과 함께 자동차는 전 세계의 많은 도시를 광범위한 건강 문제를 동반하는 생태 재난 지역으로 변화시켰다. 그러나 자동차와 관련된 부상, 사망, 질병은 상대적으로 부유한 사람보다는 자동차를 살 여유가 없는 가난한 사람에게서 더 많이 발생한다. 개발도상국은 환경보호법이 약하기 때문에, 이들 도시는 자가용이나 오토바이뿐만 아니라 버스와 트럭을 포함한 광범위한 운송 수단들로 인해 높은 수준의 오염을 경험한다(Bohren, 2009).

자동차에서 배출되는 화학물질은 황산화물, 질소산화물, 일산화탄소, 탄화수소, 휘발성 유기화합물, 독성 금속, 납 입자 및 소립자, 그리고 산성비, 기후 변화, 심혈관계, 폐, 호흡기 질환의 원인이 되는 이산화탄소로 구성된다. 휘발유 연소의 부산물인 벤조피렌은 발암성 화학물질로 도심 공기에 잔류한다. 자동차가 배출하는 CO_2 배출량 외에 자동차 제조와 고속도로 건설도 이산화탄소(CO_2) 배출을 초래한다(Robbins et al., 2010: 136).

전 세계적으로 자동차 사고로 인해 연간 124만 명 이상이 사망하고 2,000만~5,000만 명의 부상자가 발생하는 것으로 보고되고 있다. 이 중 91%는 고소득 국가(WHO, 2013)만큼 안전기준이 발달하지 않은 저소득 및 중산층이나 개발도상국에서 발생한다. 한 연구는 "자동차에 의한 폭력(motorized violence)"이 비만, 당뇨병, 심혈관 질환으로 발현된다는 결론을 내리고 있는데, 이는 자동차 이용으로 사람들이 덜 움직인 결과 비만이 세계적으로 유행하게 된 원인이기도 하다(Woodcock & Alfred, 2008). 본질적으로 교통수단으로서의 자동차에 대한 의존도가 높아지면, 걷기와 자전거 타기를 통한 운동이 줄어들어 비만과 각종 관련 질병에 걸리기 쉽다.

자동차의 지속적인 사용에 대한 대규모 기업 지원이 존재하기는 하지만, 대중교통, 자전거, 그리고 걷기를 포함한 다른 형태의 이동 수단을 이용해야 한다는 점을 강조하면서, 특히 선진국 사회의 자동차 문화에 저항하려는 움직임도 없지는 않았다. 기차역이나 버스정류장까지 걸어가는 것만으로도 운동이 되기 때문에 건강에 이롭다. 일부 도시계획가와 대중교통 옹호자는 보행자를 위한 도시 혹은 차 없는 도시를 요구하고 있다.

에이즈의 정치생태학: 동시대 신데믹에 대한 진단

에이즈(후천성면역결핍증후군, acquired immune deficiency syndrome, AIDS)는 인류 역사상 가장 파괴적인 질병 중 하나로 출현했다. 최근 몇 년간 에이즈 관련 사망자가 감소하고 있는 가운데 세계보건기구(2017c)는 2015년 110만 명이 이 질병으로 사망한 것으로 추정해 이 감염병이 끝나려면 아직 멀었음을 보여줬다. 인간면역결핍바이러스(HIV)로 알려진 전염성 바이러스에 의해 발생하는 이 질병은 지구 곳곳의 모든 인구에 급속도로 퍼졌다. HIV의 실제 기원은 정확히 알려지지 않았지만, 원숭이와 유인원 종을 감염시키는 유사 바이러스인 시미안면역결핍 바이러스(simian immunodeficiency viruses, SIVs)에서 진화한 것으로 보인다. 유전적으로, HIV는 동물 중 인간의 가장 가까운 친척인 침팬지 사이에서 발견된 SIV와 가장 유사하다. 현재로는 SIV가 19세기 말이나 20세기 초에 인간 숙주를 감염시킬 수 있는 돌연변이를 겪었다고 생각된다. 이런 종류의 "종 점프(species jump)"는 자연계는 감염성 병원균에서 일어날 수 있는 일이다. 종 점프로 생겨나는 전이의 정치생태적 맥락에는 인구 폭발, 산림 벌채, 농업 확대, 그리고 식민주의와 신식민주의 경제에서 만들어진 빠른 수송 체계와 함께, 이전에는 숲이 우거졌던 아프리카 지역으로 인간의 주거지 확장 등이 존재한다. 이전에는 사람이 살지 않는, 그러나 지구상에서 미생물이 가장 집중된 곳인 열대 지역으로 점차 인간 주거지가 확장된 것이 최근 수십 년간 발생한 수많은 신종 감염병의 원천으로 보인다. HIV의 기원이 무엇이든 간에, HIV는 인체, 특히 혈액 체계의 구성 요소 내에 서식할 수 있는 환경을 발견했다. 인간의 성적인 접촉과 임신 그리고 다른 감염 경로들(예: 주사 약물 사용과 수혈)은 모두 숙주들 사이를 이동하는 데 효과적인 메커니즘임이 증명되었고, 이 바이러스가 인구 집단 내부와 외부로 빠르게 전파되는 데 기여했다.

세계 곳곳에서 HIV/AIDS에 걸린 채 살아가는 사람의 숫자는 2004년 말까지 4천만 명에 달했고, 이미 수백만 명 이상이 이 질병으로 사망했다. 비록 HIV/AIDS는 현재 어디에서나 발견되긴 하지만, 그것은 전 세계 인구와 하위 인구 집단 사이에 불균등하게 분포되어 있다. 이 질병의 불균등한 확산을 이해하는 한 가지 방법은 지리적 연속체를 따라 HIV/AIDS 질환에 걸린 사람의 수를 조사하는 것이다. 연속체의 한쪽 끝에는 사하라 사막 이남의 아프리카가 있는데, 사하라 사막 이남 지역은 여전히 이 질병으로 인해 가장 큰 피해를 겪은 지역이다. 연속체의 반대쪽 끝에는 북미 대륙이 있다. 미국과 유럽에서는 HIV/AIDS의 존재에도 불구하고 기대수명이 증가하고 있지만, 많은 제3세계 국가들에서는 이 질병이 평균적으로 사람의 수명을 상당히 단축하고 있다. 우리는 HIV/AIDS의 확산과 전 세계 국가 간의 영향에서 발견되는 현저한 불균형을 어떻게 이해할 수 있을까?

이 질문에 답하는 출발점은 미국 내에서의 HIV/AIDS 환자 간 차이를 조사하는 것이다. 왜냐하면, 미국은 서로 다른 인구 집단 사이의 사회 조건이 크게 차이가 나기 때문이다. 미국은 부의 집중도가 매우 높고, 가장 부유한 인구의 2~3%가 국가 전체 부의 40%를 소유하며, 가장 가난한 20%의 인구는 거의 아무런 부도 가지고 있지 않다. 이러한 부의 불균형은 제4장에서 논의한 바와 같이 건강상의 커다란 불균형 구도와 일치한다. 게다가, 이러한 부와 건강상의 불평등은 인종에 따른 중요한 차이를 반영한다.

HIV/AIDS는 미국 내 다른 인종보다 아프리카계 미국인에게 훨씬 더 널리 퍼져 있으며, 이 패턴은 나이와 젠더상의 하위 그룹에서도 아프리카계 미국인에게 더 많이 나타난다. 중요한 것은 HIV/AIDS에 감염된 백인 사망자 수는 꾸준히 감소하지만, 아프리카계 미국인에게서는 그 경향이 더욱 복잡하다. 2014년, 약 3,500명의 아프리카계 미국인이 에이즈 관련 질병으로 사망했다. 당시 기준으로 아프리카계 미국인이 미국 전체 인구의 약 12.3%를 차지했지만, 이 질병에 기인한 전체 사망자 중에서는 53%를 차지했다. 특히, 아프리카계 미국인 동성애자와 양성애자 남성의 HIV 진단은 2005년과 2014년 사이에 22% 증가하기도 했다. 이 비율은 그 이후로는 감소하였다(Centers for Disease Control and Prevention, 2017). 즉, 세계의 다른 지역과 비교했을 때, 미국에서는 HIV/AIDS 유병률은 낮지만, HIV 관련 질병과 사망은 미국 인구의 아프리카계 미국인 집단에 집중되어 있다. 게다가, 세계의 부유한 나라와 가난한 나라 간의 HIV/AIDS 분포에서 나타나는 불평등은 미국 내 부유층과 빈곤층 간의 불평등과 매우 유사하다.

이와 같은 불평등은 HIV/AIDS가 다른 질병이나 인구의 건강, 식량과 피난처 접근성, 그리고 의료의 이용 가능성을 형성하는 정치, 경제, 사회 환경으로부터 고립되어 존재하지 않음을 시사한다. 이들 간 상호연관성에 대한 이해를 돕기 위해 의료인류학자들은 1990년대 초반에 신데믹이라는 개념을 도입했다(Singer & Clair, 2003). 전통적으로 생의학의 연구와 실천은 질병을 다른 질병과 별도로 존재하며, 그것이 출현하는 사회 맥락과는 독립적으로 존재하는 구별되는 실체인 것처럼 격리, 연구, 치료하는 경향으로 특징지어져 왔으나, 신데믹 모델은 질병이 사회 내부의 불평등으로 형성되고 영향을 받는다는 점에서 사회적인 것과 생물학적인 것의 상호연계 지점에 주목한다. 가장 간단한 수준에서 신데믹이라는 용어는 둘 이상의 감염병(즉, 모집단에서 특정 질병 비율의 현저한 증가)이 인체 내부에서 서로 시너지 효과를 발휘하여, 이들의 상호작용의 결과로 그들 각각이 일으킬 것으로 예상하는 것 이상으로 인구 집단에 과도한 질병 부담을 안기는 것을 말한다. 신데믹은 두 개 이상의 질병이나 건강상의 문제가 시간적으로나 공간적으로 공동 발생한 것을 일컬을 뿐만 아니라 HIV와 결핵(TB)이 동시에 발현되어 생물학적으로 상호작용을 일으킨 건강상의 결과를 뜻하기도 한다. 예를 들어, 결핵에 걸린 HIV 양성자들은 HIV 음성인 사람들보다 활동성 질병에 걸릴 가능성이 100배 더 높다. 마찬가지로 C형 간염(HCV)과 HIV에 걸린 개인은 HCV에게만 감염된 개인에 비해 HCV 바이러스 부하(즉, 인체 내 감염 정도)가 더 높다는 연구 결과가 나왔다.

사회적 위치나 인구 집단에서 질병의 군집화라는 개념과 질병 간 상호작용의 생물학적 과정이라는 개념을 넘어, "신데믹"이라는 용어는 또한 질병 간 상호작용과 결과에서 사회 조건의 중요성을 지적한다. 파머(Farmer, 1999: 51-52)가 강조했듯이, "[HIV의 경우] 가장 잘 입증된 공통 요인은 사회 불평등이다. 사회 불평등은 에이즈 전염병의 윤곽뿐만 아니라 한 개인이 HIV 감염의 합병증을 앓게 됐을 때 그 결과가 어떻게 될지의 성격도 구조화"한다. 예를 들어, 가난하게 사는 것은 HIV를 포함한 다양한 질병에 노출될 가능성을 증가시킨다. 다음과 같은 요소를 고려할 때 질병은 가난한 사람에게 집중되는 경향이 있다. (1) 빈곤, 실업, 인구 밀집 및 안전하지 않은 환경에 노출되는 것과 관련된 스트레스, (2) 좋지 않은 식습관(특히 생애 초기), (3) 지역 환경에서 인간이 만든 독성에 노출기회 증가. 특히 독성은 저소득 지역에 흔하게 나타나는 경향이 있는데, 이런 곳들은 인구밀도가 높고 독성 노출을 피할 기회가 적다(예: 오래된 집의 높은 납 농도, 열악한 난방 시스템, 밀폐된 창문, 불량한 환기 시설). 한 인구 집단에서 복수의 질병이 집중되면 다양한 종류의 질병 간 상호작용이 발생할 생물학적 가능성이 커진다(예: 한 병원체에 의한 손상으로 다른 병원체의 감염 가능성이 커지거나 병원체가 동시에 발현되면서 유전자 치환(gene swapping) 유전자 간 조합 증가). 그뿐만 아니라 이러한 질병에 대처하기 위해서 혹은 질병으로 인한 압박감이나 상대적 박탈감으로 인한 감정적인 손상을 치유하기 위해 과도한 음주나 불법 약물을 복용하는 등 인간의 면역 체계를 망가뜨리는 행동을 많이 하게 될 수도 있다. 또한, 빈곤과 차별은 구조적으로 강요된 주거 불안정과 빈곤 가정에서 높은 빈도로 일어나는 파괴적인 경제사회적 위기로 인해 HIV에 대한 진단과 치료에 대한 접근성뿐만 아니라 치료 계획을 준수하는 능력 면에서 가난한 사람들을 불리하게 만든다.

예를 들어, 인종차별주의는 HIV 위험과 감염 수준을 높이는 중요한 사회 조건이다. 예를 들어, 브라질에서는 인종에 기반한 억압은 공식적으로, 그리고 대중적인 차원에서 부인되지만, 연구에서는 "인종차별주의 구조가 일상 경험에 존재한다"(Goldstein, 2003: 105)는 것을 보여준다. 결과적으로 브라질의 내면화된 인종차별주의에 대한 글을 쓴 누사 산토스 수자(Neusa Santos Souza, 1983)는 검은 피부의 브라질 사람은 하얀 피부가 아름답다고 하는 모든 종류의 미묘한 표식 속에서 일반적으로 열등감과 스스로가 못생겼다고 느낀다고 지적한다. 피부색과 같이 눈에 보이는 차별 못지않게 내면화된 인종차별주의는 HIV 위험과 감염의 증가와 관련이 있다(Baer et al., 2013). 궁극적으로, 빈곤, 인종차별, 성차별, 주변화와 같은 사회적 요인은 바이러스의 특성보다 국가 간 그리고 국가 내부에서의 HIV 이환율과 사망률에서 훨씬 더 중요할 수 있다. 가난한 인구 집단과 유색 인구 집단에게 HIV/AIDS는 단지 하나의 생명을 위협하는 질병이 아니라 이 질병이 해로운 사회 · 생물학적 조건과 상호작용하여 그들의 건강과 웰빙에 상당한 피해를 주는 더 광범위한 조건에 직면하게 되는 것이다.

요컨대, 이 장에서는 의료인류학의 두 가지 이론적 관점, 즉 의료생태학과 비판 의료인류학에서 기술된 보건과 환경 사이의 복잡한 관계에 대해 논했다. 현 시대의 관점에서 자연 자원의 고갈과 환경 파괴, 특히 인간 행위로 초래되는 기후 변화가 감염병 확산에 어떤 영향을 미치는지에 초점을 맞추었다. 마지막으로, 이 장은 현재 전 세계에 퍼져 있는 두 가지 유행병인 암과 HIV/AIDS의 정치생태학을 탐구했다.

토론 질문 Discussion Questions

1. 인간과 환경의 상호작용을 연구하기 위한 각각의 접근 방식으로서 의료생태학과 비판 의료인류학은 어떻게 비교될 수 있으며, 어떠한 점에서 대조적인가? 특히 비판 의료인류학이 건강에 관한 정치생태학을 어떻게 활용하는지를 논의하시오.

2. 알프레드 크로스비(Alfred Crosby)는 "생태 제국주의"라는 용어를 어떤 의미로 사용했는가? 아메리카 대륙과 호주의 원주민이 어떻게 생태 제국주의의 영향을 받았는지 논의하시오.

3. 초기 수렵, 채집, 농경 사회에서 인간의 전반적인 건강 상태를 비교하고 차이를 논의하시오. 자본주의의 출현이 노동자, 특히 도시 환경에 미친 영향은 무엇이었는가?

4. 스톡홀름 리질리언스 센터의 요한 로크스트룀과 동료들이 제시한 9개의 "행성 경계선"을 넘는 것(침해하는 것)이 어떻게 지구의 생태계와 궁극적으로 인간의 건강 모두를 위태롭게 하는지 논의하시오. 존 벨라미 포스터와 동료들이 자본주의는 자연과 "신진대사적 균열"과 같은 관계를 유지한다고 주장한 것은 무엇을 의미하는가?

5. 자본주의 세계 체제가 장기적으로 지속 가능할 수 없음을 알리는 "위험 경고문"을 나열한 포스터의 의견에 어떤 점에서 동의하는가? 맥미쉘과 비글홀의 두 가지 건강 위험 범주에 대해 논의하시오.

6. 글로벌 자본주의가 기후 변화에 어떻게 기여했는가? 기후 변화에 나쁜 영향을 미치고 있는 현행 자본주의는 어떻게 그 영향을 완화하는 형태로 개혁될 수 있을 것인가? 궁극적으로 모든 인간에게 더 안전한 기후로 이어지는 대안적 세계 체제를 개념화할 필요가 있을 것인가?

토론 질문 Discussion Questions

7. 감염병 학자와 다른 보건과학자들은 기후 변화로 인한 감염병의 확산 측면에서 어떤 영향을 예상하는가? 현대 사회의 네 가지 "신종 감염병" 유형에 관해 기술하고 논의해 보시오. 인간 행위로 인한 환경의 변화가 건강에 부정적인 결과를 가져오는 영향을 설명하면서, 메릴 싱어의 에코신데믹 개념에 대해 논의하시오.

8. 깨끗한 물을 이용할 수 있다는 것이 어떤 면에서 지구적 차원의 건강 유지에 중요한가?

9. 암 병리학의 다양한 이론을 논의해 보시오. 자본주의 산업과 농경 관행이 선진국 및 중국 등 개발도상국에서의 암 확산에 어떤 영향을 미쳤는가?

6장

민족의학: 치료와 치유의 세계

Ethnomedicine: The Worlds of Treatment and Healing

종교가 강하고 과학이 약했던 시절에 사람들은 마술을 의술로 오해했다;
과학이 강하고 종교는 약한 지금, 사람들은 의술을 마술로 오해한다.

–토마스 사즈(Thomas Szasz), The Second Sin (1973)

소개 및 개요

제3장에서 우리는 세상 곳곳의 사람들이 경험하는 건강, 질환, 질병에 관한 개념들과 설명들을 검토했다. 이 장에서는 모든 의료 시스템들이 문화와 사회의 본질적인 부분임을 보여주기 위해 민족의학(ethnomedicine)의 개념을 소개한다. 민족의학은 산업화 이전의 사회는 물론이고 이후의 복합 사회(complex societies)에도 존재하며, 국가 지원을 받는 생의학일 수도 있고 토착 또는 민간 의료 시스템일 수도 있다. 우리는 인류학자가 의료 시스템을 어떻게 분류해왔는지에 대해서도 논의하며, 다른 연구자의 작업에 근거해 질병과 치유시스템의 진화 모델을 소개한다. 이러한 연구는 유목 수렵채집 사회부터 후기근대 사회에 이르는 다양한 유형의 사회에서 치유자들이 질병을 확인하고 치료하기 위해 사용하는 질병의 원인과 범주를 어떻게 설명하는지 검토한다.

민족의학에 다가가기

역사적으로 의료인류학자는 토착 또는 부족 사회, 농민 공동체, 그리고 개발도상국 도시의 하위 집단들의 의료 시스템 연구에 상당한 관심을 가져왔다. 인류학의 전문적인 세부 분야로 의료인류학이 형성되기 이전부터 민족지학자들은 토착 사회의 치유

기술, 건강에 대한 믿음과 실천에 관한 정보를 기록했으며, 인류학 내에서는 주로 토착 사회와 농민 공동체의 의료 시스템을 "민족의학(ethnomedicine)"으로 정의해왔다. 저명한 의료인류학자인 찰스 휴즈(Charles Hughes, 1978: 151)는 민족의학을 "토착 문화 발전의 산물이며 현대 의학의 개념체계로부터 유래하지 않은 질병에 관한 신념과 실천들"로 정의했다. 그러나 휴즈 이후의 많은 의료인류학자들은 서방세계에서 기원해 세계 여러 지역으로 퍼져나간 생의학 역시 민족의학적 체계를 구성해온 것으로 파악한다. 민족의학의 범위에 관한 좀 더 세밀한 소개는 [표 6-1]에 정리되어 있다.

민족의학의 하위분야인 민족정신의학 또는 문화정신의학은 문화연계증후군(culture-bound syndrome)과 관련이 있다. 이러한 증후군에는 다양한 자극에 매우 과장된 반응을 보이는 것을 지칭하는 인도네시아와 말레이시아의 라타(latah), 끔

표 6-1 민족의학의 범위

분야	내용
신체에 관한 민족의학	
신체 이미지	이상적인 신체에 대한 문화적으로 특유한 이미지들 간의 관계성과 이러한 관계성에 따른 건강에 대한 믿음과 실천들
민족생리학(ethnophysiology)	내부 조직을 포함한 신체의 구조와 기능에 대한 문화적 관념들
마음에 관한 민족의학	
민족정신의학(ethnopsychiatry)	정신질환에 관한 문화와 인식 정신질환에 관한 문화와 표현 정신질환에 관한 문화와 질환의 발생
민족약리학(ethnopharmacology)	특정 문화에서 사용되는 약품들

출처: Quinlan(2011) 자료 재구성

찍한 경험에 대한 반응으로 나타나는 라틴 아메리카 문화권에서의 서스토(susto), 옷 찢기, 광란적인 달리기, 눈 위에서 구르기 등 문화적으로 부적절한 행동을 동반하는 착란 또는 피로를 지칭하는 북극 지방 이누이트(Inuit)족의 피블록토크(pibloktoq) 등이 있다. 인류학자들은 이러한 상태를 고통에 대한 문화적 관용표현으로 간주한다. 이는 문화적 매개물로서 감정적 혼란을 신체적 증상의 형태로 표출하는 것이며, 의미 있는 누군가 혹은 공동체의 관심과 지원을 이끌어낸다. 각각의 문화권에서 나타나는 이러한 증후군은 각기 다른 신체 기관에 맞춰진다. 예를 들면 이란에서는 특히 심장을 강조하며, 중국에서는 간, 신장 또는 비장(spleen)이 강조된다. 세계화와 인터넷 및 미디어의 전 지구적 커뮤니케이션의 확대의 결과로 이러한 문화연계증후군이 사라질 것이라는 의문도 제기되어 왔다. 그러나 특정 문화에 의존적이라고 간주되었던 여러 증후군들이 초기에 인식되었던 것보다 더 광범위하게 존재한다는 것이 밝혀졌고, 오히려 전 지구적 커뮤니케이션이 이러한 확산의 한 가지 요인일 수 있다는 가능성도 제기되어 왔다.

종교에 관한 인류학 영역에서 작업하는 이들을 포함해 민족지학자들은 환자들의

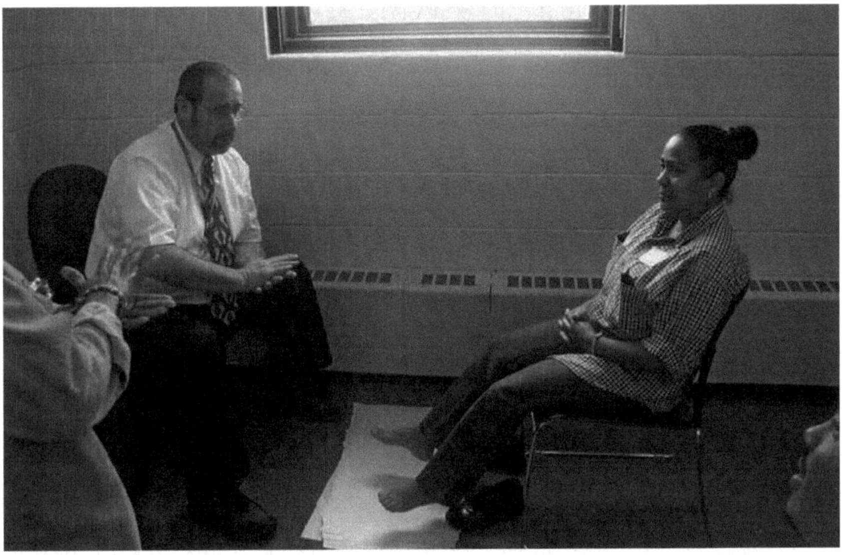

그림 6-1. 의료인류학자들과 공중보건 활동가들이 조직한 헬스 프로그램에서 당뇨병 환자의 발을 검사하고 있는 족병전문의 (사진: Merrill Singer)

고통과 질환을 완화하기 위해 종종 신들린 상태로 초자연적 영역과 소통하는 종교적 치유자인 샤먼의 존재에 오랫동안 매혹되어왔다. 또 다른 연구자들은 현대 생의학 계열의 의사의 역할에도 큰 관심을 가져왔다. 이들은 질병을 측정하고 시각화하며 치료하는 비길 데 없이 발전된 기술을 가지고 치료를 간절히 원하는 환자들을 마주한다.

사실 모든 의료 시스템들은 소규모 사회이든 국가체제를 갖춘 사회이든 상관없이 그 특유의 사회문화적 체계에서 발전했거나 속해 있다는 점에서 민족의학이라 부를 수 있다. 생의학 계열 의사의 치료가 서구 문화에 근거를 두고 어느 한 민족 집단의 범위를 훨씬 넘어서긴 했지만, 앞의 의미에서 샤먼이나 심혈관계 의사 모두 민족의학의 치료자인 셈이다(Erickson, 2008).

린 페이어(Lynn Payer, 1988)의 흥미로운 저서 「의약과 문화(Medicine and Culture)」에 기록된 프랑스, 영국, 독일, 미국의 사례들은 생의학 역시 각기 그들의 특유한 문화적 · 국가적 환경하에서 형성되었음을 보여준다. 미국의 생의학은 다른 세 국가들에 비해 제왕절개술, 자궁절제술, 유방암 검진, 심장 우회수술, 고용량의 향정신성(psychotropic) 약품 사용 등 외과적 형태의 치료에 훨씬 많이 의존하는 경향이 있다. 영국 의사들은 미국 의사들에 비해 지나친 수준이 아닌 고혈압이나 콜레스테롤 수치에는 그리 민감하지 않으며, 독일 의사들은 미국 의사들에 비해 항생제를 훨씬 적게 처방하려 한다. 이러한 패턴은 독일의 생의학이 신체의 자기회복력을 중시하고 자연적인 치유 기법에 오랫동안 개방적이었기 때문이다. 실제로 독일의 생의학은 두 종류의 분야로 구성된다. 첫째는 훔볼트 대학이나 베를린의 저명 의대인 샤리떼(Charité)와 같은 주요 의료 기관에서 가르치는 전통의학(Schulmedizin), 둘째는 자연 요법(Naturheikunde)으로 생의학 의사들이 특별한 연수원이나 견습을 통해 습득한다. 미국과 영국의 의사들과는 달리 프랑스 생의학 의사들은 구강의 체온보다는 직장(rectum) 출혈의 가능성에도 불구하고 정확도가 훨씬 높은 직장의 체온 측정을 일반적으로 선호한다. 마지막으로 미국 여성들은 유방 확대술을 선호하는 반면, 프랑스 여성들은 유방 축소술을 선호하는 경향이 있다.

이 장에서는 여러 지역의 토착민들의 민족의학 실천에 초점을 맞추기는 하지만, "글로벌 의료 시스템"이자 어느 정도 연관된 민족의학의 하위 체계들의 구성물인 생의학에 관해서도 논의한다. 민족의학적 탐구는 "웰빙과 고통이 신체적·사회적으로 경험되는 방식, 신체적 커뮤니케이션의 다성성(multivocality), 그리고 치유의 상대적 성공과 한계 속에서 개인, 가족, 공동체와 국가, 땅과 우주를 향해 맥락화되고 안내되는 과정에 관한 연구"(Nichter, 1991: 138)를 포함한다.

토착 민속 의료 시스템들

인류학이 건강과 치유에 관심을 가진 초기 시기에는 "원시 의학(primitive medicine)"이라는 용어가 사용되었으나, 이 용어는 여러 가지 문제가 있었다. 토착 및 민속 의학시스템이 효과적이지 않다는 선험적 인식 외에도, 생의학을 제외한 모든 의료 시스템들을 하나의 뭉텅이로 취급한다는 것이다. 그러나 사실 이러한 치유시스템들은 상당한 다양성을 보인다.

치유의 방식들

토착 사회의 치유 과정에는 종종 공동체 구성원들이 협력자로 합류하는데, 나바호(Navajo)족의 치유자로 알려진 가수(singer)의 사례에서 잘 드러난다. 그는 성스러운 사람을 묘사한 정교한 모래 그림을 그리고, 조화로움이 깨지며 병이 생긴 환자를 회복시키기 위해 노래한다. 그리고 그는 모래 그림을 일부분씩 지워나가는데, 이는 환자 질병의 여러 양상들이 제거되는 것이라고 믿는다. 이와 함께 나바호족의 치유와 같은 전통의학은 흔히 환자들의 정서적 카타르시스를 강조하며 환자가 속한 공동체 동료 구성원들의 지원을 끌어낸다. 한편 나바호족의 치유는 자연주의적 지향을 보이는데, 약재의 종류를 보면 약초, 분말, 차, 빻은 곤충이나 소똥 같은 동물성 물질들이 포함된다. 안데스 산지의 잉카인들은 골절 치료나 뇌종양 제거를 위해 두개골의 일부분을 제거하는 천공술(trephination)을 시행했는데, 이는 악령을 쫓기 위한 방법으로 알려져 있다.

토착 치유자들의 전통적 의료 약전(pharmacopoeia) 물질의 대략 25~50%가량이 종래의 과학적 생의학의 기준에 의해서도 효과적이라는 것이 경험적으로 입증되었다. 전통의학에서 발견되는 다른 자연주의 기법에는 접골(bone setting), 마사지,

땀 빼기, 미네랄 목욕 등이 있고, 지역마다 다른 재료를 이용한 상처 봉합도 있다. 미국 원주민 집단들은 상처의 봉합에 힘줄을 이용했고, 마사이족은 가시를, 소말리족과 브라질 원주민들은 흰개미 머리의 아래턱을 이용했다. 알레우트족과 이누이트족은 바다 동물 사냥을 통해 발전시켜온 풍부한 해부학적 지식으로 숙련된 외과의사들이기도 하다. 마사이족은 간과 비장의 농양을 수술하기도 한다. 벨리즈(Belize)의 마야(Maya) 치유자들은 다양한 기도 의례를 수행하며, 중국 전통의학이나 인도 아유르베다 의학과 유사한 방식으로 진단을 위해 맥박을 측정한다(Hatala & Waldram, 2017).

사람들은 때때로 자신들의 사회에 속한 치유자들보다 다른 문화나 사회에서 온 치유자들을 더 강력하고 효과적이라고 생각하는 경향을 보이기도 한다. 예를 들면, 탄자니아 북부의 이라쿠(Iraqw) 사람들은 수쿠마(Sukuma), 이한주(Ihanzu), 해안 지대의 스와힐리(Swahili), 소말리아 등 다른 민족 집단 출신의 치유자들을 찾으려 애쓴다. 이라쿠 사람들은 그들이 이라쿠어를 구사하지 못함에도 불구하고 "우리는 다른 사람들로부터 온 요법이 우리의 것보다 강력하다고 믿는다"고 말한다(Rekdal, 1999: 460). 이렇게 문화적 경계를 넘나드는 의학은 민족 간 갈등을 방지하거나 감소시키는 사회적 연결망을 확대하며, 또 한편으로는 해악이나 착취의 가능성이 있는 해당 지역의 치유자들을 회피하는 수단으로 기능할 수 있다. 역설적으로, 미국과 호주를 포함하는 선진 사회들의 많은 사람들이 중국 전통의학, 티베트 의학, 아유르베다 같은 비서구 의료 시스템들을 수용하려는 모습도 보인다.

치유시스템의 유형

의료인류학자들은 세계 곳곳의 사회문화적 체계 속에서 발견되는 건강에 관한 믿음과 실천의 다양성과 범위를 정리하려는 노력을 통해 질병과 병인학(etiology) 개념으로 구성된 민족의학의 여러 유형을 만들어왔다. 예를 들어, 유형을 구성하는 한 가지 방식은 세계적으로 발견되는 질병의 인과관계에 관한 세 가지 믿음을 표현하는 민족의학 이론의 지리적 분포이다. 이 세 가지 유형에는 생의학적 이해, 신체 체계의 내적 균형의 상실로 질병이 발생한다는 이론, 그리고 "악마의 눈빛(evil eye)"을 가진 자에게 노출됨으로써 질병이 발생할 수 있다는 관점이 포함된다(Erickson, 2008). 여기에서 지금까지 정리된 모든 유형을 설명하기는 힘들고, 민족의학을 분류하는 세 가지 대안적인 유형을 먼저 소개하고자 한다. 가장 초기의 것 중 하나는 모든 의료 시스템은 "질병이론 시스템"과 "보건의료 시스템"을 포함하며, 또한 이데올로기적 요소와 사회 구조적 요소를 포함한다고 제시했다(Foster & Anderson, 1978). 질병이론 시스템은 건강의 본질과 질병 또는 질환의 원인에 대한 관념을 다룬다. 이 유형은 인격주의적(personalistic) 시스템과 자연주의적(naturalistic) 시스템으로 구분된다. 전자는 질병을 "신과 같은 초자연적인 감각적 존재, 유령이나 조상 혹은 악령과 같은 비인간 존재, 그리고 마녀 또는 주술사 같은 인간의 행위에 의해 발생하는 것으로 본다"(Foster & Anderson, 1978: 53). 반대로 자연주의적 시스템은 질병이 중국 전통의학에서 말하는 음양의 원리와 같이 신체의 특정한 비생물적 요소들의 불균형에서 기인한다고 본다. 이 두 가지 설명이 서로 배척되는 것은 아니다. 보건의료 시스템은 치유자와 환자 간의 사회적 관계성과 상호작용을 일컫는다. 치유자는 여러 조수들의 도움을 받을 수 있으며 복잡 사회에서는 보건소나 건강 관리 조직, 병원 등 정교한 관료 구조하에서 일하기도 한다.

민족의학 시스템의 치유자 유형에 근거한 또 다른 방식에서는 샤먼, 영매(medium), 주술사, 사제를 인격주의적 의료 전문가들로 분류하며, 약초의(herbalist), 약제사, 마사지사(bodyworker), 비전문 산파를 자연주의적 전문가로 분류한다(Loustanunau & Sobo, 1997). 제2장에 기술된 마다가스카르 마을에서의 하퍼(Harper)의 연구 사례에서 볼 수 있듯이, 약초의는 대다수 사회들에서 발견되며 약용 식물이나 미네랄을 활용해 환자에게 처방하거나 치료한다. 약제사 혹은 약사들은 OTC (over-the-counter) 약품이나 처방약을 판매하며, 개발도상국에서는 주사를 놓기도 한다. 실제로 개발도상국의 약제사들은 생의학 의사의 처방 없이도 선진국가에서는 법적으로 규제된 특정 상표 약품이나 복제약을 판매하기도 한다. 생의학 내에서 수술은 매우 상위의 전문영역인데 반해, 토착 사회나 고대국가 사회에서는 여러 개인들이 수술을 시행하기도 했다. 전통적 수술의 공통적인 기법은 천공술이라 불리는 것이다. 잉카인(Incas)들이 수행한 천공술에 대해서는 앞서 언급했고, 세계의 여러 다른 사회에서도 각종 수술 행위가 존재한다. 마사지사들은 근육의 긴장이나 어긋난 골격을 완화시키기 위해 신체를 마사지하거나 교정하는 근골격계 전문가들이다. 마지막으로, 의료인류학 연구의 많은 관심을 받아온 여러 토착 사회에서 신생아 분만을 돕는 역할을 담당해 온 산파(midwifery)가 있다(David-Floyd et al., 2001). 그들은 개발도상국만이 아니라 선진국가 사회에서도 많은 수가 관찰된다. 실제로 대다수의 치유자들은 인격주의적 · 자연주의적 기법을 함께 사용하고 있으며, 루스타누나우와 소보(Loustanunau & Sobo)가 기술한 여러 유형의 복합적 형태를 보인다. 현대 서구사회의 체액(humoral) 전문 의사가 종종 약초의 또는 약제사의 역할을 담당하고 있는 것과 마찬가지이다.

개인들이 전통적 치유자가 되는 데는 여러 경로가 있다. 그 중 하나는 "신의 선택"으로, 치유를 통해 사람들에게 봉사하도록 선택되었다는 정령의 안내를 받는 꿈을 꾸는 방식이다. 심각한 질환으로부터 회복되었던 사람들이 전통적 치유자가 되는 경우도 있다. 이들은 "상처 입은 치유자(wounded healer)"라 불리는데 근대 및 후기근대 사회의 심리학자나 정신과 의사들이 여기에 해당되기도 한다. 또한 치유자가 되기를 열망하는 사람들도 있는데, 이들은 종종 친족 집단의 일원인 기존 치유자 밑에서 견습 기간을 거친다.

의료인류학자인 앨런 영(Allan Young, 1976a)은 특정 의료 시스템에서 질환에 관한 지식이 구성되는 방식에 관한 두 가지 모델을 제시했다. 그의 첫 번째 모델은 의료 시스템을 내재화(internalizing)와 외재화(externalizing) 특성의 시스템으로 구분한다. 전자는 치유자들이 인식할 수 있는 질병 단계의 특성을 가리키는 생리학적 설명과 생물리적 징후에 집중한다. 후자는 아픈 몸의 외부적 사건에 중점을 두며, 질병을 유발하는 외부의 매개체는 일반적으로 생명력이 있는 존재로 인간이기도 하고 인간과 유사한 존재 혹은 마녀 또는 주술사일 수도 있다고 간주한다. 사회집단, 자연환경, 더 나아가 광대한 우주와 환자 간의 균형을 회복시키고자 하는 나바호족의 치유가수 사례에서처럼 이러한 치유자의 일은 환자가 걸린 질병의 매개체를 가져온 사건이 무엇인지 결정하는 것이다. 영(Young)은 외재적 의료 시스템은 사회의 복잡성이 증대됨에 따라 내재화 의료 시스템으로 통합하여 발전되는 경향이 있다고 주장한다.

영(Young, 1976b, 1977)의 또 다른 모델은 두 가지 유형의 시스템으로 구분한다. 첫째는 일반적으로 문서 형태로 축적되며 공식화된 교육 시스템으로 구성된 축적형(accumulating) 의료 시스템이며, 이러한 지식은 교육 기관에서 미래의 의사들에게 전수되며, 각종 컨퍼런스 또는 전문 분야[생의학, 아유르베다, 남아시아의 우나니(Unani), 중국 전통의학 등]의 동료들과 공유한다. 둘째는 분산형(diffusing) 의료 시스템으로 전문가들은 대체로 의료 지식을 공유하지 않으며, 샤먼이나 주술 치료사의 경우처럼 오히려 비밀스러운 것으로 간주하기도 한다.

마지막으로 오라시오 파브레가(Horacio Fabrega)는 생물문화적(biocultural) 또는 의료생태학적 관점을 이용하여 의료 시스템의 또 다른 개념틀을 제시했다. 파브레가(Fabrega, 1997)는 병과 치유의 생물학적 적응 가설을 참조하기 위해 "SH(sickness and healing)" 축약어를 사용한다. 그는 침팬지가 잎을 이용해 몸을 닦고 출혈 부위에 잎 조각을 붙이는 등의 몇몇 기본적인 행동들은 인류 출현 이전의 SH 적응 사례이며, 침팬지들이 병든 구성원들을 회피하거나 약탈하는 등의 non-SH 적응 반응도 관찰된다고 주장한다. 더 최근의 사례로는 특정 종의 애벌레가 어떤 질병에 걸렸을 경우 그에 효과적인 화학물질이 포함된 식물을 먹는 것이 발견되기도 했다. 파브레가는 침팬지가 보이는 SH 적응 특징의 대부분은 초기 인류 사회에 존재했으며, 네안데르탈인 화석의 치유된 골절 부위가 함의하는 것처럼 인간 진화에 있어서 인류 이전의 영장류 단계에서부터 SH 적응이 정교화된 것으로 가정하고 있다. 그는 성별 간 식량 공유와 호혜성의 패턴이 협력적 행동으로서 SH 적응을 위한 사회적 맥락을 제공한 것이라고 주장한다. 더 나아가 "SH는 의료가 사회적 제도로 발전되기 위한 기초적 요소"(Fabrega, 1997: 70)이며, 초기 수렵채집 사회의 치료자들은 그들의 사회조직에 관해 정교한 지식을 가진 통찰력 있는 자들이었을 것이라 주장한다.

질병 이론과 치유시스템의 진화론적 모델

[표 6-2]에서 여러 의료인류학자의 연구를 바탕으로 질병 이론과 치유시스템의 진화론적 모델을 제시한다.

표 6-2 질병 이론과 치유시스템의 진화론적 개관

사회 유형	질병 추정 원인	치유자 유형
유목 수렵채집 사회	본인, 조상, 신, 이방인	샤먼, 예언자
촌락수준–단순 원예농업 사회	상동(上同) + 가능성 있는 매개자로서의 그룹 구성원	샤먼, 주술치료사, 영매, 약초의
유목 목축	상동 + 뜨거운 음식과 찬 음식의 불균형	치유자, 영매, 퇴마사, 종교적 치유자
추장사회–정착 수렵채집, 집약적 원예농업 사회	단순 원예농업 사회와 동일	치유자, 영매, 약초의, 샤먼
초기 국가	상동	상동 + 사제
초기 제국	개인 행동, 도덕적 결점, 체액 불균형	사제, 의료 전문가, 민속 및 종교적 치유자
근대 산업사회	병원균, 유전자, 라이프스타일	정통적/비정통적 의료 전문가, 민속 및 종교적 치유자, 그 외 다양한 치유자
후기근대 사회	상동 + 몸과 상호작용하는 감정, 체질	상동 + 정통적, 비정통적 의료 양식의 통합 경향

가족 수준의 수렵채집 사회에서의 건강, 질병, 의료

호주 원주민이나 북극의 이누이트 같은 가족 수준의 수렵채집 사회에서는 다른 의료 전문가에게 알려주지 않는 은밀하고 독특한 기술을 이용하는 샤먼 치유자들을 흔히 찾아볼 수 있다. 특히 샤먼의 역할은 의학과 종교의 접점을 드러낸다. 인류학자, 비교종교학자, 초개인(transpersonal) 심리학자, 뉴에이져(New Ager)들은 이러한 샤먼의 모습을 전통적 치유자의 원형으로 묘사해왔다. "샤먼"은 시베리아에서 순록을 유목하는 퉁구스(Tungus)족과 연관된 단어로 초자연적 영역과 직접적 접촉을 하는 종교적 치유자를 일컫는다. 샤먼에 대한 매혹은 17~18세기 시베리아로 떠난 과학적 호기심에 가득 찬 러시아의 원정대를 상기시킨다. 샤먼은 흔히 주술사(magician)로도 불리며, 영문으로는 몇 가지 다른 단어(medicine person, witch doctor)로도 지칭된다. 샤먼은 그의 지시를 따르는 하나 이상의 정령의 안내를 받으며 종종 꿈이나 환각 속에서 정령의 심부름꾼에 의해 호출된다. 그들은 대체로 기괴한 존재로 여겨지며, 여러 민족지학자들은 그들을 매우 내향적이면서도 변덕스럽고, 상당히 날카로운 통찰력을 지녔으며, 그들의 사회문화적 체계를 친숙하게 알고 있는 존재로 그리고 있다. 시베리아 축치(Chuckee)족의 샤먼은 종종 동성애 성향을 지니며, 일부 사회에서는 자신과 다른 성별의 옷을 입는 복장도착(transvestism)을 보이기도 한다. 샤먼의 지위는 부모에게 물려받거나 정령의 부름을 받기도 하며, 심각한 병에서 회복되면서 샤먼이 되기도 한다. 매우 뛰어난 사냥 능력이 있거나 영적인 능력 혹은 예리한 통찰력이 있는 사람이 샤먼이 되기도 한다.

본질적으로 샤먼은 여러 역할을 맡은 복합적 인물이다. 샤먼은 종교적 중재자로서 질병의 치료와 같은 요청을 하기 위해 초자연적 영역에 접촉한다. 예언자로서 샤먼은 사냥을 위한 야생 동물이나 잃어버린 물건의 위치를 알아내고 병을 진단한다. 또한 심판원으로서 누군가가 금기된 음식을 먹었거나 부적절하게 분노를 표출했을 경우처럼 규율을 어긴 것에 대해 판단한다. 엔터테이너의 역할에는 춤, 손재간, 복화술, 화려한 복장의 착용, 의례용 천막을 교묘히 흔들어 정령의 등장을 재촉하는 행위들이 포함된다. 치유자이자 심리치료사로서 샤먼은 자연주의적이며 초자연주의적인 기법 모두를 사용하는데, 이러한 의례적 치유 기법에는 초혼, 질병 유발 대상의 제거, 퇴마, 참회, 희생제 등이 있다.

마이클 윈켈만(Michael Winkelman, 2000)은 샤먼의 의례가 후각, 감정, 동기부여 등 다양한 자율신경기능에 관여하는 대뇌변연계(limbic system)에 통합적 프로세스를 활성화해 비정상적인 경험과 치유를 유도한다고 주장한다. 그는 더 나아가 샤머니즘은 샤먼과 환자 모두의 상징적이며 심리생리적으로 향상된 웰빙을 위한 실천으로서 인간역사의 과정에서 진화되어 온 것이라 단언한다. 샤먼은 의식의 교차상태로 들어가면서 제2장에서 기술된 아이티의 훙건(houngan)과는 달리 정령에 사로잡히는 것이 아니라 오히려 그들을 통제하며 치유, 꿈의 해석, 예언, 투시, 불꽃 다루기,

죽은 자의 영혼과의 소통, 신과 죽을 자 사이의 중재, 정령이나 악한 주술사로부터의 보호 등의 목적을 달성하려 한다. 샤먼의 치유 의례는 그 환자를 해당 그룹에 통합하게 하는 수단인 동시에 더 큰 공동체의 사회적 · 심리적 단일성에 기여하는 중요한 사회적 사건 또는 의례가 된다.

윈켈만(Winkelman, 2000: 276)은 샤먼의 의례가 "자아와 감정, 의식을 통제하는 정교한 전통의 집합체"로 기능한다고 주장한다. 그는 샤머니즘을 본질적으로 수렵채집 사회의 현상으로 파악하고 있지만, 그 이후의 더 복잡한 사회에도 고전적 샤머니즘의 양상들이 남아 있다고 말한다. 영창, 노래, 북치기, 춤과 반복 행동 등 샤먼의 모사적(mimetic) 의례로 유발되는 의식의 교차 상태는 초기 인간사회에서 생존에 도움을 주는 긴장 이완의 반응을 활성화할 수 있다(McClennon, 1997). 또한 샤머니즘은 심각한 환경의 도전이나 혼란한 위기에 직면한 사회에서 내적 불안에 적응하고 방어 메커니즘을 구성하는 초창기 종교의 한 형태일 수도 있다(LaBarre, 1980).

샤먼은 칼라하리 사막의 산(San)족 혹은 쿵(!Kung)족, 말레이반도의 세망(Semang)족, 볼리비아의 지바로(Jivaro)족 등 많은 사회에서 발견된다. 윈켈만은 기술적으로 더욱 발전된 사회에서도 샤머니즘과 유사한 의례들이 발견되지만, 다양한 사회문화적 과정 속에서 사라지고 있다고 말한다. 국가 사회의 예를 들면 샤머니즘은 사제들이 주관하는 제도권 종교의 일원론적 체제와 경쟁 상대가 되는 셈이다. 그렇다고 샤먼이 완전히 사라진 것은 아니고, 강령술사, 신앙을 이용한 치유자, 뉴에이지 심령치료사나 네오샤먼(neoshaman) 등의 형태로 비제도권 속에 숨어든다.

쿵족의 샤먼

나미비아와 보츠와나의 칼라하리 사막지대 쿵족의 대다수 남성과 일부 여성은 매달 4회가량 공동체를 위한 치유 의례를 수행하는 샤먼 역할을 맡는다. 여러 남성들은 한 무리의 노래하는 사람들과 함께 모닥불 주위를 돌며 춤을 추고 쿵족 언어로 넘(num)이라 불리는 끓어오르는 에너지가 가득 찬 무아지경 상태를 유도한다. 치유자는 이런 에너지가 함유된 식물성 물질을 먹기도 한다. 무아지경 속에서 쿵족의 치유자는 조상의 정령들에게 아픈 자들이 회복할 수 있도록 간청한다. 쿵족 및 다른 수렵채집 사회에서 샤먼의 치유 기법은 집단의 많은 사람들에게 작용할 수 있도록 공개적으로 수행되는 것이 일반적이다. 이러한 기법은 의례적 행위와 사회적 의식 속에서 웰빙의 즉각적인 회복 및 죽음으로의 순응에 초점을 둔다.

호주 북부지역의 아르넴(Arnhem) 동북부에 자리 잡은 전통적으로 수렵채집 사회였던 이라칼라(Yirrakala) 혹은 욜룽(Yolngu) 부족의 건강 관련 연구에서는 마릉지트(marrnggitj)로 불리는 전통적 치유자와 라글락(raglak)으로 불리는 마법사의 두 가지 유형의 치유자가 확인된다(Reid, 1983). 마릉지트가 되는 일부 사람들은 놀라운 초자연적 경험 속에서 어떤 정령에게 치유의 능력을 받는 과정을 거친다. 물론 유망한 마릉지트는 지속적으로 환자들을 끌기 위해 라글락의 각종 마법을 상대하기 위한 능력을 갖춰야 한다. 연구 당시에 이미 샤먼을 포함한 토착 치유자들은 줄어들고 있었고, 레이드는 이라칼라 지역에서 토착 의료를 수행하는 한 명의 소년과 한 명의 여성만을 찾을 수 있었다.

모든 수렵채집 사회에 샤먼 치유자들이 있는 것은 아니다. 인도네시아 보르네오 섬의 브루나이 다루살람의 페낭족은 전통적으로 수렵채집 사회였으나 촌락 수준의 원예농업 형태로 바뀌어가고 있다. 의료에 관한 그들의 믿음체계와 수렵채집 라이프스타일을 살펴보면, 그들이 많은 질환들을 겪지는 않은 것으로 보인다(Voeks & Sercombe, 2000). 페낭족은 금기 위반에 대해 인간에게 위해를 가할 수 있는 수많은 정령들의 존재를 인식하고 발병의 근원을 예언하는 해몽가(dream reader)에 의존하기도 하지만, 그들은 종종 이러한 의료 수행자들의 충고를 경시하기도 한다. 탄자니아의 하즈다(Hazda)족은 클리토리스 절제술(clitoridectomy)을 수행하는 여성들을 제외하면 어떠한 의료 전문가도 존재하지 않는다. 모든 성인들은 의료용 식물에 대한 지식을 이용해 병에 걸린 사람들을 치료할 수 있다. 전통적으로 약간의 원예농업을 병행하던 수렵채집 사회였던 토바(Toba)족에는 샤먼, 약초의, 그리고 특히 유아와 어린이들을 대상으로 하는 의료 전문가들이 함께 존재했다.

역사적으로 샤먼은 국가 사회와 제도화된 교회들과의 갈등 속에 있었다(Oppitz, 2013: 25). 18세기에 시작된 북유럽의 국가 사회들은 사미(Sami) 샤먼이 사용하는 북을 몰수했고, 시베리아의 샤먼은 표트르 대제하의 러시아 제국과 러시아 정교회,

그리고 소비에트 시대의 스탈린주의식 숙청과 같은 탄압을 겪어야만 했다. 몽골과 티벳의 라마 불교 역시 샤먼을 억압해왔다.

촌락 수준 사회의 건강, 질병과 의학

일본 북부 호카이도의 아이누(Ainu), 브라질 북부와 베네수엘라 남부 아마존 지역의 야노마모(Yanomamo)와 같은 촌락 수준의 사회에서는 전문적인 치유자, 공동체 구성원들이 참여하는 정교한 치유 의식, 병든 사람들의 심리사회적 필요성에 대한 관심에서 비롯한 질병 역할의 확장이 나타난다. 치유자는 "부분적으로 심리 · 사회 · 정치 역량, 그리고 엄밀하게는 의료 역량으로 선택되며, 긍적적이고 유익한 치유 결과에 따라 이득을 얻는 개인으로서" 사회적 권력이 결부된 역할이 부여된다(Fabrega, 1997: 99).

수렵채집 사회와 마찬가지로 촌락 수준의 사회에서도 샤먼은 종종 발견된다. 예를 들어, 야노마모족의 샤먼은 아주 작은 인간의 형체를 가진 정령에게 질병으로부터 희생자를 놓아주도록 간청한다. 여성들은 일부 경작식물을 사용하기도 하지만 대체로 야생식물들로부터 추출한 약초류에 대한 지식의 주요 보고이다. 샤포리(shapori)라 불리는 야노마모 샤먼은 "정령의 통제자"로 유익하거나 사악한 두 종류의 행위를 모두 수행하며, 공동체 구성원을 치유하는 한편, 다른 촌락의 적들을 공격하고 죽이는 것으로 알려져 있다(Jokic, 2014).

유럽의 팽창과 함께 알려진 뉴기니 고지대의 원예농업 부족인 포어(Fore)는 야노마모족과 같은 촌락 수준의 사회로 꿈꾸는 자(Dream Men) 또는 연기를 내뿜는 자(Smoke Men)라 불리는 치유자들에 의지한다. 이 치유자들은 꿈이나 담배 연기를 흡입해 생긴 환각을 통해 문제를 일으킨 마법사를 확인한다.

베네수엘라의 와라오(Warao)족에는 사제형 샤먼(priest shaman), 빛의 샤먼(light shaman), 암흑의 샤먼(dark shaman)의 세 유형의 샤먼이 존재한다(Wilpert, 2004). 사제형 샤먼은 담배를 흡입해 무아지경의 상태에서 정령의 여정을 따라가고 괴물들을 지나 조상들이 죽음 이후에 최종적으로 거하는 산으로 데려가진다. 살아 있는 중에 그들은 조상들과의 조화로운 관계를 위협한 사람들을 벌주는 데 조상들의 도움을 받는다. 빛의 샤먼은 해가 뜨는 동쪽 땅에서 나온 존재로 담배의 정령과 연결되어 있다. 환자를 치료할 때 흡입 약물을 사용하며 화살 같은 물건을 적에게 쏘아 공격하는 주술사 역할을 맡는다. 지는 해와 연관이 있는 암흑의 샤먼은 인간의 피를 마시는 붉은 마코앵무의 형체를 가진 호보(Hoebo) 정령과 연결되어 있다. 그들은 흡혈귀나 흡혈충에 비유된다.

뉴기니 고지대의 원예농업 촌락의 다니(Dani)족에는 두 유형의 주술-종교적인 치유자가 존재한다. 첫째는 하탈레(hathale)로 주로 여성이며 산파 역할, 낙태 진행, 약초 제공, 간단한 치유 의식 수행, 마법 걸기 등과 같은 다양한 주술-종교적 기능을 수행한다. 다른 유형은 일종의 정치 지도자로 공중의 건강과 번영, 그리고 여성과 밭의 비옥함을 증진하기 위해 돼지를 희생제의 공물로 바쳐 조상신에게 기원한다.

의료인류학자인 로버트 데스잘레이스(Robert Desjarlais)는 네팔 북중부의 헬람부(Helambu) 지역에서 원예농업에 종사하는 티베트계 욜모 셰르파(Yolmo Sherpa)족에 관해 현지조사를 진행하면서 65세 샤먼의 견습생으로 20회가량의 치유 의식에 참여했다. 데스잘레이스(Desjarlais, 1992: 241)는 욜모 샤먼이 관절염이나 결핵 같이 주로 신체적 질환을 치료하는 데는 종종 성공하지 못하지만, "(특히 생의학적 치료와 비교하면) 개인적인 고통이나 사회적 갈등과 연계된 질환을 치료하는 것에는 능숙하다"고 기록했다.

여러 원예농업 촌락사회에서 회복된 환자들은 치료자의 사회적 그룹 또는 공동체의 구성원이 된다. 잠비아의 북서부 므위니룽가 주(Mwinilunga District)의 나무가 무성한 고원에서 생활하는 은뎀부(Ndembu) 부족이 그러한 사례로 적합하다. 빅터 터너(Victor Turner)에 의하면, 악한 정령에 기인한 환자의 고통의 근원을 진단하는 예언자는 정령을 달래는 손위 치유자에게 그의 환자를 안내하고, 환자 또는 초심자로서 치료의식을 겪어온 사람들로 구성된 "한 무리의 숙련자들(band of adepts)"을 배정한다. 터너는 "환자가 치료된 것으로 여겨지면, 그는 이후의 의식에서 숙련자로 지원"하는 것으로 보고했다(Turner, 1968: 16). "상처 입은 치유자"는 원래 샤먼에게 적용되는 개념이었으나(Eliade, 1964), 남부 아프리카 스와질랜드의 예언자나 은고마(ngoma) 수행자와 같은 다른 유형의 치유자에게도 적용될 수 있을 것이다. 스와지족의 전통적 치유에서 악령에 사로잡힌 사람은 예언자로서의 훈련을 거치며 치유될 수 있다. "고통은 명백하게 예언자의 살아있는 현실인 동시에 부름의 신호로 여겨진다"(Reid, 2000: 73).

목축사회의 건강, 질병과 의학

탄자니아의 유목민인 다토가(Datoga)족은 여러 질병이 이중적인 속성을 가진 것으로 이해하면서도, 일반적으로는 "신의 질병"과 "인간의 질병"을 구분한다. 인간으로부터 기인한 질병은 주로 주변의 다른 집단에 의한 마법, 악마의 눈길, 독약에 의한 것으로 여겨진다. 남성 치유자는 축복의 의식으로 환자의 몸에 침을 뱉으며 치료를 진행하고, 약초와 동물 지방을 섞어 환자의 몸에 바르기도 한다. 남성에 비해 숫자가 아주 적은 여성 치유자는 환자들이 정령에게 조언이나 치료를 간청하는 통로로서 영매의 역할을 담당한다. 이슬람의 영향을 많이 받아온 아프리카 서부와 북부의 사하라 및 사헬 지역의 전통적 유목민인 투아레그(Toareg)족은 질병이 신체에서 뜨거움과 차가움의 불균형, 악의적인 소문이나 마법의 결과라고 믿는다. 투아레그족에는 약초의, 접골사, 이슬람 종교 치유자, 예언자, 퇴마사 등 다양한 유형의 치유자들이 존재한다. 이들은 세계의 많은 유목민들처럼 다른 부족의 의료 관행의 영향을 받아왔고, 특히 또 다른 이슬람 집단인 하우사(Hausa)족의 영향을 많이 받았다. 인류 역사에서 가장 많이 알려지고 유세를 떨친 유목민족인 몽골인은 안마, 접골, 산파술, 샤먼의 치료 관행을 포함하는 자연주의적 관행을 이용해왔다. 특히 샤먼의 치료 관행은 질병이나 불운을 줄이기 위해 정령에게 간청하는 의료적 믿음과 실천으로 초기에는 티베트 불교의 영향과 그 이후에는 러시아 생의학의 영향이 혼재되어 있다.

추장사회의 건강, 질병과 의학

파브레가(Fabrega, 1997)에 의하면, 폴리네시아의 하와이와 마오리, 태평양 북서부 해안의 정착 수렵채집 사회들, 수메르와 같은 초기 국가 사회, 메소포타미아의 도시국가와 같은 추장사회는 의학의 제도(institution) 및 시스템의 초기 상태를 보여준다. 우주, 종교, 도덕적 양상을 아우르는 의학 지식의 정교한 집대성이 이루어지고, 체계적인 훈련이나 견습 과정을 거치는 일반 진료의, 사제, 예언자, 약초의, 접골사,

산파를 포함하는 다양한 유형의 치유자들이 공존하는 의료 다원주의가 등장한다. 전통적 마오리 부족은 인재로 인한 질병인 마테탕가타(matetangata)와 초자연적 힘에 의해 발생하는 마테아투아(mate atua)를 구분한다. 폴리네시아의 다른 지역에서와 같이 위 두 종류의 질병은 타푸(tapu)라 불리는 사회적 규준을 어김으로써 신의 분노를 초래해 발생한다. 전통적 치유자인 토웅가(tohunga)는 종교적 치유를 위해 영창을 낭송하거나 약재용 식물을 처방한다.

또 다른 폴리네시아의 추장사회 사모아의 남성 치유자인 포조(fojo)는 추장이기도 하며, 여성 치유자는 추장의 부인인 경우도 있다. 포조는 친족에 국한해 치료하는 경향이 있으나, 여성은 그렇지는 않다. 또한 일부 포조는 넓은 범위의 질환을 치료하는 일반 치료사인 경우도 있고, 자연적인 질병 또는 초자연적인 질병에 각기 전문인 경우도 있다. 더 나아가 안마에 전문이거나 약초 처방에 전문인 포조도 공존한다. 이렇듯 치유자들은 질병의 병인, 진단과 치료 기법에 관한 지식의 범위와 깊이에 있어 다양함을 보인다(Macpherson & Macpherson, 1990: 102, 117-118, 140).

현대사회의 민속 치유자

폭넓은 유형의 민속 치유자들은 개발도상국이나 선진국을 포함한 모든 현대사회에서 그 역할을 지속하고 있다. 약초의, 접골사, 산파, 종교적 치유자들이 그들이며, 샤먼 역시 현대사회에 존재한다. 소비에트 연합의 붕괴 이후에 샤머니즘은 민족 정체성의 형태로 시베리아 등지에서 되살아났다. 현재의 러시아 정부는 실제로 샤머니즘을 공식적인 종교 전통으로 인정한다.

콘스탄티누스 조르바(Konstantinos Zorbas, 2017)는 몽골 접경지대의 투바(Tuva) 공화국 수도인 키질(Kyzyl)에서 샤머니즘에 관해 18개월 동안 현지조사를 수행했다. 키질의 샤먼은 3곳의 샤먼 연합체에 속해서 일하거나 독립적으로 일하기도 한다. 모든 샤먼은 치유 의례를 수행하며 그들의 환자를 저주한 사람들에게 저주를 내린다. 키질 사람들은 샤먼을 통해 초자연적 보복을 표출함으로써 불공평을 바로잡으려 하며, 초자연적 능력을 지닌 샤먼을 "사법제도를 보완하는 문화적 대행자(cultural equivalent)"로 여긴다(Zorbas, 2017: 146).

중앙아시아의 여성 샤먼

현대사회의 민속 치유자들은 여성인 경우가 대부분이다. 이슬람은 남성들만을 물라(mullahs)로 불리는 종교적 지도자로 허용하고 샤머니즘을 철폐하려 했으나 성공하지는 못했다. 역설적으로 여성들이 샤머니즘 영역에서 종교적 지도자로서의 틈새를 발견했던 것이다. 여성 샤머니즘과 수피즘 전문가인 라지아 술타노바(Razia Sultanova, 2011)는 중앙아시아의 샤머니즘은 이슬람의 색체를 띤다고 말한다. 예를 들어, 샤먼의 의식에서 먼저 알라에게 기원하고, 그 다음은 이슬람 성인들에게, 마지막으로 코란에 언급된 진(jinn)이라는 도움을 주는 정령에게 기원한다. 중앙아시아의 여성 샤먼은 이란, 이라크, 중앙아시아와 북아프리카에 널리 퍼진 이슬람교의 신비주의적 종파인 수피즘을 수용하여 황홀경의 춤으로 무아지경에 빠져드는 것으로 유명하다. 중앙아시아의 여성들은 종종 역사적으로 샤머니즘과 관련 있는 악기를 연주하는데 이 역시 수피즘에 녹아들었다.

이스라엘의 아랍 여성 치유자

이스라엘 출신 인류학자인 아리엘라 포퍼-기브온(Ariela Popper-Giveon, 2015)은 이스라엘 중부 도시의 아랍 사회와 네게브(Negev) 사막의 베두인 사회에서 활동하는 아랍 여성 치유자에 관한 에스노그라피 연구를 수행했다. 이를 통해 그녀는 이스라엘에서 심하게 차별받는 소수 민족인 아랍계 여성 치유자와 환자에 관해 흥미로운 이야기를 기록했다. 이스라엘의 아랍인들은 교육, 취업, 건강 관리, 정치, 일상 영역에 이르기까지 다양한 방식으로 차별을 받는다. 도시의 기독교 아랍인을 제외하면 대부분의 아랍인들은 종교적은 아니더라도 문화적으로는 수니파(Sunni) 무슬림들이다. 웨스트 뱅크(West Bank)와 가자(Gaza) 지구에 사는 아랍인들은 인종격리정책(apartheid)과 같은 상태로 살고 있는 반면, 이스라엘 중부 도시에 사는 아랍인들은 유태계 사람들과 접촉하고 같은 지역에 거주하기도 한다. 그들은 공장이나 사무실에서 유태인들과 함께 일하며 같은 쇼핑몰이나 식당, 카페를 방문한다. 그들은 히브리어 라디오를 청취하고 히브리어 신문을 읽으며 수적으로나 사회적으로 주류 집단인 유태계 학생들이 다니는 학교에 아이들을 보내기도 한다. 이와 반대로, 네게브 사막에 사는 베두인 아랍인들은 유태인들과 간접적인 접촉만을 하며 그들과 분리된 거주지에 살고 분리된 학교에 다니며 분리된 여가 활동을 한다. 이들은 일상생활에서 주로 아랍어를 구사하고 요르단이나 레바논 혹은 사우디아라비아 등 아랍 국가의 사람들과 소통을 유지하려 한다.

포퍼-기브온은 도시에서 5명의 여성 치유자들과 5명의 환자들, 그리고 네게브 사막에서도 5명의 여성 치유자들과 5명의 환자들을 표본으로 선정해 연구를 진행했다. 그녀의 정보제공자 대부분은 히브리어 구사에 상당히 능통했으며 특히 도시 지역의 사람들은 더욱 그러했다. 그녀는 자신을 아랍계 이스라엘 여성을 연구하는 유태계 이스라엘 여성이자 외부자인 동시에 내부자로 자리매김했으며, 그녀가 인터뷰하는 여성들에게는 외지인으로 여겨지는 동시에 자신의 나라에서 히브리어로 인터뷰하는 동질감을 가진다고 기록했다(Popper-Giveon, 2015: 26).

이스라엘의 전통적인 아랍 여성 치유자는 폭넓은 종류의 치료 기법을 활용한다. 특히 하잡(hajab)이라 불리는 부적이 치유를 위해 사용되는 주요 장치이며, 특히 "절망, 우울이나 불안, 장기화된 독신기간, 불임이나 생계의 문제" 등 악마의 눈길이나 마법 주문에 기인한 문제들의 치료에 사용된다(Popper-Giveon, 2015: 84). 아랍 여성 치유자는 문제들을 치료할 때 종종 코란의 경구를 읽으며, 생리혈, 분비물, 손톱이나 머리카락, 소변 같은 신체의 유기 물질로 만들어진 마법의 약물을 적이 불러들인 악령을 막기 위한 주문에 사용하기도 한다. 마법의 약물은 남성의 욕구를 불러일으키거나 여성의 정절과 사랑을 유지하기 위한 사랑의 묘약으로 사용되기도 한다.

포퍼-기브온은 전통적인 아랍 여성 치유자들과 환자들은 아랍 소수자로서 그리고 가부장적 무슬림 공동체의 구성원으로서 이중의 차별을 겪는다고 주장한다. 그녀는 더 나아가 전통적인 아랍의 치유 관습이 치유자와 환자 모두에게 그들의 삶에서 부딪히는 수많은 개인적·사회적 굴곡을 다루는 대응 메커니즘으로 작동한다고 주장한다. 여성 치유자는 개인의 권력, 자존감, 경제적 이득은 물론이고 가족과 공동체의 존경을 확보하며, 여성 환자는 그들이 받는 치료에 의해 의례적인 부분 외에도 조언이나 사회적 지지의 측면에서 자신의 지위가 향상됨을 느낀다.

이스라엘 사회의 억압적 구조가 환자 문제의 궁극적인 원인이라 할지라도, 아랍 여성이 중심이 되는 전통 치유시스템은 이스라엘의 근본적인 사회구조에 위협이 되지 않는다. 포퍼-기브온(Popper-Giveon, 2015: 255)이 관찰한대로, "치유자들은 여러 조직과 정부 기관들의 공공연한 대중 활동에 참여하지 않으며, 그들의 권력을 강화하거나 견고하게 하기 위해 서로 힘을 합치지도 않는다." 오히려 그들은 환자들의 선호도와 금전적 보상을 위해 서로 경쟁한다. 더 나아가 아랍 여성의 치유는 전통적인 가부장제 양식을 강화하는 데 도움을 주는 측면도 있다.

사례 연구: 종교의 치료적 측면과 난민의 건강 문제

제2장에서 유엔, 세계보건기구(WHO), 세계은행(World Bank)과 같은 기관들이 주요 논제로 인정하는 이주와 난민의 건강 이슈를 다루었다. 유엔은 2017년 전 세계적으로 6,560만 명의 사람들이 내전뿐만 아니라 때로는 특정 동물종의 멸종 및 환경 쇠퇴를 막기 위한 토착 농민의 이주 등 여러 이유로 퇴거당한 것으로 추정했다. 환경보호론자들은 종종 이러한 결정을 지지하지만, 퇴거당한 인구 집단에게 미치는 사회적, 건강 측면의 충격을 간과하기도 한다. 인류학자인 제프리 스노드그라스(Jeffrey G. Snodgrass)와 다른 분야의 두 동료들은 주변 지역들로부터 아시아사자(Asiatic lion)의 보호구역을 확보하기 위해 인도 중부의 야생 지역에서 퇴거당한 사하리야(Sahariya) 난민들이 수행하는 종교 의례가 정신건강에 미치는 이득을 양적 방법으로 조사했다(Snodgrass et al., 2017). 인류학의 선구자인 브로니슬라프 말리노프스키(Bronislaw Malinowski, 1954)는 마법과 종교 의례가 어떻게 불안을 감소시키고 굶주림이나 약탈의 위험 등 불확실한 상황에서 개인의 권한 발휘의 느낌을 불어넣는지에 관해 논의했다. 이와는 반대로 일부 인류학자들은 사회적 규준의 위반에 대해 종교가 조상신이나 다른 정령들로부터 처벌 받을거라고 경고하면서 사람들에게 불안과 공포를 불어넣을 수도 있다고 말한다. 일례로 기독교 근본주의자들은 회개하지 않은 죄악이 지옥에서의 영원한 저주로 귀결된다고 주장한다.

사하리야인은 수렵채집 위주의 원시농업을 경제적 토대로 하고 있으며, "첫 번째 거주자" 또는 "토착민"의 의미를 지닌 아디바시스(Adivasis)라 불리는 약 75개 집단 중 하나이다. 그들은 가난하고 대부분 문맹이며 매우 외진 지역에서 살아왔으며, 역사적으로는 후원자와 수혜자 관계로 힌두 공동체와 관계를 맺어왔다. 사하리야인은 힌두교를 수용했으며 힌두 색채 축제인 홀리(Holi)와 여신의 아홉밤이라는 나브라티(Navrati) 등의 힌두 축제에 참여해왔다.

연구팀은 마지란이라는 이주 마을에서 78명, 대조군으로 삼은 베루다 마을에서 81명, 총 159명의 사하리야 가장들을 대상으로 설문조사를 진행했다. 4개의 가설은 다음과 같다.

H1. 건강 지표(health indicator)는 축제가 진행되면서 향상될 것이며, 축제의 절정에서 건강 지표도 최고치를 보일 것이다.
H2. 건강 증진(health improvement)은 더 부유한 사하리야인에게 최대 효과를 보일 것이다.
H3. 건강 증진은 인지된 불안정에 영향을 받을 것이다.
H4. 건강 증진은 더 심각한 정신질환을 겪는 사하리야인에게 최대 효과를 보일 것이다.

연구팀은 축제가 진행되는 동안 각 대상의 주간 코르티솔(diurnal cortisol), 스트레스, PANAS (Positive and Negative Affect Schedule) 수준을 측정했다. 이 측정치를 근거로 연구팀은 홀리와 나브라티 축제에의 의례적 참여가 "심신의 부정적 경험보다 긍정적 경험을 향상시킨다"는 것을 발견했다(H1; Snodgrass et al., 2017: 271). 또한 나머지 가설들에 대해서도 생리학적 · 정신의학적 지지가 있음을 규명했다.

현대사회의 주류 민족의학으로서의 생의학

많은 학자들은 생의학이 등장한 시기와 생의학이 미국 식민지기의 전통적 대증요법으로부터 분리된 시기에 대해 논쟁해왔다. 미셸 푸코(Michel Foucault)는 저서 「임상의학의 탄생(The Birth of the Clinic)」(1975)에서 생의학은 질병을 체계적으로 분류하고 아픈 사람보다는 "임상적 시선(clinical gaze)"을 통한 신체에 초점을 맞추며 1800년경 유럽에서 등장했다고 말한다. 푸코(Foucault, 1975: 169)에 의하면, "임상의 경험은 그 앞에 열린 새로운 공간을 지난다;신체를 만질 수 있는 공간 … 기관들, 부위들, 원인들의 의학, 병리학적 해부학을 따라 배열된 진료실." 그는 더 나아가 의학을 국가와 감옥과 함께 일련의 사회적 통제의 한 형태로 기술하고 있다. 크리스탈 제이(Chrystal Jaye)와 동료들은 뉴질랜드 남섬의 오타고 대학에서 생명권력(biopower)에 관한 푸코의 사회 구성주의적 분석을 생의학 교육에 접목시키고 있다(Jaye et al., 2006). 그들은 임상 전 의대생들, 임상 강사들, 의학 교수들과의 인터뷰를 통해 의대 신입생들은 새로운 주관성을 내재화하면서 그들의 멘토들보다 더 인간적이며, 동정심이 많고 문화적으로 민감할 것으로 기대된다는 것을 발견했다.

> 이러한 새로운 주관성은 반사력, 자기인식, 환자중심, 인도주의적 가치, 윤리와 전문적 경계의 관리 등의 행위와 속성을 평가하는 면밀한 검사에 달려 있다. 형식적이며 누적적인 피드백 메커니즘이 교수진의 표준화된 평가 제도를 구성한다. 이러한 표준화된 평가는 다음 세대의 의사들에게 전수되는 교육 환경 속에서 긍정적인 부분과 부정적인 부분이 강화되는 미묘한 과정을 거쳐 실행된다(Jaye et al., 2006: 150-151).

제이와 동료들이 생의학 교육에 관한 분석에서 채택한 사회구성주의적 관점과는 반대로 브라이언 맥케나(Brian McKenna, 2010)는 비판 의료인류학의 관점을 미시간주립대학교에서의 생의학 교육에 적용했다. 그는 보다 공동체 지향적인 1차 의료 의사 양성을 목표로 6년간 진행하는 공동체와 대학 간 헬스 파트너십 프로젝트를 면밀히 검토했다. 이 프로젝트는 치료 중심 케어, 직업 경쟁, 과도한 전문화, 병원 기반 교육을 지향하는 생의학 체계에 도전하는 취지로 인해 의료진의 저항을 받았고 결국 좌초되었으며, 프로젝트를 지지하던 학장도 자리에서 사임하게 되었다.

생의학은 종종 매우 탁월한 전문 영역의 사례로 그려진다. 의사들은 일반적으로 명성과 높은 소득, 업무에 관한 상대적 자율성, 위험성이 있는 약품 처방의 독점권, 정신질환자에 대한 진단, 출생 및 사망 증명서 서명, 다른 의사에게 환자 의뢰 등의 각종 특권을 행한다. 프리드슨(Freidson, 1970)은 현대사회에서 생의학의 지위를 산업화 이전 문명사회에서의 국교(state religion)에 비유한다. 사회 통제의 도구로서 국교는 언제나 지배 엘리트 계급의 기대에 종속적이었다. 이처럼 생의학 의사들의 전문가적 지배력은 절대적이라기보다는 위임된(delegated) 것이다. 많은 개발도상국이나 선진 국가들에서 기업가 계급과 정치적 연합세력은 재정적 지원과 면허인허가 및 법적 등록의 형태로 생의학에 권력을 위임한다(Baer, 2001: 46-47). 생의학 의사들은 간호사와 그 외 보건의료 전문가를 포함하는 다른 생의학 전문가들의 등록위원회에서 대표적 역할을 수행하고 있으며, 더 나아가 병원 이사진, 정부의 보건의료 부서, 보건의료 자문위원회, 국립보건원, 세계보건기구의 많은 부분을 차지하고 있다. 간호사 및 여타 보건인력들은 종종 생의학 의사들의 훈련 및 조직 구조에 필적하기 위한 전문화를 강력하게 추진하려 한다.

최근 수십 년간 생의학 의사들은 다방면에서 도전받고 있다. 예방 중심 보건, 건강의 사회적 결정 요인, 그리고 공동체를 고려한 새로운 모델, 건강 관리에 역점을 두는 기업형 의료(corporate medicine)의 등장, 비용절감 조치 및 수행 지표 등에 있어서 국가의 참여와 규제 특성의 변화, 의료 사기 및 과실의 미디어 노출에 따른 생의학의 저하된 대중적 지위, 환자 권리 인식, 보완대체 의학에 대한 관심의 증가 등이 그것이다. 특히 미국의 경우, 1970년대 초반부터 더 많은 수의 생의학 의사들이 독립적인 기업가가 되기보다는 임금을 받는 피고용인이 되고 있다. 많은 학자들은 생의학을 일련의 대규모 보건의료 기업들과 사립병원들로 구성된 의료-산업 복합체의 "거대한 비즈니스"로 인식하기 시작했다(Wohl, 1984). 대부분의 사회에서 생의학 의사들은 상대적으로 높은 특권을 향유하는 경향이 있는 반면, 일부 개발도상 국가들에서 그들의 지위는 상대적으로 낮거나 하락하고 있다. 일례로 멕시코의 생의학 의사들은 상위 10개의 대중적 전문직 중에서 최하위의 특권적 직종으로 여겨지며, 엔지니어, 변호사, 건축가보다 낮은 임금을 받는다(Harrison, 2000: 301-302). 1993년 멕시코 대부분의 농촌 지역에서 의사들이 부족했음에도 불구하고 전체적으로는 생의학 의사들 중 4분의 1가량이 실업이나 불완전 고용 상태에 있었다.

병원

병원은 응급치료는 물론이고 실험실 작업, X-선 촬영, 물리요법, 알코올이나 약물 중독 치료 프로그램, 체중 감소 및 피트니스 등을 포함하는 외래진료 서비스를 제공하는 생의학의 주요 보건의료 공간이다. 초기에 병원은 심각한 상태의 빈민들을 위한 최후의 보루였으며, 봉사와 자선을 위한 기관이었다. 19세기의 부유한 환자들은 자택에서 가정방문 의사나 전업으로 고용된 개인 간호사로부터 의료 케어를 받았었다. 병원은 기부로 운영되는 지역병원이나 종교단체지원 병원, 사립병원, 공립병원 등 여러 형태를 보인다. 병원은 여러 분야를 다루는 종합병원이기도 하고 특정 분야의 전문병원인 경우도 있다.

병원은 점차 관리직, 의사, 간호사, 기술진, 환자군까지 포함하는 각종 하위 문화와 시스템으로 구성된 정교한 사회적 시스템으로 진화해왔다. 병원은 유사 군사조직이라 말할 정도로 매우 권위적인 조직이며, 대부분의 경우 지시는 의심의 여지없이 수행되어야 한다. 병원은 권위 구조의 이중 패턴을 보이는데, (1) 이사진과 관리자 및 직원을 포함하는 행정부문과 (2) 의사, 간호사와 간호조무사, 기술진, 상담사, 사회복지사, 보조원을 포함하는 정교한 업무적 지원 구조, 대학병원인 경우 의대생과 때로는 의료인류학자까지 포함해 구성된다. 간호사는 행정 정책과 규칙을 수행하며, 의사의 대리자 역할로서 환자를 위한 지시를 현장에서 이행한다는 측면에서 두 개의 세상에서 활동한다. 동시에 간호사들은 의사들이 담당하는 치료 활동과 대비되는 "케어" 측면을 강조하며 자신들의 전문 영역을 정의하기 위해 분투한다. 그러나 최근에는 간호사도 전문간호사(nurse practitioner)와 마취전문간호사(nurse-anesthesiologist) 등 치료자로서의 역할에 진입하고 있다.

환자들은 병원에 입원하면서 낯선 문화의 도전에 직면한 상황에 대해 인류학자들이 자주 사용하는 용어인 문화충격(culture shock)을 자주 겪는다. 비인격화(depersonalization)의 시련, 자기 정체성의 상실, 익숙하지 않은 전문용어(jargon)의 난립, 개인 소유물을 검사당하고 좋아하는 것을 절제해야 하는 "발가벗겨지는" 과정 속에 매몰된다. 환자들은 대체로 상당한 수준 혹은 전적으로 의존적인 상태에서 자신이 선택하지 않은 음식이 주어지고 때로는 낯선 사람들에 의해 씻기며, 낮이고 밤이고 약물이 투여되고, 잘 맞지도 않는 표준화된 옷이나 때로는 노출이 많이 될 수밖에 없는 옷을 입어야 한다. 호스가 쑤셔 넣어지거나 바늘에 찔리거나 각종 질문에 시달리고 예상 못한 시간에 검진을 위해 깨워지면서도, 그들은 친구들이나 친척들로부터 받은 선물과 집에서 가져온 사진으로 그들의 주변 공간을 꾸며 개인화하려 노력한다. 이따금 까다로워지고 반항적이 되기도 하며, 언제 집에 갈 수 있는지 지속적으로 묻는다. 즉, 입원이란 아픈 자의 세상에서 건강한 자의 세상으로 돌아가고자 하는 희망의 대가로 치러야 하는 일종의 희생으로 점철되는 경험인 셈이다.

점점 더 많은 의료인류학자들이 병원에서 강의와 연구 활동을 수행하고 있다. 이런 작업의 일부는 의사-인류학자들이 수행하고 있으며, 많은 부분 간호 · 인류학 위원회(the Council on Nursing and Anthropology)에 관여하고 있는 간호사-인류학자들이 담당하고 있다. 이러한 맥락에서 작업하는 의료인류학자들은 임상인류학(clinical anthropology) 또는 임상응용 의료인류학(clinically applied medical anthropology) 분야에 연계를 맺는 것이다. 이러한 작업의 대부분은 병원이나 여타의 임상환경 속에서 수행되며, 인류학자들은 때로 의사와 환자 관계가 원활하게 이루어지도록 돕는 문화 번역가(cultural translator) 역할을 담당하기도 한다. 그러나, 중국에서 다섯 번째로 큰 도시인 우한(Wuhan)의 외곽지역의 제2부속 병원 단지에서 에스노그라피를 작성한 사회학자 게일 헨더슨(Gail Henderson)과 마이런 코헨(Myron Cohen)을 제외하고 지금까지 어떤 인류학자도 병원 전체에 대한 에스노그라피 작업을 하지 못했다.

간호사-인류학자와 의사-인류학자

많은 간호사들은 인류학과 특히 의료인류학이 그들의 작업에 매우 유용하다는 것을 발견하고 있다. 결과적으로 많은 간호학부 프로그램에 문화인류학 강좌가 개설되었으며, 더 나아가 의료인류학 및 관련 강좌들을 포함시키고 있다. 이러한 강좌들을 가르치는 이들은 의료인류학을 대학원에서 전공한 간호사들이 대다수이다. 일부 인류학자들은 질병에 더 많은 관심을 가지는 생의학 의사들과 달리 간호사들이 보다 인간 지향적이라고 주장해왔다. 실제로 많은 생의학 의대생들은 의료인류학과 관련 분야를 그들의 과중한 학업에 불필요한 간섭으로 치부하기도 한다. 그럼에도 의료인류학 분야에는 탁월한 의사-인류학자들이 존재한다. 특히 아서 클라인만(Arthur Kleinman)과 폴 파머(Paul Farmer)는 하버드대학에 적을 두고 있으며 의료인류학 분야에 매우 생산적인 영향을 주고 있다.

그럼에도 병원 에스노그라피(hospital ethnography)에 대한 관심은 증가하고 있다. 생의학 의사인 애나 해리스(Anna Harris, 2009)는 개발도상국 출신의 외국 의사들이 호주의 대도시 근교의 두 병원에서 호주의 의료 시스템과 지역사회에 어떻게 적응하는지에 관한 심층연구를 진행했다. 그들은 다른 병원의 시스템과 그곳의 생의학적 관례 및 절차를 학습하는 것 외에도 "영어 활용능력 향상, 비자 수속 및 가족들의 안착을 위한 적정 소득 확보"에 상당한 시간을 할애했다. 도시에서 덜 유망한 자리를 구하거나, 호주 자국 의사들이 가려하지 않는 시골 읍내나 농촌 지역에서 일을 찾으려는 의사들도 늘고 있다. 보건소나 진료소는 대체로 외딴 지역, 인구밀도가 낮은 지역, 시골 지역에 세워져 흩어져 있는 공동체의 보건을 담당한다. 레슬리 버트(Leslie Butt)가 연구한 것과 같은 보건소([그림 6-2])는 보건 예산이 제한적이고 의료 전문가가 비교적 적은 지역에서 특히 중요하다.

의료인류학은 생의학과 밀접한 주제들을 포함하여 보다 새로운 분야에도 관심을 기울이고 있다. 이 중에는 의약품과 생체기술 관련 주제들이 있으며, 특히 신체에 관한 인류학적 관심과 연계되어 있다.

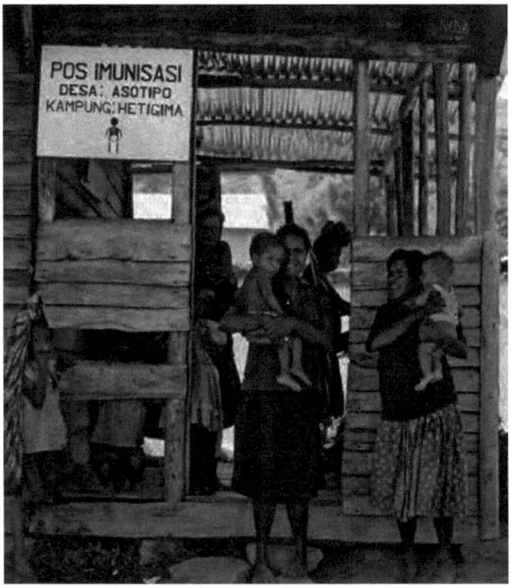

그림 6-2. 파푸아 뉴기니 고지대의 정부 보건 진료소 (사진: Leslie Butt)

의료인류학과 제약 산업

의료인류학자들은 점점 더 거대한 제약 산업의 중요성을 인식하고 있다. 의약품은 건강에 대한 막대한 영향력을 지니고 전 세계에 분배되며 때로는 의학적으로 승인된 사용 양식과 무관하게 문화적으로 의미 있는 방식으로 사용된다. 예를 들어, 에트킨(Etkin, 1988)은 효율성의 의미에 대한 다양한 문화적 이해의 관점으로 의약품 효율성의 문화적 구성(cultural construction)에 관해 연구했다. 의약품은 육체 · 정서 · 행위 상에 구체적인 영향을 끼침에도 불구하고 그 유효성은 지역의 문화적 상황 속에서 매우 다른 기준에 따라 평가되기도 한다.

더 나아가 제약 산업의 영향력을 이해하기 위해서는 제약 산업의 글로벌 속성을 파악해야 한다. 일례로 "한 제약기업은 미국에 본사를 두고, 우간다에서 약품 테스트를 진행하며, 아일랜드에서 약품을 생산하고 브라질에서 캡슐로 제조한 후 볼리비아에서 제품을 판매한다"(Bodenheimer, 1985: 190). 실제로 제약 및 바이오테크놀로지 기업들은 한 지역에 국한되지 않고 다국적기업처럼 세계적으로 운영되는 경우가 많다(Mehrabadi, 2005). 이러한 운영 방식은 노동 비용과 원료가 가장 저렴한 지역, 세금 회피가 쉬운 지역, 시장 규제가 가장 느슨한 지역인지 여부에 따라 결정된다.

제약 산업의 세계적 확산의 결과로 의약품은 선진 보건의료 인프라가 부족한 사회에 극적인 영향력을 미친다. 엘살바도르에서 글로벌 의약품의 도입은 지역적으로 생산되던 토착 약품과 그들을 생산하고 제공했던 치유자들을 몰아냈다(Ferguson, 1981). 이어서 지역 공동체 구조마저 붕괴되기 시작했다. 인도 남부의 사례에서도 약초를 이용한 전통적 의료가 의약품의 광범위한 판매에 의해 축소되었으며 지역민들은 이를 근대성과 진보로 연결시키기도 했다(Nichter, 1989). 사람들은 실제로 서구 의약품을 사용함으로써 서구 국가들에서 발견되는 삶의 기준 및 부의 축적과 같은 발전의 혜택을 얻고자 한다. 이러한 의미에서 의약품은 행운의 부적이 개인의 성공을 가져다준다고 여기는 것처럼 문화적으로 구성된 물신적(fetishized) 특질을 획득한다. 의약품의 세계적인 유행은 상업적 약품의 분배에 필요한 비공식적 영역을 형성하기도 한다. 여러 나라의 지역 시장에서 항생제를 주입하는 민간 주사자들을 그 예로들 수 있다. 항생제 치료를 받을 필요가 있음에도 불구하고, 과도하게 항생제를 활용하는 민간 의료는 의학적 관점에서 효과가 없을 수도 있고 약품에 내성을 갖는 방향으로 세균이 진화하게 할 수도 있다. 카메룬에서는 의약품을 이용한 자가치료(self-medication)가 건강에 필수적이기도 하지만, 저소득 가정에 유용한 자원이 불필요한 약품에 낭비되기도 한다(van der Geest & Whyte, 1988).

미시적 수준에서 거시적 수준으로 올라갈수록 우리는 제약회사들의 행동이 반드시 건강 의제에 의해서 결정되는 것이 아니라 이윤에 의해 움직이며 종종 건강에 중대한 영향을 미친다는 것을 알게 된다. 예를 들어, 2005년 제약회사 일라이 릴리(Eli Lilly)는 골다공증 치료제인 에비스타(Evista)의 홍보 캠페인에서 식품, 의약품 및 화장품법(the Food, Drug, and Cosmetic Act)을 위반한 범죄에 대해 유죄판결을 받았으며, 벌금으로 3천6백만 달러를 냈다(Corporate Crime Reporter, 2005). 이 법에 의하면, 제약회사는 식품의약국(Food and Drug Administration, FDA)의 판매 승인을 위해 신약의 의료 목적을 구체적으로 밝혀야 하며, 승인을 받은 이후에는 승인된 목적으로만 홍보와 판매를 합법적으로 진행할 수 있다. 승인 이외의 용도로 홍보하는 것은 당연히 불법이다. 릴리 경영진은 에비스타 약이 출시되면서 당초 예상했던 연간 판매액 4억 달러의 4분의 1에 불과한 판매 수준에 실망했다. 예상 수익의 손실을 만회하기 위해 릴리는 몇 가지 승인되지 않은 효능으로 홍보하며 시장을 확대하기로 결정했던 것이다. 릴리는 이런 새로운 효능을 포함하도록 FDA에 신청했지만 거절되었다. 그럼에도 그들은 유방암과 심장질환에 예방효과가 있는 것처럼 판매했다. 이러한 행위는 결코 경미한 것이 아니다. 실제로 그런 효과가 있을 것이라고 생각한 의사들은 임상적으로 효과가 입증된 약품 대신에 에비스타를 처방했을 가능성이 존재한다. 릴리는 의사들이 에비스타의 다른 효능을 묻도록 판매원을 훈련시켰고, 미승인된 효능을 홍보하는 의료 저널을 의사들에게 보냈으며, "에비스타가 정말로 이러한 모든 질환들(골다공증, 유방암, 심장질환)을 예방하는 최상의 약품"이라고 단언하는 비디오테이프를 배포했다. 또한 암 발병이나 심장 질환을 감소시키는 에비스타의 효과가 입증된 것은 아니라는 부분은 숨기면서 약품의 다양한 이득을 강조하는 복사물을 배포했다. 이들은 에비스타를 홍보하고 판매하기 위한 여러 사기성 전략들 중에 일부이다(M. Singer,

2007).

진통제로 판매되던 비옥스(Vioxx)의 경우는 임상 실험에서 부절적한 절차가 있었음이 밝혀졌는데, 비옥스 복용 이후 최소한 25,000건의 심장 발작과 뇌졸중이 발생한 것으로 추정되었다(Bazerman & Chugh, 2006). FDA 약품안전부서의 의약품 전문가인 데이빗 그레이햄(David Graham)에 의하면, 비옥스로 인해 88,000~138,000명에 이르는 사람들이 사망한 것으로 추정되며, 대중에게 보급된 가장 치명적인 의약품 목록에서 최상위를 차지했다(M. Singer & Baer, 2007).

요약하면, 이 장은 민족생리학, 민족심리학, 민족약리학 등 민족의학의 다양한 분야에 대한 논의로 시작했다. 다양한 토착 및 민속 의학시스템, 치유시스템의 다양한 유형, 질병이론과 치유시스템의 진화적 모델을 다루었다. 또한 현대사회의 지배적 민족의학으로서의 생의학을 그 중심 기관인 병원과 함께 논의했으며, 마지막으로 의료인류학과 제약 산업의 관계성에 대해 기술했다.

토론 질문 Discussion Questions

1. 퀸란(Quinlan)의 민족의학 범위에 대한 개괄 [표 6.1]에 제시된 여러 범주와 하위 범주의 관계성에 관해 논의하시오. 이 장에 제시된 문화연계증후군 사례 이외에 어떤 다른 사례가 있는지 논의하시오.

2. 전통적 치유시스템에서 의학과 주술-종교적 의식 간의 관계에 대해 논의하시오. 반대로 세계 여러 지역의 전통적 치유시스템에서 발견되는 자연주의적 기법에는 어떠한 것이 있는지 기술하시오.

3. 질병이론과 치유시스템의 진화적 모델을 근거로 가족 수준의 수렵채집 사회, 촌락 수준의 사회, 그리고 목축사회와 추장사회에서의 건강, 질병과 의학의 일반적 특징에 대해 논의하시오.

4. 현대사회에서 여전히 존재하는 샤먼과 그 외 민속 치유자의 사례를 제시하시오.

5. 생의학은 현대사회에서 어떤 방식으로 지배적 민족의학으로 발전해왔는가? 병원과 제약 산업이 생의학 시스템에서 차지하는 주요 역할에 대해 논의하시오.

7장

다원적 의료 시스템: 복잡성, 상호 보완, 갈등

Plural Medical Systems: Complexity, Complementarity, and Conflict

지금도 그리고 과거에도 민속적이고 대중적인 건강 신념 체계와 관행은 현대 산업화 사회에서 필연적으로 쇠퇴할 것이라는 믿음이 존재했다. 그렇지만 이는 사실이 아니다.

-보니 블레어 오코너(Bonnie Blair O'Connor, 1995: 1)

소개 및 개요

이전 장에서는 가족 단위의 채집, 마을 수준에서 목축, 그리고 추장 사회에서의 건강, 질환 및 의학의 개념과 민족의학의 개념을 살펴보았다. 이 장에서는 복잡 사회에서 의료 다원주의 현상을 고려하기 위해서 볼리비아 안데스 산맥의 마을 및 도시와 인도네시아 자바라는 두 개발도상국 현장과 기술적으로 발전한 사회, 즉 호주에서의 사례를 살펴본다. 그런 다음에는 다원적 의료 시스템의 다양한 유형을 조사한다. 특히 지배적 의료 시스템(dominative medical system) 개념에 주목하는데, 이는 의료 시스템은 진공 상태에서 구성되는 것이 아니라 계급, 인종, 더 넓은 사회의 인종, 젠더 관계 및 불평등을 반영한다는 사실을 시사한다. 같은 사회 내에 다른 치유의 전통들 역시 지배적 의료 시스템과 공존하지만, 지배적 의료 시스템은 그 사회의 주류 사회집단과 더 밀접하게 연결되어 있으며, 지배적인 치유 전통으로 자리 잡곤 한다.

토착민 또는 부족 사회는 다양한 치유 신념과 관행, 여러 종류의 치유자 집합체가 나타난다. 그러나 이들은 다소 느슨하게 조직되어 있고 종종 특이한 패턴을 보여주는 경향이 있는데, 부분적으로는 치료사가 보통 자신의 의학 지식을 비밀리에 유지하기 때문이다. 대조적으로, 국가체제를 갖춘 사회에서는 개념과 실무 수준 모두에서 고도로 정교한 배열의 의료 전통—의료인류학자들이 의료 다원주의라 부르는—이 공존한다. 즉, 국가 수준의 사회에서는 복수의 하위 의료 시스템이 구성되는 경향이 나타나며, 하위 의료 시스템 간에는 광범위한 사회 환경에서 광의의 협력 체제를 구축하거나 공공연한 갈등이 발생하기도 한다.

우리는 세 가지 다른 사회문화 현장에서 의료 다원주의의 세 가지 사례 연구를 제시한다. 첫 번째는 볼리비아 고원 지대(알티플라노; altiplano)의 작은 마을에서 리벳 크랜돈-말라무드(Libbet Crandon-Malamud)가 수행한 민족지 연구이다. 두 번째는 스티브 페르자카(Steve Ferzacca)가 자바의 행정 · 대학 도시에서 수행한 민족지 연구이다. 마지막은 한스 베어(Hans Baer, 2009)가 호주의 역사를 탐색한 민족지 연구이다.

개발도상국 농촌 지역에서 의료 다원주의 사례 연구: 볼리비아의 알티플라노

의료 다원주의 연구의 고전적인 사례로는 리벳 크랜돈-말라무드가 1976년에서 1978년 사이에 볼리비아 알티플라노의 중심부인 카치투(Kachitu, 가칭)에서 의료 다원주의에 대해 수행한 민족지적 현장연구가 있다. 카치투는 36개의 코뮤니다드로 구성된 구획의 중심지로 약 16,000명의 아이마라(Aymara) 인디언들이 살고 있다. 도심(town proper)에는 1천여 명의 주민이 살고 있는데, 이들은 세 개의 민족 종교 그룹인 아이마라 농민, 감리교도인 아이마라인, 가톨릭교도인 메스티조인(혼혈 유럽인과 토착민의 피가 흐르는)으로 구성되어 있다. 1952년 혁명 이전에 메스티조는 카치투 인구의 약 절반을 차지하였으며, 일반적으로 라 파즈(La Paz)와 다른 도시에 거주했던 국가 엘리트를 대신하여 아이마라 인디언들의 노동을 감독했다. 혁명 이후로, 메스티조인은 빈곤을 면하기 위해 노력해 왔으며, 교사, 소상공인, 그리고 가난한 임시 농업 노동자 등으로 사회에서 파편화된 종족 집단이 되었다. 1952년 이전에 아이마라 인디언은 마을 인구의 3분의 1을 차지했고, 대농장(플랜테이션)에서 일을 하거나 막대한 세금 부담에 시달리고 있는 인디언 공동체에 일부였다.

일부 아이마라 인디언은 광부로 일했고, 일부는 대인 서비스 업무, 이를테면 메스티조의 가사를 돕는 등의 일을 했다. 많은 아이마라 농민은 메스티조인과 유사 친족 관계를 맺으며 대농장에서 농사 지을 땅을 얻으며 살다가, 카치투(Kachitu)로 이주했다. 혁명과 농지 개혁에 따라 일부 아이마라 인디언은 마을로 이주했고, 메스티조에게 몰수한 외곽의 땅에 대한 소유권을 주장하기도 했다. 감리교도인 아이마라인은 1930년대 초 카치투에 선교를 위해 설립한 감리교회로 개종한 교인들의 후손 또는 개종자들이다. 감리교도인 아이마라인은 선교 학교에 다녔고, 기업가가 되어, 혁명 정부가 지방 행정 및 정치 사무소에서 메스티조를 내쫓자 그 자리를 장악하며 카치투에서 경제 · 정치적 중추세력으로 성장했다. 크랜돈-말라무드(1991)는 카치투 사람들은 종족성과 사회 계급을 융합하여 생각하는 경향이 있다고 주장했다. 즉, 그들이 말하는 아이마라인스러움, 메스티조스러움, 그리고 감리교조차 일종의 "사회계급을 드러내는 가면"을 구성한다고 주장했다.

주제들

크랜돈-말라무드는 카치투 사람들의 병인론과 진단에 대한 대화 속에서 굶주림, 예속적인 상태, 피해자화(victimization) 및 착취와 같은 네 가지 주제들이 종종 나타남을 확인했다. 이러한 문제들은 볼리비아의 정치 경제 맥락에서 파생한 것이었다. 첫 번째 주제인 일상적 굶주림은 인종주의의 부산물이자 백인 엘리트들이 메스티조와 인디언 출신들을 차별하고 정치 과정과 경제 자원에 접근하기 어려운 불평등한 구조를 정당화하는 수단이 되고 있다. 두 번째 주제인 예속적인 상태는 인디언들의 노동을 착취하는 경제 시스템을 수반한다. 세 번째 주제인 피해자화의 경우 농촌지역 메스티조와 인디언들이 정부에 반대하는 의견을 드러내기 힘든 억압적 카우디요(강력한 권위주의적 리더십) 정치 구조로 구성되어 있다. 네 번째 주제인 착취는 메스티조와 인디언들 사이에 존재하는 갈등에서 나타난다.

하위 의료 시스템

카치투에서는 5가지 하위 의료 시스템—아이마라식 가정 돌봄, 샤머니즘 또는 야티리(yatiri, 역자주: 볼리비아의 아이마라, 칠레, 페루 지역의 의료 종사자 및 지역사회 치료자)의 치료, 전통 메스티조식 가정 돌봄, 생의학 임상 치료, 라 파즈(La Paz)에서의 병원 치료—을 진단에 따라 활용한다. 크랜돈-말라무드는 카치투 주민들이 문화적 정체성을 확립하고 실질적으로 사용 가능한 몇 가지 자원들을 확보하기 위해 지역의 의료 시스템과 다원주의 의료 시스템을 활용하는 복합적인 방법을 조사했다. 환자자신, 가족 그리고 기타 이해당사자는–생의학 종사자와 토착 치료사의 판단과는 다르게–질환이 발생한 원인과 진단을 스스로 판단하곤 했다. 카치투에서 진료하는 생의학 의사들이 환자와 라포를 쌓기 위해서는 선입견을 버리고 지역의 믿음 체계에 적응해나갈 수밖에 없었다. 카치투에서의 다양한 의료 이데올로기는 여러 문제를 해결하기 위해 선택된다. 크랜돈-말라무드(1991: 202-203)는 "모든 상황이 동등할 경우, 결핵에 걸리면 감리교의 의사에게, 칸 아차치[khan achachi, 칸 아차치는 고기와 술을 먹으며, 사람들에게 다른 선물을 요구하기도 하는 유령으로 병을 불러오기도 함]에 시달리면 야티리에게, 소화불량이면 카세라[casera, 가정 치료]에 의지한다.

카치투 사람들은 의료를 선택할 때는 사회적 지위와 상관없이 실용성을 중시한다. 의료에 관련된 대화에는–빈번한 경제적 위기와 불안정한 정부, 군사 쿠데타를 특징으로 하는 볼리비아 사회라는 보다 큰 맥락에서–자신의 종족 정체성을 드러내는 관용구가 나타난다. 사회적 지위의 하락을 경험한 카치투의 메스티조는 결국 토착 인디언 의료를 더 폭넓은 의료 서비스로 접근할 수 있었다. 크랜돈-말라무드는 그들이 의료에 관련된 대화를 사용하여 다음과 같은 토론을 한다고 주장한다. 즉, 질병을 뿌리뽑기 위해 어떠한 치료가 적절한지, 질병의 원인이 무엇인지를 두고 벌어지는 토론은 국가적 그리고 국제적 수준에서 직면하게 되는 외부의 압도적이고도 억압적인 정치경제적 힘에 직면하여 개인의 역능을 향상하는 데 필요한 메커니즘이 무엇인가에 대한 토론이기도 하다. 불행하게도 이러한 의학적 대화들은 광범한 볼리비아 정치경제와 세계 경제에 저항하는 버팀목 역할을 하기보다는 실질적으로는 이에 어떻게 대처할 것인지에 대한 메커니즘과 개인의 역량을 어떻게 향상시킬 것인지에 대한 단편적인 방안을 제시하는 데 그친다.

혁명 이전 시기 볼리비아에서의 보건의료 상태

볼리비아의 의료 서비스는 1980년대에 심각하게 쇠퇴했다. 그 당시 유아사망은 1985년 출생아 1,000명당 평균 200명 이상으로, 일부 농촌지역의 경우 1,000명당 출생아 중 유아사망이 650명에 달했다. 반면, 1975년에는 출생아 1,000명당 150명 수준에 불과했다(Morales, 1992: 135). 또한 1~6세 아동 중 절반이 영양실조를 경험했고, 요오드와 철분 결핍으로 학령기 아동의 60%가 갑상선종, 45%는 빈혈인 것으로 나타났다(Morales, 1992: 135).

정부의 지출 삭감으로 65%의 도시가구가 식수부족을 겪어야 했다. 1960년에서 1990년 사이 볼리비아의 기대 수명은 40대 중반에서 50세 구간에서 오직 5년 정도만 증가해서 다른 남미 선진국보다 약 20년이 적었다(Klein, 1992: 280).

볼리비아의 건강 문제와 기타 사회 · 경제 문제의 상당수가 국가의 사회구조에서 파생한 것으로 "최상위 부유층 5%가 국민소득의 39%를 통제하고 가장 가난한 20%는 전체 국민소득에 오직 2%만을 차지"했다(Morales, 1992: 203). 이런 문제들은 좌파 포퓰리스트 정당과 토착민 출신 대통령이 집권한 2006년부터 부분적으로 해결됐다.

토착민 출신 에보 모랄레스 대통령 당선 후 볼리비아의 사회 및 건강 조건

에보 모랄레스(Evo Morales) 대통령과 그가 이끄는 사회주의운동당(Movement Toward Socialism, MAS)은 "공산주의적 사회주의" 정책을 채택하고 "어머니 지구법(Law of Mother Earth)"을 제안하여 자연과 조화를 이루는 삶을 법으로 규정했다. 모랄레스는 남미 사회주의 또는 10개의 "계명"을 포함하는 "토착 사회주의(Indigenous Socialism)"가 필요하다고 주장했다. 이들은 "지구를 구하기 위해" 제국, 다국적기업, 선택된 가족들에게만 혜택이 돌아가는 전쟁의 종식, 세계 다른 국가들과 "공존적 관계" 발전, 물에 대한 접근 이용권을 인권으로 취급하기, "청정 에너지" 개발, "어머니 지구를 존중하기", "수도, 전기, 교육, 의료, 통신 및 대중교통과 같은 기본 서비스"를 인권으로 제공하기, 정말 필요한 것만 쓰고 지역 특산품 소비하기, "문화와 경제의 다양성" 촉진, 그리고 "어머니 지구와 조화를 이루는 공산주의적 사회주의"를 발전시키는 것이 필요하다고 주장한다(Derber, 2011: 135). 볼리비아 입법부는 생명권과 생존권, 깨끗한 물과 공기에 대한 권리, 오염에서 자유로울 권리, "메가 인프라스트럭처와 생태계 균형에 영향을 주는 개발 프로젝트"에 영향을 받지 않을 권리 등 11개의 새로운 권리를 제정했다(Bell, 2016: 81).

사회주의운동당(MAS)는 토착 농민 운동의 정치적 부문으로 등장했다. 이 운동은 1990년대 중반 코차밤바(Cochabamba) 부서에 기반을 두고 있다. 이 운동은 "지역 농민 조합의 의회-형식, 대중 민주주의" 모델을 취했으며, 특히 미국의 지원을 받는 "마약전쟁"에 반대하는 코카나무 재배자들이 주축이 되고 있다(Webber, 2011: 3). 이 운동이 상승세를 이어가는 과정에서, 당은 도시에 거주하는 메스티조 출신 중산층 지식인의 영향을 받아 더욱 온건한 입장을 취했다. 사회주의운동당은 분리 독립운동을 막기 위해 의회 거버넌스를 유지하고자, 볼리비아 동부 지역의 자본가의 요구를 수용했다. 모랄레스는 2005년 가르시아 리네라를 부통령으로 선출하고, "안데스-아마존 국가 자본주의(Andean-Amazonian state capitalism)" 개념을 발전시켰다.

모랄레스는 2006년 볼리비아의 천연가스 자원을 국유화하는 법에 서명했다. 그리고 모든 외국 에너지 회사와 재협상하여 볼리비아인들에게 혜택이 돌아갈 수 있도록 재개약을 추진했다(Derber, 2011: 138). 모랄레스 행정부는 "징발 없는 국유화" 프로그램에 착수하여 볼리비아 내 석유 및 천연가스 자원을 국유화하면서도 다국적기업이 이 부문에서 운영을 중단하는 것을 원하지는 않았고, 대신 볼리비아 정부와의 합작 투자에 참여하도록 했다(Kaup, 2015). 이러한 조정에 따라 볼리비아에서 해외 직접 투자는 2006년 2억 8,100만 달러에서 1조 7,500만 달러로 증가했다. 게다가 사회 프로그램에 대한 재정적 지원을 제공하는 것 외에도 탄화수소 부문에서 정부의 이익이 크게 증가하여, 실질적으로 볼리비아의 국제통화기금은 크게 증가했다.

또한 볼리비아 정부는 식량 주권 프로그램에 착수했다. 지역의 지속 가능한 식량 생산을 증진하여 농민들에게 종자 소유권을 획득할 수 있게 함으로써, 종자 생산을 지배하는 농업 기업에 의존하지 않을 수 있게 했다. 모랄레스는 세계은행과 국제통화기금(IMF)에서 볼리비아의 탈퇴를 선언하고, 석유, 천연가스, 리튬 자원의 국유화를 착수하였으며 이를 위한 헌법 개정작업을 진행했다(Vattimo & Zabala, 2011).

2009년 1월, 국민투표에서 볼리비아 국민 61.4%는 볼리비아가 모두에게 물, 일자리, 교육, 건강, 주택에 대한 공동 접근을 보장하는 정책과 모두에 대한 존중과 평등과 정책에 기반한 "다국적 국가이자 공산주의 국가"임을 천명하는 새로운 헌법을 승인했다.

좋은 의도에도 불구하고, 모랄레스의 사회주의 비전의 실천은 더디게 진행됐고, 부분적으로만 진행됐다. 모랄레스 정권하에서의 볼리비아는 대대적인 농지 개혁 조치를 거치지 않아 사유 재산권이 유지됐고 재정적 긴축을 겪었다. 2011년에 모랄레스는 연료 보조금을 삭감하여, 외국인 투자자를 안심시켰다. 또한 모랄레스 정부는 부유한 농산물 수출업자들에게는 수억 달러의 대출과 수출 보조금 및 감세조치를 제공했고, 토지가 없는 토착 거주자들을 대규모 농장에서 추방했다(Petras, 2011: 15). 본질적으로 사회주의운동당은 장기적으로는 사회주의를 실현하고자 했음에도, 적어도 2005년과 2010년 기간 동안 볼리비아는 주로 천연가스, 석유 및 광물자원을 수출하는 것을 중심으로 한 "재구축된 신자유주의"에 순응했다(Webber, 2011: 232). 게다가 모랄레스는 처음에는 직접 민주주의를 받아 들였지만, 대통령직에 오르는 과정에서 많은 코카나무 재배업자의 힘을 빌렸기 때문에 그는 결국 후원 정치라는 옛날 방식에 따라, "후원자에게는 보답하고, 정적은 밀쳐내는 방식을 취할 수밖에 없었다"(Grisaffi, 2013: 49). 신자유주의 압력에 대한 모랄레스의 조건부적 항복과 참여민주주의의 후퇴에도 불구하고, 비판적 좌파 사상가들은 여전히 남아 있으며, 이들은 볼리비아를 매우 공정하고, 환경적으로 지속 가능한 사회로 만들기 위해 헌신하고 있다.

긍정적인 측면에서 볼리비아의 빈곤한 인구의 비율은 2005년 60.6%에서 2012년 43.5%로 감소했다(Fidler, 2014: 18). 모랄레스 정부하에서, 2012년까지 기대수명은 67세로 늘었고, 유아 사망은 출생아 1,000명당 33명으로 줄었다(UNICEF, 2013). 식자층 비율은 상당히 증가했고, 농촌 지역의 전화 및 고용, 교육 및 의료 서비스 이용 접근성이 크게 개선됐다. 볼리비아 정부는 소규모 국영 기업을 만들었다. 지역의 생산자가 그들의 전문적 지식을 활용하여 소규모 국영 기업을 운영할 수 있게 허용하고, 3,500만 헥타르 이상의 공유지 또는 토착민 소유의 영토가 분배됐다.

아마도 볼리비아에서 시도한 21세기 사회주의 실험의 가장 심각한 모순은 어머니 지구(Mother Earth)를 보호하길 강조하면서도, 사회 프로그램에 소요되는 비용을 확보하기 위해 화석 연료에 여전히 의존하고 있다는 점이다. 볼리비아는 사회주의가 자본주의 세계 시스템의 변방에 있는 하나의 국가에서만 시도한다고 성취될 수 없음을 보여준 심오한 실례이다. 21세기 사회주의 건설은 다수의 국가에서 동시에 발생하여 하나의 과정으로 정착되어야 실현할 수 있을 것이다.

모랄레스 정부하에서 토착 의학은 주목할 만한 수준으로 진보했다. 특히 토착 의학협회의 제도화와 토착 치유사들의 자격증 발급 등이 그것이다. 모랄레스 정부 이전에도, 볼리비아는 1984년 전통 의료협회를 창설하여 토착의료를 합법화한 최초의 라틴 아메리카 국가가 되었다(Babis, 2014). 2009년 총선거에서 승인된 새로운 헌법은 전체 인구의 60%를 차지하는-라틴 아메리카 국가들 중 가장 발전적으로-토착민의 권리와 "토착의료에 헌신한 사제들"의 존재를 명쾌하게 인정했다(Babis, 2014: 290). 2012년에는 국가가 나서서 9개의 지방 보건소에서 토착의료단체 등록을 하도록 했다. 토착의료단체 등록 허가를 받기 위해서 의사는 볼리비아에서 태어났음을 증명할 수 있는 증거를 제시해야 하고, 30세 이상이며, 토착민 공동체 또는 토착민 협회에 가입되어 있다는 인증서와 적어도 5년 이상 활동했고, 최근에 진료를 한 10명의 환자에 대한 진료 보고서를 제출해야 한다.

최근에는 로스 나투리스타(Los Naturista, LN)라 불리는, 생의학과 토착 의학 사이에 존재하는 비교적 새로운 범주의 치료사들이 볼리비아 도시에 나타났다. 이들은 토착 의학과 자연 의학을 통합하고자 한다(Bruun & Elverdam, 2006). 그들 중 상당수는 메스티조이지만, 메스티조와 토착민 모두를 치료했다. 약초에 많이 의존하지만 LN은 혈압계와 같은 생의학 장치를 사용할 뿐만 아니라 환자들을 생의학 의사에게 보내 초음파 또는 기타 검사를 받게 하고, 다시 LN에게 와서 치료를 받도록 안내한다.

개발도상국 도시 환경에서의 의료 다원주의 사례 연구: 중부 자바에서의 관점

캐나다 레스 브리지 대학교의 인류학자 스티브 퍼자카(Steve Ferzacca)는 제1장에 소개한 의미 중심 관점을 채택하여 "인도네시아 공화국의 족자카르타(Yogyakarata) 주민들에게 있어 일상에서의 건강 관리와 건강 관념의 다원성(plurality)이 가진 현상학적 의미"(Ferzacca, 2001: 5)를 밝힌다. 이 도시는 가자 마다(Gadjah Mada) 대학(독립 후 첫 신설대학)과 다른 많은 대학, 기관, 직업학교와 고전 예술, 무용, 음악 및 문학의 중심지이다. 족자카르타에 있는 다양한 생의학 클리닉들을 방문하면서 퍼자카는 르마 푸트리(Rumah Putri)에서 민족지적 연구를 수행했다. 도심에 인접해 있는 르마 푸트리는 소지구(subdistrict)로 노동 계급과 중하급 사무원, 교사와 공무원이 주로 살고 있다. 동남아시아의 다른 여러 국가와 마찬가지로 인도네시아는 특히 수하르토 대통령의 새로운 질서하에서 권위주의적 근대화 프로그램, 또는 개발(pembangunan) 프로그램, 그리고 5개년 서구화 프로그램을 진행했다. 퍼자카(Ferzacca, 2001: 210)는 족자카르타와 푸트리 주민에게 나타나는 의료다원주의는 특히 "혼성적 형태의 의료를 생산하는 사회적 실천"들이자, 전통 의료와 근대 의료의 혼합으로, 이러한 혼성적 의료는 사람들이 "혼성적 삶"을 살게 만든다고 보았다. 족자카르타에서 의료다원주의는 크게 보면 생의학과 전통의학(pengobatan tradisional)이라는 두 가지 형태로 나타난다. 생의학은 진료소와 병원에서 행해지는데, 이러한 장소들은 "과학적 의학의 헤게모니를 접하게 되는 진입 지점(Ferzacca, 2001: 68)"으로 작용한다. 인도네시아 자바에 있는, 특히 도시 지역에 거주하는 모든 사람들은 다음의 여러 의료 자원을 어느 정도 보편적으로 사용할 수 있다. 자바 지역에는 매우 다양한 의료 세팅이 존재하는데, 사립 생의학 클리닉과 공중보건센터, 이동식 설비, 통합된 보건진료소와 수많은 정부 보건 프로그램들이 제공된다. 의료 서비스는 생의학 의사뿐만 아니라 전문간호사와 보건 관료들이 제공한다. 많은 자바인들은 생의학을 개발 또는 근대화 과정에서 나타난 시스템이자, 질병 치료(성인 발병 제2형 당뇨병, 고혈압, 심장병)에 유용한 시스템으로 보고 있다. 이런 이유로, 생의학은 기존의 토착의료를 보완하며 새롭게 부상하는 하위 의료 시스템으로 간주되고 있다.

하위 의료 시스템

전통의학은 그 자체로 다양한 하위 의료 시스템과 치료법, 치료사들로 구성되어 있다. 약초 요법, 마사지, 부적, 액막이 부적, 무허가 의약품, 중국 약초사와 침술사, 아유르베다와 우나니 의사, 그리고 토착 자바 치료사와 심령술사, 두쿤(Dukuns) 또는 전통적인 자바 치료사와 여러 형태의 샤머니즘 관습, 점술, 푸닥거리, 마술, 조산사,

소아과 의사, 마사지, 척추 도수치료 또는 접골, 약초 채집, 상담 등이 있다. 이러한 치료들은 문화적으로 친숙한 것으로 평가되기보다는 환자를 착취하거나 희생자에게 저주를 내리는 용도로 활용된다는 의심을 종종 받는다. 반대로 심령술사나 초자연적 현상을 다루는 사람들은 일반적으로 가장 최신의 발전을 보여주는 귀감이라며 높은 평가를 받고 있다. 이들은 실종자를 찾고, 점성술을 행하며, 행운을 빌고, 미래를 예언하며, 병자를 고치고, 다양한 대중 행사와 통과의례에서 의례를 수행한다. 특히 초자연적인 현상을 다루는 치료사들에게는 헌신적인 의뢰인들이 존재한다. 의뢰인들은 정치인, 사업가와 전문가-교수, 영화 관계자 및 가수들, 가톨릭 성직자들-과 같이 자바의 지식인 계층 멤버들이 많다. 본질적으로 전통(pengobatan)과 관련되어 있지만, 초자연주의자들은 전통적 관행과 서구적 심령전통과 동양의 심령 전통과 연관된 최신의료를 뒤섞은 혼성 의학(hybrid medicine)을 수행한다. 퍼자카(Ferzacca, 2001)의 논의를 요약해 보면, 자바에서 의료 다원주의는 근대적 생활과 세계경제체제로의 편입을 강요하는 억압적 정권의 지배하에서 살아가는 치료자와 환자 모두가 직면하는 매일의 문제를 해결하는 공적인 영역을 제공한다.

보다 최근에, 동부 자바에서 다원적 의료 체계를 연구한 민족지 연구는 정신질환을 다루는 세 가지 유형의 치료사, 즉 두쿤과 카이(kyai), 정신과 의사에 초점을 두었다(Woods, 2007). 두쿤은 전통적 무속치료사로 무아지경에 빠져 영적 매개자 역할을 수행하며, 종종 환자와 직접 접촉하는데, 때로는 부드럽게 때로는 강압적인 방식으로 접촉한다. 환자는 치료사에게 부적 또는 기도나 주문을 청하거나 주문과 마법 공식이 담긴 종이, 또는 약초를 받기도 한다. 두쿤은 환자와 우주 사이의 균형을 추구한다. 환자는 두쿤에게 선물이나 돈을 주어 치료사의 서비스에 보답한다. 두쿤은 일반적으로 전문가 협회에 속해 있지 않으며 자바 사회에서 양가적 존재로 간주되는 경향이 있다.

두쿤과 달리 카이 또한 이슬람 상징과 복장으로 자신을 치장하는 남성 치료자이다. 카이는 공공 혹은 사적인 장소에서 공연하기도 하고, 알라의 뜻을 거역하거나 사람들의 뜻을 저버린 데서 오는 징후들을 해석해 주기도 한다. 카이는 부적을 주거나 기도를 처방하고, 환자들에게 이슬람의 지주를 지켜야 한다고 설교한다. 초자연적인 힘을 믿는 카이이지만 이슬람 법, 역사와 텍스트 역시 연구하며, 궁극적으로 알라를 대표한다. 두쿤과 달리 카이는 여러 지역 협회와 국가 협회에 속해 있다. 카이가 제공하는 서비스에 대해 환자는 선물, 음식 또는 "남이 눈치 채지 못하게 손에 숨기거나 봉투"에 넣은 돈으로 보답한다(Woods, 2007: 444).

마지막으로, 정신과 의사는 생의학 전문가이지만, 두쿤 또는 카이가 관리하는 치료의 문화적 적절성을 간과하지는 않는다. 일반적으로 남성인 정신과 의사는 개인 진료소나 병원에서 환자를 본다. 자바의 병원은 대체로 시끄럽고 혼란스러운 환경에 처해 있다. 정신과 의사는 권위를 갖고 조언하거나 처방을 내리는 등 성급한 태도를 취하는 경향이 있고, 환자들이 말하는 많은 증상을 무시하곤 한다. 반면, 고소득 환자들에게는 보다 세심하게 배려하며 치료를 행한다. 인도네시아 정신과 의사들이 특히 문화적 정신 의학에 심대한 영향을 받고 있음은 정신과 의사이자 인류학자인 아서 클라인만(Arthur Kleinman)의 작업에서도 많이 나타난다.

선진 사회에서의 의료 다원주의 사례 연구: 호주의 지배적 의료 시스템

호주에서는 약 2,400만 명의 인구가 미국의 48개 주보다 다소 좁은 지역에 살고 있다. 호주는 다른 어떤 선진국보다 보완대체 의학(CAM) 치료사들에게 공공 지원과 훈련을 잘 제공하고 있다는 점에서 독특하다. 이를테면, 카이로프랙틱, 정골 요법, 한의학 실무자 양성을 위한 학위 수여프로그램, 공립 대학의 자연 요법 학위 수여 프로그램 등이 있고, 보완대체 의학 프로그램을 제공하는 사립대학이 공립 대학들과 파트너십을 구축해서 사립대에서 취득한 전문 과정 이수증을 학사학위로 업그레이드 시켜주는 경우도 있다. 반면 미국과 캐나다에서는, 공립 대학의 정골 요법 프로그램을 제외하고는 생의학과 가정 의학에 대한 강조 및 수기 요법(manipulative theraphy, 역자주: 주로 손을 사용하는 치료로 도수치료, 추나요법이 여기에 해당함)에 의존한 보조치료, 카이로프랙틱, 중의학과 자연 요법(naturopathy) 등 병행의료 시스템은 민간의 영역에 존재한다. 호주 사례에서 알 수 있듯이 특정 사회에서 의료 다원주의가 나타나는 방식은 그 사회 특유의 정치 · 경제 · 사회구조의 힘에 영향을 받기 마련이다. 앞서 설명한 볼리비아의 사례 역시 그렇다. 반면 호주의 의료 시스템은 19세기부터 상대적으로 다원적인 상황이었기 때문에 다양한 하위 의료 시스템이 나타났다. 20세기 초, 통상의 또는 동종 요법(allopathic) 의학이 생의학으로 전환되면서 동종 요법은 과학의 외피를 두르고 다른 비정통적 또는 대체적 의료 시스템과의 경쟁 관계에서 특별한 위치를 점하고자 했다. 호주 의료 시스템은 다원적 시스템으로 진화되어 왔지만, 생의학은 여전히 다른 하위 의료 시스템에 비해 우세를 차지하고 있어, 의료 인류학자들이 "지배적인 의료 체계"(Baer, 2001)라 부르는 형태를 취하고 있다. [표 7-1]은 호주의 지배적인 의료 시스템을 보여준다.

19세기 후반부터 시작하여, 상대적으로 열린 사회였던 호주에서는 개성 넘치는 개인들과 "괴짜들의 천국"이라고 불릴 만큼 대증 요법, 약초 요법, 골상학자, 수치 요법 치료사, 민간 조산사, 영적 치유자, 가정 요법 공급업자 및 특허 의약품 등에 열려 있었다(Martyr, 2002). 호주의 하위 의료 시스템의 특성에 대해서는 다음 절에서 살펴보겠다.

하위 의료체계

정골 요법

정골 요법은 미국에서 처음 개발되어 특히 캐나다, 미국과 같은 영어권 국가로 퍼졌다. 영국, 호주 및 뉴질랜드는 미국과 달리 주로 수기 의료(manual medicine) 시스템으로 남아 있다. 다른 여러 나라들과 달리 호주의 정골 요법은 주로 카이로프랙틱과 뒤얽혀 있다. 일부 호주의 치료사들은 다양한 전문가들과 훈련기관 이름에 근거하여(예: 호주 카이로프랙틱 및 정골 요법 대학) 카이로프랙틱과 정골 요법 간 합병을 제도화하려 했다. 몇몇 정골 요법 대학들의 경우, 1960년대 중후반에 자진해서 카이로프랙틱 대학으로 전환했다.

카이로프랙틱

호주 카이로프랙틱의 발전단계는 4단계로 나눌 수 있다. (1) 설립 기간(1918~1953): 빅토리아에서 다양한 카이로프랙틱 치료사들이 나타나기 시작함. 영국에서 교육을 받은 정골 요법사들과 기타 지역에서 카이로프랙틱 교육을 받은 사람들이 나타남. (2) 확장 기간(1954~1961): 호주 및 해외에서 훈련을 받은 카이로프랙틱 치료

표 7-1 호주의 지배적 의료 체계
생의학
완전히 합법화된 전문적 비정통(heterodox) 시스템
정골 요법
빅토리아 지역에서의 한의학
준-합법화 영역의 비정통(heterodox) 시스템
빅토리아 지역 밖에서의 한의학
자연 요법 또는 자연치료
다이렉트 엔트리(direct-entry) 과정 출신 조산사
동종 요법
제한된 또는 주변부의 비정통(heterodox) 시스템
동종 요법
마사지 치료
반사 요법
기 치료
운동요법
종교적 치유 시스템
심령론
오순절주의
자유 가톨릭 교회(Liberal Cathorlic Church)
사이언톨로지
뉴에이즈 치료
민속 그리고 민족의학 시스템
영국-호주 민속 의료
유럽 이민자 집단의 민속 의료 시스템
아시아 민속 의료 시스템
오스트레일리아 원주민 의료 시스템

사가 상당히 많아짐. (3) 혼란기(1961~1973): 1964년 서호주 카이로프랙틱 법이 통과함에 따라 해당 주에서 카이로프랙틱 치료사들에 대한 법적 등록 및 민간 건강보험 등록. (4) 합법화 기간: 1977년 연방 의회위원회 보고서에 자연요법은 제외되었으나 카이로프랙틱 치료사와 동종 요법 치료사의 등록은 권장됨. 자연 요법은 포함되지 않았음(Willis, 1989). 카이로프랙틱 및 정골 요법은 공립 대학들과 한 곳의 사립 대학(머독 대학) 교육 프로그램에 포함되어 있다는 점에서 완전히 합법화된 전문 비정통 의료 시스템을 구축했다.

호주의 중의학

전통 중의학은 1850년대 중반 호주에 처음 소개됐다. 빅토리아의 금광지대에 중국인 이민자들이 처음 정착하면서 알려지긴 했지만, 총체적 건강 운동(holistic health movement)이 진전되기 이전까지는 광범한 인기를 얻지는 못했다. 중의학은 다양한 협회와 중국 의과 대학 및 자연치료와 같은 훈련 프로그램을 운영하는 민간 대학들의 민간 교육 프로그램들을 통해 전문적 지위를 유지하고 있다. 4개의 공립 대학교인 로얄 멜버른 대학(Royal Melbourne Institute of Technology), 서부 시드니 대학(University of Western Sydney), 시드니 기술대학(University of Technology-Sydney) 및 빅토리아 대학(Victoria University)에서 중의학 학위 프로그램을 제공한다. 생의학 협회의 반대에도 불구하고 빅토리아 의회는 2000년 5월 중의학 등록법(Chinese Medicine Registration Act)을 통과시켜 정규 중의학 의사를 공식적으로 인정함으로써 중의학을 법적으로 인정하는 유일한 관할 구역이 되었다. 그러나 중의학은 이후 연합 의료 전문가 법령에 근거하여 법적 등록을 마쳤다. 본질적으로 중의학은 완전히 합법적 지위와 부분적 합법적 지위의 경계에서 비정통 의료 시스템으로의 지위를 구축했다.

자연 요법

호주 자연 요법의 역사적 발전단계는 세 시기로 구분할 수 있다. 첫째, 1920년대와 1940년대 사이의 출현기, 1950년대와 1970년대 초 사이의 유지기, 그리고 1970년대 후반부터 현재까지의 기간으로 총체적 건강 운동의 기치 아래 현재까지 이어지는 전시기로 구분된다. "자연 치유(naturopath)" 또는 "자연 요법(naturopathy)"과 같은 용어는 호주 사회의 다양한 맥락에서 사용되어 왔는데, 학술 프로그램이나 전문가 협회에서도 "자연 치료(natural therapies)"와 "자연 의학(natural medicine)"이라는 용어를 일반적으로 사용하고 있고, 서구의 약초 요법, 침술, 마사지 요법, 동종 요법, 반사 요법, 아로마 요법 등을 포함한 다양한 하위 치료 시스템에 적용되고 있다. 자연 요법은 준 합법화된 전문 비정통 의료 시스템으로, 어떤 정치적 관할권에서도 법적 등록을 이루지 못한 상태이다. 자연 요법 교육 프로그램이 공립 고등 교육 또는 사립대학이나 공립대학과 파트너십을 맺고 있다는 점에서 어느 정도 합법적 지위를 보장받았다고 볼 수 있다. 연방 정부와 특정 주 정부에서 보완대체 의학(complementary and alternative medicine)과 관련된 다양한 심리가 의뢰되고 있다는 점은 보완대체 의학 역시 사실상 합법화되었음을 보여준다.

민간 또는 다이렉트 엔트리 과정 조산사

다른 서구사회와 마찬가지로 호주에는 많은 조산사들이 존재한다. 여성 해방 운동은 호주에서 자연 분만 운동을 촉진했다. 애들레이드의 플린더스 대학교와 멜버른의 모나쉬 대학교를 포함한 여러 공립 대학들에서는 학부 학위 과정에서 조산사를 양성하는 다이렉트 엔트리 과정(역자주: 일정 자격을 갖춘 경우에 상급 학년으로 바로 입학하여 과정을 단기간에 마칠 수 있는 과정)을 제공한다. 호주 조산사 대학(Australian College of Midwives), 호주 독립 조산사 협회(Australian Society of Independent Midwives), 모성 연합체(Maternity Coalition)라는 소비자 집단 및 지역사회 조산사 프로그램 등의 조직은 일반 조산사 케어 서비스가 병원과 집에서 모두 필요하다고 주장한다. 또한 1990년 이래로 이들 단체는 정부의 재정을 지원 받아 출산 과정에서 위험도가 상대적으로 낮은 여성들을 위한 대체 출산 모델을 추구했다(Sutton, 2004: 6-7).

보완대체 의학 교육

호주의 경우, 동종 요법, 마사지 요법, 반사 요법, 아로마테라피, 기 치료(Reiki), 극성 요법(polarity theraphy), 운동 요법 등 다양한 보완대체 의학 치료는 제한적으로 이뤄지거나 비주류 영역에서 비정통의료 시스템을 구성한다. 비정통의료 시스템은 특정 치료의 양식들로 기능한다. 즉, 학교에서 자연치료 요법을 배울 수 있게 해 주거나 자연 요법의 부속 과정 또는 자연 치료사가 실제 임상에서 이를 실천할 수 있는 장을 제공한다. 전문적인 교육 프로그램을 갖춘 자연요법 학교 또는 동종 요법이나 반사 요법 같은 특정 치료를 다루는 훈련기관에서 학위보다는 "수료증"이나 자격증을 수여하며 하위 의료 체계들에 대한 단기간의 교육을 제공한다.

다음 단계로는 유럽계 호주인의 여러 종교적 치유 시스템을 발견할 수 있다. 즉, 크리스천 사이언스(역자주: 기독교 교파의 하나로 물질세계는 실재가 아니며 병도 기도만으로 치유할 수 있다고 믿는 종파임), 영성주의, 제7안식일, 자유가톨릭교회(Liberal Catholic Church), 사이언톨로지, 뉴에이지 힐링(New Age healing), 오순절주의(Pentecostalism)가 그것이다. 마지막으로 다종족 사회인 호주에는 수많은 민간 하위 의료 시스템들이 존재한다. 이들 중, 특히 호주 원주민 치유 시스템에 대해 인류학자들은 상당한 관심을 가져왔다. 반면, 유럽 및 아시아 이민자 집단의 다양한 민간의료 시스템은 상대적으로 적은 관심을 받았다. 시드니에 거주하는 한국 이민자들의 건강 상태를 조사한 연구에 따르면, 대부분의 한인들은 한방(韓方), 약초 의학, 인삼과 녹용과 같은 건강식품을 먹었지만, 상당 부분 생의학에도 의존했다(Han, 2000).

보완대체 의학과 생의학

과거에 호주의료협회(Australian Medical Association)는 보완대체 의학을 강력하게 반대했다. 호주의료협회의 정책에도 불구하고 많은 생의학 의료진은 보완대체 의학 요법을 채택했다. 특히, 침 치료뿐만 아니라 보완대체 의학 치료사를 환자에게 기꺼이 소개하기도 했다. 보완대체 의학에 대한 논의는 여러 생의학 학부 교육 과정에 소개됐다. 또한 1992년에 여러 생의학 의사들은 호주통합 의료협회를 구축했다. 보완대체 의학 시스템에 대한 대중적 인기가 높아지면서 호주의료협회는 수년간 인정하지 않았던 보완대체 의학 시스템을 수용했다(Easthope et al., 2000).

다른 선진 사회에서처럼, 호주의 기업가 계층과 다른 여러 주들에서는 1970년부터 의료비 상승에 대한 우려를 표명했다. 호주 정부는 보완대체 의학을 다각도로 지원하여 치솟는 건강 관련 비용을 줄이기 위한 은밀한 전략을 구축했다. 보완대체 의학 시스템에서는 종종 건강에 대한 개인의 책임을 강조한다. 이는 정부의 보건 관리자와 보건 정책 입안자, 예방 의학 및 건강 증진 학계 관계자들의 이해관계와 양립할 수 있었다. 1970년대 이후 노동연합(자유주의 국가정당) 정부는 시민들에게 민간 건강보험에 가입하도록 장려하고, 시민들의 자족적이고 책임감 있는 태도를 갖도록 만들고자 노력했다(White, 2002: 95). 보완대체 의학에 대한 정부의 지원은 호주 국민들이 의료비를 국가의 지원 없이 온전히 부담해야 할 정도로 의료비 지출을 줄이는 것은 신자유주의 체제로 진입하는 데 필수적인 과정이었다. 연방 정부는 보완 의료 프로그램을 지원했는데, 보완 의료 프로그램은 고도의 기술을 필요로 하지 않고 있어 의과 대학을 지원하는 것보다 상대적으로 비용이 적게 들었고, 국민건강보험의 메디케어 지침에 따라 보완적 의료 서비스 제공자들에게는 대부분 의료수가를 적용하지 않았다.

보완적 의료 서비스를 제공하는 치료자들의 서비스에 대해 정부가 수가를 제공해야 하는지 여부에 대한 문제는 계속해서 논쟁거리가 되고 있다. 몇 년 전부터 메디케어에서는 모든 생의학 일반 의료진으로부터 위탁받은 환자들이 본인 부담금 없이 카이로프랙틱 또는 정골치료를 받을 수 있게 허용했다. 하지만 향상된 프라이머리 케어 체제에서는 매년 단 5회 방문에 대한 환급만을 허용한다. 특히 카이로프랙틱 치료는 상당한 기간에 걸쳐 진행되기 때문에, 환자들은 추가 방문에 대한 비용을 스스로 부담하거나 부분적 환급(약 20%)만을 민간보험에서 받을 수 있었다.

호주에서 통합 의학과 보완대체 의학의 미래는 예측하기 어렵다. 막대한 정치적 · 경제적 힘과 더 큰 사회구조에 종속될 수밖에 없기 때문에 보완대체 의학이 메디케어에 완전히 통합되지 않는 한, 보완대체 의학은 좀 더 호주에 부유한 사람들에게 서비스를 제공하는 데 관심을 가질 수밖에 없을 것이다. 보완대체 의학을 이용하는 환자들은 "호주의 일반 사람들 가운데서도 특권을 누리는 부류"에 속한다(Gray, 2006: 245). 또한 카이로프랙틱, 정골사, 자연 요법 치료사, 서양 약초 전문의, 동종요법과 한의학 종사자들이 아무리 스스로를 중요한 의료를 제공하는 전문가로 바라

본다 하더라도, 병원에서 정식으로 진료를 할 수 있는 상황이 지속되지 않는 한, 그들은 호주의 지배적 의료 시스템에서 종속적인 파트너에 지나지 않게 될 것이다.

생의학 전문 분야로서의 통합 의학

통합 의학은 보완대체 의학 요법과 보완적 대체 의학 치료자까지 생의학 전문 분야로 끌어들여 통합하는 방식으로 발전됐다. 이러한 경향은 애리조나 대학 통합 의학 교육 프로그램에 소속되어 있는 네 명의 임상 펠로우를 대상으로 한 민족지적 연구에서도 강조되는 부분이다(Salkeld, 2014). 생의학 의사인 4명의 임상 펠로우들은 엄선된 보완대체 의학 치료사의 전문지식들을 활용했다. 즉 자연 요법 치료사, 전통 한의학, 에너지 의학, 식물 의학, 심신 치료, 수기 의학(manual medicine), 수면 위생사(sleep hygienist), 기독교 목사, 차크라 균형(Chakra balancing, 역자주: 인간의 육체와 정신을 하나로 연결하는 시스템 간 균형을 중시하는 치료법), 전생 치료 등 영적 지향을 가진 치료사들의 지식을 활용했다. 환자의 이력을 평가할 때, 임상 연구원은 생의학적 진단, 가족 관계, 종교적 성향, 영양 상태 및 보완대체 의학 치료 경험을 파악하여, 일반적인 생의학 의사보다 총체적인 접근을 시도했다. 임상 연구원은 환자를 관찰할 때 보완대체 의학 치료자들의 의견을 구하기는 하지만, 생의학의 진단에 이의를 제기하지는 않았다. 게다가 연구자가 관찰한 바에 따르면(Salkeld, 2014: 62), "아무리 아무리 연구자들이 엄선된 보완요법들을 적극 활용하더라도 사례 연구회에서 질병이 발생한 이유를 생의학적 설명이 아닌 다른 데서 찾을 경우 이를 쉽게 받아들이지는 않았다." 따라서, 보완대체 의학에 대한 생의학적 우위는 여전하다고 볼 수 있다.

의료 다원주의 시스템의 유형

많은 사회과학자들은 앞서 기술한 세 가지 사례와 같이 복잡사회에서 의료 다원주의의 본질을 이해하는 데 도움이 되는 유형을 만들었다. 의미 중심적 관점에 따르면, 건강 관련 모델은 보건-의료 시스템에서 중첩되는 세 가지 영역에서 파생한다(Chrisman & Kleinman, 1983). 보건의료의 영역 가운데 대중적 영역은 환자자신과 환자의 가족, 사회적 네트워크 및 공동체 또는 "치료 관리 그룹"에 의해 구성된다(Janzen, 1978: 4-5). 특별한 의례, 다이어트, 특정 행위에 대한 금지, 허브, 차, 운동, 휴식, 목욕, 마사지와 같은 광범위한 치료법뿐만 아니라 상업용 의약품, 약국에서 판매되는 일반 의약품, 비타민과 영양 보충제, 가습기, 가열 패드와 온수 핫팩 같은 물품도 이 영역에 포함된다.

이 분류에서 두 번째 층위에 해당하는 민속 영역은 스스로 독학했거나 도제식 훈련을 거쳐서 종종 법의 언저리에서 혹은 불법으로 범주화된 치료 요법을 집에서 혼자 실행하곤 하는 다양한 치료사들을 포괄하게 된다. 민속 영역에는 샤먼, 매개자, 마술사, 약초사, 접골사, 일반 조산사, 심령술사, 모잠비크 지역의 마프로페이타(Maprofeita)와 같은 신앙요법사를 포함한다([그림 7-1] 참조). 제2장에서 소개한 브로드윈(Brodwin)의 연구 사례가 민속 영역에 해당한다고 볼 수 있다. 브로드윈은 아이티에서 훙건(houngans; 부두교의 남자사제)에 대한 연구와 사람들이 아플 때 어떤 치료

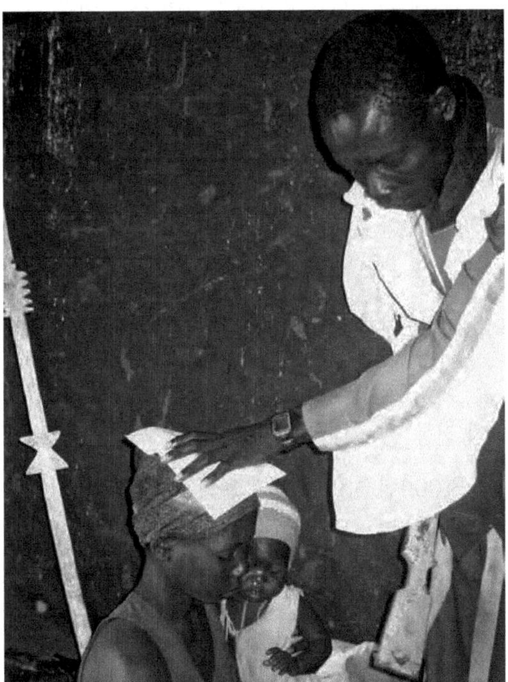

그림 7-1. 모잠비크 출신의 출신의 신앙요법사(마프로페이타) (사진: Ippolytos Andreas Kalofonos)

사와 상담할지를 결정하는 방식을 연구했다.

전문 영역은 치료자와 관료제적 구조를 포함한 클리닉, 병원과 협회를 포함하는데, 이들은 생의학과 아유르베다와 남아시아의 우나니, 중국의 침술과 한약, 영국의 동종요법과 독일의 자연 요법(Heilpraktikers), 정골 요법과 같은 전문화된 비정통의학 모두와 관련되어 있다. 제2장에서 소개한 카츠(Katz)의 수술 부서에 대한 연구 역시 생의학에서 전문 영역의 한 부분을 보여주는 사례이다.

치유와 역사

이전 장에서 우리는 파브레가(Fabrega)의 의료 시스템에 대한 생물 문화적 접근 모델을 소개했다. 파브레가에 따르면, 초기 국가 사회 그리고 제국과 문명권-고대 중국, 고대 인도, 고대 그리스 그리고 중세 이슬람 사회와 유럽 사회, 마지막으로 후기 근대 사회와 같은 복잡사회에서 보다 정교한 의료 다원주의가 발전했다고 주장했다.

파브레가에 따르면 국가 사회에서 병과 건강 문제 적응 대책은 두 층위로 나타난다. (1) 공식적 · 학술적 · 학계 의료 시스템으로, 엘리트 돌봄을 지향하는 의료 시스템, (2) 권위가 상대적으로 높지 않은 의사와 사회의 하위 부문을 치료하는 민속 치료사의 치료가 그것이다. 국가는 다양한 통치체제와 함께 보건 의료분야에서 점점 더 많은 역할을 수행하고 있다. 정부는 엘리트를 위한 치료자를 고용하고, 빈곤층에게, 특히 기근과 감염병이 유행하는 동안에는 무상 또는 명목상의 돌봄을 제공한다. 전통 중의학 또는 남아시아의 아유르베다와 같은 문자 기록이 남아 있는 "위대한" 의학 전통은 직업 의사의 형성, 임상의학의 시작과 치유 노력의 상업화 (및 기술화) 등의 과정을 포함한다.

최초의 명문화된 또는 "위대한 의학 전통"은 고대 도시국가 수메르와 그 배후 지역에서 시작했다. 기원전 4,000년에서 3,000년 사이에 존재했던 수메르에는 다양한 종류의 의료 정보를 포함하는 설형 문자 텍스트가 존재했는데, 이 텍스트는 크게 세 가지 범주로 나뉜다. 즉, 치료 또는 의료 텍스트 그 자체, 조짐을 보여주는 현상들 모음 문서 또는 "증상과 관련된 글" 그리고 "질병 및 의료 관행에 대한 정보를 포함한 잡다한 글"이 그것이다(Magner, 1992: 19). 수메르 의사는 직접 신체에 대해 진료하기보다는 건강 이력을 통해 증상을 진단했다. 반대로, 수메르 사회의 "마법사", "점쟁이" 또는 "사제-치유자"는 환자의 증상 및 생활 환경에서 질병 진단에 도움이 되는 징조들을 활용하여 직접적으로 환자의 상태를 파악했다. 수메르 약전은 250종의 약용 식물과 약 120종의 미네랄 물질, 술, 지방과 기름, 동물성 신체 부위와 동물성 제품, 꿀, 왁스, 그리고 각종 우유에 대한 정보를 포함하고 있다.

수메르 이후 수세기 동안 다양한 제국과 문명에서는 전통적 한의학 및 남아시아의 아유르베다와 같은 정교한 의학 지식 총체가 발전됐다. 이러한 지식의 총체에는 오랜 시간에 걸쳐 구축된 내적 질서와 수많은 불일치 모두를 보여주는 다양한 글과 해설이 포함되어 있다. 구세계 고대 제국과 문명에서의 의료 시스템에 대한 내용들이 많이 발견되지만, 생의학을 궁극적으로 발전시켜 온 이집트, 그리스, 로마 지역의 이외의 지역인 마야, 아즈텍, 그리고 잉카와 같은 신세계 문명과 제국의 의료 시스템에 대해 언급한 내용은 훨씬 적다.

멕시코 중부에서 대규모 제국을 발전시킨 아즈텍은 16세기 초 스페인 정복으로 막을 내렸다. 아즈텍에는 자연주의와 초자연주의 사제, 샤먼, 의사로 구성된 의료 시스템이 존재했다(Ortiz de Montellano, 1989). 사제와 샤먼 간에 서로 강한 적대감이 존재하는 것이 일반적인 현실이라는 점에서 볼때, 사제와 샤먼이 국정에 관여하는 것을 승인하던 아즈텍의 시스템은 전 세계적으로 매우 독특한 체제이다. 아즈텍인은 인간의 몸에 여러 영혼이 포함되어 있다고 믿었다. 아즈텍인은 각 영혼이 성장, 발달, 생리학 및 사후세계에서의 운명에 특정한 영향을 미친다고 보았다. 세 가지 주요 영혼은 머리에 자리 잡은 토날리(tonally), 심장에 위치한 테욜리아(teyolia), 그리고 간에서 발견되는 이히요틀(ihiyotl)이다. 건강은 특정 시기에 각 영혼의 상대적인 크기와 세 영혼 간 균형을 유지하는 정도에 달려 있다. 식단과 개인적 실천역시 각 영혼의 크기에 영향을 미친다. 특히 창조주 신 테스카틀리포카(Tezcatlipoca)(또는 그의 많은 현현들) 또는 특정한 동물은 사람에게 병이 발생할 수 있게 만들 수 있다고 보았다. 아즈텍의 점성술은 우주의 평형 상태가 인간의 몸에 영향을 미친다고 가정했다. 아즈텍인은 특정 의례를 통한 주술이 질병을 일으킬 수 있다고 믿었다.

아즈텍 신권은 아즈텍 문명과 제국이 확장되면서 더욱 정교해지고 전문화됐다. 여러 직분의 사제들은 인신공희를 포함하여, 사원의 보물을 관리하고 교리를 가르치거나 고해성사 및 속죄 의식 등의 의례를 주관했다(Wolf, 1999: 153). 사제는 수많은 신으로 구성된 아즈텍 판테온에 예배를 드리는데, 각각의 신에게는 하나 또는 그 이상의 우상을 모시는 사원이 있다. 대다수의 사제는 남성이지만 보통 결혼하기 직전까지 짧게 사제 역할을 하는 여성도 있다.

아즈텍 샤먼은 마법을 써서 토날리를 창조의 시간대로 보내거나 겉모습을 동물로 변형시킬 수 있었다. 샤먼에 의해 진행된 영적 변화 과정은 다양한 환각성 식물의 도움을 받았다. 샤먼은 신과 인간 사이의 균형이 무너져 생겨난 질병을 치료하거나 천상계의 존재와 접촉으로 발생한 질병을 치료하는 데 중점을 뒀다.

아즈텍에서는 남자나 여자 모두 의사가 될 수 있었다. 가톨릭 사제인 사하군(Sahagun)은 스페인 정복 이후 아즈텍 문화의 여러 측면을 기록했다. 사하군이 관찰한 결과에 따르면, 좋은 치료사는 약초, 돌, 뿌리를 잘 다루며, 검사와 실험을 질병으로 인한 증상을 경감시키고, 뼈를 맞추고, 정식화된 마사지를 행하고, 감정을 정화시키고 묘약을 쓰거나 피를 뽑고 상처를 붕대로 잘 처치할 수 있는 존재였다(Smith, 2003: 255).

아즈텍 의학에는 또한 어떤 신이 노하여 질병이 발생했는지를 파악하여 신을 회유하는 의례를 적절하게 처방할 수 있는 의료 전문가들이 있었다. 이때 행하는 의례로는 제물을 바치고, 잘못을 고백하고, 고행을 하거나 기도 행위에 참여하기도 한다. 여기에는 약초 전문가가 사용하는 수백 가지 의약에 관한 경험적 지식도 포함된다. 제국을 확장해 나가는 과정에서 전투에 참여했던 사람들을 치료하고 성형 수술조차 집도할 수 있을 정도로 고도로 정교화된 기술을 가진 외과의는 아즈텍 의료 시스템을 이끄는 핵심중추였다. 아즈텍 사회 역시 옥수수 알맹이를 던지고 물을 응시하여 점을 치는 남녀 예언가가 존재했다.

현대 전 세계 국가 사회에서 병과 건강 문제 적응 대책의 양상은 지배적이고 헤게모니적 생의학의 출현에 크게 영향을 받았다. 결과적으로, 생의학은 세속화 되어가는 특징을 보여주고 있다. 즉, 공적 생활에서 제도권 종교가 맡았던 역할이 축소되고, 생물학적 환원주의에 포섭된 과학 지식이 등장하며, 질병을 주로 세균과 같은 생물학적 요인으로 보는 경향이 나타나고 치료와 연구를 중심으로 삼고 있는 병원이 출현하며 질병 범주가 보편화되는 특징이 나타나고 있다. 많은 사회과학자들은 일반적으로 근대성의 출현을 첨단 기술의 부상, 기존의 서구과학과 진보의 개념, 합리주의, 효율성 및 세속화와 관련을 짓는다. 이러한 전개 속에서 병원을 치유의 중심으로 보고 신체를 청진기나 수술을 사용하여 면밀하게 조사를 받아야 하는 대상으로 보는 "임상적 시선"이 나타나게 된다.

근대에 접어들면서 심장, 폐와 같은 몸의 특정 장기와 면역 체계에 초점을 맞춘 의사가 등장했고 생의학은 점점 더 전문화됐다. 의료의 전문화와 함께 "정신과 분야의 성장과 정신 질환 및 사회 장애, 복지 및 범죄에 대한 개념이 사회에서 중요하게 부상"(Fabrega, 1997: 136)했다. 동시에 서구와 일본의 의료 다원주의는 대체 의학을 수행하는 동종 요법, 약초 의약사, 접골사, 카이로프랙터, 자연 요법 치료사들의 존재를 인정했다. 이들은 생의학 의사에게 무시를 받기도 했다.

지속적인 생의학의 지배에도 불구하고, 서구의 영성주의의 등장이나 동양의 신비주의에 의존하는 경향을 포함하여 대체 요법을 추구하는 시도들이 상당히 많이 나타나는 모습을 파브레가와 다른 사회과학자들은 포스트모던 사회라 불렀다. 포스트모던 사회의 등장은 기업의 전 지구화와 연관되어 있다. 포스트모던 사회는 전 지구적 경제, 정치, 문화에 대한 기업 통제력의 확산을 포함하여, 사회제도와 가치를 두고 사회적 분절화가 진전하거나 불확실성에 대한 감각, 소비주의에 대한 강조, 다른 문화와 세계의 서로 다른 요소들이 혼합된 "혼성(hybridity)"의 등장을 특징으로 한다. 포스트모던 사회의 많은 개인들, 특히 더 높은 사회경제적 층위에 속해 있는 사람들은 건강을 교육, 예방, 라이프스타일을 통해 얻은 성취 지위로 간주한다. 더욱이 포스트모던 사회에서 "건강과 피트니스에 대한 강박적 집착"(Fabrega, 1997: 137)은 우세해지고 있으며 "건강에 대한 걱정을 달고 사는" 현상도 나타나고 있다.

보완대체 의학 환자

이러한 상황에서 "'기득권' 의료 및 의사들에 대한 불만, 정례화된 그리고 절차화된 치유방식에 드는 높은 의료비용, 의료보험 회사에 영향을 받아 상승하는 의료비용"

은 결국 "전통적 생의학에 필적한 총체적 의료에 대한 관심과 건강 증진, 수명 연장 산업의 성장"을 이끌고 있다(Fabrega, 1997: 244).

미국, 캐나다, 영국, 호주 및 여러 서유럽 국가에서 환자가 의료자원을 어떻게 활용하는지를 연구한 결과 대체의학을 찾는 환자의 유형은 다음과 같다. 이들 연구에 따르면, 민간요법 시스템을 제외하면, 보완대체 의학 사용자는 대체로 여성인 경우가 많았고, 상대적으로 젊고, 직업이 있으며 고등 교육을 받았지만, 대안적인 라이프스타일을 반드시 고수하지는 않았다. "열심히 보완대체 의학을 추종하는" 17명의 사용자와의 인터뷰에 따르면, 이들은 캐나다 앨버타 주에서 고등 교육을 받은 사람들로, 보완대체 의학을 부분적으로 자기 관리 시스템으로 활용하고 있었으며, 채식주의자로 채식 다이어트, 요가, 명상, 그리고 태극권 등과 같은 실천을 수행했다(Fries, 2013).

동시에, 보완대체 의학은 선진국의 노동자 계층들로부터 환영을 받았다. 예를 들어, 한 연구에 따르면, 호주의 교외 지역인 오션포트(Oceanport, 가칭) 지역의 연구 참여자들은 자신과 가구 구성원은 생의학 치료와 보완대체 의학을 결합한 "혼합 요법(mixed therapy regimen)"을 쓴다고 답했다(Connor, 2004).

보완대체 의학은 종종 뉴에이지 영성주의와 뉴에이지 오리엔탈리즘과 자주 겹친다. 부유한 서구인들은 인도와 같은 개발도상국에 여행을 가면 헬스 스파(health spa)를 가고자 한다. 대표적으로 인도의 베딕 마을(Vedic Village)에 가면 방문객은 다섯 명의 전체론적 의학(holistic medicine, 역자주: 신체, 정신, 영혼 모두를 중시하는 치료 기법) 의료진에게 진료를 받을 수 있는데, 2명은 아유르베다 의학 학위와 수술에 대한 학위를 가지고 있고, 3명은 동종 요법 의학과 수술 관련 학위를 보유하고 있다(Nazrul, 2012). 전체론적 의학 치료자 중 한 명은 자연 요법 교육을 받았고, 다섯 명의 의사는 침술에 대한 전문 지식을 보유하고 있다. 서구의 방문객뿐만 아니라 인도의 중산층 전문직 또는 부유한 사업가 역시 이완 치료(relaxation therapy)를 받기 위해 베딕 마을을 방문했다(Nazrul, 2012).

덴마크의 보완대체 의학 환자

40명의 보완대체 의학 치료자들 및 300명의 환자와의 인터뷰를 기반으로 한 연구에서는 과학기술(technocrat) 네트워크, 사회 민주주의 네트워크, 신자유주의 네트워크와 같이 세 가지 주요 행위자 네트워크를 기술하고 있다(Johannessen, 2007). 과학기술 네트워크는 신체 활용을 배관모델의 작동으로 재현한다. 현대인들의 집에서 친숙하게 발견할 수 있는 파이프로 몸체를 재현하여 "배수 시스템, 물의 순환, 열 및 전기 기술"로 표현하는 것이다(Johannessen, 2007: 270). 덴마크 보완대체 의학 클리닉에서는 특히 반사 요법을 제공하는데, 익히 알려진 것처럼 발이 다양한 신체 기관과 연결되어 있음에 착안해 발의 반사부분을 마사지하는 방식을 취하는 것이다. 이는 과학기술 네트워크와 관련되어 있는 배관 모델을 따른 것이기도 하다. 사회 민주주의 네트워크 모델은 신체 장기들 간의 미시적 균형과 신체의 면역 체계와 알레르기 유발 물질, 박테리아, 바이러스와 같은 외부의 질병 인자 간에 거시적 균형을 추구한다. 보완대체 의학은 적절한 영양과 생체 병리 기술(biopathy)에 초점을 맞추는데, "빛과 소리 같은 신호를 보여주는 전자장치"를 활용한 모델은 "민주주의, 컨설팅, 독창성"과 같은 원칙들을 특징으로 하는 모델임을 예증한다(Johannessen, 2007: 273). 마지막으로, 신자유주의 네트워크 모델에서는 신체를 뇌가 지배하는 컴퓨터로 본다. 그래서 자율적인 개인이 제 역할을 수행하지 못하기 시작할 때 프로그램을 다시 만들어 교정할 수 있는 것처럼 본다. 이 모델에서는 환자의 몸과 마음을 재프로그래밍하기 위해 운동 요법을 통해 근력 테스트를 실시한다. 운동요법사는 어린 시절의 경험과 심지어 전생에 대한 질문, 약물 과민증, 기능부전인 장기, 사회적 관계에서의 중압 등에 대한 환자의 반응에 따라 바디워크(bodywork, 역자주: 약물이나 의료기기 등 도구의 이용을 최소화하여 손, 호흡, 언어의 소통작용을 통해 신체 기능을 개선하기 위한 일련의 기법을 뜻함)를 관리한다. 환자는 하나 또는 다른 행위자 네트워크를 선호할 수 있지만, 실제로는 그 둘 사이를 오가기 때문에 보완대체 의학 영역 내에서도 일종의 혼합 요법을 따르게 된다.

모잠비크의 전통 치료사

1970년대 이래로 선진국에서 보완대체 의료 시스템은 점점 일반화되고 있다. 생의학은 많은 비용이 소요되며, 주로 도시 지역에 기반을 두고 있다. 이는 개발도상국 주민들, 특히 농촌 지역뿐만 아니라 도시지역 주민들 역시 "전통적" 의료 시스템에 계속 의존할 수밖에 없음을 의미하며, 민속 의학의 여러 측면들과 생의학을 결합한 새로운 치료자가 나타남을 의미하는 것이다. 모잠비크의 토착 교외기반 치료자에 대한 연구는 전통적인 치유가 식민주의와 시장 자본주의(Pfeiffer, 2005)의 영향으로 눈에 띄게 변화했음을 보여주고 있다. 특히 빈곤에 시달리는 모잠비크 남성들은 1987년 세계은행과 국제통화기금이 자국에 부여한 구조 조정 정책에 대응하여 전통 치유를 생계수단으로 이용했다. 실제로, 정부-기반 기관인 모잠비크 전통 치료사협회에는 많은 쿠란데이로(curandeiro, 역자주: 불가사의한 힘에 의지해 치유를 행하는 민간치료사)가 속해 있으며, 이들은 고객들이 직장을 구하고, 사고를 막고, 조상의 영혼과 접선하고, 다양한 생활문제들에 대처하는 데 도움이 되는 이용 가능한 치료들의 목록을 제공했다. 그러나 일부 전통적인 치료사는 치료사협회 설립을 그들에게 세금을 부과하려는 정부의 술책으로 본다. 많은 전통 치료사는 소득을 늘리기 위해 기독교의 요소를 혼합한 성령의 힘을 강조하는 펜테코스트파와 같은 아프리카 독립 교회들로 돌아서서 사람들의 곤경을 해결하는 데 도움을 줄 수 있는 치유 의례를 새롭게 만들어내고 있다.

보완대체 의료와 계급

나바로(Navarro, 1986: 1)의 주장에 따르면, 자본주의 사회에서는 종족집단, 젠더, 계급에 따라 "문화의 여러 형태들 속에 다른 이데올로기들"이 나타난다. 즉, 여러 사회적 범주에 따라 건강에 대한 이해, 행동 패턴 및 하위 의료 시스템의 차이는 현실에 대한 각자의 견해에도 영향을 미친다. 의료학자의 주장에 따르면, 생식에 있어서 남성과 여성 간에는 젠더 간 입장 차이가 존재하기 때문에 생식 목표와 전략이 항상 일치하지는 않는다. 관찰 내용에 따르면, "생식과 관련된 이해관계의 충돌은 임신, 출산, 가정 내에서의 책임과 생산에서의 책임 강도의 상이함, 일치하지 않는 물질적 이해관계"와 같은 여성과 남성의 경험 차에서 비롯된다(Sargent, 2006: 32). 실제로 남성이 여성의 생식과 관련된 실천에 얼마나 영향을 주는가에 대해서는 여전히 충분한 연구가 수행되지 않았다. 연구가 충분히 이뤄지지 않은 이유 가운데 하나로 초기 인류학자들은 생식을 주로 여성의 문제로 봤기 때문에 학문분과에서 역시 이를 다소 지엽적인 문제로 보는 경향이 존재했다. 의료인류학 안팎으로 사회에 대한 연구가 진행되는 과정에서 어떠한 사회적 요인들이 건강 및 생식에 영향을 미쳤는지에 대한 문제에 대해서는 이 책의 제2장에서도 제시한 바 있다(Browner, 2001: 773).

건강에 대한 이해, 행동 및 하위 의료 체계에서의 계급 차이는 또한 상당히 중요하다. 예를 들어, 비판 의료인류학자는 국가 사회에서 발견되는 의료 다원주의의 패턴이 계급, 카스트, 민족성, 지역, 종교 및 성별 구분에 따라 위계적이고, 평등하지 않은 방식으로 나타난다고 주장한다. 따라서 비판 의료인류학자는 생의학이 비정통의학(즉, 카이로프랙틱과 자연 요법)과 민속의료체계[예: 쿠란데리시모(curanderismo) 및 아프리카계 미국인 심령주의]에 비해 여전히 지배적인 지위를 누리고 있다는 점에서, 현대 세계에서 국가 의료 시스템은 "다원주의적(pluralistic)"이라기보다는 "다원적(plural)"이라 말할 수 있다고 주장한다. 다원적 의료 시스템이라고 묘사하는 이유는, 여러 의료 전통들이 존재한다 하더라도 현실적으로 하나의 하위 의료 체계가 다른 체계에 비해 우세한 지위를 누리고 있는 경우, 우세를 누리고 있는 의료 체계는 "지배적인" 시스템이라고 말할 수 있기 때문이다. 앞서 언급했듯이 현대적 맥락에서 생의학은 다른 모든 보완적·대체적 의료체계보다 우세한 지위를 누리고 있다(제1장 참조). 물론 사람들은 별개의 의료 시스템을 동시에 또는 순차적으로 활용하는 등 "이중적 사용" 방식을 채택하고 있다(Romanucci-Ross, 1977). 따라서 환자가 일정 기간 동안 같은 또는 다른 건강 문제를 해결하기 위해 (민간 의료 및 생의학 가운데 한 쪽의 지식만을 혹은 양 쪽 모두의 지식을 참고하기도 혹은 참고하지 않은채로) 민간 치료사 및 생의학 의사 모두에게 치료를 받는 것은 흔한 일이라 할 수 있다.

교육 기관과 연구 활동에 대한 기업-후원 재단 및 연방 정부의 재정적 지원의 결과, 미국에서는 생의학이 지배적인 의료 시스템으로 진화했다. 이후, 과학적 우월성과 동종 요법(생의학에 매력을 잃은 독일인 사뮤엘 한네만(Samuel Hahnemann)이 개발한 의료 시스템), 절충주의(일반 의학과 식물 의학의 혼합), 수치 요법(정교한 수중 치료 시스템), 정골 요법과 카이로프랙틱은 전문 비정통 의료체계의 권위와 과학적 우월성을 확고히 했다. 동종 요법과 절충주의는 치료사 조직 및 치료가 이행되는 과정 모두 어느 정도 생의학에 흡수됐다. 정골 요법은 무엇보다 정규 의사의 역할에 회의를 느꼈던 앤드류 테일로 스틸(Andrew Taylor Still)이 만든 수기 의료 시스템(manual medical system)이다. 그는 척추를 건강의 열쇠로 보았다. 정골 요법은 정골 요법 의학과 수술로 발전됐고, 1970년대 초까지 콜롬비아 지구와 50개 주에서 합법적으로 진료할 수 있게 됐다. 카이로프랙틱은 또 다른 미국의 자기치료사(magnetic healer)인 디 디 파머(D. D. Palmer)가 개발한 또 다른 수기 의료 시스템으로, 미국의 비정통 의료 시스템(heterodox medical system)을 주도적으로 발전시켜 나가고 있다(그리고 미국의 점점 더 많은 정형외과에서 보조치료로 활용하고 있다). 20세기 초 무렵, 수치 요법(水治療法)은 자연 요법의 일부이자 고도의 절충주의 의료 시스템으로 식물 의학, 운동, 식이 요법(dietetics), 관장 요법(colonic irrigations)을 통합했다. 자연 요법은 1930년대에는 쇠퇴했지만 1970년대와 1980년대 통합적 건강운동이 출현하면서 다시 활력을 되찾았다.

생의학이 경쟁 의료 시스템에 언제나 우위를 점할 수 있는 것은 아니다. 자본주의 사회에서 기업가 계급은 역사적으로 로비, 캠페인, 기부 및 자신들의 입장에 유리한 정보를 전파하는 등의 과정을 통해 정치인과 정부 관료에게 더 큰 영향력을 행사하기 위해 분투하고 있다. 비록 정부는 사회에서 가장 부유한 계급의 이해관계를 도모하기 위해 애쓰더라도, 사회 질서를 유지하고 자본주의적 생산양식의 이해관계와 예속된 사회집단을 위해 주기적으로 절충안을 제시해야 한다. 결과적으로 특히 영향력 있는 후원자의 지원을 받는, 특정의 보완대체 치료자는 전적으로 또는 일부 제한적으로 합법적 진료권을 행사할 수 있었다. 보다 낮은 사회 계급, 소수의 종족집단 및 여성들은 종종 보완대체 의료를 이용하여 의학적 우위를 유지하고 있는 생의학과 기업 계급 또는 국가 엘리트의 헤게모니에 일정부분 도전한다. 보완대체 의료 시스템은 때때로, 미묘하게라도 생의학의 엘리트주의적 · 위계적 · 관료주의적 패턴에 저항한다. 궁극적으로 기업가 계급 또는 국가 엘리트가 지배하고 있는 생의학 영역과 정반대로 민속 치유시스템은 보통 사람들이 일반적으로 사용하는 의료 영역이다. 생의학 의사는 보완대체 의료를 법적으로 인정해 줄 것인지를 판정하는 역할을 담당한다. 또한, 병원 및 건강 정책 자문위원회와 정부의 보건부서에서 건강 연구 자금 지원 여부를 심사할 때도 종종 지나치게 많이 참여한다.

호주처럼 전 세계의 기업과 엘리트가 보완대체 의학에 더 많은 관심을 기울이는 이유는 첨단 생의학에 소요되는 비용 때문이다. 또는 국민들에 대한 재정 및 법적 지원을 명시하지 않은 국가의 경우 정부 차원에서 보완대체 의학을 이용하도록 하는 편이다. 왜냐하면 보완대체 의학에서는 특별한 치료를 강조하기보다는 질병이 자연적 과정을 거쳐 진행되도록 놔둬야 한다는 입장이기 때문에 개개인이 질병을 스스로 관리해야 한다는 입장을 취하기 때문이다.

일부 인류학자들은 생의학과 보완대체 의학 치료를 통합하려는 노력을 포괄적이고 문화적 감수성을 갖춘 보건의료체계를 구축하려는 노력으로 바라보는 반면, 다른 인류학자들은 생의학과 민간 치료사 간의 치료를 위한 동맹관계를 "새로운 식민주의"의 징후이자 보완대체 의학을 끌어들이기 위한 전략으로 보기도 한다(P. Singer, 1977; Baer & Coulter, 2008). 해방적 치료 동맹이 성립되기 위해서는 궁극적으로 현대 사회와 관련된 기존 지배 시스템의 위계적 구조를 초월하는 평등한 관계가 요구된다.

의료 다원주의를 용인하는 정도는 사회에 따라 상당히 다르다. 이러한 현실은 [표 7-2]에 "국가 의료 문화 내에서 허용되는 하위 의료문화의 영역"으로 나타난다(Last, 1996: 380). 배타적 시스템에서는 국가 권력이 오직 하나의 하위 의료문화, 즉 생의학만을 인정하고 용인한다. 지배적 위치를

표 7-2 공식적으로 하위 의료 문화의 범위를 허용하는 다원적 의료 시스템

배타적 시스템
- 소비에트 모델
- 프랑스 모델
- 미국 모델

수용적 시스템
- 영국 모델
- 독일 모델

통합 시스템

제3세계 시스템

점유하고 있는 생의학은 일부 대체의료 시스템을 수용한다. 이러한 시스템은 구소련에서 나타나는데, 이 체제에서는 대체 치료를 미신 및 경제적 후진성에 기인한 봉건적 · 시대착오적 산물로 바라본다. 프랑스 모델의 경우, 프랑스뿐만 아니라 프랑스어를 사용하는 아프리카 지역과 라틴 아메리카 일부 지역에서 나타난다. 이 모델에서는 국가 권력이 생의학 의료인만을 용인하고, 대체 의료 시스템은 불법으로 정의한다. 생의학 시스템이 독점적 지위를 유지하고 있는 포르투갈에서는 의료위원회 회원들이 보완대체 의학을 사용하는 것을 금지하고 있는데, 상당수의 생의학 의사는 이러한 통치방식에 따르기보다는 생의학 관행에 침술과 통증요법을 적용하는 편을 택하고 있다(Almeida, 2012).

이론적으로 자유 시장 원칙에 기반한 미국 모델에서 국가 권력 구조는 의학 교육과 연구자금을 공급하는 과정에서 "병원 의학" 또는 생의학을 법의 테두리하에 지배적인 하위 의료 문화로 정의한다. 반대로, 변형된 생의학에서는 카이로프랙틱 및 침술과 같은 대체 의료 시스템을 제한적으로 허용한다. 그리하여 약초학이나 다채로운 형태의 바디워크와 같은 치료를 공식적으로 받을 수 있다.

수용적 시스템에서는 생의학의 우위를 인정하면서도 대체 의료 시스템에 더 많은 자유방임적 조치를 허용한다. 영국뿐만 아니라 호주, 뉴질랜드, 그리고 많은 개발도상국이 영국 시스템에 속한다. 즉 약물 처방, 수술 집행, 사망진단서 서명과 같은 법에서 구체적으로 특정 절차를 제한하는 영역을 제외한 나머지 영역의 경우 관습법에 따라 운영하고 있어, 생의학 의사는 독점적으로 운영하는 영역 이외에도 약초 요법이나 자연 요법과 같은 대체 의료 시스템에서도 일할 수 있다. 정골 요법이나 카이로프랙틱의 경우 오래 전부터 이런 정책을 적용해 왔는데 호주에서는 1980년대 초, 영국에서는 1990년대 초에 이미 두 치료법 모두 법적으로 인정을 받은 바 있다. 수용적 시스템의 또 다른 사례로는 앞서 언급한 독일 모델이 있다. 생의학 의사는 대학에서 가르치는 정통의학(Schulmedizin)과 자연 요법(Naturheilkunde) 전통에서 주로 진료를 보겠지만, 독일에는 민간 요법 치료사(Heilpraktikers, 역자주: 정규교육을 받지 않았지만 시술자격이 있는 의사)라고 불리는 치료자 집단(미국, 영국, 호주, 인도에서 자연 요법 치료사에 준하는 집단) 역시 존재한다. 민간 요법 치료사가 훈련을 받는 과정은 매우 다양하지만, 의료 행위를 규제하는 법을 이해하고 있음을 증명하는 시험에 통과한 사람의 경우, 다양한 자연 요법을 시행할 수 있다.

통합 시스템은 특히 인도와 중국에서 나타난다. 인도 정부는 다양한 고대 치유 시스템, 이를테면 아유르베다, 시다(Siddha) 및 우나니 의학을 배우고자 하는 수련생을 허용한다. 전문 협회, 교육 기관, 병원 및 제약 산업을 설립하고, 의료 시스템을 법적으로 승인해 주며, 자금 역시 지원해 준다. 아유르베다는 산스크리트어 텍스트를 기반으로 하고, 우나니 또는 그리스 의학은 아랍어 및 페르시아 텍스트를 기반으로 하고 있으며, 남부 인도의 체액 의학 전통에 기반한 시다 의학 전통 역시 존재한다. 또한 인도에는 동종 요법 및 자연 치료, 즉 자연 요법과 같은 두 개의 이식된 서구의 비정통의학 시스템이 존재한다. 자연 치료(nature care)는 모한다스 간디(Mohandas K. Gandhi)의 식단 개혁, 수치 요법(hydrotheraphy), 관장(enemas)과 진흙목욕 등에 대한 홍보에 힘입어 인도 정부의 승인을 받아 인도에 진출할 수 있었다(Alter, 2016). 또한, 티베트 의학은 인도 히말라야에서 수세기 동안 시행됐다. 티베트 망명자들은 최초의 티베트 의료 기관을 1961년 세계적으로 명성이 높은 다람살라(Dharamsala) 대학에 세웠다(Pordié & Blaikie, 2014). 라다크 중앙 불교 연구소에서는 1989년 티베트 의학 과정을 설립하여, 지역주민들은 집 가까이에서 해당 의료과정을 배울 수 있게 됐다.

실제로 2010년 인도 정부는 티베트 의학을 공식적으로 승인했다. 불행히도 토착 의료 약재에 대한 상품화가 증가함에 따라 "빈곤층은 인도 의료에의 접근이 사실상 불가능해질 위협에 처해 있었는데, 빈곤층이 상대적으로 비싼 아유르베다나 우나니 브랜드를 감당하기란 사실상 어려웠기 때문"이었다(Bode, 2006: 233). [그림 7-2]의 인도 서부 벵골의 반쿠라(Bankura) 지역의 가난한 농부는 인도 의학에 대한 접근성이 점점 더 제한되고 있는 인도 사회의 일부분을 보여주는 사례이다.

중국에서는 생의학과 전통 중의학을 공식적으로 인정해 주고 있다. 중국은 일부 클리닉, 병원 및 대학을 포함하여 국가 운영 기관에서 생의학과 중의학을 어느 정도 통합했다. 마오 시대에 맨발의 의사들(barefoot doctor, 역자주: 중국 농촌 등에서 비교적 간단한 의료 활동을 했던 의료 보조원)은 혁명적인 헌신의 귀감으로 선전되곤

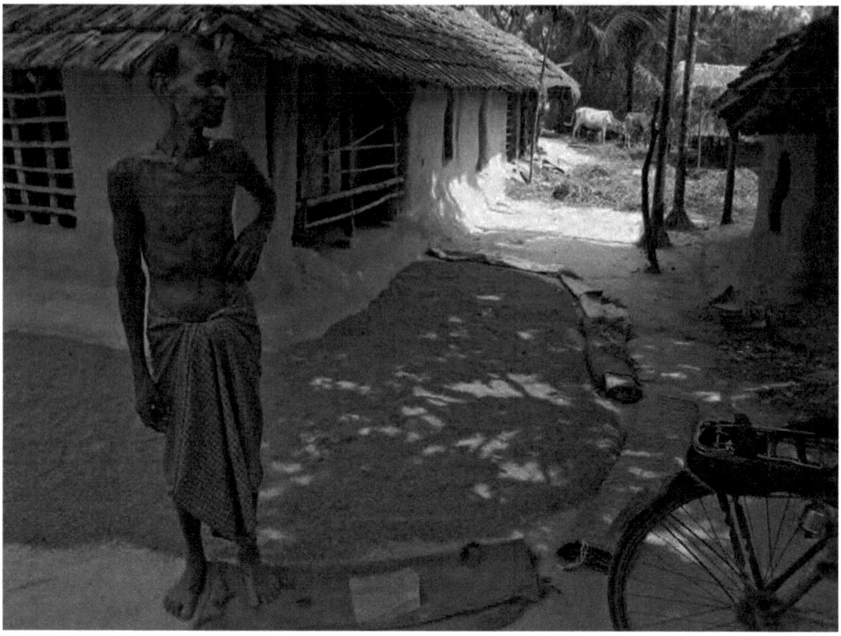

그림 7-2. 인도 서부 벵골의 반쿠라(Bankura) 지역의 가난한 농부가 곡물을 말리고 있다. (사진: Anna Marie Nicolaysen)

했는데, 이들은 생의학과 중의학 모두를 구사할 수 있는 의료 지원군으로서의 역할을 맡았다. 중국은 또한 다양한 토착 및 민속 치료사들을 통합하는 제도를 펼쳐나갔다. 현대 중국에서 생의학의 우세에도 불구하고 중국 전통의학은 계속 인기가 많았으며, 베이징과 같은 대도시의 젊은 전문직 종사자들 사이에서도 유행하고 있어, 서구 사회의 전문직 사이에서 보완대체 의학이 인기를 끌었던 것과 같은 병렬적인 발전양상이 나타나고 있다(Boeke, 2014: 176-177). 많은 중국인들은 생의학은 효과가 "빠른" 반면, 중의학은 "느리지만" 몸 전체를 두루 두루 살펴 증상보다는 질병의 근원이나 원인을 찾는 데 초점을 맞춘다고 보았다.

엄청난 경제성장의 결과로 가처분 소득과 함께 새로운 중산층이 부상한 중국과 달리 1991년 소비에트 연방의 붕괴로 경제가 절망적인 상황까지 붕괴한 러시아, 특히 농촌 지역은 엄청난 규모의 빈곤 상태가 지속되고 있다. 빈약한 연금으로 살아가는 바부시카(babushka)라고 불리는 여성 노인들은 국민 건강 의료 체계에서 발생하는 격차에 대처하기 위해 보완대체 치료를 활용한 자가 돌봄에 관심을 가졌다. 러시아와 몽골 국경에 위치한 부랴티아(Buryatia)의 수도, 울란 우데시에서 여성 노인들은 동서(East-West) 병원 서비스를 이용했다. 동서병원에서는 생의학 치료뿐만 아니라 침술, 약초 요법, 수치 요법, 마사지, 심지어 회복 의학(restorative medicine)의 한 부류인 티베트 의학까지 제공했다. 이 서비스는 만성 질환을 관리하도록 설계되어 있어 새로운 명물로 부상했다(Chudakova, 2016). 일부 여성들이 애용하던 몇몇 티베트 의약품은 그 효과가 의심스러워 돈을 허비하게 만들었다. 21세기에 들어서 울란 우데 지역에 보완대체 의학을 제공하는 클리닉과 의사가 많이 등장함에 따라, 러시아에서도 건강 관리체계를 국가가 모두 관리하는 방식이 논쟁이 되기도 했다.

이스라엘의 아랍 약초

이스라엘은 적어도 유대인에게 생의학 클리닉과 병원에서 통합된 형태의 보완대체 의학 양식을 제공하고 있다. 최근에는 개발도상국을 연상시키는 환경에서 살고 있는 아랍인의 요구를 수용하기 위한 노력의 일환으로, 생의학 부문에서 아랍의 약초 의학을 보다 큰 통합 의료 시스템으로 종합하기 위해 노력하고 있다(Keshet & Popper-Giveon, 2013). 이스라엘뿐만 아니라 이집트, 터키, 요르단 및 모로코 역시 아랍의 약초의학을 생의학 영역으로 통합시켜 나가고 있다. 신앙심이 깊은 유대인 사이에서, 랍비가 집행하는 개인적·사회적으로 고통스러운 상황을 다루는 관행으로서 "깊은 치유"라 불리는 의례적 축복은 더 큰 통합적 보건의료 시스템으로 통합되기보다는 여전히 시스템 외부에 남아 있다(Sharabi, 2014).

제3세계 모델은 많은 개발도상국에서 나타나는데, 특히 가난한 나라일수록, 생의학이 주로 도시에 기반을 두고 이용료가 비싼 편이어서 엘리트나 소수의 중산층만이 특혜를 누릴 수 있다. 권력층은 생의학에 특권을 부여하고 대중에게 굉장히 제한적인 접근만을 허용하지만, 대신 지역의 민간 치료사, 접골사, 주사 치료사(주사를 이용하여 비타민, 항생제 또는 기타 약물을 놔주어 치료하는 사람들), 이발사 및 조산사 등 대다수의 사람들은 세계보건기구에서도 인정하고 있는 다양한 대체 의료 시스템을 활용한다. 예를 들어, 생의학 의사 수가 약 5만 명인 모잠비크에는 인구 200명마다 1

명꼴로 전통 치료사가 존재한다. 또한 개발도상국의 약사는 의사를 대신하여 주요 의료 정보를 제공하고 있으며, 선진국에서는 처방전이 있어야 살 수 있는 필수 의약품을 약사가 자유롭게 처방하기도 한다. 많은 개발도상국가에서 민속 및 토착 치료사들은 그들 스스로 전문가 협회를 조직해 더 많은 합법적 처우와 인정을 받으려 노력한다(Last, 1996).

모로코의 제3세계 모델

모로코는 또 다른 제3세계 모델이 우세한 곳이다. 생의학이 지배적인 하위 의료 시스템을 구성하고 있지만 전체 국민의 15%만이 공중보건 시스템의 혜택을 받을 뿐이어서, 환자들은 여전히 의약품 및 수술 비용을 지불해야 하는 상황에 놓여 있다(Dieste, 2013: 209). 모로코의 지배적 의료 시스템은 [표 7-3]에 기술한 것처럼 다양한 층위로 구축된다.

표 7-3 모로코의 지배적 의료 시스템

하위 의료 시스템	기원
유럽 의학/생의학	• 1800년경 프란체스코 사제들이 처음 사용 • 1860년경 집권한 술탄의 승인을 받음. 유럽거주자들의 보건의료 문제 해결에 기여. 1956년 스페인 독립 이후 확장
고전적 아랍 체액 의학	• 5세기 후반 중동 전역에서 네스토리안 기독교인들에 의해 전파된 그리스-로마 전통
예언 의학 (Prophetic medicine)	• 예언자 무하마드의 가르침에 근거한 의학으로 이슬람 규범과 관습을 따르지 않아 발생하는 질환을 치료하기 위해 고안된 의례를 수행함
대중 의학 (Popular medicine)	• 매우 다양한 의료전문가로 구성되어 있음. 최소한의 수술. 식물, 동물, 그리고 미네랄 의료품목을 활용하는 등 제한된 종류의 질환만을 관리함

출처: Dieste (2013: 166-203) 자료 재구성

대중 의학의 지시문에는 약초사와 식물성, 광물성, 동물성 의약품을 판매하는 상점들, 장 또는 신경계통과 같이 아픈 장기의 독소를 제거하는 나무 또는 철 막대로 뜸 치료를 하는 사람, 방혈에 관여하는 “이발사”, 접골사, 이를 뽑는 사람, 약초를 관리하고, 아기 낳는 것을 돕고 악을 쫓아내는 여성 치료사, 이슬람 성인들의 치유 능력과 관련된 종교적 성소와 스파를 찾을 수 있다. 모로코 인구의 약 60%가 생의학과 다양한 전통의료 시스템을 모두 활용하고 있으며, 40%에 육박하는 인구가 생의학만을 이용하고, 전통의학만을 이용하는 인구는 극소수에 불과하다(Dieste, 2013).

의료 다원주의 연구의 새로운 방향

의료 다원주의에 대한 초기 연구는 다원적 의료 시스템 내에서의 위상에 초점을 맞추는 경향이 있었다. 의료 다원주의에 대한 최근의 연구 가운데 특히 스토너(Stoner, 1986: 47)의 연구에 따르면, “이제 의료 다원주의는 의료 시스템보다는 치유 기술의 복수성(multiplicity)으로 논의되고 있다”고 주장한다. 비슷한 맥락에서 풀과 게이슬러(Pool & Geissler, 2005: 45)는 다음과 같은 입장을 견지한다.

> “[의료] 시스템”을 밝히기보다는 (사람들이 아프거나 불행을 겪을 때 실제로 어떠한 행동들을 하는지) 치료 관행들에 연구의 초점을 맞춰야 한다. 건강을 추구하는 행동은 단순히 “문화” 또는 “신념”을 실행하는 게 아니라, 발명, 혁신, 무질서 같은 창조적 과정임을 우리는 인정해야만 한다.”

실제로 다양한 특정 의료 시스템의 치료사들은 다른 의료 시스템의 양식과 치료를 차용하기도 한다. 예를 들면, 선진국에서 민속 치료사는 제조된 생의학 약물을 처방하거나 심지어 주사를 놔주기도 한다. 인도 서남부 카나라 지역의 치유자들은 생의학과 전통 치유 기술을 혼합한 아유르베다 의학을 제시한다(Nichter, 1989: 187-215).

다양한 선진 사회에서 보완대체 의학의 인기가 높아지면서 생의학 의료진은 동종요법, 약초 요법, 침술 및 바디워크와 같은 다양한 치료기술을 통합하여 “통합 의학

(integrative medicine)"을 만들기 위한 치료 요법을 도입하고 있다. 본질적으로, 생의학은 전 세계적으로 우세하며 탁월한 지위를 계속 점하고 있지만 보완대체 의학 치료자들의 다각적인 도전에 직면하고 있다. 전문화된 비정통 요법(예: 카이로프랙틱과 자연 요법)을 포함하여 부분적으로 비정통 요법을 활용하는 사례(예: 약초사 및 바디워크), 그리고 종교 및 민속 치료사도 존재한다. 일부 생의학 의료진은 보완대체 의학 치료자들이 의료체계에 들어서려는 시도에 지속적으로 반발하고 있지만, 상당수의 의료진은 보완대체 의학 치료자와 협력하는 쪽을 택하고 있다. 하지만, 보완대체 의학 실무진은 이러한 협력 과정에서 간호사, 의사보조사, 물리치료사처럼 의료 보조 역할로 전락할 위험에 놓여 있다.

일부 인류학자들은 의료 다원주의에 대한 분석이 이론적으로 막다른 골목에 다다른 상태라고 생각하고 있는데, 왜냐하면 의료체계를 분류하려는 노력이 정태적 기능주의로 환원되거나 비교하기 어려운 용어를 사용하여 비교 자체가 가능하지 않기 때문이다(Brodwin, 1996). 의료인류학자는 건강의 정치 경제, 생의학 지배, 선진국에서의 보완대체 의료 시스템, 생식, 정신이 깃든 몸(mindful body), 생명공학, 약물 남용 및 에이즈에도 관심을 기울인다. 의료 다원주의 연구의 많은 문제점에도 불구하고 이미 의료인류학자는 어떻게 권력 관계가 다원적 의료 시스템을 형성하고 있는지에 대한 관심을 기울이고 있다. 본질적으로 의료 다원주의는 의료인류학에서 계속해서 중요한 관심사가 되고 있다.

의료 혼합주의

의료인류학자는 세계화가 진전되면서 상대적으로 별개의 두 의료 시스템이 병합되어 근본적으로 새로운 의료 시스템을 구성하거나 서로 다른 의료 시스템의 요소가 특정한 건강 문제를 해결하기 위한 치료에 혼합되는 혼합주의 또는 혼성화 패턴이 점점 증가하고 있음을 발견하고 있다(Pool & Geissler, 2005: 44-45). 의료 혼합주의의 대표적인 사례는 현대 아유르베다 의학으로, 고대 산스크리트 의학을 기반으로 한 힌두의 의료 시스템과는 완전히 다르다. 아유르베다는 이슬람 의학에서 파생한 갈렌(우나니 의학) 학파의 개념을 많이 사용한다. 전문화된 아유르베다 및 우나니 의학은 모두 생의학의 일부로 통합됐다. 아유르베다 침술은 의료 혼성화의 매혹적인 사례로, 아유르베다와 중의학 또는 도교 의학이 혼합됐다. 현대 인도에서 지압과 침술의 높은 인기는 아유르베다 침술의 발달로 이어졌다(Alter, 2005). 아유르베다와 한의학은 모두 손상되지 않은 생명에너지(bioenergy)의 흐름을 강조한다. 아유르베다 의학에서는 프라나(prana)라고 부르고 중의학에서는 기(氣)라고 부르는 생명에너지의 흐름이 건강유지에 필수적임을 강조한다. 프라나는 몸의 모든 기관들을 통해 흐르는 것인데, 이는 타잉(tying)과 기(qui)가 몸의 여러 채널을 통해 또는 각각 12개의 일반 자오선(meridian)과 8개의 보조 자오선을 통해 흐르는 방식과 동일하다.

의료 혼성화의 또 다른 예는 중국의 생의학 약물인 비아그라와 중국의 한약을 동시에 사용하여 남성의 발기 부전을 치료한 사례이다. 비아그라는 2000년 7월 처음 중국 시장에 공식적으로 진출했다. 그러나 한약은 오래전부터 허브로 만든 자양강장제(zhuangyang)로 신장에 양기를 공급해 발기 부전을 치료하기 위해 노력했다. 24명의 생의학 및 전통 중의학 의사들과 인터뷰를 시행하고, 발기 부전 및 기타 성과 관련된 문제로 고통을 받고 있는 약 350명의 환자들과 인터뷰를 수행한 결과는 다음과 같다(Zhang, 2007). 소수의 남성들은 발기부전을 고치기 위해 비아그라에만 의존했지만, 많은 남성들은 비아그라와 자양강장제를 함께 사용했다. 이처럼 두 의료 체계를 횡단하는 패턴은 왕씨(가명)의 사례를 통해 알 수 있다. 왕씨는 생약인 이소캄판(yikanwan) 알약(매일 5알을 2번씩)을 4달에 걸쳐 먹고, 비아그라 알약은 두 개씩만 먹었는데, 이를 통해 그는 성적인 활력을 회복할 수 있었다(Zhang, 2007: 65). 일부 생의학 의사들조차도 비아그라와 생약을 함께 복용할 것을 권한다. 생의학에서는 비아그라가 성적 욕망에 직접적으로 영향을 미친다는 입장은 아니고, 오직 음경을 발기하는 데만 영향을 준다고 생각한다. 하지만 일부 중국의 환자들은 성욕 자체를 높이기 위해 비아그라를 복용했다. 본질적으로 의료 다원주의는 이제 의료 시스템 사이에서뿐만 아니라 그러한 시스템 내부에서, 상담실과 실험실 모두에서 작동한다. 따라서 성기능을 향상시키기 위해서 중국의 남성 환자들과 의사들은 전통주의를 혼성화하고 있었다. 전통주의는 기본적으로 고대 문명에서 파생된 것이자 서구의 영향을 받아 상당 부분 형성되었다. 이처럼 생의학과 전통의학을 혼합하는 여러 사례들을 "치료 관행들의 뒤범벅"이라 부를 수 있다(Pickering, 1995; Scheid, 2002).

동아시아의 다른 지역인 한국에서도 한의학의 처방 원리를 과학적으로 검증하려는 혼성화 과정이 진행되고 있다. 한방(韓方)의 효능을 증명하기 위해 "한의사(韓醫師)는 전통의학과 생의학의 여러 기술 및 이론을 결합한다"(Kim, 2009). 한의사와 한국의 사업가들은 한의학(韓醫學)을 '초문화적 의료 시스템'으로 변형시켜 중국, 대만, 미국 등 해외 시장에 판매하고 있다.

의료 다양성

여러 인류학자들은 "의료 다원주의"라는 용어 대신 의료 다양성(medical diversity)이라는 용어를 제시했다(Krause, 2013). 의료 다양성은 다양한 의료 전통에서 파생한 의학적 신념과 관행을 상호 차용하는 과정을 수반한다는 점에서 질병을 치료하거나 완화하려는 환자들의 입장에서 보면, 생의학 또는 토착 의학 또는 혼성 의학 형태라 볼 수 있다. 예를 들어 케냐와 탄자니아와 같은 국가에서 치료자-환자 관계는 생의학 치료자, 지역 토착 치료사, 치유자-예언가-퇴마사로 구성된 "치유 원천의 삼각형" 안에 존재한다(Parkin, 2013: 129). 만약, 환자나 환자를 관리해 주는 집단이 지역 치료사의 치료에 만족하지 않으면, 멀리 떨어져 있는 생의학 치료자/또는 예언자-치료자의 치료를 받으러 갈 수도 있다. 아프리카의 광업 및 농업부문에 중국 국영 기업의 진출이 증가함에 따라, 전통 중국 한의사는 의료 다양성의 영역을 확대하고 있다. 키르기스스탄의 비슈 케크시에서 환자들은 광범한 범주의 의료 치료자들에 의존한다. 이를테면 키르기스스탄의 영적 치료사, 접골사, 약용 식물 치료사, 중국/한국/티베트 의학 종사자, 생의학 의료진까지 다채롭다(Penkala-Gawecka & Ratjar, 2016).

선진국일수록 의료 다양성 패턴이 특징적으로 나타난다. 예를 들어, 노르웨이 헬스 호텔의 스파 치료사는 현대적 삶이 주는 스트레스에 지나친 부담을 느끼고 있는 비교적 부유한 여성들에게 음식 등과 함께 서비스를 제공한다(Anderssen, 2016). 스파 치료사는 마사지, 비수술적 신체 치료, 매니큐어와 페디큐어, 운동 및 다이어트 처방과 같은 서비스를 제공한다. 치료사들은 그들 스스로를 의료 종사자라고 생각한다.

질병보다는 고객들의 웰빙에 초점을 둔다는 점에서 스파 치료사는 생의학 의사와 보완대체 의학 치료사와 다른 영역을 다룰 뿐이라고 생각한다. 실제로, 스파 치료 환경은 중부와 동부 유럽 전역에서 다양한 치료를 제공하는 상당히 많은 리조트의 일부에 불과하다. 예를 들어 체코슬로바키아의 치료 리조트는 웰니스 관광의 일부로 시행되고 있는데, 스파 치료사와 웰니스 매니저는 생의학 교육을 거의 또는 전혀 받지 않고, 다만 방문객을 위한 웰니스 패키지를 창출하는 훈련만 받는다(Spier, 2011).

메디코스케이프

메디코스케이프 개념은 의료 다원주의 개념을 확장한 것이다. 다수의 국가, 세계보건기구 또는 빌 & 멀린다 게이츠 재단(Bill and Melinda Gates Foundation)과 같은 초국적 국제기구 및 기관, 다양한 NGO 집합체, 전문적이고 토착적인 생의학 의료진, 실무자, 그리고 보완대체 의학 치료자와 같은 다수의 행위자들이 여러 질병을 치료하는 데 특정한 역할을 수행하고 있는데 착안한 것이다(Hoerbst & Wolf, 2014). 생의학과 보완대체 의학이 적법하다고 믿는 개인과 특정 집단이라도 종교적 또는 철학적 이유로 특정 생의학 치료 양식을 거부할 수 있다. 예를 들어, 독일에서는 생의학과 자연요법(Natureheilkunde, 자연 치유의 기술 또는 자연의학)이 모두 인정을 받고 있고, 다른 국가에서와 마찬가지로 여호와의 증인 교인들은 일상적으로 수혈을 거부한다(Rajtar, 2016).

전통의학과 보완대체 의학의 세계화

식민주의 여파로 생의학이 세계적 의료 시스템으로 자리 잡은 것처럼, 유럽인과 미국인이 세계 여러 지역으로 이동하면서 많은 비정통 의료 시스템과 보완대체 의료 시스템 역시 세계화가 진전됐다. 예를 들어, 유럽에 역사적 뿌리를 두고 있으면서도, 미국에서 절충주의적 보완대체 의료 시스템의 결정체로 자리 잡은 자연 요법은 호주와 뉴질랜드뿐만 아니라 인도, 남아프리카 및 과테말라와 같이 세계 각국으로 퍼져 나갔다(Baer & Sporn, 2009). 전통 중의학은 전세계적인 중국인 디아스포라의 결과 많은 국가로 퍼져나간 또 다른 예이다. 티베트 의학은 보완대체 의료 시스템이 세계화된 또 다른 사례이다. 1949년 중국 혁명 이후 중국의 티베트 지역 식민지 점령의 결과, 티베트 난민이 인도로 이동하면서 티베트 의학이 인도에 상륙하게 됐다. 아이러니컬하게도 티베트 의사들은 흰 가운을 입는 대신 전통적인 복장을 입고 라싸 홀리데이 인(Lhasa Holiday Inn)에서 환자를 치료한다(Janes, 2002). 티베트 또는 인도에서 수련을 받은 티베트 의사는 많은 유럽 및 미국 도시에서 활동한다. 또한 중국 정부는 1970년대부터 티베트인 계몽 프로그램을 시작으로, 티베트 의학을 생의학과 통합하고 티베트 의학 치료와 티베트 의약품을 상업적 목적에 따라 생산해 티베트 의학의 민영화를 촉진했다(Pordié & Blaikie, 2014).

토론 질문 Discussion Questions

1. 볼리비아 알티 플라노와 자바의 족자카르타 지역과 호주에서의 의료 다원주의 패턴을 비교 및 대조하시오.

2. 보완대체 의학, 통합 의학의 개념에 대해 토론하시오. 생의학 의료진은 이러한 용어를 의료인류학자와 어떻게 다르게 활용하고 있는지 대조해 보시오.

3. 호주의 의료 다원주의는 어떤 방식으로 지배적 의료 시스템 사례가 됐는가?

4. 자신의 경험에 비추어 볼 때, 호주의 지배적 의료 시스템은 미국과 유럽 사회에서 어떤 점이 유사하고, 어떤 점이 다른가?

5. 지배적 의료 시스템 모델을 중국, 인도, 인도네시아, 모로코와 같은 의료 다원주의 사회에 적용하면 어떻게 될까? 이 사회들 중 지배적 의료 시스템 모델로 의료다원주의를 효과적으로 설명하지 못하는 사례는 어떤 사회인가?

6. 초기 국가체제와 현대 국가체제에서의 의료 다원주의를 비교 및 대조하시오.

7. 미국, 덴마크, 호주 및 인도와 같은 사회를 포함하여, 현대 국가에서 보완대체 의학 치료를 이용하는 사람들은 어떤 유형의 사람들인지 토론하시오.

8. 다원적 의료 시스템의 층위를 전통적으로 구분하는 방식의 한계와 의료 혼합주의, 의료 다양성, 메디코스케이프와 같은 대안을 논의하시오. 이러한 접근들은 의료 다원주의 논의에서 어떠한 통찰을 제공하는지 논의하시오.

8장

삶의 생명정치: 생명공학, 생명자본, 생명윤리

The Biopolitics of Life: Biotechnology, Biocapital, and Bioethics

우리는 과학, 공학, 의학에 대해 '아니오'라고 말할 수 없음을 확실히 인식하며 살아간다. 부정하고 싶어도 우리 몸을 전유하고, 건강 상태를 정의하며, 일시적인 건강부터 영구적인 장애를 입는 것까지 일련의 건강 연속체 속에 우리를 위치시키는 의료 복합체에 대해 '아니오'라고 말하기 어렵다. … (과학, 기술, 의학에) '네'라고 하고 싶은 우리의 강한 열망을 어떻게 이해할 수 있을까?

-다우니와 더밋(Downey & Dumit, 1997: 5)

소개 및 개요

이 장은 의료인류학자가 생명공학에 접근하는 방법에 대한 개략적인 설명을 시작으로, 생명공학의 영향에 관한 몇 가지 논쟁과 국제적인 사례를 독자에게 소개한다. 그리고 생명공학의 역사, 결과, 응용과 관련된 구체적인 사례 연구로 장을 마무리한다. 우리는 여기에서 생명공학의 응용이 자연에 대한 개념을 형성하고 또 그에 의해 형성되는 방식, 그리고 생명공학을 통해 인류가 동물과 기계와는 다른 것으로 정의해 온 과정을 이야기할 것이다. 또한 생명공학 기술의 사용이 갖는 윤리적 함의를 고찰하고, 생명자본의 렌즈를 통해 생명공학 기술이 현대 글로벌 경제 환경과 어떻게 상호작용하는지를 탐구할 것이다.

이어서 우리는 생명공학이 어떻게 우리의 친족 개념을 형성하고, 글로벌 시장 체제의 요구에 따라 우리의 신체를 분할하고 또한 생명의 문제를 만들어내는 방식을 생각해 볼 것이다. 인류학과 인지과학의 차이를 살펴보고, 생명공학의 발전이 어떻게 과학의 여러 분과 간 경계를 허무는 생산적인 질문을 하는지 검토할 것이다. 다음으로 사람들이 생명공학을 통해 생명의 기초적인 구성 요소를 조작할 수 있게 된 방법과 과학이 개발 노선, 기업 인프라, 그리고 시장의 자본주의적 구조와 상호작용해온 과정을 검토한다.

우리는 생명공학의 응용이 사회 전환의 의미를 갖는 세 가지 인류학 사례 연구를 제시한다. 인간성장호르몬(hGH) 개발, 중합효소연쇄반응(PCR) 공정의 발명, 영상진단 기술의 영향이 그것이다. 우리는 생명공학이 자연, 사회, 가족을 구조화하고, 조상과 인종의 개념, 문화, 소속감에 대한 사례 연구에 이용되는 방식에서 지니는 복합적인 효과를 성찰하며 이 장을 마무리하고자 한다.

비판 의료인류학과 생명공학

의료인류학에서 생명공학은 생물학에 기반을 둔 기술을 지칭할 때나 생의학 기술의 줄임말로 사용된다. 인류학자에게 의료기술은 체온계를 포함해 치료 과정에 사용되는 모든 종류의 기술일 수 있다. 예를 들어 티베트 치유의식에 사용되는 크리스탈 싱잉볼, 초음파나 CT 촬영과 같은 의료 영상 장비, 유전자 검사에 사용되는 복잡한 실험실 장비, 그리고 유전체 지도나 진단을 위해 개발되는 과학, 페루인들이 약용초로 사용하는 담배인 마파초를 피우는 데 사용되는 파이프 모두 의료기술로 여겨질 수 있다. 생명공학은 건강과 관련된 물질문화, 신체와 주변 환경에서 추출한 지식을 이해하고 해석하기 위한 연구와 지식, 건강을 위해 유기물의 세계를 기술적으로 조작하는 것을 포함한다.

어떤 식으로든 생명공학을 수반하지 않는 의료인류학 연구는 상상하기 어렵다. 이 책의 다른 장에서 논의했듯이 인류학자는 과학을 문화와 별개로 보지 않는다. 과학과 과학의 발전은 특정한 문화 맥락 안에서 이루어지며 문화적 믿음과 실천으로 구성된다. 과학과 과학의 발전은 그 배경이 되는 문화에 의해 형성되고, 그 문화를 다시 형성한다. 의료인류학자는 생명공학을 다루면서 과학과 과학적 시도의 문화 그리고 의료 기술이 사람됨의 이해와 구조에 미치는 영향, 그리고 기술이 건강 격차에 영향을 미치는 복잡한 방식을 탐구한다. 생명공학은 건강 불평등을 개선하거나 악화할 수 있는 역량을 가지고 있으며, 인류학자는 생명공학을 둘러싼 복잡한 생명윤리 논쟁에 오랫동안 크게 기여해 왔다.

전 세계 수준에서 볼 때 의료 기술의 여러 응용 분야에는 놀라운 패턴이 존재한다. 즉, 부유한 제1세계 기관이 개발도상국의 신체를 통해 이익을 얻는다. 부자의 건강은 가난한 사람의 건강으로부터 이익을 얻는다. 임상 실험은 주로 세계의 빈곤 지역에서 행해지는데, 여기에는 종종 정기적인 건강 검진을 제공 받을 수 있다는 점이 참여 동기가 된다. 최악의 경우 일부 재판에서는 임상 실험의 부작용을 모니터링하지 않거나 기록하지 않는 등 과학적으로 결함이 있고 심각하게 비윤리적이라는 사실이 밝혀졌으며, 소송 당사자 중에는 임상 실험 참여로 생명을 위협하는 건강상의 결과를 얻은 경우도 있었다(Kamat, 2014). 윤리적으로 그리고 과학적으로 엄격하게 시행될 때조차도, 가난한 지역에서 의약품과 다른 생의약품에 대한 실험을 실시하는 것은 윤리적 함의가 깊다. 대부분의 경우, 이런 값비싼 제품들은 부유층 소비자에게는 쉽게 제공되지만, 임상 시험의 대상이 된 지역사회의 사람이 구입하기에는 경제적 어려움이 있는 경우가 많다.

과학, 자연, 문화

사람은 의미를 만드는 존재이다. 우리는 세상 모든 것에 범주적 질서를 부여하는 복잡한 우주론을 구축함으로써 세상을 이해한다. 인간의 신체에 생명공학을 적용하는 것은 종종 이러한 질서 체계에 도전하고, 인류학적 통찰을 필요로 하는 많은 생산적인 질문을 던진다. 브루노 라투르(Bruno Latour)와 스티브 울가(Steve Woolgar)는 1979년 발간한 획기적인 연구 〈실험실 생활(Laboratory Life)〉에서 과학자가 실험실에서 '발견한 사실'에 초점을 맞추기보다는 '사실이 애초에 어떻게 그 성격을 획득하게 되었는지를 규명하는 것'(1986: 273)을 목표로 삼았다고 밝혔다. 라투르와 울가는 연구실 과학자는 잘 알고 있었지만, 실험실 밖에서는 잘 이해되지 않았던 것에 대해 말한다. 발견은 주관적이며, 문화적인 신념, 가치관, 관계가 과학적 범주와 지식의 구축에 중요한 역할을 한다. 이러한 통찰은 혈액과 관련된 개념에 관한 문화적 구성에 대한 데이비드 슈나이더(David Schneider, 1984)의 분석과 "난자와 정자: 과학은 어떻게 정형화된 남녀 역할에 기초한 로맨스를 구축해 왔는가(The Egg and The Sperm: How Science Has Constructed a Romance Based on Stereotypical Male-Female Roles)"(Emily Martin, 1991)를 기고한 에밀리 마틴을 포함한 많은 인류학자의 연구 결과로부터 나왔다. 마틴의 연구는 생명윤리학 및 생의학적 개입의 사회적 함의를 연구하는 당대 학자에게 깊은 영향을 미쳤다. 라투르와 울가의 "과학" 지식의 사회문화적 구축에 대한 연구는 의료인류학자가 오래됐거나 새롭게 부상하는 보건 기술을 연구하는 데 지속적으로 영향을 미치고 있다.

의료인류학자가 생명공학을 이해하는 데 기여한 또 다른 중요한 성과는 도나 해러웨이(Donna Haraway)의 저서 「사이보그 선언(A Cyborg Manifesto)」(1991)에서 나왔다. 이 책에서 해러웨이는 20세기에 인간이 된다는 것의 의미를 규정하는 세 개의 고정된 경계가 허물어지리라고 예고했다. 그녀가 논의하는 첫 번째 경계의 허물어짐은 인간과 동물의 경계선이다. 동물의 인간 장기이식 기술의 발전으로 다른 종의 동물 장기가 인간을 치료하는 데 이용될 수 있다는 발상은 격렬한 윤리적 · 정신적 · 과학적 논쟁을 불러일으켰다. 조류독감이나 돼지독감과 같은 종 경계를 가로지르는 질병 전염은 모두 인간과 다른 종 사이의 경계에 대한 과학의 개념 및 일반인 인식에 영향을 미쳤다. 해러웨이(Haraway, 1997)는 암치료법을 시험할 수 있도록 특정 암에 유전적으로 취약하게 설계된 실험용 마우스인 온코마우스(Oncomouse™)에게 친족 감정을 표현하면서 이러한 논의를 더욱 발전시켰다. 임상 시험이 젠더화되어 있고 젠더 차별적이라고 하는 비판은 여성의 신체, 특히 가난한 여성의 신체가 종종 의학 실험에서 비윤리적으로 사용된다고 주장해왔다(Rajan, 2017). 여성들이 임상 실험에서 "기니피그"로 취급된다는 생각은 많은 비판적인 생명공학 문헌을 통해 반복적으로 보고된다(Arditti et al., 1984; Corea et al., 1987; Finkler, 2000).

해러웨이가 말한 두 번째 경계의 허물어짐은 인간과 기계 사이에서 발생하는 것으로 그 경계는 점점 희미해진다. 심박조율기, 인공 관절, 생체공학 인공 수족 같은 기계화된 신체 보조물 등, 해러웨이는 사이보그 인간은 더 이상 공상 과학 소설이 아니라 하나의 현실이라고 주장한다. 마지막으로, 해러웨이는 물리적 세계와 비물리적 세계 사이의 경계가 점점 더 없어지고 있다고 주장한다. 25년이 지난 지금, 인터넷과 가상현실의 발전에 비추어 볼 때, 해러웨이의 글에서 지적한 이러한 측면은 특히 선견지명이라고 보인다. 해러웨이의 기여는 사람들이 생명공학을 통해 자연과 인간성을 어떻게 표현하는가에 대해 당연하게 여기던 가정에 도전했다. 그녀의 작업은 일련의 핵심적인 윤리적·방법론적 쟁점에 대한 논의의 장을 열고, 자연과 기술과 관련된 인류의 입장에 대해 의문을 제기했다.

라투르와 울가가 과학을 문화로 재배치하고, 해러웨이가 인간 존재를 기술과 분리하기보다는 융합된 것으로 정의함으로써 인간다움을 새로 자리매김한 것과 함께, 자연 그 자체의 속성에 특별히 초점을 맞춘 일련의 인류학 연구가 나왔다. "자연"은 종종 "문화"의 반대 개념으로 위치 지어져 왔는데, 여기서 자연은 신이나 진화를 통해 창조된 자연 세계를, 문화는 인간 활동으로 만들어진 세계의 일부라는 식이다. 매릴린 스트래선(Marilyn Strathern)의 저서 「자연 이후(After Nature)」(1992)는 자연이 문화와 대립적인 관계이기보다는 자연 자체가 하나의 문화적 구축물임을 시사한다. 야나기사코(Sylvia Yanagisako)와 들라니(Carol Delaney)는 어떤 것을 "자연스럽다(natural)"라고 부르는 것은 특정한 종류의 권력과 정당성을 지니고 부과되는 법이라고 이야기한다(1995). 생명윤리와 생명공학에 관한 많은 핵심 논쟁이 그 점에 관한 것이다. 만약 어떤 기술이 "자연스럽지 않다"고 보이는 것을 만들어낸다고 한다면, 그 개발을 반대하는 주장은 쉽게 힘을 얻는다. 반면 자연스러움에 대한 담론이 요구될 수 있다면, 특정한 기술에 대한 윤리적 주장이 쉽게 힘을 얻는다. 예를 들어, 체외수정(IVF)이라는 개념이 과학적으로 가능하다고 소개되었을 때, 이를 반대하는 이들은 시험관에서 잉태된 아기라는 생각은 (신과 자연 모두에 반하는) 일탈이라고 주장했다. 반면, 체외 수정을 지지하는 이들은 사람들이 부모가 되고자 하는 욕망의 '자연스러움', 특히 여성이 어떤 수단을 써서라도 엄마가 되고자 하는 것은 '자연스러운' 본능이라는 점을 동원하여, 자궁이 아닌 시험관에 난자와 정자의 결합을 촉진하는 것과 같은 출산 개입이 자연스러운 욕구를 충족시키고 있으며, 따라서 생명공학의 사용을 도덕적으로 정당화한다고 보았다. 생명공학을 반대하는 이들이나 찬성하는 이들 모두, 자연 그 자체의 유연성과 붕괴 가능성을 보여준다.

생명자본: 이윤의 본체

생명자본(biocapital)에 관한 연구는 생명의 형식과 교환의 형식 간의 관계를 탐구하며, 여기에는 신체 장기의 시장가치만큼 다양한 현상, 유전 물질의 특허화 시도, 노예와 인신매매, 생식 기술과 관련된 재화와 서비스의 경제적 가치, 의약품의 임상 시험 등이 포함된다(Dumit, 2012; Franklin, 2003; Rajan, 2006, 2017; Rose, 2007; Waldby & Mitchell, 2006). 생명자본은 "생명과 관련된 물질과 정보"를 "가치, 시장, 부, 이윤"으로 전환함으로써 "상품을 생산하고 이윤을 추구하는 행위"를 수반한다(Helmreich, 2008: 464). 생명과 관련된 물질과 정보는 전체 인구 집단이나 개인뿐만 아니라 장기에서 세포, 분자, 유전체, 유전자 수준에 이르기까지 개인의 일부를 포함할 수 있다.

새로운 자본주의 실천은 대학과 기업의 생명과학이 구매와 판매라는 새로운 체제(주로 미국에서 생물학적 물질이나 지식에 지적 재산권을 보유할 수 있도록 허용하는 규제 전환에 의해 설정된 체제)에 의해 운영되는 실험실 사이에 생명과 관련된 물질이 순환함으로써 서로 긴밀히 연결되고 있다(Helmreich, 2008: 464).

이어지는 절에서 과학, 생물학, 문화, 자본 그리고 건강 사이의 관계를 강조하는 생명공학 분야의 많은 사례 연구를 탐구할 것이다. 생식 기술의 일상화, 인종과 조상(찾기)에 관한 생명공학적 상상력, 맞춤 아기 논쟁 등 통해 친족과 인간다움이라는 개념이 구성되고, 해체되고, 분열되는 양상을 제시할 것이다. 우리는 분자생물공학이 인간이라는 존재가 의미하는 것을 해체하는 방식과 영상 진단 기술이 지식의 구축이나 학문 간 경계에 도전하는 방식을 살펴볼 것이다. 우리는 시장 압력과 실험실의 문화가 과학의 아이디어에 영향을 미치는 방법을 고찰하고, 과학은 객관적이라고 하는 오래된 주장에 도전할 것이다. 우리는 생명공학의 조합이 자기 자신, 가족 그리고 사회 전반에 대한 우리의 생각을 구성하는 핵심이라는 점을 살펴보고 이 장을 마무리한다.

생명공학은 삶의 모든 국면에 적용된다. 의료인류학의 맥락에서, 생명공학에 대한 질문은 우리 자신과 사회의 구조에 초점을 맞추는 경향이 있다. 대중적인 담론에서 생명공학은 일종의 초인적인 행위자로 구체화된다. 그러나 인류학의 관점에서는 아무리 기술이 고도화된다 하더라도, 그것은 인간의 욕망을 표현하고 인간의 설계를 구축하기 위한 도구일 뿐이다. 우리는 주변의 세상을 변화시키면서 또한 우리 자신을 바꾼다. 생명공학은 우리가 자신에게 사용하는 도구이다. 결국 이러한 기술로 우리가 만들어내는 변형은 우리의 규범, 포부, 불안을 반영하며, 이러한 기술에 배태된 사회문화적 맥락에서의 권력 관계, 윤리, 그리고 이들이 배태된 사회문화적 맥락의 불평등을 반영한다.

생식 기술

지난 반세기 동안 전 세계 중상층의 산업화 사회에서 성관계와 생식은 완전히 분리되었다(Bates, 2010: 93). 신뢰할 만하고 접근하기 쉬운 피임법의 등장으로 생식을 수반하지 않는 성관계는 평범한 일상이 되었다. 체외 수정 및 관련 기술의 등장으로, 성관계를 갖지 않고 생식을 하는 것이 기술적으로 가능해졌고, 사회적으로 용인되며, 점점 더 정상적인 일이 되었다. 생식 기술의 발달은 아이를 잉태하는 방식의 변화를 의미할 뿐만 아니라, 우리가 친족과 사람됨을 이해하는 방식에도 근본적인 영향을 끼쳤다. 정자 기증은 한 개인의 생물학적 아버지와 사회적 아버지가 서로 다른 사람이 될 수 있음을 사회적으로 수용하게 하는 데 길을 텄다. 대리모는 아이의 생물학적인 어머니가 아닌 여성에게도 배아를 이식할 수 있음을 의미하기 때문에, 생물학적 친모가 아닌 여성이나 양육을 할 어머니가 아니더라도 아이를 임신하고 출산할 수 있게 되었다. 이어지는 절에서는 체외수정, 대리모, 성별에 대한 생의학적 개입과 같은 생명공학적 절차들이 친족에 관한 서구적 관념을 복잡하게 만들거나 무너뜨릴 뿐만 아니라 친족 개념 그 자체를 풍부하게 이해할 수 있도록 한다는 점을 생각해 볼 것이다.

초기 인류학의 친족 도표는 서로 다른 유형의 어머니와 아버지를 구분하지 않았다. 즉, 친족 도표의 각 인물은 사회적 · 생물학적 어머니와 아버지로 추정되는 남성 및 여성과의 선형 관계를 가지고 있었다.

[그림 8-1]은 우리에게 후일라(Huyla), 어머니, 아버지, 누나, 그리고 남동생을 보여준다. 라틴 아메리카의 대모와 대부 또는 수유 친족(수유를 통해 확립된 관계)과 같이, 유럽-미국식 가족 모델에 들어맞지 않는 관계성이라는 측면은 정당화되지 않으며, '가상의' 친족이라고 치부된다(Altorki, 1980; Khatib-Chahidi, 1992; Long,

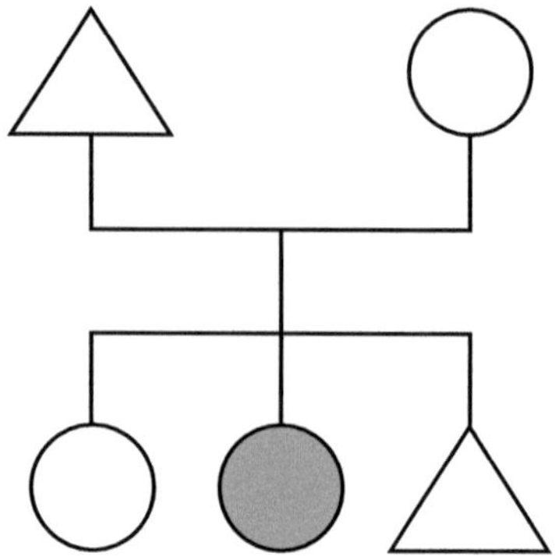

그림 8-1. 후일라(Huyla)의 가족

1996, 2003; Schneider, 1984; Yanagisako & Delaney, 1995). 그러한 소위 가상의 관계는 친족 도표에서 점선으로 그려졌고, "진짜" "혈통" 관계와 차별화되었다. 슈나이더는 혈연관계라는 것이 과학적 사실이기보다는 하나의 은유라고 지적하면서, 친족 도표에 나타난 혈연관계의 표현이 무엇이 정상 가족인가에 대한 유럽-미국식 관념에 기초한 규범적 친족과 유럽-미국식 혈족 개념을 묶는 방식에 주목하게 했다(Carsten, 2011; Schneider, 1984; Strathern, 1992; Yanagisako & Delaney, 1995).

이 책의 저자 중 한 사람의 가족 구성원의 혈액형을 나타낸 그림을 보면 이를 알 수 있다. [그림 8-2]는 데비(Debbi), 어머니, 어머니의 남편, 그리고 그들 두 자녀의 혈액형을 보여준다. 유럽-미국식 친족에 대한 민간의 이해에서는 혈연관계가 "같은 피를 나누었다"고 이해됨에도 불구하고, 사람들은 서로 친족 관계를 가지고 있고 혈액형도 완전히 다르다.

이 경우 모든 사람이 도표상의 다른 두 명 이상과 "피"로 연결되어 있지만, 그들 중 어떤 사람도 동일한 혈액형을 공유하지 않는다. 데비의 어머니는 모든 사람에게 안전하게 헌혈을 할 수 있었지만, 데비는 어머니에게 안전하게 헌혈을 할 수 없다. 대신 데비는 '피로 연결된' 친척(어머니)이 아닌 의붓아버지를 위해 안전하게 헌혈을 할 수 있다.

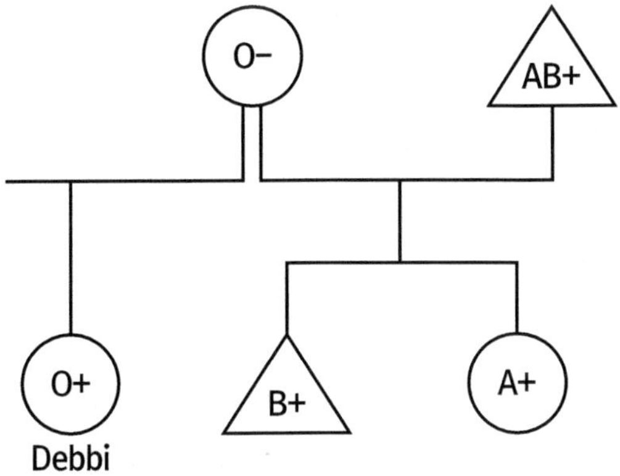

그림 8-2. 데비(Debbi)의 출신 가문에 있는 혈액형

동시에, 서로 전혀 관련이 없는 사람이 같은 혈액형이 될 수도 있다. [그림 8-3]은 데비, 아들, 그리고 아들의 아버지를 보여준다. 데비와 아들 아버지는 서로 다른 대륙 출신이고 유전적으로 관련이 없지만, 모두 같은 혈액형을 공유하고 서로 안전하게 헌혈할 수 있다.

넬킨(Dorothy Nelkin)과 탠크레디(Laurence Tancredi)가 새로운 생식 기술(new reproductive technologies, NRTs)이라고 표기한 것이 등장하면서(Nelkin & Tancredi, 1989), 유럽-미국 문화권에서 한 명의 새로운 생명이 이 세상으로 들어와 관계

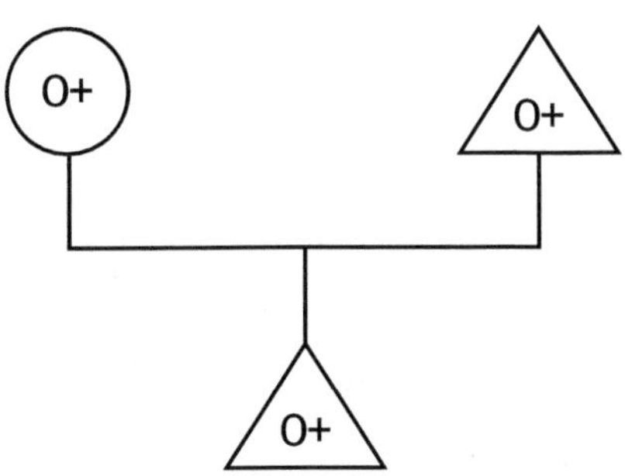

그림 8-3. 데비의 생식 가족 내의 혈액형

를 맺는 방식은 극적으로 변화했다. 이 새로운 생식 기술의 시대 전에는 입양된 아이들이 생물학적 부모와 사회적 부모를 달리할 수 있었고, '정상화된' 자녀-부모 관계는 자녀의 어머니가 아이의 유전적 · 출생적 · 사회적 어머니가 되는 것과 동시에 사회적 아버지도 유전적 아버지가 되어야 한다는 기대감이 있었다.

이제는 세계의 어떤 지역사회에서는 아이들이 자신의 부모 그룹으로 서로 다른 다섯 명의 사람을 갖는 것도 가능할 뿐만 아니라 특별히 드문 일도 아니다. 예를 들어 사회적 어머니와 아버지, 유전적 아버지와 어머니, 그리고 임신을 통해 출산해 준 어머니가 있을 수 있다. 이전에는 생물학적 어머니의 역할은 나뉠 수 있는 것이 아니었다. 새로운 생식 기술은 유전적 어머니와 아이를 임신한 여성이 동일인이 아닐 가능성을 제공한다. 유전적 모성과, 임신과 출생의 모성은 더 이상 분리할 수 없는 것이 아니다 ([그림 8-4] 참조).

부모됨의 역할이 이처럼 빠르게 분화하는 현상은 젠더 범주에 대한 논쟁이 점점 더 치열해지고 있는 시기에 생겨나고 있다. 남성과 여성, 단 두 개의 성별이 있고 모든 개인은 둘 중 하나이거나 둘 중 하나일 뿐인 이분법적 성별 구성은 점점 더 유동적인 성별 구성에 의해 도전받고 있다. 인류학에는 "제3의 성" 범주(Herdt, 1996)에 대한 오랜 학문적 전통이 있지만, 최근 몇 년 동안에는 훨씬 더 대중적 차원에서도 이분법적 성별 범주가 논쟁의 대상이 되었다. 유동적인 성 범주들은 생물학적 결정론에 도

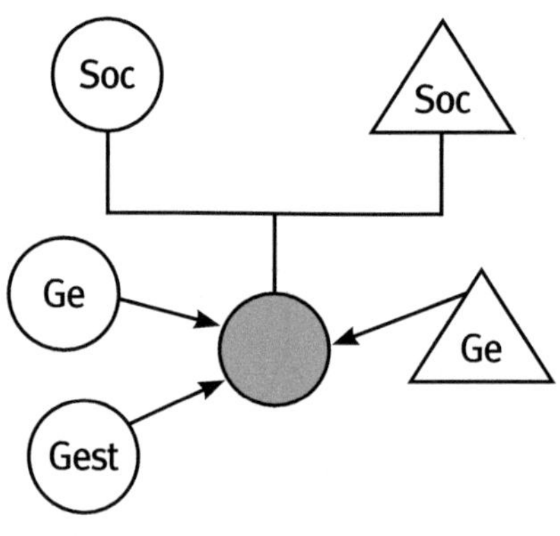

그림 8-4. 사회(Soc), 유전(Ge) 및 출생과 임신(Gest)에 의한 친족 관계

전하고 있는 반면, 호르몬과 수술 기술은 이전에는 바꿀 수 없는 것으로 여겨졌던 인격의 한 측면을 바꿀 수 있는 가능성을 만들어내고 있다. 많은 트랜스젠더에게 이는 자신 내부의 젠더화된 자아에 대한 감각과 일치하는 신체를 가지고 살 수 있게 해 준다(Herdt, 2010; Valentine, 2007).

20세기 말에만 하더라도 세계에서 동성 커플이 사회적으로나 법적으로 부모로 인정받을 수 있는 나라는 거의 없었다. 20년도 채 되지 않아 혼인 평등권 운동은 많은 나라에서 동성 커플, 즉 성별이 유동적인 관계에 있는 사람도 자녀 및 서로와 법적 인정을 받는 친족 관계를 맺을 수 있게 되었다. 동성 부모를 둔 인류학 교과서의 친족 도표는 30, 40년 전에는 말이 되지 않았을 것이다. 이제는 가족이 개념화되는 방식의 기술적 · 사회적 변화로 인해 많은 사람에게 그러한 친족 도표도 완전히 이치에 맞는다고 받아들여 진다([그림 8-5] 참조).

생식 기술과 관련된 사례는 사회와 기술이 얼마나 얽혀 있는지를 보여준다. 캐롤 들라니(Carol Delaney)는 모든 문화에서 창조와 생식에 대한 믿음은 불가분의 관계를 맺고 있다고 말한다(1991). 지구상의 생명체가 어떻게 생겨났는가에 대한 믿음은 어떻게 새로운 생명체가 생겨났는가에 대한 믿음의 논리와 일치한다. 새로운 생식 기술을 채택한다는 것은 창조에 대한 새로운 개념을 세계로 가져오고, 그들이 서로 간의 관계와 환경에 영향을 미치는 공동체의 이해를 변화시킨다.

생식 기술은 모성 기회의 불평등이 심화 되는 새로운 방식이기도 하다. 여성은 오랫동안 계급, 피부색, 그리고/혹은 에스니시티를 포함한 지위로 인해 억압받아 왔고,

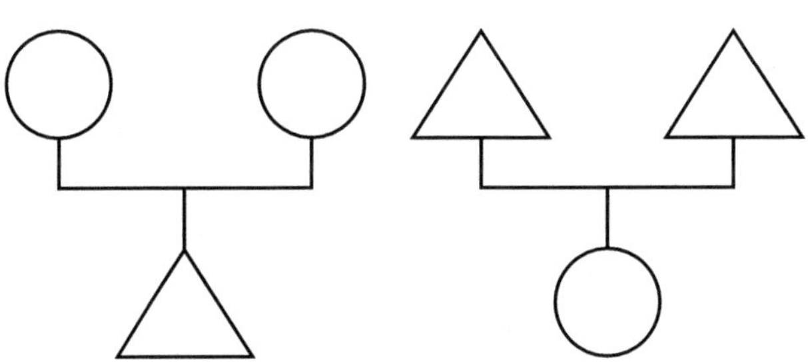

그림 8-5. 동성 부모가 있는 친족 도표

좀 더 부유한 가족의 일원인 아이를 위해 모성 기능을 수행할 수 있도록 어떤 이들은 어머니로서의 관계를 일부 혹은 전부 포기하도록 강요받은 오랜 역사가 있다. 새로운 생식 기술의 출현과 함께, 더 가난한 여성이 더 부유한 가정의 아이 생산을 위해 난자나 신체를 파는 새로운 불평등이 일어났다(Lock & Nguyen, 2010; Pande, 2011; Panitch, 2013; Whittaker, 2014). 생명자본의 교환에 관한 한 예에서는, 대리모 관계를 명시하기 위해 지역의 믿음, 경제, 그리고 법이 결합한다. 미국 법은 대리모에게 돈을 지급하는 것을 금지하지 않는다. 또 미국의 많은 가난한 여성이 돈을 받고 부유한 가정의 대리모가 되거나, 때로는 자신의 난자를 제공하거나 사회적 어머니 그리고/혹은 아버지의 수정란을 이식받기도 한다. 대리모 관계를 통해 태어난 유명 연예인 자녀의 알려진 예로는 마이클 잭슨, 니콜 키드먼, 키스 어번의 자녀가 있다. 돈을 지급하는 대리모를 금지하는 법이 시행되고 있는 호주에서는 태국, 인도, 기타 빈곤한 지역의 유색 여성을 대리모로 구매하여 이용하는 가족의 '무역로'가 만들어져 있다. 유럽에서는 빈곤한 동유럽 여성이 부유한 서유럽 가정의 대리모로 활동한다. 대개의 경우 돈을 받은 대리모의 경우 임신은 성관계로 시작되는 것이 아니라 시험관에서 시작된다. 자궁에 수정란이 착상될 때까지는 검경(speculum), 스포이트, 배아가 대리모의 자궁에 이식될 준비가 될 때까지 얼려서 생존할 수 있도록 하는 드라이아이스 저장소 등의 기구가 이용된다.

분리가능한 신체

대리모가 인간 전체의 상품화를 포함한다면, 세계화, 부의 불평등, 생명공학의 교차는 장기 기증, 매매, 또는 절도를 통해 장기이식을 가능하게 하는 형태로 신체 기관 내의 각 부위를 새로운 "산업"으로 창출해냈다. 여러 에스노그라피 연구들이 장기이식을 통해 형성된 관계의 의미에 초점을 맞추었던 것과 달리(Kisch et al., 2018), 인류학자인 낸시 쉐퍼-휴즈(Nancy Scheper-Hughes, 2000)는 장기이식 분야에서 나타나는 전 세계적인 밀거래를 대중에게 알리는 데 핵심 역할을 했다. 장기이식은 의료인류학의 다학제적 성격이 가장 잘 드러나는 분야 중 하나이다. 인류학자에게 이 작업은 장기이식의 오용이 밝혀졌을 때 책임을 지는 힘을 수반한다. 많은 임상의-인류학자에게 에스노그라피의 강점은 의료 시스템의 효과에 도전하는 것이기보다 그것을 향상시킬 수 있는 통찰력을 제공하는 데 있다.

이러한 모든 영역에 스며드는 것은 육체(의 일부)를 주고받는 것을 둘러싼 태도, 규범, 그리고 가치에 대한 문화 내부 및 문화 간의 거대한 차이다. 인류학자인 마르셀 모스(Marcel Mauss)가 「증여론(The Gift)」(1925)에서 정의한 호혜성이라는 개념을 채택한 영국 사회학자 로이드 티트머스(Lloyd Titmuss)의 유명한 저서 「증여의 관계: 인간의 피에서 사회 정책까지(The Gift Relationship: From Human Blood to Social Policy)」(1970)는 뉴욕타임즈의 '올해의 책' 10권 중 하나로 선정된 바 있다. 이 책은 영국의 헌혈 제도가 경제적 보상 없이 헌혈하고, 기증자가 수증자에게 주는 일종의 선물로 여겨진다는 점을 보여준다. 이에 비해 미국의 헌혈 시스템은 기증자가 피를 팔고, 수혈을 받는 사람은 이를 구매하는 상품으로 틀 지워진다. 법률학자인 카라 스완슨(Kara Swanson)의 저서 「신체 은행: 현대 미국의 혈액, 모유, 정자 시장(Banking on the Body: The Market in Blood, Milk, and Sperm in Modern America)」(2014)은 롱(Long, 2016: 7)이 체액이라 부른 것들이 영양과 생식을 위해 상품화되는 과정을 탐구한다. 의료인류학자는 신체의 상품화에 대한 담론에 상당히 기여했다(Scheper-Hughes & Wacquant, 2002). 신체의 전 세계적 교환에서 일부는 이윤을 창출하나 대부분은 그렇지 않은 복잡한 호혜성을 이해하기 위한 인류학적 연구의 필요성을 제안한다

유전 공학과 진단 기술의 기하급수적인 성장과 함께 인간 존재는 점점 더 작은 단위로 나누어지고(Ott, 2018), 전 세계적으로 순환된다. 이러한 작은 단위는 생명자본의 교환 과정에 참여할 수 있는 시장에 출시될 수 있는 상품으로 변형된다. 1970년대와 1980년대 새로운 인류를 창조하는 데 초점을 맞춘 생식기술이 등장했다면, 1990년대에는 신체의 각 부분이 기술을 통해 세계 시장으로 진입할 수 있도록 개발되었으며, 훨씬 최근의 경향은 "현재 및 미래의 연구를 목적으로 저장된 생물학적 샘플과 관련 데이터의 구조화된 집합체"인 바이오뱅크의 글로벌 네트워크가 출현했다는 것이다(Parodi, 2015). 첨단 기술, 글로벌 네트워크, 바이오뱅킹 산업 및 이와 관련된 새롭게 부상하는 빅데이터 분석의 활용 등에 대한 민족지학적 관심은 샘플 수집의 표준

화, 샘플링의 이질성, 기밀 유지와 동의를 둘러싼 윤리적 고려에 대한 도전에 주목해 왔으며(Mason et al., 2016), 비록 신체로부터 떨어져 나온 인체 조직이라 하더라도 그것은 "개인적이고 문화적인 정체성을 유지"하고 있음을 보여주었다(Dive et al., 2017: 301).

빅데이터 분석 분야의 최근 발전이 시사하는 바는 아직 많이 밝혀지지 않았지만, 의료인류학자들은 인구 집단 모니터링에 빅데이터 분석이 쓰이는 것이 갖는 의미에 관심을 기울이고 있다. 인류학자들은 진단 테스트와 모니터링 사이에는 중요한 차이가 있다는 점을 논평했는데, 이는 임상 관련 논문에서는 거의 나타나지 않는다. 진단 검사는 질병의 징후를 보이는 사람에게 이루어지는 반면, 모니터링은 질병의 위험 범주에 속하는 것으로 간주되는 건강하거나 최소한 무증상인 사람들에게까지 이루어진다. 이미 존재하는 증상들을 진단하기 위해 사람을 테스트하는 것에서 무증상 그룹에 속한 사람을 모니터링하는 것으로 이동하는 경향은 생의학이 지배하는 건강 관리에서 점점 더 흔한 일이 되었다(Kaufert, 2000). 특정 진단 비용이 감소하거나, 통계 자료가 더 유용해지거나, 제약회사들이 진단 테스트를 통한 매출 증가를 추구할 때, 더 많은 사람들에게 검진을 권고하는 것이 흔해졌다. 누가 진단을 받아야 하는가에는 의학적인 요인 이외에도 많은 것들이 권고의 근거를 형성한다. 경제 · 정치적 요인 또한 중요한 역할을 한다(Sandall et al., 2004). 넬킨과 탠크레디(Nelkin & Tancredi, 1989: 10)가 지적한 바와 같이, 서구의 생의학적 환원주의와 단순하고 수치적으로 구성된 데이터에 대한 믿음이 "이와 같은 진단 테스트에 내재된 불확실성을 모호하게 만들었으며, 진단 테스트는 중립적이고, 필수적이며, 긍정적인 것으로 널리 받아들여진다." 넬킨과 탠크레디는 "'정상'과 '건강'의 경계는 종종 모호하다. … 해석의 여지가 많을 때, 과학의 중립성이라는 외피를 두른 진단 테스트로 쉽게 조작할 수 있다"(1989: 19)고 말하면서, 인구 집단의 모니터링을 위한 진단 테스트의 활용은 "치료, 예방, 혹은 격리를 통한 사회적 또는 의학적 개입과 연결되어 있다"고 경고했다(1998: 23-24).

실험실을 현장에 들여오기: 인류학과 신경과학

생명공학의 발전은 인지 및 인간 본성에 대한 연구가 수행되는 방식에 중요한 영향을 미친다. 신경과학과 임상심리학 분야의 새로운 생명공학을 통해 인지과학자는 기존에 인류학자들이 중점적으로 다루었던 문제를 다룰 수 있게 되었다. 또한, 이 분야의 최신 발전으로 오랜 학문 간 경계가 허물어지기 시작했고 인류학은 다른 과학이나 의학적 전통과 더 가깝게 접촉할 수 있게 되었다. 의료인류학은 생의학 분야와 인류학 분야와 밀접한 관계를 지니고 있으며, 신경인지학과 인류학 사이의 연결고리가 된다.

인류학과 인지과학은 하나의 공통 주제, 즉 인간다움 혹은 인간성을 공유하지만, 역사적으로 전혀 다른 방식으로 이 주제에 접근해 왔다. 인지과학자는 인간 인지의 내적 동학에 큰 관심을 가지고 있으며 개별 인간 주체가 연구의 초점이다. 신경학과 정신의학은 주로 뇌의 메커니즘과 관련된 생물학적 시스템에 관한 것이다. 심리학에서는 피험자의 해석 스키마와 인지 프레임워크가 연구의 초점이다. 인류학은 이러한 문제들에 관심을 가지지만, 주로 환경과 사회 및 문화적 구조의 형성 효과에 초점을 맞추고 있다. 이러한 초점의 차이는 이들 학문 영역의 분리에 핵심이 되어 왔다. 이는 또한 각 학문의 방법론을 뒷받침한다.

신경과학, 정신의학, 심리학은 전통적으로 임상 환경 내에서 연구를 수행해 왔다. 이들 분야에서 환자와 연구 대상은 과학자에게 오기를 기대 받으며, 과학자는 뇌 기능과 병리학의 원리를 추론하기 위해 고립과 통제된 관찰이라는 실험실 조건에서의 이상을 환자와 연구대상에게 적용했다. 실험실처럼, 임상을 위한 클리닉은 정신을 연구하는 데 필요한 다양한 설비로 가득 차 있다. 임상 환경은 무균 상태이며 쉽게 조작할 수 있어 임상의가 환자/연구 대상자에게 노출되는 자극을 조절할 수 있다. 영상 기계와 기타 의료 진단 장비는 부피가 클 수 있고, 복잡하기 때문에 작동하려면 전문 지식이 필요하다. 생명공학은 종종 각 단계별로 데이터를 수집 분석 및 해석할 수 있는 기술 인프라로 연결되며, 추가 장비와 특수 조건이 필요한 경우가 많다. 이러한 이유로, 클리닉은 인지 과학이 운영될 수 있는 논리적이고 편리한 장소를 만든다. 반면에

인류학자는 연구 대상이 일상적으로 살아가는 곳에서 주로 작업을 한다.

이러한 상황은 인지과학자와 인류학자가 서로 다른 인간 표본으로 작업한다는 것을 의미한다. 이런 추세가 예외 없는 것은 아니라는 점에 유의해야 한다. 예를 들어, 사회심리학자는 다양한 지역에서 연구 대상을 취하고, 체질인류학자는 주로 실험실 환경에서 일한다. 그러나 제한된 샘플링과 실험실 중심의 연구에 치우친 경향은 인지과학에서 잘 알려져 있다. 심리학자 조셉 헨리치(Joseph Henrich), 스티븐 하이네(Steven J. Heine), 그리고 아라 노렌자얀(Ara Norenzayan)(2010)은 행동 과학에서 나타나는 이러한 표본추출 경향의 위험을 지적하기 위해 인류학이나 기타 과학에 기대었는데, 그들은 심리학, 경제학, 인지과학과 같은 분야에서 가장 흔히 연구 대상이 되는 사람들이 사실은 인간이라는 스펙트럼에서 매우 예외적인 사람들이었음을 제시한다. 이 사람들, 즉 그들의 행동이나 신경학이 인류를 대표한다고 여겨지는 이들은, "특이한(weird: western, educated, industrialized, rich, and democratic 서구의, 교육받고, 산업화된, 부유한 민주주의자라는 뜻의 영어 단어 앞글자를 딴 약어이자 특수하다는 의미를 담고 있다)" 사람이었던 것이다.

> 서구의, 교육받고, 산업화된, 부유한, 민주주의자(Western, Educated, Industrialized, Rich, and Democratic, WEIRD). 특히, 그것은 서구에 관한 것이며, 더 구체적으로는 미국 대학생이었다. 이들은 심리학, 인지과학, 경제학의 실험 분야 그리고 그와 연결된 현장에서 엄청난 데이터베이스의 대부분을 형성하고 있다. … 우리 데이터베이스의 대부분을 차지하는 오늘날 서구 대학생에게서 얻어진 표본은 인류의 표본이라 하기에는 너무나 예외적이고 제한된 것일 뿐만 아니라, 이는 종종 다른 세계의 표본과 비교해서 두드러진 예외적 표본이다(2010: 61, 82).

이 논문은 인지과학자가 연구 대상을 다변화할 필요가 있고 인류학자가 다양한 분야의 실험 연구에 더 많이 관여할 필요가 있다는 저자들의 제안과 함께 분과 학문 간 교차의 장을 마련했다(Henrich et al., 2010: 29). 그러나 최선의 노력에도 불구하고 생명공학의 실질적인 제약으로 인해 자연환경 내에서 활동하는 뇌를 보는 것은 어렵다. 임상 조건 속에 고립시키고 상대적으로 비이동성을 유지하는 것은 뇌신경 영상화의 주요 요건이었다. 기계의 크기와 자극을 통제하려는 욕구는 신경과학과 의료인류학 사이의 방법론 및 분과학문 간의 격차를 만들어냈다.

그러나 기술은 변화하고 있다. 기계가 점점 정교해지고 우리의 일상생활에 통합되면서 기술 변화의 속도는 점점 더 빨라지고 있다. 생명공학도 예외가 아니다. 두뇌를 스캔하는 기술은 점점 더 압축적이고 탄력적이 되었다. 무선 통신은 연구 대상이 연구실을 떠나면서 바로 관련 데이터를 전송할 수 있도록 했다. 휴대용 뇌파검사(electroencephalography, EEG) 시스템을 이용한 실험으로, 사람들은 스마트폰으로 자신들의 뇌파 기능을 실시간으로 모니터링할 수 있게 됐다. 이 과정에서 피실험자는 유행에 맞지 않는 수영모 같은 것을 착용해야 했지만, 이제 장치는 가볍고 비교적 눈에 띄지 않게 되었다. 이렇게 되면 피실험자는 두뇌 스캔을 하면서도 일상 활동에 참여할 수 있다(Stopczynski et al., 2014). 그보다 정교한 양전자 방출 단층촬영(PET)도 시험 단계에 있다(Bauer et al., 2016; Melroy et al., 2017).

이와 같은 휴대용 생명공학의 초기 응용은 새로운 데이터를 전달했고 이전의 두뇌 스캔 결과에 대한 도전적인 질문을 제기해 왔다. 예를 들어, 캐나다 앨버타 거리를 자전거로 달리는 사람의 뇌파 정보를 기록할 수 있게 되면서, 연구자는 "(뇌파에서의) 노이즈(noise)"가 일상생활의 일부라는 것을 알 수 있게 되었다. 즉, 분산된 주의는 복잡한 일상 활동의 일부분이며, 현실에서 인간의 반응이라는 것은 실험실에서 수행되는 반응과 다른 종류의 뇌 기능을 필요로 한다(Scanlon et al., 2017).

이와 같은 기술적 발전은 의료인류학자와 인지과학자에게 응용의 범위를 널리 열어준다. 인류학자는 실시간으로 뇌 기능을 관찰하는 역량을 사람들이 일상생활 속에서 흥분, 이완, 주의, 스트레스를 겪는 것을 실시간 측정과 관찰 데이터를 상호 참조함으로써 참가자의 머릿속을 관찰하는 데 활용했다(Yasui, 2009). 진화인류학자는 현대 인간의 뇌 기능을 관찰해 석기를 제작하는 고대인의 뇌 구조를 이론화했다(Putt et al., 2017). 이러한 종류의 연구는 의학, 체질 및 진화 인류학이 이전에 인지과학자들에 의해 점유되었던 학문적 영역에 뛰어들게 한다. 동시에, 인지과학은 점점 더 휴대할 수 있는 기술의 개발을 통해 실험실 밖에서 실험을 하는 데 도움을 받고 있다.

분자생명공학: 초소형 입자, 초대형 인프라

지난 수십 년 동안, 기술과 과학의 발전으로 인간은 삶의 가장 근본적인 요소를 조작할 수 있는 능력을 가지게 되었다. 인간은 이제 세포와 분자 수준에서 유기체의 기능을 변화시킬 수 있으며, 이를 통해 질병을 치료하고 새로운 화합물과 심지어 생명체를 만들 수 있다. 분자생명공학은 깨끗한 실험실, 복잡한 기계, 첨단 치료제, 대형 제약 브랜드, 그리고 연구실 외투를 입는 과학자의 이미지를 환기시킨다. 이는 대중의 상상력을 포착하는 생명공학의 한 유형이다. 분자생명공학은 현재 우리 인류의 과학 능력과 성취의 수준을 나타낸다. 이 생명공학은 약물, 유전자와 세포치료, 호르몬, 백신이 우리가 세포, 박테리아, DNA의 행동을 바꾸고 그 기능을 지시할 수 있게 해준다.

이러한 제품을 제조하는 대형 생화학 및 제약사를 둘러싼 신화가 있다. 그 신화는 두 가지 일반적인 추측에 근거한다. 첫 번째 추정은 과학 연구가 과학의 진보라는 객관적 신조에 의해 추동된다는 것이다. 이러한 관점에서, 발견은 통합적인 진보의 아이디어를 위해 일하는 연구자에 의해 공유되고 구축된다. 두 번째 추정은 생의학 공학에서의 연구 방향은 필요 계층, 즉 건강을 개선하고 질병을 치료하려는 욕구에 기초하고 있다는 것이다. 이러한 가정은 인본주의자들의 계몽적 가치의 전형이며, 과학 윤리와 히포크라테스 선서에 내재되어 있는 것으로 추정된다. 이러한 가정은 생명공학을 활용하는 이들과 제조업체가 대중의 시선에는 신뢰를, 환자에게는 희망을 심어주는 데 효과가 있다. 인류학자 메리-조 델베키오 굿(Mary-Jo DelVecchio Good, 2001)이 말하는 '의학적 상상(medical imaginary)'과 '생명공학적 포용(biotechnical embrace)'이다. 이 의학적 상상은 생명공학회사와 의료 기관에서 적극적으로 홍보하고 있다([그림 8-6] 참조).

"삶의 필수 구성 요소"인 DNA를 가지고 작업하는 것은 자원 집약적이고 노동 집약적인 과정이다. 실험실은 생물학적 파편을 분리하는 기능을 하며, 이와 같은 분리로부터 생명을 구하는 약품, 치료법, 객관적인 지식을 생산하고 이익을 주장하게 된다. 이러한 기술은 종종 객관적인 과학적 과정을 통해 만들어지는 것으로 여겨진다. 그것을 만드는 사람은 상당한 자원을 필요로 하고 엄청난 권력을 휘두른다. 의료인

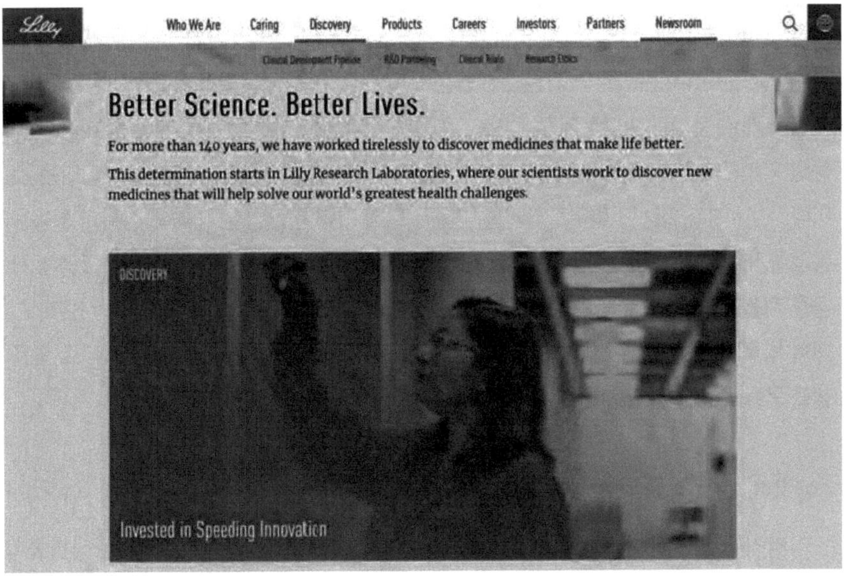
Who We Are
Caring
Discovery
Products
Careers
Investors
Partners
Newsroom
Better Science. Better Lives.
For more than 140 years, we have worked tirelessly to discover medicines that make life better.
This determination starts in Lilly Research Laboratories, where our scientists work to discover new medicines that will help solve our world's greatest health challenges.
DISCOVERY
Invested in Speeding Innovation

그림 8-6. 생화학 및 의약품 신화를 홍보하는 생명공학 광고

류학자는 생명공학 상품을 그 자체의 신화, 행위자성, 사회적 맥락, 문화를 가진 연합체로서 인간과 서로 얽힌, 하나의 행위자로 본다. 생명공학 상품은 너무나 복잡하기 때문에 생명공학 분야와 이를 생산하는 이들은 거대한 인프라에 속하며, 결코 경제적 · 문화적 압력의 외부에 있지 않다(Fukushima, 2016). 객관적이라거나 주관성의 영향에서 벗어나 있기는커녕 생명공학은 과학과 자본주의 문화의 산물이다.

분자생명공학의 발전은 약속과 아이디어에 달려 있다. 상품 제작과 이윤추구에 참여하는 사람에게 이는 우리의 분자 구성이라는 생명자본에 대한 직접적인 투자이다. 신약이나 치료법 개발은 아이디어에 대한 투자와 오늘날 자본주의 환경에서 이익 회수의 약속에 좌우된다. 이는 연구 개발의 값비싼 과정에 투자하고자 하는 사람들에게 상당한 위험을 초래하고 이러한 위험은 생명공학 생산의 인프라와 문화에 작용한다. 생명공학 개발자들은 새로운 치료제나 약물의 생산과 마케팅의 모든 단계에서 파트너십을 맺고, 각 제품의 개발을 촉진하기 위한 네트워크와 연결을 만든다. 찰스 매더(Charles Mather, 2005: 1324)는 이 개발 과정을 "약물의 파이프라인(drug pipeline)"이라고 표현했다.

약물의 파이프라인은 매끄럽지 않다. 단계별 이동은 과학, 의학, 산업, 정부를 포함한 다른 영역 또는 하위 문화권의 기관과 개인을 포함한다. 이는 약물의 파이프라인을 다른 제품이나 개발 자산과는 다르게 만든다. … 제약회사가 직면하고 있는 딜레마 중 하나는 약물의 파이프라인을 더욱 예측 가능하게 만들어 제품 개발과 시장 점유율을 보장하는 것이다. 보다 예측 가능한 파이프라인을 만들기 위해 기업은 산업 영역 밖의 상황과 활동을 통제하기를 열망한다. 산업계는 대학 내의 의사와 의사 겸 과학자의 연구 프로그램에 자금을 지원하고, 병원과 의과대학에서 학회, 정기모임, 저널 클럽을 재정적으로 지원하고, 대학 밖의 의사를 위한 지속적인 의료 교육 행사(CME)를 운영하고, 의사에게 무료 약품 샘플 등을 포함한 다양한 선물을 줌으로써 이 파이프라인을 통제하고자 한다.

이러한 관점은 기존의 생명공학과 의약품 생산이 객관적이고 임상적인 의학이라는 이미지에 도전한다(Singer & Allen, 2017). 이러한 관점을 통해 우리는 생명공학을 필요와 진보에 의해 추동되는 순수한 과학적 합리성의 수동적 산물이 아니라 복잡한 구조와 얽혀 있는 복합적 행위자로 바라볼 수 있다. 매더(Mather, 2006)는 생명공학 제품을 서로 다른 발달 단계에 노출되면서 성장하고, 복잡성을 키우며, 심지어 통과 의례까지 경험하는 '실체(entities)'로 묘사한다.

HIV/AIDS 퇴치를 위한 레트로바이러스 의약품 개발은 지역, 국가 및 국제 공중보건 정책과 실행, 지역, 국가 및 국제 활동가 및 운동단체, 글로벌 산업이 된 제약 산업과 국제 특허법 사이의 복잡한 교차점에 대한 많은 사례 연구를 제공한다. 많은 레트로바이러스 의약품들은 초기 단계에서 빈곤한 지역사회에서 임상 실험을 하지만, 일단 미국 식품의약국(FDA)에 의해 사용 등록을 받고 나면, 대부분의 개발도상국의 환자들은 엄두도 내기 힘든 가격이 되어 버린다. 부유한 국가가 추진한 1995년 무역 관련 지적재산권에 관한 협정(Agreement on Trade-Related Aspects of Intellectual Property Rights)은 제약 특허를 포함한 국제 저작권 보호를 위한 최소한의 기준을 의무화했다. 일부 예외가 있었지만, (앞서 언급한 바와 같이 제약 파이프라인 개발 비용에 근거하여 논의되는) 특허권 보호로 개발도상국의 많은 환자가 에이즈 약을 구하기 어렵게 되었다. 2001년 도하 협정은 이를 개선하기 위해 HIV 약품 공급이 경제적으로 가능하도록 개발도상국이 복제약을 생산할 수 있는 광범위한 예외규정을 만들었다. 물론 효과는 균등하지는 않았다(Wise, 2006). 남아프리카에서는 HIV를 둘러싼 오명 때문에, 수년 동안 레트로바이러스 감염에 효과적으로 접근하기가 어려웠다(Fassin, 2007b). 브라질에서는 비엘(Biehl, 2007a: 1183)이 "공중보건의 의약품 중심 모델"이라고 부르는 것의 결과로 성공적인 레트로바이러스 캠페인이 행해졌다. 이는 "브라질 에이즈 정책의 지속가능성을 세계 의약품 시장에 비추어 끊임없이 재협상해야 한다"는 것이다. 반면 히켈(Hickel, 2012: 513)은 "스와질랜드에서 높은 HIV 양성률이 지속되는 것은 생의학보다는 신자유주의 정책의 문제"라고 보았다. 글로벌 제약 산업이 갈수록 복잡해지면서 의료인류학자들이 와이트(Whyte et al., 2002)가 말하는 "의약품의 사회적 삶(social life of medicines)"(Hardon & Sanabria, 2017)에 계속 관심을 기울여야 할 필요성이 커지고 있다.

성장호르몬(hGH) 이야기 – 성장호르몬을 성장시키기

인간성장호르몬(human growth hormone, hGH)은 어린 시절 뇌하수체에서 자연적으로 분비되어 성장을 자극하는 호르몬이다. 자연적으로 이 호르몬을 생산할 수 없는 사람은 뇌하수체 왜소증 등 다양한 징후를 겪게 되며, 의학적 치료를 받는 그룹이다. 1985년 이전에는 이 증상을 시체에서 추출한 성장호르몬으로 치료했다. 이러한 치료는 상당한 건강 위험을 수반하고, 추출된 성장호르몬의 공급도 의료 수요를 충족하기에 충분하지 않았다(Conrad & Potter, 2004). 바이오기업 제네텍(Genetech)은 니즈를 파악한 뒤 제약회사 일라이 릴리(Eli Lilly), 노보 노르디스크(Novo Nordisk) 등과 제휴해 재조합 DNA 공정을 통해 만들어진 합성 인간성장호르몬을 위한 약물의 파이프라인을 만들었다.

1985년 미국 식품의약국은 사체에서 추출한 인간성장호르몬의 사용을 금지했다. 제네텍은 합성 인간성장호르몬을 때마침 시장에 내놓아 그 빈자리를 메웠다. 이 합성 인간성장호르몬은 제한 없이 제조될 수 있었고 의학적 필요를 충족시켰다. 그러나 이 약물의 파이프라인의 인프라는 넓어서, 투자 수익을 추구하는 다수의 이해관계자가 있었다. 하지만 대상 환자 그룹이 그것을 충족시키기에는 어려웠다. 매더(Mather, 2006)는 과도한 인프라 모멘텀으로 인해 의학적 필요 이상으로 나아가는 생의학 실체의 한 예로 인간성장호르몬을 제시한다. 투자자들은 인간성장호르몬의 적용 범위를 규정된 용도 이상으로 확대하고자 하였다.

인류학자 앨런 굿맨(Alan Goodman, 2013)은 키를 경제적 · 유전적 상황의 조건으로 설명한다. 영양과 유전자는 모두 사람의 키가 얼마나 자라는지에 영향을 미치고, 어떤 사람들에게는 큰 키가 사회적으로 유복했던 어린 시절이나 "올바른 양육"의 지표가 될 수 있다. 반대로, 키가 작다는 것은 부적절함이나 낙인과 연관되어 왔다. 굿맨은 합성 인간성장호르몬이 이제 이러한 잠재적 "부적절함"을 바로잡기 위해 사용될 수 있다는 점에 주목한다. 인간성장호르몬은 자연생물학적 과정의 보조제로서 재조합 DNA 치료법이며, 결과적으로 이전에는 생명공학적인 개입의 대상이 아니었던 인구 집단에 적용되었다. 굿맨(Goodman, 2013: 365)은 생명공학과 의학 분야의 논문을 빌려 "인간성장호르몬 투여는 개별 유전학이나 집단의 유전자 풀의 상징이었던 작은 키를 의학적으로 치료할 수 있는 질병으로 전환시켰다"고 지적했다. 수요에 기반한 개입이라는 생의학적 상상과는 달리, 인간성장호르몬 파이프라인 인프라의 필요조건에 관한 경제 · 사회적 압력으로 새로운 생의학적 수요가 창출되는 것이다.

의료사회학자 피터 콘래드와 데보라 포터(Peter Conrad & Deborah Potter, 2004)는 여기에서 더 나아가게 된 상황을 묘사한다. 인간성장호르몬 산업은 시장을 더욱 확장하기 위해 의료 병리학 분야 밖에서 인간 개조를 위한 응용을 모색했다. 콘래드와 포터는 성장호르몬 결핍 치료 외에도 항노화 치료, 미용 목적, 운동 경기력 향상 등에 인간성장호르몬이 사용되고 있음을 기록한다. 이러한 생명공학적 개입의 남용에 대한 연방 정부의 오랜 조사 결과, 제네텍이 자사 제품을 홍보하기 위해 연구원, 의료 기관 및 전문가들과 적극적으로 관계를 형성한 것으로 밝혀졌다. 1999년 제네텍은 FBI와 FDA로부터 제기된 벌금으로 5천만 달러를 지불했다. FDA는 "제네텍이 FDA 승인을 받지 않은 의학적 조건의 치료에 사용하기 위해 프로트로핀(합성 인간성장호르몬의 일종)을 판매하기 시작했다"고 혐의를 제기했다(Peter Conrad & Deborah Potter, 2004: 191).

PCR의 문화

앞의 사례 연구는 생의학 이미지에 대한 우리의 생각을 무너뜨리고, 생명공학 인프라 구조와 이윤 추구를 위해 끊임없이 확장하는 기업식 약탈이 인간의 의료적 필요를 넘어 생명공학의 발전을 추동한다는 것을 보여준다. 생의학 전파에 대한 압력은 생명공학 인프라가 만들어낸 결과지만, 그것은 연구소와 연구 분야에서 발전의 문화(culture of development)도 형성한다. 의료인류학자는 과학자와 함께 일하거나, 생명공학 회사 내에서 이 문화에 대해 더 복잡하고 전체적인 그림을 그린다.

폴 라비노(Paul Rabinow, 1996)는 PCR (polymerase chain reactions, 중합효소연쇄반응) 기법의 개발에 관한 연구에서 하나의 초기 사례 연구를 제공한다. 이 기술의 개발은 생명공학 인프라와 그 절차의 인간·문화적 측면을 보여준다. 라비노는 1970년대와 1980년대 미국에서 과학적 발견을 특허 가능한 제품으로 바꾸기 위해 특별히 고안된 일련의 입법 및 사법적 변화에 대한 설명으로 시작한다. 그때에도 그리고 지금도 생명공학은 고위험 고수익 산업이다. 신기술은 막대한 금융 이익을 제공하지만, 이러한 기술을 개발하는 데에는 시간과 비용이 들기 때문에 상당히 위험한 투자이다. 직접적인 정부 자금의 투입은 거의 없고, 민간 및 비영리 분야의 연구자들은 펀딩을 위해 비즈니스 업계와 협력관계를 맺는다. 그 대가로 연구자는 수익을 약속한다. 이로 인해 투자자의 상업적 수요, 시간, 실행가능성에 기초하여 프로젝트를 선택해야 하는 압력이 생겨난다. 예를 들어, 라비노(Rabinow, 1996: 51)는 민간의 생명공학 개발자가 완전히 새로운 기술을 개발하기보다는 기존의 상품에서 약간 차이가 나는 새로운 특허를 생산하기 위한 계약을 체결할 가능성이 높다고 언급한다. 마찬가지로, 진단 기술은 복잡한 치료법보다 덜 위험하다고 여겨졌다.

PCR은 미국 세터스 회사(Cetus Corporation)의 연구를 통해 진단 도구로 개발되었다. PCR은 용액 안에 있는 DNA나 RNA의 사슬 안에서 미리 정해진 염기서열을 검출하고 복제하는 방법이다. 만약 특정 유전적 염기서열이 DNA 가닥 안에 존재한다면 이는 복제될 수 있다(이를 '증폭'이라고 한다). 만약 그 염기서열이 존재하지 않는다면 어떠한 증폭도 일어나지 않을 것이다. 이는 유전 질환이나 조건과 관련된 염기서열의 발견, 유전인자 검증, 법의학적 비교 혹은 시험 가능한 유전 물질을 풍부하게 생산하는 빠른 방법으로 사용될 수 있다.

이는 응용의 폭이 매우 넓은 기술로 이후 산업과 대학의 학문 분야에서 널리 채택되었다. 분해된 DNA 조각도 PCR 방법으로 테스트할 수 있다. 이는 DNA 복제와 염기서열 분석에서 사용되어 왔고, 인간 유전자 지도 제작에 필수적인 도구였다. 의약 분야 이외에도 환경 미생물학에서 적용하여 환경 내 생물독소(biotoxine)의 출처를 검증하였다.

이렇게 풍부한 생명공학 발전에 대한 이야기는 생명공학 산업의 문화와 실천에 대한 많은 통찰력을 제공한다. 라비노는 마감에 맞추어 진행되는 긴장된 연구 분위기에 대해서도 묘사한다. 연구자와 마케팅 팀원 사이에는 정기적인 마찰이 있었고, 과학자들은 종종 마케팅 임원과의 계약을 지키기 위해 분투해야 했다. 공정개발에 관한 정보는 가치 있는 상품으로 여겨졌는데, 때문에 연구 절차를 공개하는 것은 엄격히 제한되고 경쟁 연구팀의 활동에 대한 우려가 수반되었다. 이는 진보를 목적으로 협력한다는 과학에 대한 낭만적인 이상보다는, 특허받은 유전물질의 형태로 생명자본에 대한 투자를 보호하는 한 예시가 될 수 있다. 라비노(Rabinow, 1996: 10-11)는 PCR의 이야기에서 과학을 순수하고 객관적이며 협력적이며 통일된 노력이라고 보는 낭만적 시각은 입증되지 않는다고 지적한다.

> 과학사에 조금이라도 정통한 사람이라면, … 그것을 “본질적으로 협력적인 공동의 노력”이라고 표현하기 쉽지 않다. 많은 사람이 공유하는, 현대 생물학에 대한 이러한 견해는 역사적으로나 인류학적으로 적절하지 않다.

영상 기술

의료인류학자가 면밀하게 검토하고 있는 또 다른 의료 기술 발전 분야는 신체 내부의 정보를 외부에서 볼 수 있도록 하는 의료 영상 기술의 폭발적 증가다. X-선, 초음파 기술, MRI, CT 및 PET 촬영은 건강과 질병이 이해되고 전달되는 방법을 전환시켰다(Braidotti, 1991; Burri & Dumit, 2008; Downey & Dumit, 1997; Joyce, 2005). 태아의 초음파 이미지는 산모와 태아의 관계에 큰 변화를 가져왔다. 자궁 속의 아기를 시각화할 수 있다는 것은 산모와 다른 가족 구성원이 이 아이와 결속하는 방법을 변화시킨다(Nabhan & Faris, 2010). 초음파는 "정상적인 모자 건강에 대한 강력한 표식 아래에서 새로운 독립된 태아와 의학적으로 재기입된 산모"를 생성한다(Rapp, 1997: 32). 초음파 사진은 보통 아이의 '첫 사진'이 되는데, 이는 아이가 자궁에 있는 시간을 가족의 자리 안에 포함시킬 수 있도록 확장하고, 가족과 태아 사이의 관계를 전환하게 된다.

조이스(Joyce, 2005)는 자기공명영상(MRI)촬영 스캔이 보건 전문가(의사 또는 방사선사)가 신체 부위를 이해하는 데 도움이 되는 진단 도구에서, 그 자체의 속성을 가진 행위자로서의 기계이자 자체 권한을 지닌 목소리로 옮겨갔다고 설명한다. 조이스(Joyce, 2005: 438)는 이러한 기술이 단순히 신체 내부를 '드러내는 것'이 아니라 "물리적인 몸의 차원과 문화 · 사회 · 경제적 요인이 독특하고 지역적으로 특정한 방식으로 결합한다"고 제안한다. 조이스(Joyce, 2005: 438)는 MRI 촬영 결과에 대한 해석이 어떻게 권위를 얻고 투명해지는지, 의료 영상 기술의 권위가 환자의 몸에 대한 물리적인 진단을 포함해 다른 진단 기술보다 어떻게 더 특권을 지니게 되는지 등을 보여주면서, 이들이 "건강과 질병을 만들어내는 과정에서의 해석의 중요성"을 간과할 수 있다는 점을 보여준다.

기술의 결합

이 절에서는 생명공학 기술의 조합이 낳은 의도치 않은 결과의 예를 제시한다. 이를 위해 아직 태어나지 않은 사람의 인격을 정의하는 데 생명공학이 미치는 영향과 생식 분야로 되돌아간다. 앞서 새로운 생식 기술이 가족과 친족에 대한 이해를 심대하게 변화시키는 방식에 대해 논의했다. 이 절에서는 기술이 사회적으로 용인되고 바람직하다고 여겨지는 인격의 범주를 둘러싼 담론과 어떻게 얽혀 있는지 살펴볼 것이다.

대부분의 서구 국가에서 여성의 평균 출산 연령이 높아지고 있으며, 이와 함께 소위 선천적 결함이나 유전적 이상을 지닌 아이 출산에 대한 불안감이 증가하고 있다. 아이가 장애를 가지고 태어날 수 있음을 시사하는 염색체 변이를 가진 태아를 진단하고 그에 따라 임신을 중단하는 것은 다양한 의료 기술, 장치, 지식 그리고 전문적인 임상 환경을 포함한다. 양수 검사, 초음파, 유전자 검사 등 여러 개별 기술이 임신 2기의 임신 중단에 결합한다. 양수 검사는 자궁에서 아기를 감싸고 있는 액체인 양수 채취를 포함한다. 태아/아기의 세포는 양수 안에 존재하는데, 이는 아기의 유전자 정보가 출생 전에 얻어질 수 있음을 의미한다. 양수는 모체의 복부를 통해 자궁에 바늘을 삽입하여 얻는다. 자궁에 바늘을 넣을 때의 정확성은 고화질 초음파를 통해 안내된다. 유전자 물질의 해석은 전문 실험실에서 행해진다. 진단 결과에 대한 의학적 해석에 기초하여, 임신 중단은 적극적인 산부인과적 개입을 통해 수행될 수 있다.

새로운 임신 기술과 마찬가지로, 임신 중 진단과 임신 중단 기술은 깊은 윤리적 · 도덕적 논쟁을 불러일으켰다. 벡-게른스하임(Beck-Gernsheim, 2000: 131)은 장애 예방에 관한 담론에서 사용되는 완곡한 어휘들에 대해 다음과 같이 평했다.

> 여기에는 치과 위생보다 더 많은 것이 걸려 있다. 여기서 실제로 의미하는 것은 생물학적 부모를 전부 포기하는 방식이나 (실제적으로 더 가능성이 높은) "잠정적 임신(tentative pregnancy)"(Katz-Rothman, 1986)을 통해 장애아의 출산을 피하고 유전적 결함을 지닌 경우 임신 중단을 유도하는 것이다.

태아 진단 심사는 놀랍게도 빠르게 일반화되었다. 이에 대해 랩(Rapp, 1997: 36)은 다음과 같이 논평했다.

> 태아 진단 기술은 지난 10년 동안 대학 환경에서 벗어나 빠른 속도로 상업적 실험실로 옮겨갔으며, 가장 실험적인 기술도 종종 그 정확성이 완전히 검증되기 훨씬 전에 가격을 지불하고 이용할 수 있다.

임신 1기와 2기에서의 임신 중단은 매우 다른 절차이다. 의학적으로 계산하는, 사람의 임신 기간은 40주로 간주 된다. 일부 지역에서는 윤리적으로 문제가 되고 논쟁이 있기는 하지만, 약 13주 이전까지 시행되는 임신 1기의 임신 중단은 의학적인 관점에서 비교적 간단한 절차이다. 배아가 태아로서 잘 확립되어 있는 13주에서 26주 혹은 27주 사이, 즉 임신 2기에 시행되는 임신 중단은 더 복잡한 의학적 절차이다. 이 경우는 모체의 건강에 훨씬 더 위험하고, 가족과 의료 종사자에게도 감정적으로 더 복잡할 수 있다.

나이가 많은 여성에게서 '출생 결함'이나 '염색체이상'을 지닌 아이가 태어날 확률이 높다는 생물통계학적 정보에 근거해, 서구에서는 일정 연령 이상의 여성은 양수검사를 하고, 검사 결과 아기가 '유전자이상'이 있다고 제시되면 임신을 중단하곤 한다. 이 진단 기술이 처음 사용되고 확산되었을 때, "맞춤 아기(designer babies)"를 둘러싼 윤리적 우려가 있었다. 양수진단이 태아의 유전자 검사를 쉽게 하는 데 사용될 것이라는 두려움이 있었고, "완벽한" 아기에게 필요한 특성을 가지고 있지 않았을 때 부모가 임신중단을 할 것이라는 우려였다. 키, 지능, 머리와 눈 색깔, 성적 성향 같은 특징들이 모두 부모들이 임신중단을 선택할 수 있게 하는 것으로 보였다. 이러한 두려움이 즉각적으로 현실화되지는 않았다. 유전자 지도는 유전체학이 아기의 키, 머리 색깔 또는 잠재적인 이성애를 결정하기 위해 유전자의 염기서열을 읽어내는 수준 이상으로 훨씬 복잡하다는 점을 알려주었다. 양수 검사 결과를 통해 좀 더 확신할 수 있는 다른 부분에서는 임신 2기 임신 중단이 임신과 임산부 케어의 정상적인 측면으로 점점 통합되고 있다. 우리는 여기서 두 가지 사례를 토론할 것이다. 하나는 미국과 호주에서 다운증후군 유전자를 지닌 태아의 임신 중단, 다른 하나는 인도와 중국의 태아 성별 선택이다.

인류학자 레이나 랩(Rayna Rapp)은 뉴욕의 한 유전자진단클리닉에서 장기 현장연구를 시작했다. 양수 검사와 임신 2기 임신 중단에 대한 소개는 〈XYLO: 진짜 이야기(XYLO: A True Story)〉(Rapp, 1984)에 감동적으로 기록되어 있는데, 이는 그녀 자신의 경험을 통해 이루어졌다. 에스노그라피 연구는 임신을 바라는 가족과 이들을 케어하는 의료전문가 사이의 생물학적, 윤리적 딜레마의 문제를 지적한다(Rapp & Ginsburg, 2011). 유전자 검사를 논의할 때 가장 흔히 언급되는 상징적인 질병인 다운증후군은 대부분의 의사에게 임신 중단을 위한 당연한 이유로 여겨진다. 비록 일부 여성들과 그들의 파트너에게 이것은 받아들일 만한 결정이지만 많은 이들은 그렇게 느끼지 않는다. 여러 민족지 연구들은 그러한 상황에서 여성들은 임신을 중단하도록 강요받은 것으로 느꼈다고 보고한다(Long, 2016; Rapp, 2000a, 2000b, 2014). 롱

(Long)은 의사들이 다운증후군 아이의 임신중단에 대해 조언할 자격이 없다고 말한다. 의사는 지능에 의해 정체성이 정의되는 직업군이고, 평균보다 낮은 IQ를 지니고 살아가는 이들의 삶의 질을 예상하는 데는 상상력이 부족하기 때문이다. 반면 다운증후군을 지닌 구성원이 있는 가족으로부터 얻은 증거는 그 삶이 무미건조하지 않다는 것을 증명한다(Rapp, 2014).

양수 검사와 임신 2기 임신 중단 기술의 결합을 보여주는 또 다른 예시는 '인도 오천만 실종 운동(the Fifty Million Missing movement in India)'이다. 이 운동은 소셜미디어 캠페인으로 임신 기간 중 광범위하고 체계적으로 행해지는 성별 선택의 영향에 주의를 끌기 위해 벌어졌다. 태아의 성별을 판별하기 위한 양수 검사 사용과 여아 낙태는 현재 30년 이상 사용되어온 성별 선택 기법으로, 인도와 중국 등 여러 나라에서 널리 보급되어 있으며, 이러한 관행은 지난 20여 년간 인구의 성비 통계에 상당한 영향을 미치고 있다(Alahbadia, 2002; Sen, 2005).

장애인 권리 옹호자들은 오랫동안 유전자 검사와 임신 중단에 비판의 목소리를 높여왔다(Finger, 1984; Gammeltoft & Wahlberg, 2014; Kaufert, 2000; Rapp & Ginsberg, 2011; Saxton, 1984). 이러한 담론에서 초기에 우려하던 상당수는 현재 일상적인 임산부 케어의 일부분이 되었다(예를 들어 다운증후군과 이분척추(spina bifida) 임신의 선택적 중단). 반면 맞춤 아기를 만들기 위한 유전자 조작에 대한 또 다른 우려는 최근까지는 과학적으로 현실화되지 않았다. 1987년 박테리아 면역학에 종사하는 일본 과학자들이 크리스퍼(CRISPR) 염기서열이라고 알려진 것을 발견했다. 1990년대 후반에 실시된 이후 연구에서 크리스퍼 염기서열은 일부 박테리아 군이 "외부 DNA를 기억하고 조사하며 자르는 등 바이러스를 분해할 수 있게 하는" 독특한 방어 시스템이라는 것이 밝혀졌다(Kirksey, 2016). 이 시스템은 유전자를 직접 변형할 수 있는 일종의 분자 가위를 만들면서 완전한 유전자 안에서 특정한 유전자 배열을 식별하고 변경할 수 있게하는 데 이용되어 왔다. 〈인류학 나우(Anthropology Now)〉에 쓴 글에서 에벤 커크시(Eben Kirksey, 2016)는 크리스퍼 염기서열이 '맞춤 아기'라는 꿈의 잠재적 실현이라고 설명한다. 커크시는 인간의 완벽함이라는 개념으로 흥미로운 딜레마를 묘사한다. 즉, 우리의 역사 · 과학 · 문화적 상상력에 의해 제약되는 완벽함인 것이다. 의도적인 유전자 변형이 이제 가능해졌고, 염기서열화 기술로 우리는 훨씬 더 복잡하고 광범위한 특성을 통제할 수 있다는 믿음이 있다. 다음에서 지적한 바와 같이, 이 분야를 연구하는 의료인류학자는 바람직하다고 여겨지는 특질이 역사 · 과학 · 경제 · 정치 · 철학적으로 특수한 것이라고 지적한다.

문화적 이상을 바탕으로 완벽한 인간 공동체를 만들고자 하는 이전의 노력은 다양한 인간 생물학에 하나의 고정된 도덕적 질서를 적용하는 권위주의적 위험을 보여주었다. 인종적 우월성과 우생학에 관한 유럽 식민지와 나치 사상 모두 생의학의 역사에 길고 어두운 그림자를 드리웠다. 생식 기술에 전 세계적인 접근성이 증가함에 따라 혈통, 자손, 그리고 부모됨의 이상에 대한 문화적 사상의 복잡한 교차점들이 드러나게 된다. 행위자성의 문제는 앵글로색슨 문화권 전역에 만연한 개인주의 문화에서 특별한 공명을 갖는다. 출생 전 유전적 개입에 대한 많은 윤리적 두려움은 행위자성을 지키고자 하는 "서구적" 욕망의 반영이며, 다양성에 대한 국제적인 가치평가로 힘을 얻고 있다. 이는 보편적인 인간의 우선순위가 아니다. 시장의 힘이 기술의 가용성에서 중심적인 역할을 하는 세계에서는 요금을 지불하는 사용자에 맞추어진 유전학 모델이 응용을 결정한다. 개인주의가 보다 덜한 공동체에서는 보다 직접적인 공리주의적 관점에서 좀 더 바람직한 유형의 후손을 길러내는 데 생명공학이 눈을 돌리고 있다. 여기에서 팔릴만한 생명자본은 이상적인 아동기 형질의 유전적 구성요소들이다.

술리 수이와 마가렛 슬리붐-폴크너(Suli Sui & Margaret Sleeboom-Faulkner, 2016)는 중국에서 출생 전 유전자 검사 시장이 커지고 있다고 기록하고 있다. 기업들은 아름다움, 건강, 심지어 재능까지 검사할 수 있다고 광고한다. 이러한 주장이 입증될 것 같지 않지만, 시장은 상대적으로 규제되지 않는다. 동시에, 문화적 기호는 개별적 행위자성이나 자식의 도리와 사회적 순응이라는 문화적 생각에 대한 함의에 덜 맞추어져 있다. 충칭시는 2009년 '재능 아기 프로젝트'를 실시했는데, 이는 '재능 유전자' 후보 50명을 대상으로 유전자 검사를 실시하고, 그들의 주어진 재능의 특성에 맞게 키우는 것을 목표로 했다. 이 프로젝트는 자연과 양육을 적절히 조합해 이상적인 시민을 창조하는 데 가능한 한 최선의 국가 및 시장 수단을 이용하여 완벽한 후속 세대를 만들고자 하는 욕망을 표현하고 있다. 폭력, 우울증, 장애로 흐를 수 있는 경향과 같이 원치 않는 요소들은 사회적으로 구성되는 이상이라고 상상되는 것에 도달하는 길의 바깥에 남겨진다.

의료 생명공학의 주요한 매력 중 하나는 확실성의 약속이다. 유전자 검사는 조상과의 관계로부터 유전병 발생 가능성이 있는지를 확인하기 위해 가족의 혈통을 되돌아보는 기회를 제공한다. 언론과 유전 지식을 판매하는 사업에 종사하는 사람에게 조상 정보는 일종의 궁극적인 자기 현시의 형태로 판매된다. 루하 벤자민(Ruha Benjamin, 2015: 134)은 우리가 종종 진행 중인 과학 프로젝트를 마치 다 완성이 된 것처럼 이야기하고 싶은 유혹을 느낀다는 것을 발견했다. 즉, 진행 중인 과학 프로젝트의 가능성을 마치 임박한 현실처럼 여긴다는 것이다. 이런 종류의 확신은 부모의 관점에서는 매우 매력적이다. 유전생명공학적 발견이 나올 때마다 신기술의 위험에 대한 대화를 촉발시킨다. 1990년대와 2000년대, 체외수정(IVF)을 통해 이식 전 배아를 검사하는 능력은 완벽한 인간을 설계하는 우리의 능력에 대한 일련의 논의를 촉발시켰다. 질병을 예견하는 우리의 능력이 디자인을 통한 우생학의 새로운 형태로 이어질 것이라는 주장이 나왔다. 그러나 신기술 논쟁에 대한 민족지 연구(2006년 사라 프랭클린과 셀리아 로버츠(Celia Roberts)가 수행한 체외수정과 이식 전 유전자 진단)는 부모들의 전형적인 고민들이 새로운 용어로 표현되고 있음을 보여준다. 저자들은 육아는 언제나 개입, 지도, 디자인의 문제였다고 주장한다. 산전 관리와 산후의 양육 기법은 1800년대부터 의학전문가에 의해 규정되어 왔으며, 의학이 창시된 이래 아기들의 생명을 유지하기 위해 직접적인 의료 개입이 이용되어 왔다. 마찬가지로, 아동 선택 관행은 우생학 및 선택적 영아살해 관행에서도 길고 어두운 역사를 지니고 있다. 이러한 기술들이 변화하고 전환됨에 따라, 그들은 특정한 유형의 유전 유산을 물려주거나 사회 규범과 지역의 친족 전통의 요건을 충족시키고자 하는 욕망을 계속 반영하고 있다.

조상, 가족 그리고 유전학: 생명공학과 소속

새로운 지식이 오래된 믿음을 완벽하게 대체하지는 못한다(Martin, 1994: 16). 연구자들 사이에서 패러다임이 전환되는 데는 시간이 필요하다. 일반 대중들 사이에서, 과학에 대한 평범한 이해로 인해 새로운 생명공학 기술이 새롭거나 적절치 않은 목적에 쉽게 전용되기도 한다. 과학 지식은 낡은 사회구조에 도전하고 선입견을 불식시킬 수도 있지만, 새로운 정체성 범주와 편견을 강화하는 데도 이용될 수 있다. 그리고 그 대부분은 과학의 객관성이라는 틀에 박힌 가정으로 정당화된다. 최근 유전자 검사는 새로운 생명공학의 확산에 따른 혜택과 위험에 관한 동시대의 사례를 보여준다. 그것은 또한 혈통에 대한 우리의 지식과 그것이 우리의 자아, 가족, 조상의 개념과 연관되는 방식에 대한 통찰력을 제공한다.

가족은 언제나 조상체계의 핵심이었다. 생명공학으로 촉진되고 가능해진 유전자 진단의 한 가지 결과는 이 기술이 어떻게 인종의 개념을 끌어내고 소생시켰는가 하는 것이다. 인류학자 조너선 마크스(Jonathan Marks, 2008)는 인종에 대한 생각이 유럽인이 글로벌 '타자'와 조우하고 관계를 맺는 방식을 합리화하던 '이성의 시대' 그리고 '식민주의의 시대'의 단면에 뿌리 내리고 있다고 주장한다. 마크스는 인종 개념을 이해하는 세 가지 과학적 패러다임에 대해 다음과 같이 말한다.

첫 번째 패러다임은 1700년대에 등장한 것으로, 이상적인 유형의 사람을 설명하며 도덕적이고 규범적인 어조를 지닌다. 가족이라는 측면에서 볼 때, 이러한 인종 개념은 관료주의적 성향을 지닌 18세기 스웨덴 과학자가 상상한 바와 같이 우리의 완벽한 조상, 즉 나의 신화화된 이상형이었다. 칼 리네우스(Carl Linnaeus)는 우리에게 오늘날 인종에 대한 단순한 개념화를 뒷받침하는 색상 코딩 체계를 제공했다: 적색 미국인, 백색 유럽인, 황색 아시아인, 그리고 흑색 아프리카인. 이러한 분류는 유럽에서 열광적으로 받아들여졌지만, 19세기 진화의 개념이 유럽의 동물 세계에 대한 지식을 재구성했을 때 약간의 업데이트가 필요했다. 인류가 환경과 상호작용한다고 하는 이 새로운 패러다임 안에서 인종의 개념이 여전히 유효하려면 이상적인 개인이라는 개념보다는 지리적으로 특정한 장소에 적응하는 진화라는 개념으로 이동해야 했다. 다윈의 종분화(speciation) 개념을 (잘못) 적용하면서, 인간의 차이는 이제 환경 적응과 그에 따른 지리적 유형화 탓으로 여겨졌다. 인류는 이제 공통의 조상으로 다시 연결될 수 있는 종족이라는 생각 위에 모델링 된 분리된 단위로 분류되어야 했다.

이 새로운 인종이라는 '가족'은 이후 조상의 본향이라는 개념과 연결되었다.

인종에 대한 이러한 모든 개념화는 생명공학의 장치와 수단들과 함께 했다. 생명공학의 장비는 과학적 원리로 구축되지만, 이를 적용하는 것은 깊은 민족 중심의 정치 이데올로기에 의해 구축되었다. 수술, 측정 및 분류와 관련된 광범위한 장치는 인과관계를 증명하는 데 실패했으며(많은 사례들 중 하나는 Lundy Braun[2014]의 연구 참조), 뿌리 깊은 주관적 · 배타적 신념을 강화하는 데 무비판적으로 인용되었다. 마찬가지로 상대적으로 객관적인 진화에 대한 관념이 유럽의 자기-개념을 재현하는 데 채택됐다. 사회 다윈주의는 기존의 식민지 권력 구조를 그대로 투사하고, 새롭게 재조명된 진화 사다리의 맨 꼭대기에 유럽인을 올려놓는 위계질서의 개념을 도입했다.

베네딕트 앤더슨(Benedict Anderson, 1991)은 국가를 상상의 공동체라고 설명한 바 있다. 상상의 공동체란, 서로 관련이 없는 사람들이 공통의 상상, 일련의 서사, 구성된 문화구조, 유사 친족, 기원에 관한 공유되고 신화화된 이야기들을 통해 하나로 통합되는 큰 집단이다. 앞서 설명한 인종 개념의 발전은 유럽의 국가와 국가 정체성이 형성되고 통합되던 시기에 진행되었다. 인종에 대한 서사, 특히 사회적 다윈주의의 계층 구조는 초창기 유럽 국가의 거주자들에게 공통의 정체성을 확립하고 타 지역에서의 억압적인 식민지 모험을 정당화했다. 이런 종류의 국가적 상상은 정체성 형성의 강력한 도구로 작용하며, 현재 인종, 조상, 유전학, 생명공학에 대한 대중의 이해에 기여하고 있다.

제2차 세계대전은 유럽인에게 사회 다윈주의의 위계질서와 인종적 순결성이라는 서사가 낳은 위험한 결과를 알려주었다. 보건과 행정 기술은 최대의 인명 피해를 입히는 데 사용되는 것으로 도치되었다. 식민주의라는 최악의 참사를 정당화하기 위해 사용된 이념들이 유럽에서 홀로코스트라는 전무후무한 규모의 대량 살상을 합리화하는 데 사용되었다. 한 장소에 뿌리를 내리고, 우월성에 기초하여 등급을 매길 수 있다는 순수한 가족적 혈통의 개념은 이 역사적 사건의 여파로 호소력을 잃었다. 마크스(Marks, 2008: 24)는 인류학과 과학계에서 인종 개념의 패러다임 전환의 시발점을 전후 1960년대로 지목한다.

고고학적 증거를 바탕으로 인류학은 현생 인류가 "아프리카에서 외부로 퍼져나갔다"(Out of Africa)는 가설을 받아들였다. 현대 유전학 연구로 지지되는 이러한 인류 진화의 개념화에서 종분화라는 개념은 전적으로 신빙성이 없다. 종분화의 배타적인 단위 대신, 연속 변이는 인간의 발달을 고립과 이종교배의 주기를 거치는 인구의 유기적인 흐름으로 묘사한다. 이 견해에서 사람들은 지리적 지형학을 바탕으로 모두 같은 근원에서 기인하며, 널리 퍼져나갔다가 다시 연결된다. 인구 집단은 하나의 강처럼, 때때로 땅의 모양 때문에 서로 다른 줄기로 고립되기도 하고 지류를 만들기도 한다. 여기서 적응이 일어나며, 피부톤이나 코, 눈 모양과 같은 표현적 특징으로 나타난다. 시간이 흐르면서 그들은 다시 연결되고 그 사이를 통합하는 변이들이 있다. 인종의 개념은, 다윈의 종분화에 대한 개념을 바탕으로 인간이 완전히 나뉜다는 상상으로서 다윈주의 패러다임에서 줄곧 반복된다. 우리는 모두 같은 종이었고, 우리의 차이점은 환경 적응의 산물로서 상대적으로 피상적이라는 것이다. 인류학자 리빙스톤과 도브잔스키(Livingstone & Dobzhansky)는 1962년 "인종의 비존재에 대하여(On the Non-Existence of Human Races)"라는 제목의 논문에서 우리가 '인종'과 인류를 구별되는 단위로 생각하는 관념을 버려야 한다고 주장했다.

> 만약 체질인류학의 핵심 쟁점이 인구 집단 간의 유전적 차이에 대한 설명이라면(나는 그렇게 생각하는데), 인종 개념을 사용하지 않고 이 차이를 기술하고 설명하는 다른 방법들이 있다. 이러한 차이는 연속 변이와 형태론의 개념으로도 설명할 수 있다. 연속 변이에 대한 이론적 분석은 이제 겨우 시작이지만, 이 분석에서 인종 개념은 필요 없어 보인다(Livingstone & Dobzhansky, 1962: 279).

분자유전학의 증거는 이 가설을 강화한다. 유전학은 조상에 대한 통찰력을 제공할 수 있지만, 이러한 통찰은 어느 한 장소의 지점이기보다는 여행 지도나 유전적 상호작용에 가깝다. 생명공학은 인구 집단을 구분되는 단위로 분절하는 것이 생산적이지도 않고 정확하지도 않다는 점을 보여주었다. 하지만 민족 정체성을 만들어내는 상상의 공동체처럼 인종에 대한 여러 패러다임을 통해 만들어진 정체성은 오늘날까지 강력한 마력을 지니고 있다. 1990년대 생명공학의 유전자 염기서열의 이해를 통해 결정적으로 폐기된 인종의 개념은 기술의 진보와 국민 국가의 상업적 · 행정적 필요와 함께 새롭게 부상했다.

유전학에서 현대 의료생명공학의 중요한 응용 분야는 질병에 대한 개별화된 치료법이다. 모든 사람이 약물에 동일한 방식으로 반응하는 것은 아니며 유전자가 특정 약물의 대사 과정에 역할을 한다. 또한, 일부 유전 질환은 지역적으로 유사한 기원을 지닌 집단 내에서 더 흔하게 발견된다. 유전학은 의학 치료의 응용과 질병의 역학을 발견하는 데 아주 큰 도움이 될 수 있다. 의료인류학자 심(Shim)과 동료들(2018) 그리고 캐서린 블리스(Catharine Bliss, 2015)는 오래된 가치가 새로운 지식에 영향을 미쳐온 역사를 밝힌다. 1990년대 미국의 공중보건 서비스는 유전학 연구자에게 그들의 연구에 연방 정부의 인종 분류를 사용하도록 하는 정책을 도입했다. 이것은 주로 행정 편의를 위한 노력과 다양한 사람에게 서비스를 제공하려는 좋은 의도로 행해졌다. 이들은 행정상 인종 요건에 맞는 '인종' 세트를 위한 표준 기초를 만들 필요가 있었다. 2000년대에는 이러한 분류 기준이 국제 인간유전체지도 프로젝트(the International HapMap Project)로 확대되었다. 그 목적은 인간의 유전적 다양성의 바이오뱅크를 만드는 것이었다. 그러나 인간의 유전적 혼합과 변동에 대한 이 복잡한 새로운 이해는 인종이라는 기존의 언어를 활용했다.

유전공학은 의학적으로 유용한 도구로 채택되어 왔다. 그 사용에 대한 정당성은 종종 유전적 소인이 있는 가족에게 장애가 없는 건강한 아이를 가질 수 있는 가능성을 제공하는 데 있다. 이 분야에서 일하는 유전학자는 인종과 조상이라는 말의 뉘앙스를 충분히 인식하고 있다. 그러나 일반인은 상대적으로 강력한 마케팅의 홍수 속에서 이러한 유전학 기술을 이용하고는 한다. 인종이라는 개념이 현대 유전학에서도 지속되면서, 민족이라는 낡은 신화가 현대 과학의 외피 속에 가리는 결과를 낳았다. 이러한 상황은 조상 찾기라는 상업적 유전 검사의 이용가능성이 증가함에 따라 복잡해졌다. 한편으로, 이러한 진단 검사는 종종 신화화된 인종적 순수성에 대한 생각에 도전하고, 대중들에게 연속 변이적 혼합의 복잡성을 알려준다. 한편, 의료인류학자의 여러 연구(예를 들어 다음 연구를 참조. Benjamin, 2015; Kent et al., 2014)는 사람들이 종종 시대에 뒤떨어진 인종 가치를 강화하는 방식으로 그러한 정보를 내재화한다는 것을 보여준다. 이는 인종의 언어가 조상 찾기 결과에 스며드는 방식에 의해 더 강화된다. 이들 진단 결과는 특정한 국가의 장소와 연결된 인종이라는 생각을 반영하는 국가적 · 지역적 집단의 형태로 나타난다. 이와 같은 진단 결과에 나타나는 유전자 비율(서아프리카 x%, 영국령 제도 x%, 아메리카 원주민 x% 등)은 인종적 순수성에 대한 관념의 잔재이다.

유전자 검사의 복잡성에 대한 한 가지 사례 연구는 신나치주의나 KKK, 그리고 다양한 백인 정체성 운동과 같은 백인 민족주의 그룹들에서 나온다. 이들 집단은 특정한 민족 유형을 이상화하는 세계관을 제시하는 것으로 알려져 있다. 이는 인종 개념이 처음 대두되었던 것을 강하게 연상시킨다-유럽의 민족주의 단체들은 특정한 표현적 특징에 의해 정의되고, 그들의 상상된 조상의 순수한 표본으로 떠받쳐지는 이상화된 유목민적 기사의 이미지를 그린다. 가장 인종차별주의적인 사람들 중에서는 뚜렷하게 다른 민족과 문화 집단 사람과 결혼한다는 것은 종분화라는 관점에서 표현되고 순수하지 않은 것으로 취급된다. 사회 다윈주의의 위계서열이 자주 적용되고, 근본적인 특질이라는 가정하에 사람들을 우월적 순서에 따라 분류한다. 순수성은 신성하게 여겨지고 사람들은 강하게 장소에 묶인다. 이러한 생각은 완전히 비과학적이며 조상 찾기 진단은 유해한 정체성의 범주를 과학적 실재로 바꾸는 기회가 될 수 있다. 실제로 사회학자 아론 파노프스키와 조안 도노반(Aaron Panofsky & Joan Donovan, 2017)에 따르면, 조상 찾기 검사 결과는 집단의 구성원들이 자신들의 이데올로기와 순수성에 대해 갖게 되는 자의적 관념에 의문을 품게 할 수 있다.

파노프스키와 도노반은 조상 찾기 데이터가 백인 민족주의 정체성 개념을 강화하기 위해 사용되거나, 혹은 그 결과가 그들의 기존 서사에 맞지 않을 때 폐기되는 여러 사례를 관찰했다. 어떤 사람들에게는 유전자조상검사(Genetic Ancestry Testing, GAT; 5세대까지만 거슬러 추적)가 백인 순수 혈통의 내력을 제공했는데, 서유럽과 서북유럽 지역에서 왔다는 결과는 집단의 구성원에게 이상적이라고 여겨졌다. 결과에서 지역적 편차가 크게 드러난 사람들은 그것을 정당화할 이유가 있었다. 기술적 오류를 비난한다거나, 유럽적 순수성이 훼손된 것처럼 보이는 결과를 변명하기 위해 거대한 세계적인 음모들이 이야기되기도 했다. 백인 민족주의자들은 그들의 인종에 대한 서사를 재정립하기 위해 표현형(푸른 눈, 좁은 코, 창백한 안색)과 관련된 자기 설명과 개별 가계도로 빠져든다.

이런 종류의 결과는 흔하다. 사회학자 알론드라 넬슨(Alondra Nelson, 2008)은 미국의 아프리카계 미국인 커뮤니티에서도 유사한 패턴을 발견했다. 여기에서도 기존의 인종적 정체성에 대한 개념이나 기대에 기초해 유전 정보가 받아들여지거나 거부되었다. 산드라 수진 리(Sandra Soo-Jin Lee, 2013)는 백인 민족주의자와는 정반대의 상황을 묘사하고 있는데, 그녀의 연구대상이 된 이들은 유전 검사 결과에서 유럽적이지 않은 유전적 기원을 찾곤 했다. 그녀가 인터뷰한 캘리포니아 사람들은 지구 어딘가의 머나먼 곳에서 자신들을 설명할 수 있는 독특한 특성을 설명할 수 있는 '본향'을 찾기를 바라고 있었다. 심과 동료들(Shim et al., 2018)은 미국의 라틴계 커뮤니티의 인구 표본 가운데 유전자 데이터가 자신의 정체성 서사를 구성하기 위한 추가 정보로 여겨진다는 사실을 발견했다. 사람들이 비록 현대적인 유전자 검사를 결과를 찾는다 하더라도, 거기에는 자기 인식 속에서 자기 인격의 특성이라고 여겨지는 특질의 기원이 되는 것의 완벽한 유형이나 본향에 대한 욕망, 자신들의 세계관을 만들어 내는 인종적 유산이라는 오래된 관념을 반영하고 있다.

이와 관련해 브라질에서 이루어진 흥미로운 사례 연구가 있다(Kent et al., 2014). 세계에서 가장 혼종성이 강한 인구 집단 중 하나인 브라질의 국가 정체성은 점점 더, 그리고 의도적으로 인구의 유전적 다양성에 대한 자부심 속에서 만들어지고 있다. 1990년대 소수 민족 차별 철폐 정책이 시행되었고, 혼종적 종족성에 관한 문화적 아이콘들이 홍보되고, 삼바(samba)는 혼종화를 통한 혁신의 문화유산으로 우뚝 섰다. 일부 브라질 유전학자, 특히 세르히오 페나(Sergio Pena)는 공공 및 과학 포럼에서 인종에 대한 지역적이고 표현형적인 생각에 반대하며 이러한 노력에 기여했다. 더 최근에는 브라질 조상을 지도화하기 위한 많은 프로젝트가 시작되었다. 이는 주로 인구통계학적 · 의학적인 이유로 실시되었고, 그 결과는 출신 지역과 관련된 인종이라는 익숙한 용어로 제시되었는데, 이는 미디어에 빠르게 전달됐다. 유전적 다양성에 대한 자부심을 통해 국민을 통합한다는 이데올로기는 인종화된 정체성 구축을 통한 세분화라는 서사들에 도전받았다. 켄트, 산토스, 웨이드(Kent, Santos & Wade, 2014: 738)는 "인종이 다양한 역할을 하면서, 유전학이 '상상의 유전적 공동체' 혹은 민족의 다중성을 창조해낸다"고 주장한다.

조상 찾기 기술은 또한 원주민이나 기타 사회적으로 비주류인 집단들에서 점점 더 많이 사용되고 있다. 스스로를 흑인 브라질 커뮤니티의 구성원(아프리카계 브라질인)으로 정체화하는 활동가들은 커뮤니티를 강화하기 위해 겸상적혈구빈혈증을 일으킬 수 있는 소인을 측정하기 위해 사용되었던 유전자 검사 데이터를 사용한다(Kent et al., 2014: 743-744). 미국의 원주민 커뮤니티는 유전과 토지 소유권을 확립하기 위해 유전자 검사 생명공학을 사용해 왔다(TallBear, 2013). 호주에서는 1960년대부터 국립원주민유전체센터(National Centre for Native Genomics, NCIG)가 표본을 수집하고 있다. 이 샘플들은 호주에서 "빼앗긴 세대(The Stolen Generation, 호주의 과거 역사에서 200여 년간 이어진 원주민말살정책으로 피해를 입은 세대)"로 알려진 것, 즉 사회 다윈주의와 우생학 정책을 통해 그들의 가족으로부터 떨어지게 된 아이와 원가족을 통합하는 데 사용되었다. 또한, 조상의 혈통을 확인하는 데도 사용되었는데, 이는 정부의 인정과 토지 소유를 위한 법적 적용에 사용되었다. 커뮤니티와의 협력 속에서, 유전자 검사는 조상을 명확히 하여 문화적 · 법적 · 경제적 · 정치적 권리를 정당화함으로써 상당한 이익을 제공하는 것으로 이해된다.

어떤 사람들은 문화적 집단에 대한 성원권을 정당화하는 데 유전자가 사용되는 것이 이전의 인종에 대한 개념을 상기시키는 것 때문에 불편함을 느낀다. 킴 톨베어(Kim TallBear, 2013)는 집단 구성원의 자격을 정당화하는 데 조상의 계보를 확립하고자 유전학을 사용하는 것에 주의를 기울인다. 그녀는 유전학이 문화, 가족, 그리고 소속감에 대한 원주민들의 방식에 서구적인 강요를 하는 것이라고 주장한다. 켄트, 산토스, 웨이드(Kent, Santos & Wade, 2014)는 앤더슨의 논의를 빌려와, 유전적 유산을 바탕으로 연결되는 집단을 새로운 종류의 상상 공동체라고 묘사한다. 의료인류학자 심, 알람, 아우이제라트(Shim, Alam & Aouizerat, 2018), 벤자민(Benjamin, 2015), 블리스(Bliss, 2015) 등은 현대 유전학, 특히 일반 대중이 이용할 수 있는 유형의 유전학이 생물학적 본질주의와 인종에 관한 문제적인 생각들에 조상이라는 기능적 대리인을 내세워 용어만 전환해 관여하고 있다고 지적한다. 그들은 이것이 완전히 비과학적인 생각을 뒷받침하기 위해 과학적 생명공학을 응용하는 것이라고 주장한다.

캐나다와 호주의 원주민에게 유전자 데이터는 사람들이 잃어버린 가족을 찾는 데 도움을 줄 수 있고, 토지 권리에 관한 재판에서 정당화되고 인정된 땅에 다시 연결될 수 있게 한다. 백인우월주의자들게 유전학의 물신화는 인종주의적 이데올로기를 정당화할 수 있다. 온라인의 조상 찾기 웹사이트에서 유전자 염기서열을 찾아보는 수백만 명의 사람들에게, 유전학은 자신과 과거 사이에 일종의 상상적 연결을 제공한다. 조너선 마크스(Marks, 2008)는 인종이 녹아든 조상의 개념은 훨씬 더 기초적이고 본질적인 생각, 즉 가족의 대체물이라고 말한다. 생명공학, 유전자 분석, 인종 분류의 역사라는 모든 복잡성의 표면 아래에는 친족집단의 일원으로 연결되고자 하는 욕망이 자리하고 있다. 이와 같은 방식으로 생명공학은 인간의 모든 경험 중 가장 근본적인 것 중 하나인 소속감이라는 필요성에 서비스를 제공하게 된다.

구석구석 깃든 생명공학의 영향에 대해 인류학의 관점은 우리가 생명공학을 보다 광범위한 사회문화적 맥락에서 고려해야 한다는 점을 상기한다. 신체의 분리와 결합, 학제 간 경계의 붕괴, 세포와 바이러스, 유전자를 이해하고 조작할 수 있는 우리의 능력, 시장의 압력, 스캔, 유전자 편집, 가계도 등은 생명공학이 스스로의 행위자성을 지닌 강력한 실체라는 이미지를 만들어낸다. 앞서 논의된 많은 주제에 대한 언론 보도는 종종 우리가 상상하기 어려운 결과로 우리의 통제에서 즉각적으로 벗어나게 될 어떤 것을 묘사한다. 그러나 인류학 연구는 생명공학의 정교함과 신비함에도 불구하고 그것은 수단이라는 것을 알려준다. 인간이 만든 모든 도구처럼, 생명공학은 우리의 두려움과 욕망을 반영하는 세상을 건설하는 데 사용된다. 생명공학 응용의 핵심은 안전성, 건강, 유산, 연결성, 소속감, 금융 이익에 대한 우리의 욕망이다. 그리고 다른 도구들처럼, 이것은 좋을 것일 수도 있고 해를 끼칠 수도 있다.

토론 질문 Discussion Questions

1. 생명자본(biocapital)은 신체와 인간의 생체 물질이 상품화되는 과정과 결과를 말한다. 약학 연구에서 생체 물질이 자본으로 전환되는 몇 가지 방법에 대해 논의하시오.

2. 도나 해러웨이(Donna Haraway)에 따르면, 인간다움에 관한 우리의 이해에서 어떤 세 가지 경계가 무너지고 있는가?

3. 많은 연구가 WEIRD (Western, Edu-cated, Industrialized, Rich, and Democratic), 즉 서구의 교육받고 산업화된 부유한 민주주의자 주체에 의해 수행되는 것이 왜 문제가 되는가?

4. 원주민 사회가 유전체 연구에서 얻을 수 있는 잠재적인 이익은 무엇인가? 원주민 사회 구성원들이 파악한 결점에는 어떤 것들이 있는가?

5. "혈연관계는 은유"라고 말한다고 할 때, 그것은 무엇을 의미하는가?

6. 자연은 문화적인 구성물이라는 생각에 대해 논의하시오.

7. 세계화된 생명공학을 둘러싼 윤리적 문제에는 어떤 것들이 있는가?

8. 생식기술은 가족과 친족에 대한 생각에 어떤 방식으로 영향을 미치는가?

9. 과학지식을 생산하고 재생산하는 과정에서 문화가 어떤 역할을 하는지 논의하시오.

9장

더 건강한 세상을 위한 전략과 비전

Strategies and Visions for a Healthier World

소개 및 개요

이 장은 자본주의, 특히 신자유주의라 불리는 후기 자본주의의 근본적인 차원들에 대해 서술한다. 자본주의의 모순적 양상을 볼 때, 이것이 과연 지속가능한 체계인가라는 심각한 질문을 던질 수 있다. 사실 자본주의가 지속가능하지 않다고 결론 내리는 많은 이유들이 있는데, 그렇다면 우리는 어떻게 더 건강한 후기 자본주의의 미래를 건설할 수 있을 것인가?

이 문단을 읽는 독자들은 우리가 논의하고 있는 주제의 방대함에 당혹감을 느낄 수도 있다. 우리 저자들도 종종 그렇게 생각하곤 한다. 반대로 "21세기를 넘어가는 인류가 직면한 긴급한 환경과 건강 문제는 여러 측면에서 인류가 언제나 경험해온 유행병, 한정된 자원, 빈곤이나 부유함, 신기술의 의도치 않은 결과들이 가져온 이슈들과 동일하다"고 피레이지스와 동료들은 평하기도 했다(Pirages et al., 2000: 183). 그러나 기업주도의 세계화(corporate globalization)가 가속화하면서 이러한 문제들의 규모와 복잡성은 더욱 커지고 심화되었다.

우리는 자본주의 세계 체제로 인한 많은 모순들을 극복하는 궁극적인 길은 민주적 생태사회주의(democratic eco-socialism)라는 대안적 체제로 대체하는 것뿐이라고 확신한다. 이것이 우리가 전망하는 더 건강한 사회로의 통로이다. 이 대안적 세계 체제는 사회정의, 민주적 과정, 환경의 지속가능성, 안전한 기후 등 더 건강한 세계를 위해 필요한 것들을 기반으로 한다. 우리는 이 장에서 현재의 체제에서 대안적 체제로의 전환을 이끌어줄 여러 도전적인 개혁 과제를 간략히 제시할 것이다. 그리고 우리는 의료인류학이 단지 이론적 훈련이 아닌 실천 지향적인 노력이라는 주장으로 마무리하고자 한다.

글로벌 자본주의

글로벌 자본주의는 생의학을 포함하여 인상적인 기술적 혁신을 가져오면서도, 배런(Barone, 2004: 142)이 언급한대로 "경제적 불안정, 반복되는 수백만 명의 실업, 군사주의와 제국주의, 풍요 속의 심각한 불평등과 빈곤, 생명을 앗아가는 노동과 억압적 노동조건, 인종차별과 성차별의 지속, 비합리적 물질주의, 환경 파괴, 경제 문제에 대한 민주적 통제의 결여, 정치 민주주의의 한계, 공동체와 연대 그리고 협력 구축의 어려움" 등의 모순들로 가득 차 있다.

우리가 이 책에서 보여준 대로 이러한 모순들은 사람들의 건강과 헬스케어에 대한 접근성에 상당한 영향을 미친다.

자본주의

전문용어(terminology) 사용에 종종 까다로운 경우가 있다는 것에 주의할 필요가 있다. 어떤 용어를 사용할 것인지는 당사자의 근간에 깔린 세상에 대한 이론적 또는 철학적 이해를 반영한다. 비교적 최근까지 "자본주의"라는 용어는 진보적 사상가들에 의해 사적으로 소유되는 이윤을 만들기 위해 자본이나 생산 자원을 이용하는 경제적 시스템으로 사용되었다. 칼 마르크스(Karl Marx)의 가장 저명한 학문적 업적의 제목이 「자본론(Das Kapital, Capital)」인 것처럼 말이다. 반대로 주류 혹은 보다 보수적인 학자들은 상품의 생산을 구성하는 사회적 관계보다는 상품의 분배에 더 관심을 두는 "시장경제(market economy)"라는 용어를 선호했었다. 그러나 소련 붕괴 이후 점점 더 많은 전통적 경제학자들이 자본주의라는 용어를 사용하기 시작했다. 그리고 진보성향의 학자들은 자본주의의 진화 속에서 현 시기를 종종 신자유주의에 의해 형성된 것으로 여긴다. 신자유주의는 국가 간 경계를 넘어선 재화와 서비스의 자유로운 흐름을 포함하여 자유시장(free market)에 대한 정부의 규제를 최소화하려는 보수적 경제학자, 정책 입안자와 기업 임원들이 주창하는 철학적 관점이다. 엄격한 이민법을 선호하는 신자유주의 사상가들은 분명히 국가 간 노동자의 자유로운 흐름을 지지하지 않았다. 게다가 시장이나 어느 곳에서나 물건을 팔 수 있는 능력에 대한 정부의 규제에 반대하면서도 기업은 19세기 북미 대륙횡단철도 건설이나 20세기 군수산업 복합체의 발전 같이 그들 자신의 필요를 정부가 지원해 줄 것을 강력하게 요구했다. 복잡하지만 이런 일련의 개념과 철학이 건강에 지대한 영향을 미친다는 것을 충분히 이해할 필요가 있다. 담배회사가 여러 개발도상국들에서 담배 제품의 공개적인 광고와 홍보를 제한하는 법들을 제거할 때, 그들의 성공은 곧 건강에 미칠 심각한 영향을 의미할 수 있다. 결국 담배로 인한 질병은 2020년까지 개발도상국들에서 사망의 주요 원인으로 추정된다.

자본주의는 이윤 형성과 지속적인 경제성장을 목적으로 하는 전 세계적인 정치적 · 경제적 시스템이다. 자본주의는 생산과 소비의 쳇바퀴를 만들어냈고, 결과적으로 사회적 불평등, 천연자원의 고갈, 기후 변화를 포함한 환경 저하를 가져왔다. 신자유주의하에서는 자본주의의 초기와는 비교할 수 없을 정도로 초국적 기업들과 세계은행, 국제기금, 세계무역기구 등의 기관들은 세계 곳곳에서 정부와 정치인들을 조직하기도 하고 해체하기도 한다. 자본주의는 이미 5백여 년간 지속되어왔지만, 수많은 모순들을 양산해온 것도 사실이다. 이제 사회적 공평과 정의, 민주적 절차, 환경의 지속가능성, 그리고 안전한 기후를 지향하는 세계 체제로 대체되어야 한다.

민주적 생태사회주의

우리 앞에 놓인 도전은 어떻게 이러한 거대한 문제들의 해결을 위해 함께 집중하고 안전한 기후에 필요한 지속가능한 환경과 건강한 글로벌 공동체를 만들기 위한 노력에 참여할 것인가를 결정하는 것이다. 이에 대한 해답은 쉽지 않으며 인류학이라는 작은 세계를 넘어 많은 개인과 집단간의 협력을 요한다. 인류학 내에서는 작지만 실천적 구성원인 의료인류학자 단독으로 더 건강한 지구를 만들어낼 수 없고 보건전문가들은 물론이고 사회학, 정책연구, 정치과학 등의 여타 학문들의 전문가들을 포함하는 진보적 주체들과의 "실용적 유대" 속에서만 목표를 실현할 수 있다. 또한 각종 연구기관들, 정부 기관들, 국제 보건 조직들, 비정부 기구들과 더불어 평화, 사회적 정의, 환경 분야, 반기업적 세계화, 건강권, 여성권익, 사회운동과 노동운동 분야의 관계자들도 동참할 필요가 있다.

비판 의료인류학의 주창자인 우리는 생물문화적(biocultural)·문화해석적 관점(cultural interpretive) 관점들이 환경과 건강 이슈를 밝히는 데 중요한 통찰력을 제공해 주고 있다고 생각한다. 그럼에도 우리는 현재의 글로벌 경제를 넘어서는 더 공정하고 생태적으로 지속가능한 글로벌 질서를 향한 운동이 결국에는 필요할 것이라 확신한다. 그리고 그러한 운동은 현재 글로벌 시스템의 대안에 대한 비전에 달려 있는 것이다. 자동차를 운전하는 것보다는 자전거를 타고 걷거나 대중교통을 이용하는 것, 재활용, 채식주의를 지향하는 등의 라이프스타일의 변화만으로 환경을 지키는 것은 충분하지 않다. 즉, 인류는 사회생태적 혁명을 일으킬 필요가 있다(J. Foster, 2009; Baer, 2018).

19세기의 수많은 혁명가와 개혁가들은 급속하게 세계화되는 자본주의 질서에 대한 대안을 발전시키려고 분투했었다. 국가적 수준에서의 노력은 1917년 러시아의 볼셰비키 혁명으로 시작되었으며, 이어서 1949년 중국, 1954년 베트남, 1959년 쿠바, 그리고 1979년 니카라과 혁명으로 이어졌다. 학자들은 이러한 사회들이 "실제로 존재하는 사회주의"를 창조한 것인지, 단지 자본주의와 사회주의, 국가 자본주의 또는 신계급 사회 사이의 모호한 전환을 만들어 낸 것에 불과한지 연구해왔다. 더 나아가 그들은 왜 이런 사회들이 1991년 소련 붕괴와 함께 결국 자본주의 세계 체제에 전적으로 합류하게 되었는지에 대한 연구에도 천착해왔다. 현재의 글로벌 경제에 대한 대안을 제시하기 위한 실험들이 왜 목표를 달성하지 못하고 결국 실패했는지에 대해서는 긴 설명이 필요하다. 여기서는 진정한 민주적 사회주의 세계 체제를 이루지 못한 데에는 공정한 발전에 적대적인 환경을 만들어내는 각 사회에 특수한 내적 · 외적 요인들이 연관되어 있음을 간략히 언급한다.

많은 사람들이 소련과 동유럽 공산주의 체제의 붕괴를 자본주의가 역사의 마지막

단계이며, 사회주의는 전체주의, 강제 집단주의, 노동수용소, 무자비한 정치적 숙청, 비효율적인 중앙계획경제를 낳은 파탄적 실험임을 입증하는 징표로 보았다. 이들이 간과한 것은 사회주의를 지향하는 사회를 만든 노력들이 러시아, 몽골, 중국, 쿠바 같이 경제적으로 저개발 상태 혹은 개발도상 국가들에서 발생했다는 것이다. 레닌, 트로츠키와 볼셰비키 공산당원들이 사회주의를 만들기 위해 초기에 실시한 노력은 지속적인 외부의 위협과 같은 매우 불리한 상황에 맞부딪쳤다. 스탈린 독재하의 볼셰비키가 1930년대까지 소련을 산업국가로 탈바꿈시키고자 분투하기도 했으나, 제2차 세계대전과 냉전이라는 외적 요인들과 중앙계획경제, 일당지배 정치체계 등의 내적 요인들이 사회주의적 민주주의의 발전을 저해했다. 제2차 세계대전 이후, 공산주의 혁명을 이룬 국가들은 중국을 시작으로 중앙집권체제를 채택했고, 레닌주의 체제의 모순적 특성은 1989년 베를린 장벽의 붕괴와 1991년 소련의 해체라는 내부의 폭발로 이어졌다. 이에 중국 공산당 지도자들은 신속한 경제발전의 수단으로 자본주의적 구조를 포용했으며, 일부 학자들이 국가 자본주의 사회라고 부를 정도에 이르렀고 심각한 수준의 사회적 불평등과 환경 파괴가 이어졌다. 공산당 체제의 붕괴는 전 세계의 수많은 좌파들에게 거대한 위기로 다가왔다. 그들은 이러한 사회들이 민주적이고 생태적으로 바람직한 사회로 변화되기를 희망했던 것이다.

오늘날 글로벌 자본주의는 다양한 부문의 지원 속에서 굳건해졌으나, 점점 더 심각한 모순점들을 드러내고 있으며 이 거대한 글로벌 시스템에 대한 저항의 목소리도 거세지고 있다. 사회주의자, 무정부주의자, 또는 좌파 성향의 자유주의자와 사회민주주의자들은 물론이고, 반기업 세계화 운동, 노동 및 환경 운동의 가장 진보적인 영역, 평화 운동, 토착 및 민족 권리 운동들이 더 많은 목소리를 내고 있다. 지난 23년에 걸쳐 기후 과학자, 환경 그룹들, 특히 북극과 남태평양의 토착 집단에 의해 제기된 기후 변화와 지구 온난화의 위험성에 대한 경고를 바탕으로 기후 운동이 그 지평을 넓혀가고 있다. 미국과 호주 등 선진 국가들의 기후 운동의 대부분은 생태적 근대화(ecological modernization)에 기반한 기후 변화 감소 전략, 특히 태양, 풍력, 지열, 파도를 이용한 재생 에너지, 에너지 효율성, 전기자동차, 대중교통 이슈에 중점을 둔다. 그러나 사회 정의 이슈는 크게 강조하지 않는 경향이 있다. 반대로 개발도상국의 기후 운동은 사회 평등의 이슈에 더 많은 관심을 가진다. 이는 중국이 주요 배출국이 되면서 미국을 뛰어넘을 것으로 보이지만, 역사적으로 선진국들이 개발도상국들에 비해 1인당 더 많은 온실가스를 배출해왔다는 사실에 근거한다. 2009년 12월 유엔 코펜하겐 컨퍼런스의 클리마포럼(Klimaforum)과 2010년 볼리비아 코차밤바에서 개최된 기후 변화와 어머니 지구(Mother Earth)의 권리에 관한 세계시민 회의에서는 글로벌 자본주의를 무제한의 이윤을 추구하고 인간을 자연으로부터 분리하는 생산과 소비의 경제 시스템으로 단정했다. 특히 세계시민 회의는 사회적 정의 및 평등과 환경의 지속가능성에 기여할 수 있는 대안적 세계의 발전을 촉구했다.

대안적 세계 체제를 달성하기 위한 많은 제안들은 급진 민주주의(radical democracy), 지구 민주주의(earth democracy), 그리고 민주적 생태사회주의(democratic eco-socialism) 등으로 명명되었다(Baer et al., 2013). 또한 "글로벌 민주주의(global democracy)"의 수립도 제시됐으며, 이 개념은 다음의 내용을 포함한다(Boswell & Chase-Dunn, 2000). (1) 지방, 지역, 국가, 국제적 수준에서 생산력의 공유화 운동의 확산, (2) 이윤추구보다는 사회적 필요와 환경의 지속가능성을 지향하는 경제 발전, (3) 대의민주주의와 참여민주주의적 절차의 혼합, (4) 선진국들과 발전도상국가들뿐만 아니라 국가 내에서의 사회적 격차 해소와 인적 자원의 재분배, (5) 인구증가 조절, (6) 유한 자원의 보존과 재생 에너지원 개발, 마지막으로 (7) 재활용과 소비문화 개선을 통한 쓰레기 감축이 주요 사항이다.

많은 사람들이 소련과 중국, 쿠바 등에서 시도된 사회주의는 스스로 부족함을 입증한 것이라 주장한다. 이 세 국가 중 쿠바가 사회주의적 이상과 실천에 가장 근접한 것으로 보이지만, 글로벌 민주주의나 민주적 생태사회주의는 물론이고, 사회주의는 그 자체로 실제 존재하는 사회 시스템이라기보다는 하나의 비전으로 존재한다. 그럼에도 남미에서의 발전, 특히 베네수엘라, 볼리비아, 쿠바의 발전은 "21세기 사회주의"를 창조할 수 있다는 희망을 갖게 한다(C. Katz, 2007). 존 포스터(John Bellamy Foster, 2009: 276)가 적합하게 주장하듯이, "오늘날 사회주의로의 전환과 생태적 사회로의 전환은 동일한 것이다." 물론 가까운 미래에 민주적 생태사회주의가 선진사회에서 실행될 것이라는 생각은 전적으로 어리석고 이상적일 뿐이지만, 경제, 정치, 사회의 구조적 변화가 티핑 포인트에 도달하면 사회적 변화가 매우 빠르게 이어서 발생한다는 것을 역사는 말해 주고 있다.

글로벌 민주주의의 비전은 사회적 불공평과 환경 훼손에 따른 자기 파괴적인 자본주의 세계 체제의 대안을 제시한다. 궁극적으로 어느 한 국가의 글로벌 민주주의로의 전환은 전 세계적 변화의 과정, 또는 누구도 달성하지 못했던 "영속적인 혁명(permanent revolution)"의 부분이 되는 것이다. 소련과 스탈린주의의 역사는 사회주의가 "한 국가"에서 성립될 수 없음을 말해 주고 있다. 안전한 기후를 위한 노력도 특정의 국가 내에서만이 아니라 국제적인 투쟁의 일부로 진행되어야 하는 것이다. 맥도프와 포스터(Magdoff & Foster, 2010: 25)가 주장하듯, "이윤이 아닌 윤리적 조직을 근간으로 하는 생태마을, 브라질 쿠리치바 등지의 신도시 환경, 영속적 농업(permaculture) 실험, 공동체 기반 농업, 베네수엘라의 농산업 협동조합 등 급진적이며 반자본주의적인 전략들이 많은 곳에서 나타나고 있다."

쿠바는 여전히 빈곤한 개발도상국에 머물러 있지만, 유아사망률과 기대수명 측면에서 선진국에 버금가는 건강 통계치를 보여주고 있으며, HIV 감염률도 아메리카 대륙에서 가장 낮고 전 세계적으로도 매우 낮은 편에 속한다. 더욱이 쿠바는 베네수엘라, 동티모르, 2005년 비극적 지진 이후의 파키스탄 등 개발도상국에 의사와 간호사를 파견하고 있다.

글로벌 민주주의와 민주적 생태사회주의와 같은 제안들은 인류와 지구 및 지구상의 동식물들의 건강을 위한, 더 나은 세계를 만들기 위해 장기간의 전략을 구축하려 한다. 다양한 지역의 이슈들과 다양한 관점을 가지고 연구하는 의료인류학자들은 그들의 지식, 기술과 자원을 활용해서 건강과 관련된 사회적 · 환경적 문제들을 해결하기 위한 작업들에 적극적으로 참여하고 있다. 베어(Baer, 2018)는 그의 최근 저서에서 체제 전환을 위한 도전적인 개혁을 통해 현재의 자본주의 세계 체제로부터 민주적 생태사회주의 세계 체제로의 변화를 만들어내야 한다고 말한다. 이로써 그는 모두를 위한 사회적 정의와 민주적이며 환경적으로 지속가능한, 그리고 더 건강한 세상을 창조할 것이라고 주장한다. 민주적 생태사회주의는 비판사회학자 에릭 라이트(Eric Olin Wright, 2010)가 이론적 작업과 사회적 실험을 통해 강조한 실질적으로 달성할 수 있는 유토피아, 즉 "현실적 유토피아(real utopia)"를 만들고자 하는 것이다.

최상의 의도에도 불구하고 개혁은 세계 곳곳에서의 사례처럼 자본주의의 안정화에 기여한다는 문제점을 드러낸다. 1960년대 시민권 제정과 함께 이루어진 저소득층을 위한 메디케이드(Medicaid)와 노인들을 위한 메디케어(Medicare) 등의 미국 복지 프로그램들은 특히 아프리카계 미국인들을 포함하는 각계각층에서 불거진 사회적 불안정을 안정시키는 역할을 해왔다. 이러한 현실에서 앙드레 고르(Andre Gorz, 1974)는 개혁주의적 개혁(reformist reform)과 비개혁주의적 개혁(non-reformist reform)을 구분했다. 그는 "개혁주의적 개혁"이라는 용어를 기존 사회 시스템의 극적인 수정을 피하고, 단지 사소한 물질적 개선만을 실행하는 것을 지적하기 위해 사용했다. 개혁주의적 개혁과 완전한 구조적 변환 사이에서 고르는 비개혁주의적 개혁이라는 실천적 작업을 체제 도전적인 개혁이라 부른다. 즉, 보다 나은 임금과 보건의료와 같은 즉각적인 이슈에 대한 해결은 물론이고 권력의 사회적 배열에서 영속적인 변화를 이끌어내려는 보다 큰 노력의 일부가 되는 것이다. 종종 이러한 두 유형의 개혁은 구분하기 힘들 때도 있지만, 기존의 권력 계층에 의해서 수행되는 것인지, 아니면 노동 계층, 서발턴(subaltern)이나 주변화된(marginalized) 그룹들, 또는 체제 저항적인 사회 운동에 의해서 태동되는 것인지에 따라 구분될 수 있다.

이 장에서 민주적 생태사회주의를 성립하기 위한 체제 도전적인 개혁에 대해 상세하지는 않으나 다음의 주요 제안들로 정리한다: (1) 전 세계 국가들의 정부 권력을 확보할 수 있는 진보적이며 반자본주의적인 정당의 수립, (2) 저소득 계층의 보호 조치를 포함하는 온실가스 배출세 실행, (3) 보건의료를 포함해 다양한 생산수단의 사회적 계획, 공적 소유권 확대, 사회화 또는 국유화, (4) 국가 내와 국가 간 사회적 평등 증대와 지속가능한 수준의 세계 인구 조절, (5) 노동자 민주주의 이행, (6) 유의미한 일의 창조와 노동 시간 감축, (7) 상대적으로 발전이 앞선 집단의 역성장(de-growth)을 통한 평형 또는 넷제로(net zero) 성장이라는 새로운 글로벌 경제의 창조, (8) 에너지 효율성, 재생 에너지원, 친환경 직업의 채택, (9) 대중교통 확장과 개인 운송 및 항공 교통의 현격한 감축, (10) 지속가능한 농업과 삼림 관리의 이행, (11) 소비문화에 대한 저항과 지속가능하며 유의미한 소비의 채택, (12) 지속가능한 무역 수행, (13) 지속가능한 정착 양식과 공동체 구축. 이러한 제안들은 인간 사회 또는 국가들이 민주적 생태사회주의로 전환되기 위한 가이드라인이다. 중요한 것은 이를 위해서는 진보적인 글로벌 기후 거버넌스(climate governance) 체제의 수립을 포함하는 전 세계적인 노력이 담보되어야 한다는 것이다. 현재 유엔 기후변화협약(United Nations Framework Convention on Climate Change, UNFCCC)은 1995년 이후 당사국 총회를 통해 각종 합의를 시도하고 일부 발전적인 진전이 있었지만, 여전히 글로벌 자본주의 시스템과 "지속가능한 발전"이라는 성장 패러다임하에서 작동하고 있다.

우리는 가능한 한 급진적인 전환의 개혁을 제안하고 있지만, 사회생태적 혁명으로 가기 위한 절대 실패하지 않는 방법을 요구하는 것이 아니다. 자본주의 세계 체제보다 "비교적 민주적이고 평등적인" 대안을 모색하는데, 그것은 "아직 존재하지 않았었고", "하나의 가능성일 뿐"이라고 월러스타인(Wallerstein, 2013)은 경계했다. 그는 대안적 세계 체제는 정밀하게 디자인될 수 없지만, "새로운 시스템이 삶 속에 들어가면서 진화하게 될 것"이라고 언급했다(Wallerstein, 2013: 33). 우리가 제안하는 전환적 개혁의 적용은 선진국과 개발도상국 모두에게 정치 · 경제 · 사회문화 조건에 적응해야 한다.

인류가 혼란스러운 환경적 · 사회적 결과를 동반한 기후 변화의 위험한 시기에 들어서면서 우리는 현 상황이 변화하지 않는 한 디스토피아로 향하는 시나리오를 벗어날 대안을 모색해야 한다. 여기서 현실적인 유토피아로 민주적 생태사회주의 세계 체제를 제안한다. 이는 단지 더 건강한 세계를 위해서만이 아니라 사회적으로 더 공정하고 민주적이며 환경적으로 지속가능한 세계를 창조하려는 것이다. 민주적 생태사회주의는 쳇바퀴처럼 돌아가는 생산과 소비의 자본주의를 거부한다. 대신, 인류는 유한한 자원을 가진 생태적으로 취약한 지구상에 존재한다는 사실은 받아들인다. 건강한 인구 집단을 유지하기 위해 필요한 신선하고 깨끗한 물과 농경지는 미래 세대를 위해 가능한 충분히 유지되고 회복되어야 한다.

우리는 전반적인 상황이 회복되기 전에 더 악화될 것이며, 더 나아질 가능성은 없다고 생각한다. 그럼에도 자본주의 세계 체제는 이제 대학을 포함한 대부분의 영역에 충분히 스며들었다. 영국의 브렉시트, 도널드 트럼프의 미국 대통령 당선, EU 내의 갈등들, 핵 전쟁의 위협, 전 세계적인 부의 격차, 다양한 종류의 기후 위기, 해양 산성화, 많은 생물들의 멸종 등의 현상에서 자본주의 세계 체제의 위상이 명백히 드러난다.

민주적 생태사회주의로의 전환을 위한 정확한 스케줄을 제시한다는 것은 거의 불가능할 정도로 어려운 일이다. 그러나 우리는 지구 기후시스템의 안정화가 20~30년 내에 이루어지지 않는다면, 인간과 비인간 종들이 거주할 수 있는 지역이 많이 사라질 것이라고 확신한다. 다가오는 시대에 인류가 마주하게 될 벅찬 어려움들 속에서도 진보적인 사람들은 그들의 대화, 강의, 글쓰기 등을 통해 체제에 도전적인 작업을 지속하는 것이 중요하다고 생각한다. 신좌파를 형성하고 반자본주의적 정당을 창립하는 반체제적 운동을 지향하고, 세계를 조직하는 대안적 방법들을 지역, 국가, 글로벌 수준에서 모색하는 노력을 지속하며, 생태주의적 무정부주의, 생태 페미니즘, 토착민들로부터 나오는 비판적 목소리들을 수용해야 한다. 칼리스(Kallis, 2017: 15)가 주장한대로, 이윤과 잉여가치 생산에 집중하는 자본주의와 달리 사회주의 정치학은 "상세한 목록에 관한 것, 구체적인 사용가치에 관한 것이다. 모두를 위한 고용, 적정 임금, 삶의 조건의 존엄성, 건강한 환경, 교육, 공중보건, 깨끗한 물이 그것이다."

실천 지향적 노력으로서의 의료인류학

지금까지 살펴본 것처럼 응용분야로서의 의료인류학은 실천 지향적이다. 심각한 문제들에 직면한 인류를 위해 더 건강한 세계를 지향하는 연구에 기반한 행동이 절실히 요구된다. 이를 위해 우리는 인류학자 및 의료인류학자들이 현재의 글로벌 정치경제에 대한 대안을 모색하는 진보적이며 반체제적인 운동에 정치적으로 합류하며 작업을 수행할 필요가 있다고 주장한다.

1848년경에 자본주의 세계 체제의 일부 양상에 저항했던 사회운동과 민족주의운동이 "시민과 관료들과 함께 구체적인 (단기적이며 장기적인) 정치적 목적을 가지고 새로운 제도, 지속적인 조직을 만들기 시작했다"(Arrighi et al., 1989: 29). 진보적 운동들은 자본주의에 대한 비판, 민주주의와 젠더 관계에 대한 개념, 환경에 대한 시각에서 어느 정도 급진주의적 태도를 보인다. 어떤 이들은 명백하게 반자본주의적인 입장을 취하는 것은 아니며, 단지 글로벌 자본주의를 보다 사회적으로 공정하고 투명하며 환경적으로 지속가능하게 만들기를 희망한다. 일부 인권운동은 기업에 대한 비판을 명확히 하지 않고 있는데, 개혁을 통해 인권 원칙을 채택하거나 혹은 비난을 가해 채택하게 할 수도 있다고 생각한다. 노동, 소수 민족 권리, 여성 평화, 환경 및 기후에 관련된 여러 운동들도 이런 특성을 보인다. 우리는 오랜 시간 노동, 평화, 반인종차별, 환경, 기후, 사회주의 운동에 직접 참여해온 학자이자 활동가로서 사회운동이 반자본주의적 경향의 외형을 취하면서도 때로는 본질적으로 매우 다르며, 모순적이며, 당파적이라는 것을 체득했다. 그러나 현재의 세계 질서에서 글로벌 자본주의를 초월할 수 있는 가장 큰 잠재력을 가진 영역이라는 것은 분명하다.

기후 변화의 측면에서 인류학자들은 토착민 국제포럼(International Forum of Indigenous Peoples), 기후 변화에 관한 지역 공동체(Local Communities on Climate Change), 이누이트 북극권 컨퍼런스(Inuit Circumpolar Conference), 군소도서 국가연합(Alliance of Small Island States)들과 연대하여 작업할 여지를 가지고 있다. 이들은 인간의 정착 양식, 생계 및 라이프스타일, 건강을 위협하는 거대한 환경 문제에 소극적인 선진 국가들에 도전하려는 조직들이다. 인류학자들은 또한 기후 정의(climate justice)에 동조하고 석탄, 석탄가스, 셰일가스 사용에 반대하는 캠페인에 참여할 수도 있다.

다양한 의료 사회과학자들이 정치경제적 권력과 과학적 전문가의 권위에 도전하는 건강사회운동(health social movement)의 다중 전선에서 행동에 나서고 있다. 미국에서 추진되는 이러한 운동들에는 "의료보험 개혁과 단일보험자(single-payer) 보건의료의 옹호와 같은 보건의료의 질과 접근성 향상을 위한 노력, HIV/AIDS와 유방암 예방운동과 같은 인종, 민족, 젠더, 계급 및 성적지향에 따른 건강 불평등의 해소, 그리고 공중보건과 의료 기관들이 발병 원인, 진단, 치료와 예방에 관한 과학적 질문을 재정의해 질병과 장애의 근본적인 원인을 파악하도록 촉구하는 노력"이 포함된다(Morello-Frosch et al., 2012: 5). 다시 정리하면, 건강사회운동은 다음의 내용들을 포함한다: (1) "의료보험에 대한 공평한 접근과 보건의료 서비스 제공의 증진을 추구하는" 보건의료 접근권 운동, (2) "발병 원인, 진단, 치료와 예방 과학에 도전하고, 질병, 장애 및 질환 경험에 보다 많은 관심을 유도하려는" 체화된 건강 운동(embodied health movements), (3) "인종, 민족, 젠더, 계급 및 성적지향에 따른 건강 불평등과 불공정에 관심을 촉구하는" 선거구 기반(constituency-based) 건강 운동, (4) 건강에 역효과를 미치는 공기 및 수질 오염, 독성 물질 배출, 기후 변화 등의 환경 요인들에 관심을 두는 환경건강 사회운동, (5) 다양한 보완대체 의학의 치료를 포용하고 법적 · 사회적 승인을 확보하고자 하는 보완대체 의학 운동(Brown & Zavestoski, 2004: 685-688). 브라운과 자베스토스키(Brown & Zavestoski, 2004: 691)는 "건강사회운동에 관한 연구가 보건의료 시스템을 변화시키고 사람들의 질병 경험을 완화하며 다양한 공동체에서 건강과 질병의 폭넓은 사회적 결정요인들을 확인하기 위한 혁신적이고 강력한 형태의 정치적 실천에 대한 통찰력을 제공할 것"이라고 주장한다.

1999년 브라운대학에서 설립한 논쟁적 질병 연구단(Contested Illness Research Group)은 다양한 건강사회운동들과 협력하며, "시민-과학 연합(citizen-science alliances)"에 관해 연구하고 활동에 참여함으로써 학자이자 활동가로서의 역할을 수행하고 있다(Senier et al., 2012: 269).

실천 지향적인 의료인류학자들은 70여 개 국가에 지부를 보유한 민중건강운동(People's Health Movement)과도 공동의 연대 속에서 연구를 수행할 수 있다. 그 자체로 급진적 조직은 아니지만, 민중건강운동은 국제보건(global health)에 대한 신자유주의적 세계화의 영향력에 도전하는 분명히 진보적인 조직이다. 그들의 비전은 다음과 같다.

> 공정과 생태적으로 지속가능한 발전, 그리고 평화는 더 나은 세계를 위한 우리 비전의 핵심이다. 그 세계는 모두를 위한 건강한 삶이 현실인 곳: 모든 생명과 다양성을 존중하고 인정하며 축복하는 세계, 서로를 풍요롭게 하는 사람들의 재능과 역량을 꽃피우는 세계, 사람들의 목소리가 우리 삶의 조형을 안내하는 세계이다(People's Health Movement n.d.).

민중건강운동 목적의 첫째는 공평하고 참여적이며 분야를 넘나드는 운동을 통한 모두를 위한 건강의 증진, 둘째는 소득이 아닌 필요에 의해 제공되는 질 높은 보건의료, 교육, 사회 서비스 마련과 이에 대한 보편적 접근을 보장하는 정부와 의료 기관들에 대한 지지, 셋째는 보건과 사회 정책의 공식화와 실행에 대한 개인과 조직의 참여 촉진, 마지막으로 지역 조건에 기반을 두고 건강을 위한 해결책을 개발하도록 촉구하는 것이다.

지금까지 민중건강운동은 총 네 권의 국제보건감시(Global Health Watch) 보고서를 다른 여러 기관들과 협력하여 발간했다. 2014년 발간된 제4권은 건강에 영향을 끼친 다섯 가지 이슈를 검토했는데, 이 이슈들은 (1) 국제보건 위기를 가져온 글로벌 정치, 경제 구조, (2) 전 세계 국가들에서 보편적 보건의료 서비스를 제공하기 위한 국가 보건의료 시스템의 현재 이슈와 논쟁들, (3) "건강을 위한 다방면의 사회적 · 구조적 발전"에 대한 관심을 모으기 위한 전략, (4) 국제보건에 영향을 미치는 세계보건기구와 세계은행과 같은 국제 기구들에 대한 조사, 마지막으로 (5) 건강과 보건의료를 향상시키기 위한 각종 캠페인과 실천들이다(People's Health Movement, 2014: 1).

이 장에서 보여주고자 시도한 더 건강한 사회의 창조는 궁극적으로 우리가 민주적 생태사회주의라 명명한 대안적 세계 체제로 글로벌 자본주의를 넘어설 것을 필요로 한다. 건강의 측면에서 적절하고 영양가 있는 음식, 깨끗한 물, 기본적인 주거 공간, 폭넓은 보건의료, 만족스럽고 소외되지 않은 직업, 공동체에 대한 소속감, 건강 교육, 깨끗한 환경, 그리고 안전한 기후에 대한 접근성은 지구상의 모든 이들에게 필수적인 것이다. 그러나 이러한 것들은 전 세계적인 자원의 재분배를 필요로 할 것이며, 자본가 계급과 정치 연합세력들은 상상하기 어려운 폭력적 힘으로 저항할 것이다. 이것이 진보적 대중들이 더 나은 세계를 위한 노력에 어떻게 힘을 모아야 할 것인지에 대해 전략을 구상해야 하는 이유이다. 우리는 비판 의료인류학자로서 이 책이 인류세(Anthropocene) 또는 보다 적절할 듯한 용어로 자본세(Capitalocene)의 시대에 특히 건강에 관한 인간 조건의 복잡성과 모두를 위해 더 건강한 세상을 여는 가능성을 독자들에게 보여줄 수 있기를 희망한다.

토론 질문 Discussion Questions

1. 자본주의를 정의하고 신자유주의로 불리는 최근의 자본주의적 양상을 설명하시오.

2. 초국적기업들과 관련 기관들이 세계 곳곳에서 정부와 정치인들을 재조직하거나 무너뜨리는 방법들은 무엇인가? 당신의 국가에서는 이러한 과정이 어떻게 발생하고 있는가?

3. 러시아, 중국 등의 국가에서 사회주의 사회를 건설하려는 초기의 노력이 왜 실패했는지 논의하시오. 사회주의 개념을 재정의하려 할 경우, 이러한 사회들로부터 도출할 수 있는 성공과 실패의 교훈은 어떤 것이 있는가?

4. 민주적 생태사회주의의 기본 구성요소는 무엇이며, 과거에 정의되었던 사회주의와 어떻게 다른 특성을 가지는가?

5. 보건의료의 측면에서 개혁주의적 개혁(reformist reform)과 비개혁주의적(non-reformist) 또는 체제 도전적 개혁의 사례에 대해 논의하시오. 오바마케어는 두 유형의 개혁 중 어떤 범주에 넣을 수 있는가? 트럼프 행정부는 어떤 유형의 개혁을 붕괴시키려 했는가?

6. 캐나다 모델 등 다른 국가들의 보편적 의료 시스템 사례들을 바탕으로 미국에서 가능한 단일지급인(single-payer) 보건의료 시스템을 상상해 보시오.

7. 실천지향적인 의료인류학을 만들기 위해 어떤 노력이 필요할지 논의하시오. 당신이 속한 공동체 혹은 국가의 어떤 사회운동, 비정부 기구 혹은 정당에 실천지향적 의료인류학자들이 기여할 수 있는지, 그리고 어떤 행동을 취할 수 있을 것인지 논의하시오.

용어 사전

Glossary

적응(adaptation) [생물이 환경에 유리하도록 변화하는 과정] (본문 사례) 인간 사회가 지표면 온도 상승, 해수면 상승, 폭풍, 가뭄, 폭우, 홍수를 야기하는 기후변화에 대응하기 위해 수행하는 실천

대증요법, 이종요법(allopathic medicine) 생의학(biomedicine)을 지칭하는 의료시스템으로 동종 요법(homeopathic medicine) 및 정골의학(osteophatic medicine)과 구분짓기 위해 사용되는 용어

인간행위에 의한(anthropogenic) 인간 행위의 결과로 발생하는 기후와 같은 환경의 변화를 지칭

아유르베다 의학(Aurvedic medicine) 3~4천년 전 인도에서 기원한 전통 의학으로 흙, 물, 불, 공기, 에테르(ether)를 생명의 5원소로 파악하며, 이의 균형 유지 및 회복을 통해 건강한 삶을 추구하는 인도 전통 의료시스템

생명윤리학(bioethics) 의료행위에서의 윤리적 논점을 다루는 학문

생의학(biomedicine) 서구의학, 이종요법 의학, 또는 코스모폴리탄 의학으로 불리는 세계적으로 지배적인 의료시스템

생체병리기술, 바이오패시(biopathy) 신체의 자연 면역 회복과 세포 회복 체계를 포함하는 근본적인 조화 상태로의 신체 회복을 추구하는 보건의료 요법으로 생의약품(biomedicines)과 가공식품류 등 비자연적 식의약품 사용을 배제하는 경향을 보임

생물사회적(biosocial) 생물학적 요소들과 사회적 구조 및 관계들의 상호 작용

바이오테크놀로지(biotechnology) 재생산(reproductive) 기술, 장기이식, 기계적 인공 호흡 장치, 자기공명 영상 장치, 엑스선 장치, 보철 수족 등을 포함하는 광범위한 기술 장치와 방식

신체 이론(body theory) 사회적 과정에서 몸의 역할과 몸의 태도, 경험, 실천에서 사회의 역할에 주목하는 설명적 접근법

자본주의(capitalism) 생산수단의 사적소유, 이윤추구, 지속적인 경제 발전을 기반으로 하는 정치경제 시스템

중국 의학(Chinese medicine) 기(energy)의 흐름을 주요 개념으로 하며 세계 많은 지역으로 파급된 중국 고대 의료시스템

카이로프랙틱(chiropractic) 1890년대 미국 아이오와의 자기 치료사(magnetic healer)인 파머(D. D. Palmer)의 의해 고안된 척추 지압 치료법

기후변화(climate change) 자연적이거나 인간 행위의 영향, 혹은 두 원인 모두에 의해 발생하는 단기 및 장기의 기후 변화

상품화된 신체(commodified bodies) 구매 및 판매가 가능하도록 변환되어 상업적 가치를 지니는 신체 기관과 체액

보완 대체 의학(complementary and alternative medicine) 일반적으로 생의학(biomedicine) 이외의 치료 시스템으로 정의되며, 생의학을 의학의 중심에 두고 그 이외의 치료 시스템들을 보완적 시스템으로 간주

맥락적 접근법(contextual approach) 태도와 행동을 그들이 나타나고 작동하는 자연적, 사회적 배경 속에서 고려하는 접근법

비판 의료인류학(critical medical anthropology) 건강에 있어 정치경제적/생태학적 시스템과 지역의 문화적 패턴의 상호 관계성에 주목하는 의료인류학의 이론적 관점

문화 중재자(cultural broker) (본문 사례) 의료인류학자가 상황에 따라 맡는 역할로 지역의 사회/의료 시스템과 지배적 사회/의료 시스템 간의 매개자

문화적 역량(cultural competence) (본문 사례) 환자들의 문화적 전통을 이해하고 성공적으로 작업하는 헬스케어 제공자의 역량

문화적 감정(cultural emotions) 특정 사회에서 행위를 발현하는 문화적으로 형성된 감정

문화적 역학(cultural epidemiology) 인류학적 문화 개념을 질병 및 유행병 발생 연구와 연계하는 관점

사이보그(cyborg) 인공적 부분 및 장치를 결합하거나 다른 인간의 장기를 이식하여 기능하는 인간

뎅기열(dengue fever) 모기를 매개로 전파되는 바이러스 감염 질환이며 극심한 통증이 동반되어 본크러셔(bone-crusher)로 불림

질병(disease) 생의학을 포함하는 의료시스템의 전문 의사에 의해 진단된 신체적·정신적 고통, 아픔(sickness)

생태적 근대화(ecological modernization) 보다 지속가능한 환경 조성과 기후변화 완화를 위한 전략으로 제시되며, 에너지 효율성, 재생 에너지, 공공교통의 증대와 같은 기술적 혁신으로의 전환

생태사회주의(eco-socialism) 사회적 균등(parity)과 환경의 지속가능성에 주안점을 두는 세계 자본주의(global capitalism)의 대안적 체제

에코신데믹(ecosyndemic) 인간에 의한 환경의 재구성으로 발생하는 신데믹 질병 간의 상호작용 (일례로 인간 행위에 의한 기후변화로 동물 매개 질병이 새로운 지역으로 전파되고 그 지역의 다른 질병들과 상호작용)

역학(epidemiology) 인구 집단의 건강 관련 패턴, 사건 및 질병의 발생과 전파에 관한 연구

민족의학(ethnomedicine) 문화적으로 구성된 의료시스템으로 생의학(biomedicine) 포함

민속의미론적 질문법(ethnosemantic elicitation) 인터뷰의 한 유형으로 연구자가 연구대상자가 그들의 경험과 세상에 대한 이해를 조직하기 위해 사용하는 인식의 유형을 습득

민간 치유 시스템(folk healing systems) 지역 토착의 의료 시스템으로 보완대체 보건의료 시스템(complementary and alternative health-care system)으로 간주

민간 주사행위자(folk injectors) 일반 의약품 및 민간 약제 혼합물이 포함된 주사약을 사용하는 민간 치유자(healer)

임의 나열법(free listing) 연구자가 연구 참여자에게 특정 문화 영역에 대해 생각할 수 있는 모든 항목을 나열하도록 하는 연구 방법

지구 온난화(global warming) 기후 변화의 주요 징후로 이산화탄소, 메탄, 아산화질소 등과 같은 온실 가스로 인해 지구 전체 혹은 일부 지역에서 진행 중인 기온 상승

보건인류학(health anthropology) 인류학적 관점을 통해 인간의 건강과 질병, 건강 관련 행위, 치유와 보건의료 등을 연구하는 학문 분야로 의료 인류학(medical anthropology) 용어와 혼용하나 보다 포괄적 개념

건강 격차(health disparities) 인구 집단 간 건강, 질병 패턴, 보건의료 접근성의 차이

건강 불평등(health inequalities) 사회적 불평등에 의해 발생하는 인구 집단 간 건강, 질병 패턴, 보건의료 접근성의 차이

총체적(holistic) 인류학의 핵심 개념으로 인간 조건의 구체적 요소들을 폭넓은 사회적, 환경적, 문화적 맥락 하에서 이해하는 관점

동종 요법(homeopathy) 전문적 의사가 불리한 증상의 원인으로 판단되는 물질의 희석 형태로 처방하는 대체 의학 요법

체액 의료시스템(humoral medical system) 신체 내의 장기, 시스템, 체액이 신체 외부의 자연 세계와 평형을 이룬다는 일련의 믿음과 치유 방식

질환(illness) 건강 이상(異常) 상태에 있는 환자의 경험적 명명(label)

통합 의학(integrative medicine) 생의학과 보완대체 의학의 최적의 요소들을 이론적으로 혼합한 의학

생애사 인터뷰(life history interview) 연구 대상자 삶의 스토리의 상세한 내러티브를 도출하는 연구 방법

의료 생태학(medical ecology) 건강의 형성에 있어서 인구와 환경의 상호작용을 강조하는 의료 인류학의 이론적 관점

의료 혼종화(medical hybridization) 다양한 하위 의료시스템의 요소들을 혼합하거나 다른 하위 의료시스템을 한 의료 시스템의 부분으로 차용하는 방식

의료 다원주의(medical pluralism) 복잡 사회에서 하위 의료시스템들의 융합 및 혼용 현상으로 하위 시스템 간의 경쟁 및 협력 유발

밈(meme) 한 사회에서 사회적 학습, 모방을 통해 세대에 걸쳐 이어지는 비유전적 문화 요소(cultural unit)

정신이 깃든 몸(mindful bodies) 의료 인류학에서 발전된 신체에 대한 개념으로 인간의 신체를 개인의 경험, 사회적 관계, 자연적 상징으로서의 신체 표상의 집합체로 바라보는 관점

자연 요법(naturopathy) 약초법(herbalism), 동종 요법, 반사 요법(reflexology), 영양이 풍부한 식사와 운동을 포함하는 다양한 치료 양식을 선택적으로 사용하는 하위 의료시스템

안마 치료(osteopathy) 1800대 중반 미국 캔자스에서 발전된 치료법으로 손을 사용한 골격, 관절, 근육 마사지 요법

판옵티콘(panopticon) 시간과 장소의 구속 없이 한 사회의 개인들을 관찰하고 통제하는 능력을 참조하기 위해 미셸 푸코가 소개한 개념

반구조화된 인터뷰(semistructured interview) 연구자의 질문에 대한 대상자의 응답에 따라 새로운 질문이 융통성 있게 추가되는 인터뷰 형태

주술사, 샤먼(shaman) 초자연적 영역과의 접속을 통해 병의 원인을 규명하거나 환자의 고통을 풀어주기 위해 정령에게 청원하는 종교적 치유자

사회적 낙인(social stigmatization) 사회적으로 불신임된 존재가 되는 상태로 종종 질병의 피해자가 그 질병에 걸림으로 인해 비난받고 차별받는 상황

신데믹(syndemic) 두 가지 이상의 질병 및 스트레스, 영양불량과 같은 건강 조건들 간의 불리한 상호작용으로 종종 사회적 불평등과 종속관계에 의해 촉진되며 인구 집단의 전체 질병 부담을 가중시킴

유형학(typology) 하나의 문화적 영역의 항목들을 관계성 정도를 기반으로 두개 이상의 포괄적 계층으로 범주화

상처 입은 치유자(wounded healer) 이전에 어떤 형태의 병을 겪었던 주술사와 치유자

참고문헌

References

Abadía-Barrero, César
2011 "I Have AIDS but I Am Happy." Children's Subjectivities, AIDS, and Social Responses in Brazil. Bogota, Colombia: Universidad Nacional de Colombia.

Ablon, Joan
1984 Little People in America. New York: Praeger.
1992 Social Dimensions of Genetic Disorders. Practicing Anthropology 14(1):10–13.

Abramowitz, Sharon
2014 Ten Things that Anthropologists Can Do to Fight the West African Ebola Epidemic. Somatosphere. http://som atosp here. net/2 014/0 9/ten -thin gs-th at-an throp ologi sts-c an-do -to-f ight- the-w est-a frica n-ebo la-ep idemi c.htm l.

Adelson, Naomi
2003 Cree. In The Encyclopedia of Medical Anthropology. Volume 2, Cultures, ed. Carol R. Ember and Melvin Ember, 614–22. New York: Kluwer Academic/ Plenum.

Adler, Nancy, and Judith Stewart
2010 Health Disparities across the Lifespan: Meaning, Methods, and Mechanisms. Annals of the New York Academy of Sciences 1186:5–23.

Agar, Michael
2006 Dope Double Agent: The Naked Emperor on Drugs. Morrisville, NC: Lulu Books.

Ainlay, Stephen
1989 Day Brought Back My Night: Aging and New Vision Loss. London: Routledge.

Alexander, Lisa, Simon Allen, Nathaniel Bindoff, John Church, Ulrich Cubasch, Seita Emori, et al.
2013 Summary for Policy Makers. In Climate Change 2013 – The Physical Science Report for the Intergovernmental Panel on Climate Change, 1–36. Cambridge: Cambridge University Press.

Alison, Ian, et al.
2009 The Copenhagen Diagnosis: Updating the World on the Latest Climate Science. Sydney, Australia: Climate Change Research Centre, University of New South Wales.

Allahbadia, Guatam
2002 The 50 Million Missing Women. Journal of Assisted Reproduction and Genetics 19(9):411–16.

Almeida, Joana
2012 The Differential Incorporation of CAM into the Medical Establishment: The Case of Acupuncture and Homeopathy in Portugal. Health Sociology Review 21:5–22.

Alter, Joseph S.
2005 Ayurvedic Acupuncture—Transnational Nationalism: Ambivalence about the Origin and Authenticity of Medical Knowledge. In Asian Medicine and Globalization, ed. Joseph S. Alter, 21–44. Philadelphia: University of Pennsylvania
2016 Medicine, Alternative Medicine, and Political Ecologies of the Body. In A Companion to the Anthropology of Environmental Health, ed. Merrill Singer, 120–41. Malden, MA: Wiley Blackwell.

Altorki, Soraya
1980 Milk-Kinship in Arab Society: An Unexplored Problem in the Ethnography of Marriage. Ethnology 19(2):233–44.

American Anthropological Association
1947 Statement on Human Rights. American Anthropologist 49(4):593–643.
1998 Statement on "Race." www.aaanet.org/stmts/racepp.htm, accessed August 3, 2011.
1999 Declaration on Anthropology and Human Rights. www.aaanet.org/stmts/humanrts.htm, accessed August 3, 2011.

American Medical Student Association
2006 Health Disparities Globally. www.a msa.o rg/AM SA/ho mepag e/abo ut/co mmitt ees/R EACH/ healt hqual ity.a spx, accessed April 27, 2006.

American Psychiatric Association
2013 Diagnostic and Statistical Manual of Mental Disorders. Text revision. Washington, DC: American Psychiatric Publishing.

Amour, Stephanie
2006 Illegal Trade in Bodies Horrifies Loved Ones. http://art icles .news .aol. com/b usine ss/ar ticle .adp?id=20 06042 70727 09990 037&ci d=403 ?ncid =NWS0 00100 00000 001, accessed April 14, 2006.

Andersen, Rikke Sand, Marie Louise Torring, and Peter Vedsted
2014 Global Health Care-seeking Discourses Facing Local Clinical Realities: Exploring the Case of Cancer. Medical Anthropology Quarterly 29:237–55.

Anderson, Benedict
1991 Imagined Communities: Reflections on the Origin and Spread of Nationalism. New York: Verso.

Anderson, Laurie, Kathryn Adeney, Carolynne Shinn, Sarah Safranek, Joyce Buckner-Brown, and Kendall Krause
2015 Community Coalition-driven Interventions to Reduce Health Disparities among Racial and Ethnic Minority Populations. Cochrane Database of Systematic Reviews 6. doi: 10.1002/14651858.CD009905.pub2.

Anderssen, Jorid
2016 What Is a Health Worker? How Spa Therapists in a Norwegian Health Hotel Understand Their Work. Anthropology & Medicine 23(1):30–41.

Anglin, Mary
2016 Ecosocial and Environmental Justice Perspectives on Breast Cancer: Responding to Capitalism's Ill Effects. In A Companion to the Anthropology of Environmental Health, ed. Merrill Singer, 21–43. Malden, MA: Wiley Blackwell.

Arachne, Jim
1997 Alternative Medicines Summit: A Consumer's View. Diversity [Australian Complementary Health Association] 1(10):13–14.

Arcury, Tomas, Sara Quant, Pamela Rao, Alicia Doran, Beverly Snively, Dana Barr, Jane Hoppin, and Stephen Davis
2005 Organophosphate Pesticide Exposure in Farmworker Family Members in Western North Carolina and Virginia: Case Comparisons. Human Organization 64(1):40–51.

Arditti, Rita, Renate Duelli Klein, and Shelley Minden, eds.
1984 Test-Tube Women: What Future for Motherhood? London: Pandora Press.

Arrighi, Giovanni, Terence K. Hopkins, and Immanuel Wallerstein
1989 Anti-Systemic Movements. London: Verso.

Australian Bureau of Statistics
1999 Chiropractic and Osteopathic Services, Australia, 1997–1998. Canberra: Australian Medical Association.

Australian Medical Association
1992 Chiropractic in Australia. Pamphlet.

Ayegbusi, Toluwanimi, Samuel A. Jegede, Kafayat Aminu, and Daniel Oladimeji Oluwayelu
2016 Perception and Prevention Practices Against Ebola Virus Disease by Bushmeat Handlers in Ibadan, Nigeria. African Journal of Biomedical Research 19:117–24.

Babis, Deby
2014 The Role of Civil Society Organizations in the Institutionalization of Indigenous Medicine in Bolivia. Social Science and Medicine 123:287–94.

Baer, Hans
2001 Biomedicine and Alternative Healing Systems in America: Issues of Class, Race, Ethnicity, and Gender. Madison: University of Wisconsin Press.
2004 Toward an Integrative Medicine: Merging Alternative Therapies with Biomedicine. Walnut Creek, CA: AltaMira Press.
2009 Complementary Medicine in Australia and New Zealand: Its Popularisation, Legitimation, and Dilemmas. Maleny, Queensland: Verdant House.
2018 Democratic Eco-Socialism as a Real Utopia: Transitioning to an Alternative World System. New York: Berghahn.

Baer, Hans, and Ian Coulter
2008 Taking Stock of Integrative Medicine: Broadening Biomedicine or Co-option of Complementary and Alternative Medicine? Health Sociology Review 17:331–41.

Baer, Hans, and Merrill Singer
2009 Global Warming and the Political Ecology of Health: Emerging Crises and Systemic Solutions. Walnut Creek, CA: Left Coast Press.
2014 The Anthropology of Climate Change: An Integrated Critical Perspective. Abingdon, Oxford, UK: Routledge, Earthscan.

Baer, Hans, Merrill Singer, and Ida Susser
2003 Medical Anthropology and the World System. 2nd ed. Westport, CT: Greenwood Press.
2013 Medical Anthropology and the World System. 3rd ed. Westport, CT: Greenwood Press.

Baer, Hans, and Stephen Sporn
2009 Naturopathy around the World. New York: Nova.

Balshem, Martha
1993 Cancer in the Community: Class and Medical Authority. Washington, DC: Smithsonian Institution Press.

Barone, Charles A.
2004 Radical Political Economy: A Concise Introduction. Armonk, NY: M. E. Sharpe.

Barrett, Ron
2010 Avian Influenza and the Third Epidemiological Transition. In Plagues and Epidemics: Infected Spaces Past and Present, ed. D. Ann Herring and Alan Swedlund, 81–93. Oxford: Berg.

Bates, Tarsh
2010 InterUterine: Exploring the Reprotech Body Through an Interspecies Aesthetic of Care. Hecate 36(1–2):92–100.

Baudin, Carole, Laura Maillard, and Yohana Ruffner
2016 Wanamei: An Intervention for and with the Small Gold Mining Communities of the Peruvian Amazon. Practicing Anthropology 38(2):5–10.

Bauer, Christopher, Julie Brefczynski-Lewis, Gary Marano, Mary-Beth Mandich, Alexander Stolin, Peter Martone, et al.
2016 Concept of an Upright Wearable Positron Emission Tomography Imager in Humans. Brain and Behaviour 6(9).

Bazerman, M., and D. Chugh
2006 Decisions without Blinders. Harvard Business Review 84(1):88–97.

Becker, Anne E.
1994 Nurturing and Negligence: Working on Others' Bodies in Fiji. In Embodiment and Experience, ed. Thomas J. Csordas, 100–15. Cambridge: Cambridge University Press.

Becker, Gay
1980 Growing Old in Silence. Berkeley: University of California Press.
1994 Metaphors in Disrupted Lives: Infertility and Cultural Constructions of Continuity. Medical Anthropology Quarterly 8(2):383–410.
2004 Phenomenology of Health and Illness. In The Encyclopedia of Medical Anthropology. Volume 1, Topics, ed. Carol R. Ember and Melvin Ember, 125–36. New York: Kluwer Academic/Plenum.

Beck-Gernsheim, Elisabeth
2000 Health and Responsibility: From Social Change to Technological Change and Vice Versa: The Risk Society and Beyond. In Critical Issues for Social Theory, ed. Barbara Adam, Ulrich Beck, and Joost van Loon. London: Sage.

Bell, Karen
2016 Green Economy of Living Well? Assessing Divergent Paradigms for Equitable Eco-social Transition in South Korea and Bolivia. Journal of Political Ecology 23:71–92.

Bell, Kirsten, and Svetlana Ristovski-Slijepcevic
2015 Communicating "Evidence": Lifestyle, Cancer, and the Promise of Disease-free Future. Medical Anthropological Quarterly 29:216–36.

Benjamin, Ruha
2015 The Emperor's New Genes: Science, Public Policy, and the Allure of Objectivity. The Annals of the American Academy of Political and Social Science 661(1):130–42

Bensoussan, Alan, and Stephen Myers
1996 Toward a Safer Choice: The Practice of Traditional Chinese Medicine in Australia. Victoria: Department of Human Services.

Bensoussan, A., S. Myers, S. Wu, and K. O'Connor
2004 Naturopathic and Western Herbal Medicine Practice in Australia: A Workplace Survey. Complementary Therapies in Medicine 12:17–27.

Berger, John L.
2000 Beating the Heat: Why and How We Must Meet Global Warming. Berkeley, CA: Berkeley Hills Books.

Betancourt, Joseph
2006 Improving Quality and Achieving Equity: The Role of Cultural Competence in Reducing Racial and Ethnic Disparities in Health Care. New York: Commonwealth Foundation.

Bethell, Christina, Adam Carle, James Hudziak, Narangerel Gombojav, Kathleen Powers, Roy Wade, and Paula Braveman
2017 Methods to Assess Adverse Childhood Experiences of Children and Families: Toward Approaches to Promote Child Well-being in Policy and Practice. Academic Pediatrics 17(7 Suppl):S51–S69.

Biehl, João
2007a Pharmaceuticalization: AIDS Treatment and Global Health Politics. Anthropological Quarterly 80(4):1083–1126.
2007b Will to Live: AIDS Therapies and the Politics of Survival. Princeton, NJ: Princeton University Press.

Biehl, João, and Amy Moran-Thomas
2009 Symptom: Subjectivities, Social Ills, Technologies. Annual Review of Anthropology 38:267–88.

Binkovitz, Leah
2017 Houston's Air Quality Is Improving, But Asthma Disparities Persist. The Urban Edge. https://urb anedg e.blo gs.ri ce.ed u/201 7/01/ 24/ho uston s-air -qual ity-i s-imp rovin g-but -asth ma-di spari ties- persi st/#. WVPFE -srLm 4.

Binswanger, Hans
2000 Scaling-Up HIV/AIDS Programs to National Coverage. Science 288:2173–76.

Blackless, Melanie, Anthony Charuvastra, Amanda Derryck, Anne Fausto-Sterling, Karl Lauzanne, and Ellen Lee
2000 How Sexually Dimorphic Are We? Review and Synthesis. American Journal of Human Biology 12(2):151–66.

Blaxter, Mildred
2004 Health. Cambridge, UK: Polity Press.

Bletzer, Keith, Nicole Yuan, Mary Koss, Mona Polacca, Emery Eaves, and David Goldman
2011 Taking Humor Seriously: Talking about Drinking in Native American Focus Groups. Medical Anthropology 30(3):295–318.

Bliss, Catherine
2015 Biomedicalization of the New Science of Race. In Reimagining (Bio)Medicalization, Pharmaceuticals and Genetics: Old Critiques and New Engagements, ed. Susan Bell and Anne Figert. New York: Routledge.

Bloom, Frederick
2001 "New Beginnings": A Case Study in Gay Men's Changing Perceptions of Quality of Life during the Course of HIV Infection. Medical Anthropology Quarterly 15(1):38–57.

Bloomfield, Brian P., and Theo Vurdubakis
1995 Disrupted Boundaries: New Reproductive Technologies and the Language of Anxiety and Expectation. Social Studies of Science 25(3):533–51.

Bluebond-Langner, Myra
1996 In the Shadow of Illness: Parents and Siblings of the Chronically Ill Child. Princeton, NJ: Princeton University Press.

Bode, Maarten
2006 Taking Traditional Knowledge to the Market: The Commodification of Indian Medicine. Anthropology and Medicine 13:225–36.

Bodenheimer, T.
1985 The Transnational Pharmaceutical Industry and the Health of the World's People. In Issues in the Political Economy of Health Care, ed. J. McKinlay, 187–216. New York: Tavistock.

Bethell, Christina, Adam Carle, James Hudziak, Narangerel Gombojav, Kathleen Powers, Roy Wade, and Paula Braveman
2017 Methods to Assess Adverse Childhood Experiences of Children and Families: Toward Approaches to Promote Child Well-being in Policy and Practice. Academic Pediatrics 17(7 Suppl):S51–S69.

Biehl, João
2007a Pharmaceuticalization: AIDS Treatment and Global Health Politics. Anthropological Quarterly 80(4):1083–1126.
2007b Will to Live: AIDS Therapies and the Politics of Survival. Princeton, NJ: Princeton University Press.
Biehl, João, and Amy Moran-Thomas
2009 Symptom: Subjectivities, Social Ills, Technologies. Annual Review of Anthropology 38:267–88.

Binkovitz, Leah
2017 Houston's Air Quality Is Improving, But Asthma Disparities Persist. The Urban Edge. https://urb anedg e.blo gs.ri ce.ed u/201 7/01/ 24/ho uston s-air -qual ity-i s-imp rovin g-but -asth ma-di spari ties- persi st/#. WVPFE -srLm 4.

Binswanger, Hans
2000 Scaling-Up HIV/AIDS Programs to National Coverage. Science 288:2173–76.

Blackless, Melanie, Anthony Charuvastra, Amanda Derryck, Anne Fausto-Sterling, Karl Lauzanne, and Ellen Lee
2000 How Sexually Dimorphic Are We? Review and Synthesis. American Journal of Human Biology 12(2):151–66.

Blaxter, Mildred
2004 Health. Cambridge, UK: Polity Press.
Bletzer, Keith, Nicole Yuan, Mary Koss, Mona Polacca, Emery Eaves, and David Goldman
2011 Taking Humor Seriously: Talking about Drinking in Native American Focus Groups. Medical Anthropology 30(3):295–318.

Bliss, Catherine
2015 Biomedicalization of the New Science of Race. In Reimagining (Bio)Medicalization, Pharmaceuticals and Genetics: Old Critiques and New Engagements, ed. Susan Bell and Anne Figert. New York: Routledge.

Bloom, Frederick
2001 "New Beginnings": A Case Study in Gay Men's Changing Perceptions of Quality of Life during the Course of HIV Infection. Medical Anthropology Quarterly 15(1):38–57.

Bloomfield, Brian P., and Theo Vurdubakis
1995 Disrupted Boundaries: New Reproductive Technologies and the Language of Anxiety and Expectation. Social Studies of Science 25(3):533–51.

Bluebond-Langner, Myra
1996 In the Shadow of Illness: Parents and Siblings of the Chronically Ill Child. Princeton, NJ: Princeton University Press.

Bode, Maarten
2006 Taking Traditional Knowledge to the Market: The Commodification of Indian Medicine. Anthropology and Medicine 13:225–36.

Bodenheimer, T.
1985 The Transnational Pharmaceutical Industry and the Health of the World's People. In Issues in the Political Economy of Health Care, ed. J. McKinlay, 187–216. New York: Tavistock.

Browner, Carole
2001 Situating Women's Reproductive Activities. American Anthropologist 102(4):773–78.

Bruun, Henriette, and Beth Elverdam
2006 Los Naturistas—Healers Who Integrate Traditional and Biomedical Explanations in Their Treatment in the Bolivian Health Care System. Anthropology & Medicine 13:273–83.

Budrys, Grace
2003 Unequal Health: How Inequality Contributes to Health and Illness. Lanham, MD: Rowman & Littlefield.

Buikstra, Jane, and D. C. Cook
1980 Paleopathology: An American Account. Annual Review of Anthropology 9:433–70.

Bulled, Nicola
2016 The Effects of Water Insecurity and Emotional Distress on Civic Action for Improved Water Infrastructure in Rural South Africa. Medical Anthropology Quarterly 31:133–54.

Bulled, Nicola, and Merrill Singer.
2010 Syringe-Mediated Syndemics. AIDS and Behavior 13(6).

Burke, Nancy J., and Holly Mathews
2017 Returning to Earth: Setting a Global Agenda for the Anthropology of Cancer. Medical Anthropology 36:179–86.

Burri, Regula, and Joseph Dumit
2008 Social Studies of Scientific Imaging and Visualization. In The Handbook of Science and Technology Studies. 3rd ed., ed. Edward J. Hackett, Olga Amsterdamska, Michael Lynch, and Judy Wajcman, 297–318. Cambridge, MA: MIT Press.

Cain, Carol
1991 Personal Stories: Identity Acquisition and Self-Understanding in Alcoholics Anonymous. Ethos 19:210–53.

Caldicott, Helen
2006 Nuclear Power Is Not the Answer to Global Warming or Anything Else. Melbourne: Melbourne University Press.

Campbell, Stephen A., John L. Dillon, and Barbara I. Polus
1982 Chiropractic in Australia: Its Development and Legitimation. Journal of the Australian Chiropractors' Association 12(4):21–30.

Canny, Priscilla, Douglas Hall, and Shelley Geballe
2002 Child and Family Poverty in Connecticut: 1990 and 2000. New Haven, CT: Connecticut Voices for Children.

Carey, James
1990 Social System Effects on Local Level Morbidity and Adaptation in the Rural Peruvian Andes. Medical Anthropology Quarterly 4(3):266–95.

Carroll, Kecia
2013 Socioeconomic Status, Race/Ethnicity, and Asthma in Youth. American Journal of Respiratory and Critical Care Medicine 188:1190–191.

Carsten, Janet
2011 Substance and Relationality: Blood in Contexts. Annual Review of Anthropology 40:19–35.

Cassell, Joan
1998 The Woman in the Surgeon's Body. Cambridge, MA: Harvard University Press.

Caudill, William
1953 Applied Anthropology in Medicine. In Anthropology Today: An Encyclopedic Inventory, ed. Alfred Kroeber, 771–806. Chicago: University of Chicago Press.

Centers for Disease Control and Prevention
2017 HIV Among African Americans. https ://ww w.cdc .gov/ hiv/g roup/ racia lethn ic/af rican ameri cans/ index .html .

Chary, Anita, David Flood, Kirsten Austad, Jillian Moore, Nora King, Boris Martinez, Pablo Garcia, Waleska Lopez, Shom Dasgupta-Tsikinas, and Peter Rohloff
2016 Navigating Bureaucracy: Accompanying Indigenous Maya Patients with Complex Health Care Needs in Guatemala. Human Organization 75(4):305–14.

Chavez, Leo, Allan Hubbell, and Shiraz Mishra
1999 Ethnography and Breast Cancer Control among Latina and Anglo Women in Southern California. In Anthropology and Public Health, ed. Robert Hahn, 142–64. New York: Oxford University Press.

Chernomas, Robert, and Ian Hudson
2010 Inequality as a Cause of Social Murder. International Journal of Health Services 40(1):61–78.

Choi, Won, Babalola Faseru, Laura Beebe, Allen Greiner, Hung-Wen Yeh, Theresa Shireman, Myrietta Talawyma, Lance Cully, Baljit Kaur, and Christine Daley
2011 Culturally-Tailored Smoking Cessation for American Indians: Study Protocol for a Randomized Controlled Trial. Trials 12(126). doi: 10.1186/1745-6215-12-126.

Chopp, Rebecca
2007 The Praxis of Suffering: An Interpretation of Liberation and Political Theologies. Eugene: OR: Wipf & Stock.

Chrisman, Noel J., and Arthur Kleinman
1983 Popular Health Care, Social Networks, and Cultural Meanings: The Orientation of Medical Anthropology. In Handbook of Health, Health Care, and the Health Professions, ed. David Mechanic, 569–91. New York: Free Press.

Christakis, Nicholas, Norma Ware, and Arthur Kleinman
1994 Illness Behavior and the Health Transition in the Developing World. In Health and Social Change in International Perspective, ed. Lincoln Chen, Arthur Kleinman, and Norma Ware, 276–302. Boston: Harvard School of Public Health.

Chudakova, Tatiana
2016 Caring for Strangers: Aging, Traditional Medicine, and Collective Self-Care in Post-socialist Russia. Medical Anthropology Quarterly 31:78–96.

Clair, Scott, Merrill Singer, Elsa Huertas, and Margaret Weeks
2003 Unintended Consequences of Using an Oral HIV Test on HIV Knowledge. AIDS Care 15(4):575–80.

Clark, Cindy
2012 Asthma Episodes: Stigma, Children, and Hollywood Films. Medical Anthropology Quarterly 26(1):95–115.

Clifford, Stephanie
2009 Online Quiz Is a Window for Drug Makers. New York Times. http: //www .nyti mes.c om/20 09/03 /26/t echno logy/ inter net/2 6priv acy.h tml?r ef=to daysp aper.

Clouser, K. Danner, Charles M. Culver, and Bernard Gert
2004 Malady: A New Treatment of Disease. In Health, Disease, and Illness: Concepts in Medicine, ed. Arthur L. Caplan, James J. McCartney, and Dominic A. Sisti, 90–103. Washington, DC: Georgetown University Press.

Cockerham, William
2013 Social Causes of Health and Disease. 2nd ed. Cambridge, UK: Polity Press.
Cohen, Mark
1989 Health and the Rise of Civilization. New Haven, CT: Yale University Press.
Cohn, S., and R. Kutalek
2016 Historical Parallels, Ebola Virus Disease and Cholera: Understanding Community Distrust and Social Violence with Epidemics. PLoS Current Outbreaks, Edition 1. doi: 10.13 71/cu rrent s.out break s.aa1 f2b60 e8d43 939b4 3fbd9 3e1a6 3a94.
Collura, Gino, and Daniel Lende
2012 Post-Traumatic Stress Disorder and Neuroanthropology: Stopping PTSD Before It Begins. Annals of Anthropological Practice 36:131–48.
Connor, Linda H.
2004 Relief, Risk, and Renewal: Mixed Therapy Regimens in an Australian Suburb. Social Science and Medicine 59:1695–705.
Conrad, Peter, and Deborah Potter
2004 Human Growth Hormone and the Temptations of Biomedical Enhancement. Sociology of Health and Illness 26(2):184–215.
Conrad, Peter, and Joseph Schneider
1980 Deviance and Medicalization: From Badness to Sickness. St. Louis, MO: Mosby.
Corea, Gena
1985 The Mother Machine: Reproductive Technologies from Artificial Insemination to Artificial Wombs. New York: Harper and Row.
Corea, Gena, Renate Duelli Klein, Jalna Hanmer, Helen Holmes, Betty Hoskins, Mahdu Kishwar, Janice Raymond, Robyn Rowland, and Roberta Steinbacher
1987 Man-Made Women: How New Reproductive Technologies Affect Women. Bloomington: Indiana University Press.
Corporate Crime Reporter
2005 Eli Lilly Pleads Guilty to Illegally Promoting Evista, to Pay $36 Million. Corporate Crime Reporter 1(1), December 21.
Crabtree, Sara, Christina Wong, and Faizah Mas'ud
2001 Community Participatory Approaches to Dengue Prevention in Sarawak, Malaysia. Human Organization 60(3):281–87.
Crandon-Malamud, Libbet
1991 From the Fat of Our Souls: Social Change, Political Process, and Medical Pluralism in Bolivia. Berkeley: University of California Press.
Crate, Susan A., and Mark Nuttall, eds.
2009 Anthropology and Climate Change: From Encounters to Action. Walnut Creek, CA: Left Coast Press.
Crosby, Alfred
1986 Biological Imperialism: The Biological Expansion of Europe, 900–1900. Cambridge: Cambridge University Press.
Daley, Christine, Melissa Filippi, Aimee James, Maria Weir, Stacy Braiuca, Baljit Kaur, Won Choi, and K. Allen Greiner
2012 American Indian Community Leader and Provider Views of Needs and Barriers to Mammography. Journal of Community Health 37(2): 307–15.
Davis-Floyd, Robbie
1992 Birth as an American Rite of Passage. Berkeley: University of California Press.
Davis-Floyd, Robbie, Sheila Cosminsky, and Stacey Pigg, eds.
2001 Daughters of Time: The Shifting Identities of Contemporary Midwives. Special Issue. Medical Anthropology 20(2–3/4).
Delaney, Carol
1991 The Seed and the Soil: Gender and Cosmology in Turkish Village Society. Berkeley: University of California Press.
Derber, Charles
2011 Marx's Ghost: Midnight Conversations in a Changing World. Boulder, CO: Paradigm Publishers.
Desjarlais, Robert R.
1992 Body and Emotion: The Aesthetics of Illness and Healing in the Nepal Himalayas. Philadelphia: University of Pennsylvania Press.
Dey, A., J. Schiller, and D. Tai
2004 Summary Health Statistics for U.S. Children: National Health Interview Survey, 2002. Vital Health Statistics 10:1–78.
Diamond, Jared
2005 Collapse: How Societies Choose to Fail or Succeed. London: Penguin.
di Leonardo, Micaela
1998 Exotics at Home: Anthropologists, Others, and American Modernity. Chicago: University of Chicago Press.
Dieste, Josep Lluis Mateo
2013 Health and Ritual in Morocco: Conceptions of the Body and Healing Practices. Leiden, Netherlands: Brill.
Dive, Lisa, Paul Mason, Edwina Light, Ian Kerridge, and Wendy Lipworth
2017 Globalisation and the Ethics of Transnational Biobank Networks. Asian Bioethics Review 9(4):301–10.
Dixon, Lydia
2015 Obstetrics in a Time of Violence: Mexican Midwives Critique Routine Hospital Practices. Medical Anthropology Quarterly 29(4):437–54.
Doran, Peter, and Maggie Kendall Zimmerman
2009 Examining the Scientific Consensus on Climate Change. EOS 90(3) 22–23.
Doty, Michelle
2003 Insurance, Access, and Quality of Care among Hispanic Populations: 2003 Chartpack. Boston: Commonwealth Fund.
Douglas, Mary
1973 Purity and Danger: An Analysis of the Concepts of Pollution and Taboo. London: Routledge and Kegan Paul.
Dow, James
2001 Central and North Mexican Shamanism. In Mesoamerican Healers, ed. Brad R. Huber and Alan R. Sandstrom, 66–94. Austin: University of Texas Press.
Downey, Gary Lee, and Joseph Dumit
1997 Locating and Intervening: An Introduction. In Cyborgs and Citadels: Anthropological Intervention in Emerging Sciences and Technologies, ed. Gary Downey and Joseph Dumit, 5–30. Santa Fe, NM: School of American Research Press.
Dumit, Joseph
2012 Prescription Maximisation and the Accumulation of Surplus Health in the Pharmaceutical Industry: The BioMarx Experiment. In Lively Capital: Biotechnologies, Ethics and Governance in Global Markets, ed. Kaushik Sunder Rajan. Durham, NC: Duke University Press.
Duncan, Whitney
2017 Psicoeducación in the Land of Magical Thoughts: Culture and Mental-Health Practice in a Changing Oaxaca. American Ethnologist 44(1):36–51.

Dutta, Mohan
2016 Neoliberal Health Organizing: Communication, Meaning, and Politics. New York: Routledge.

Easthope, G., B. Tranter, and G. Gill
2000 General Practitioners' Attitudes toward Complementary Therapies. Social Science and Medicine 51:1555–61.

Eaves, Emery, Mark Nichter, Cheryl Ritenbaugh, Elizabeth Sutherland, and Samuel Dworkin
2015 Works of Illness and the Challenges of Social Risk and the Specter of Pain in the Lived Experience of TMD. Medical Anthropology Quarterly 29(2):157–77.

Eddy, Christopher, and Eriko Sase
2015 Implications of the Fukushima Nuclear Disaster: Man-Made Hazards, Vulnerability Factors, and Risk to Environmental Health. Advancement of the Practice 78(1):26–32.

Eddy, David
1990 The Challenge. Journal of the American Medical Association 263:287–90.

Eichelberger, Laura
2016 Remembering the Foundations of Health: Everyday Water Insecurity and Its Hidden Costs in Northwest Alaska. In A Companion to the Anthropology of Environmental Health, ed. Merrill Singer, 236–56. Malden, MA: Wiley Blackwell.

Eliade, Mircea
1964 Shamanism: Archaic Techniques of Ecstasy. New York: Pantheon Books.

Engels, Friedrich
1969 [original 1845] The Condition of the Working Class in England. London: Grenada.

Elperin, Juliet
2005 Scientists Link Global Warming, Disease. Hartford Courant, November 17, 2.

Epstein, Samuel
1978 The Politics of Cancer. San Francisco: Sierra Club Books.
1979 Politics of Cancer. Rev. and exp. ed. Garden City, NY: Anchor Books.
2005 Cancer-Gate: How to Win the Losing Cancer War. Amityville, NY: Baywood.
2011 National Cancer Institute and American Cancer Society: Criminal Indifference to Cancer Prevention and Conflicts of Interest. Bloomington, IN: Xlibris.

Erickson, Pamela
1998 Latina Adolescent Childbearing in East Los Angeles. Austin: University of Texas Press.
2003 Medical Anthropology and Global Health. Medical Anthropology Quarterly 17(1):3–4.
2008 Ethnomedicine. Long Grove, IL: Waveland Press.

Erwin, Deborah
2008 The Witness Project: Narratives That Shape the Cancer Experience for African-American Women. In Confronting Cancer: Metaphors, Advocacy, and Anthropology, ed. Juliet McMullin and Diane Weiner, 63–82. Santa Fe, NM: School of Advanced Research.

Etkin, Nina
1988 Cultural Constructions of Efficacy. In The Context of Medicines in Developing Countries, ed. S. Van der Geest and W. Reynolds, 299–327. London: Kluwer Academic.
1996 Ethnopharmacology: The Conjunction of Medical Ethnography and the Biology of Therapeutic Action. In Medical Anthropology: Contemporary Theory and Method, rev. ed., ed. Carolyn F. Sargent and Thomas M. Johnson, 151–64. Westport, CT: Praeger.

Evans, Sue
2000 The Story of Naturopathic Education in Australia. Complementary Therapies in Australia 8:234–40.

Everett, Margaret
2006 Doing Bioethics: Challenges for Anthropology. Human Organization 65(1):46–54.

Fabrega, Horacio, Jr.
1997 Evolution of Healing and Sickness. Berkeley: University of California Press.

Fadiman, Anne
1997 The Spirit Catches You and You Fall Down: A Hmong Child, Her American Doctors, and the Collision of Two Cultures. New York: Farrar, Straus and Giroux.

Fagan, Brian
1999 Floods, Famines, and Emperors: El Niño and the Fate of Civilization. Cambridge: Cambridge University Press.

Farmer, Paul
1994 AIDS-Talk and the Constitution of Cultural Models. Social Science and Medicine 38:801–10.
1999 Infections and Inequalities: The Modern Plagues. Berkeley: University of California Press.
2004 Pathologies of Power: Health, Human Rights, and the New War on the Poor. Berkeley: University of California Press.

Fassin, Didier
2007a The Politics of Life: Beyond the Anthropology of Health. In Medical Anthropology: Regional Perspectives and Shared Concerns, ed. Francine Saillant and Serge Genest, 252–66. Malden, MA: Blackwell.
2007b When Bodies Remember: Experiences and Politics of AIDS in South Africa. Berkeley: University of California Press.

Fassin, Didier, and Richard Rechtman
2009 The Empire of Trauma: An Inquiry into the Condition of Victimhood. Princeton, NJ: Princeton University Press.

Ferguson, A.
1981 Commercial Pharmaceutical Medicine and Medicalization: A Case Study from El Salvador. Culture, Medicine and Psychiatry 5(2):105–34.

Ferreira, Mariana, and Gretchen Chesley Lang, eds.
2006 Indigenous Peoples and Diabetes: Community Empowerment and Wellness. Durham, NC: Carolina Academic Press.

Ferzacca, Steve
2001 Healing the Modern in a Central Javanese City. Durham, NC: Academic Press.

Fidler, Richard
2014 Bolivia Leads Climate Change Fight. Green Left Weekly, October 22, 18.

Figueroa, Juan
2004 Preface to Uninsured: The Costs and Consequences of Living without Health Insurance in Connecticut. Hartford: Universal Health Care Foundation of Connecticut.

Findley, S., K. Lawler, M. Bindra, L. Maggio, M. Pinocchio, and C. Maylahn
2003 Elevated Asthma and Indoor Environmental Exposures among Puerto Rican Children of East Harlem. Journal of Asthma 40(5):557–69.

Finger, Anne
1984 Claiming All of Our Bodies: Reproductive Rights and Disabilities. In Test-Tube Women: What Future for Motherhood? ed. Rita Arditti, Renate Duelli Klein, and Shelley Minden. London: Pandora Press.

Finkler, Kaja
2000 Experiencing the New Genetics: Family and Kinship on the Medical Frontier. Philadelphia: University of Pennsylvania Press.

Finley, Erin
2011 Fields of Combat: Understanding PTSD among Veterans of Iraq and Afghanistan. Ithaca, NY: Cornell University Press.

Fisher, Jill
2002 Tattooing the Body, Making Culture. Body & Society 8(4):91–107.

Fitzgerald, Maureen
2000 Establishing Cultural Competency for Health Professionals. In Anthropological Approaches to Psychological Medicine, ed. V. Skultans and J. Cox, 184–200. London: Jessica Kingsley.

Fletcher, Rebecca
2017 The Social Life of Health Behaviors: The Political Economy and Cultural Context of Health Behaviors. Economic Anthropology 4:213–24.

Flink, James
1988 The Automobile Age. Cambridge, MA: MIT Press.

Foster, George M.
1953 Relationships between Spanish and Spanish-American Folk Medicine. Journal of American Folklore 66:201–17.

Foster, George M., and Barbara Gallatin Anderson
1978 Medical Anthropology. New York: John Wiley and Sons.

Foster, John Bellamy
2000 Marx's Ecology: Materialism and Nature. New York: Monthly Review Press.
2004 Ecology, Capitalism, and the Socialization of Nature. Monthly Review 56(6):1–12.
2005 The Renewing of Socialism: An Introduction. Monthly Review 57(3):1–18.
2009 The Ecological Revolution: Making Peace with the Planet. New York: Monthly Review Press.

Foster, John Bellamy, Brett Clark, and Richard York
2010 The Ecological Rift: Capitalism's War on the Earth. New York: Monthly Review Press.

Foucault, Michel
1975 The Birth of the Clinic: An Archaeology of Medical Perception. New York: Vintage.
2008 The Birth of Biopolitics. Lectures at the College de France, 1978–1979. Basingstoke, UK: Palgrave Macmillan.

Frank, A.
1995 The Wounded Storyteller: Body, Illness, and Ethics. Chicago: University of Chicago Press.

Franklin, Sarah
2003 Ethical Biocapital: New Strategies of Cell Culture. In Remaking Life and Death: Toward an Anthropology of the Biosciences, ed. Sarah Franklin and Margaret Lock, 97–128. Santa Fe, NM: School of American Research Press.

Franklin, Sarah, and Celia Roberts
2006 Born and Made: An Ethnography of Preimplantation Genetic Diagnosis. Princeton, NJ: Princeton University Press

Franks, Peter, Peter Muennig, Erica Lubetkin, and Haomiao Jia
2006 The Burden of Disease Associated with Being African-American in the United States and the Contribution of Socio-Economic Status. Social Science and Medicine 62:2469–78.

Freidson, Eliot
1970 Profession of Medicine: A Study of the Sociology of Applied Knowledge. New York: Harper and Row.

Fries, Christopher
2013 Self-Care and Complementary and Alternative Medicine as Care for the Self: An Embodied Basis for Distinction. Health Sociology Review 22(1):37–51.

Fukushima, Masato
2016 Value Oscillation in Knowledge Infrastructure: Observing Its Dynamic in Japan's Drug Discovery Pipeline. Science and Technology Studies 29(2).

Gammeltoft, Tine M., and Ayo Wahlberg
2014 Selective Reproductive Technologies. Annual Review of Anthropology 43:201–16.

Garnaut, Ross
2008 The Garnaut Climate Change Review: Final Report. Cambridge: Cambridge University Press.

Garrett, Laurie
2017 The Next AIDS Pandemic. Foreign Policy. http://for eignp olicy .com/ 2017/ 07/26 /the- next- aids- pande mic/, accessed July 29, 2017.

Gawande, Atul
2002 Complications: A Surgeon's Notes on an Imperfect Science. New York: Henry Holt.

Gee, J.
1985 The Narrativization of Experience in the Oral Style. Journal of Education 167:9–35.

Geest, T., M. Engberg, and T. Lauritzen
2004 Discordance between Self-Evaluated Health and Doctor-Evaluated Health in Relation to General Health Promotion. Scandinavian Journal of Primary Health Care 22(3):146–51.

Geiger, H. Jack
2003 Racial and Ethnic Disparities in Diagnosis and Treatment: A Review of the Evidence and a Consideration of Causes. In Unequal Treatment: Confronting Racial and Ethnic Disparities in Health Care, ed. Brian D. Smedley, Adrienne Y. Stith, and Alan R. Nelson, 417–54. Washington, DC: Institute of Medicine.

Gerth, Karl
2010 As China Goes So Goes the World: How Chinese Consumers Are Transforming Everything. New York: Hill & Wang.

Gilbert, M. Jean
2003a Principles and Recommended Standards for Cultural Competence Education of Health Care Professionals. Los Angeles: The California Endowment.
2003b Resources in Cultural Competence for Health Care Professionals Los Angeles: The California Endowment.

Goldstein, Donna
2003 Laughter Out of Place: Race, Class, Violence, and Sexuality in a Rio Shantytown. Berkeley: University of California Press.

Good, Byron
1994 Medicine, Rationality, and Experience: An Anthropological Perspective. Cambridge: Cambridge University Press.
2012 Theorizing the "Subject" of Medical and Psychiatric Anthropology. Journal of the Royal Anthropological Institute 18:515–35.

Good, Mary-Jo DelVecchio
2001 The Biotechnical Embrace. Culture, Medicine and Psychiatry 25(4):395–410.

Good, Mary-Jo DelVecchio, Byron Good, and Anne Becker
2003 The Culture of Medicine and Racial, Ethnic, and Class Disparities in Healthcare. In Unequal Treatment: Confronting Racial and Ethnic Disparities in Health Care, ed. Brian D. Smedley, Adrienne Y. Stith, and Alan R. Nelson, 594–625. Washington, DC: Institute of Medicine.

Goodale, Mark
2006 Introduction to "Anthropology and Human Rights in a New Key." American Anthropologist 108(1):1–8.

Goodman, Alan
2013 Bringing Culture into Human Biology and Biology Back into Anthropology. American Anthropologist 115(3):359–73.

Gorz, Andre
1974 Socialism and Revolution. London: Allen Lane.

Gravlee, Clarence, William Dressler, and H. Russell Bernard
2005 Skin Color, Social Classification, and Blood Pressure in Southeastern Puerto Rico. American Journal of Public Health 95(12):2191–97.

Gray, D. E.
2006 Health Sociology: An Australian Perspective. Frenchs Forest, NSW: Pearson Education Australia.

Green, J., J. Hewison, H. Bekker, L. Bryant, and H. Cuckle
2004 Psychosocial Aspects of Genetic Screening of Pregnant Women and Newborns: A Systematic Review. Health Technology Assessment 8(33).

Grisaffi, Thomas
2013 "All of Us Are Presidents": Radical Democracy and Citizenship in the Chapare Province, Bolivia. Critique of Anthropology 33(1):47–65.

Grønseth, Anne Sigfrid
2006 Experiences of Illness and Self: Tamil Refugees in Norway Seeking Medical Advice. In Multiple Medical Realities: Patients and Healers in Biomedical, Alternative, and Traditional Medicine, ed. Helle Johannessen and Imre Lázár, 148–62. New York: Berghahn Books.

Hahn, Robert
1995 Sickness and Healing: An Anthropological Pers-pective. New Haven, CT: Yale University Press.

Hahn, Robert, and Arthur Kleinman
1983 Biomedical Practice and Anthropological Theory. Annual Review of Anthropology 12:305–33.

Han, Gil Soo
2000 Traditional Herbal Medicine in the Korean Community in Australia: A Strategy to Cope with Health Demands of Immigrant Life. Health 4:426–54.

Haraway, Donna
1991 A Cyborg Manifesto: Science, Technology, and Socialist-Feminism in the Late Twentieth Century. In Simians, Cyborgs, and Women: The Reinvention of Nature, 149–80. New York: Routledge
1997 Modest Witness@Second_Millenium. FemaleMan Meets Oncomouse: Feminism and Technoscience. New York: Routledge.

Hardon, Anita, and Emilia Sanabria
2017 Fluid Drugs: Revisiting the Anthropology of Pharmaceuticals. Annual Review of Anthropology 46:117–42.

Harper, Janice
2002 Endangered Species: Health, Illness, and Death among Madagascar's People of the Forest. Durham, NC: Carolina Academic Press.
2004 Breathless in Houston: A Political Ecology of Health Approach to Understanding Environmental Health Concerns. Medical Anthropology 23:295–326.

Harris, Anna
2009 Overseas Doctors in Australian Hospitals: An Ethnographic Study of How Degrees of Difference Are Negotiated in Medical Practice. PhD thesis, Centre of Health and Society, University of Melbourne, Australia.

Harris, Judith
2006 Obesity, the Terror Within. Hooah 4 Health, sponsored by the Army National Guard. www.h ooah4 healt h.com /over view/ healt hed/h ecorn er/ob esity .htm, accessed August 3, 2011.

Harrison, Margaret E.
2000 Mexican Physicians, Nurses, and Social Workers. In Mesoamerican Healers, ed. Brad R. Huber and Alan R. Sandstrom, 270–306. Austin: University of Texas Press.

Hatala, Andrew R., and James B. Waldram
2017 Diagnostic Employment in Q'eqchi' Medicine. Medical Anthropology 36:273–86.

Hawass, Zahi, Yehia Gad, Somaia Ismail, Rabab Khairat, Dina Fathalla, Naglaa Hasan, Amal Ahmed, Hisham Elleithy, Markus Ball, Fawzi Gaballah, Sally Wasef, Mohamed Fateen, Hany Amer, Paul Gostner, Asharaf Selim, Albert Zink, and Carsten Pusch
2010 Ancestry and Pathology in King Tutankhamun's Family. Journal of the American Medical Association 303(7):638–47.

Helmreich, Stefan
2008 Species of Biocapital. Science as Culture 17(4):463–78.

Henrich, Joseph, Steven J. Heine, and Ara Norenzayan
2010 Most People Are Not WEIRD. Nature 466(7302):29.

Herdt, Gilbert
1996 Third Sex, Third Gender—Beyond Sexual Dimorphism in Culture and History. New York: Zone Books.
2010 Anthropological Foundation of Sexuality, Health and Rights. In Routledge Handbook of Sexuality, Health and Rights. New York: Routledge.

Hickel, Jason
2012 Neolioberal Plague: The Political Economy of HIV Transmission in Swaziland. Journal of Southern African Studies 38(3):513–29.

Hinton, Devon, Ria Reis, and Joop de Jong
2015 The "Thinking a Lot" Idiom of Distress and PTSD: An Examination of Their Relationship among Traumatized Cambodian Refugees Using the "Thinking a Lot" Questionnaire. Medical Anthropology Quarterly 29(3):357–80.

Hlabangane, Nokuthula
2014 From Object to Subject: Deconstructing Anthropology and HIV/AIDS in South Africa. Critique of Anthropology. https ://do i.org /10.1 177/0 30827 5X135 19274.

Hoerbst, Viola, and Angelika Wolf
2014 ARVs and ARTs: Medicoscapes and the Unequal Place-Making of Biomedical Treatments in Sub-Saharan Africa. Medical Anthropology Quarterly 28:182–202.

Hogle, Linda F.
1999 Recovering the Nation's Body: Cultural Memory, Medicine, and the Politics of Redemption. Newark, NJ: Rutgers University Press.

Holahan, John, Lisa Dubay, and Genevieve Kenney
2003 Which Children Are Still Uninsured and Why. Future of Children 13(1):68–70.

Holmes, Seth
2013 Fresh Fruit, Broken Bodies: Migrant Farmworkers in the United States. Berkeley: University of California Press.

Horton, Sarah, and Judith Barker
2010 Oral Health Disparities for Mexican American Farmworker Children. Medical Anthropology Quarterly 24(2):199–219.

Høybye, Mette Terp, and Tine Tjørnhøj-Thomsen
2014 Encounters in Cancer Treatment: Intersubjective Configurations of a Need for Rehabilitation. Medical Anthropology Quarterly 28:305–22.

Hughes, Charles.
1978 Ethnomedicine. In Health and the Human Condition: Perspectives on Medical Anthropology, ed. Michael Logan and Edward Hunt, 150–158. North Scituate, MA: Duxbury Press.
1996 Ethnopsychiatry. In Medical Anthropology: Contemporary Theory and Method, rev. ed., ed. Carolyn F. Sargent and Thomas M. Johnson, 131–64. Westport, CT: Praeger.

Idler, Ellen, Stanislav Kasl, and Jon Lemki
1990 Self-Evaluated Health and Mortality among the Elderly in New Haven, Connecticut and Iowa and Washington Counties, 1982–1986. American Journal of Epidemiology 31(1):91–103.

Illich, Ivan
1975 Limits to Medicine: Medical Nemesis, the Expropriation of Health. London: Marion Boyars.

Institute of Medicine
2002 Speaking of Health: Assessing Health Communication Strategies for Diverse Populations. Washington, DC: National Academies Press.
2012 How Far Have We Come in Reducing Health Disparities? Washington, DC: National Academies Press.

Interagency Forum on Child and Family Statistics
2005 America's Children: Key National Indicators of Well-Being, 2005. www. child stats .gov/ ameri casch ildre n/ind ex.as p, accessed July 19, 2005.

James, Erica
2016 Culture, Trauma, and the Social Life of PTSD in Haiti. In Culture and PTSD: Trauma in Global and Historic Perspective, ed. Devon Hinton and Byron Good, 359–85. Philadelphia: University of Pennsylvania Press.

Jandorf, Lina, Mindy Hecht, Gary Winkel, Linda Thélémaque, Frances Saad-Harfouche, Zoran Bursac, Paul Greene, and Deborah Erwin
2014 Increasing Cancer Screening for Latinas: Examining the Impact of Health Messages and Navigation in a Cluster-Randomized Study. Journal of Racial and Ethnic Health Disparities 1:85–100.

Janes, Craig
2002 Buddhism, Science, and Market: The Globalisation of Tibetan Medicine. Anthropology & Medicine 9:267–89.

Janes, Craig, and O. Chuluundorj
2004 Free Markets and Dead Mothers: The Social Ecology of Maternal Mortality in Post-Socialist Mongolia. Medical Anthropology Quarterly 18(2):230–57.

Janzen, John
1978 The Quest for Therapy in Lower Zaire. Berkeley: University of California Press.
2001 The Social Fabric of Health: An Introduction to Medical Anthropology. New York: McGraw-Hill Humanities.

Jaye, Chrystal, Tony Egan, and Sarah Parker
2006 "Do as I Say, Not as I Do": Medical Education and Foucault's Normalizing Technologies of Self. Anthropology and Medicine 13:141–55.

Johannessen, Helle
2007 Body Praxis and Networks of Power. Anthropology and Medicine 14:267–78.

Johnston, Barbara Rose
2011 Anthropological Voice on the Fukushima Disaster. News: A Publication of the Society for Applied Anthropology 22(2):6–8.

Jokic, Zeljko
2014 Shamanic Battleground: Magic, Sorcery, and Warrior Shamanism in Venezuela. Social Analysis 58:107–26.

Joralemon, Donald
1995 Organ Wars: The Battle for Body Parts. Medical Anthropology Quarterly 9(3):335–56.
2017 Exploring Medical Anthropology. 4th ed. Boston; Abingdon, Oxon, UK: Routledge.

Jordan, Brigette
1993 Birth in Four Cultures: A Crosscultural Investigation of Childbirth in Yucatan, Holland, Sweden, and the United States. 4th ed. Prospect Heights, IL: Waveland Press.

Joseph, Galen, and Daniel Dohan
2012 Recruitment Practices and the Politics of Inclusion in Cancer Clinical Trials. Medical Anthropology Quarterly 26:338–60.

Joyce, Kelly
2005 Appealing Images: Magnetic Resonance Imaging and the Production of Authoritative Knowledge. Social Studies of Science 35(3):437–62.

Justice, Judith
2000 The Politics of Child Survival. In Global Health Policy, Local Realities, ed. L. Whiteford and L. Manderson, 23–38. Boulder, CO: Lynne Rienner.

Kaden, Debra A., and Tracie L. Rosie, eds.
2015 Environmental and Health Issues in Unconventional Oil and Gas Development. Amsterdam, Netherlands: Elsevier Science.

Kaiser Family Foundations
2017 The HIV/AIDS Epidemic in the United States: The Basics. http: //www .kff. org/h ivaid s/fac t-she et/th e-hiv aids- epide mic-i n-the -unit ed-st ates-the-b asics /

Kallis, Giorgos
2017 Capitalism Nature Socialism: Socialism Without Growth. http: //www .acad emia. edu/3 48783 43/Ca pital ism_N ature _Soci alism _Soci alism _With out_G rowth _Gior gos_K allis .

Kamat, Vinay
2014 Fast, Cheap and Out of Control? Speculations and Ethical Concerns in the Conduct of Outsourced Clinical Trials in India. Social Science and Medicine 104:48–55.

Karakasidou, Anastasia
2015 Foreword: The Emperor of All Terrors: Forging an Alternative Biography of Cancer. In Anthropologies of Cancer in Transnational Worlds, ed. Holly Mathews and Nancy J. Burke, ix-xii. New York: Routledge.

Katz, Claudio
2007 Socialist Strategies in Latin America. Monthly Review 59(4):25–41.

Katz, Pearl
1999 The Scalpel's Edge: The Culture of Surgeons. Boston: Allyn and Bacon.

Katz-Rothman, Barbara
1986 The Tentative Pregnancy. Prenatal Diagnosis and the Future of Motherhood. New York: Viking.

Kaufert, Patricia
2000 Health Policy and the New Genetics. Social Science and Medicine 51(6):821–29.

Kaufman, Sharon
2004 Dying and Death. In The Encyclopedia of Medical Anthropology. Volume 1, Topics, ed. Carol Ember and Melvin Ember, 244–52. New York: Kluwer Academic/Plenum.

Kaup, Brent
2015 Reiterated Problem Solving in Neoliberal and Counter-neoliberal Shifts: The Case of Bolivia's Hydrocarbon Sector. Theory and Society 44:445–70.

Kelman, Sander
1975 The Social Nature of the Definition Problem in Health. International Journal of the Health Services 5:625–42.

Kendall, Carl
1998 The Role of Qualitative Research in Negotiating Community Acceptance: The Case of Dengue Control in El Progresso, Honduras. Human Organization 57:217–21.
2005 Waste Not, Want Not: Grounded Globalization and Global Lessons for Water Use from Lima, Peru. In Globalization, Water, and Health: Resource Management in Times of Scarcity, ed. Linda Whiteford and Scott Whiteford, 85–105. Santa Fe, NM: School of American Research Press.

Kent, Michael, Ricardo Ventura Santos, and Peter Wade
2014 Negotiating Imagined Genetic Communities: Unity and Diversity in Brazilian Science and Society. American Anthropologist 116(4):736–48.

Keshet, Yael, and Ariela Popper-Giveon
2013 Integrative Health Care in Israel and Traditional Arab Herbal Medicine: When Health Care Interfaces with Culture and Politics Medical Anthropology Quarterly 27:368–84.

Khatib-Chahidi, Jane
1992 Milk Kinship in Shi'ite Islamic Iran. In The Anthropology of Breastfeeding: Natural Law or Social Construct, ed. Vanessa Maher. Oxford: Berg.

Kim, Jim Yong, Joyce V. Millen, Alec Irwin, and John Gershman, eds.
2000 Dying for Growth: Global Inequality and the Health of the Poor. Monroe, ME: Common Courage Press.

Kim, Jongyoung
2009 Transcultural Medicine: A Multi-Sited Ethnography on the Scientific-Industrial Networking of Korean Medicine. Medical Anthropology 28:31–64.

King, Gary
1996 Institutional Racism and the Medical/Health Complex: A Conceptual Analysis. Ethnicity and Disease 6:30–46.

Kirksey, Eben
2016 The CRISPR Hack: Better, Faster, Stronger. Anthropology Now 8(1):1–13.

Kisch, Annika, Anna Forsberg, Isabell Fridh, Matilda Almgren, Martina Lundmark, Charlotte Lovén, et al.
2018 The Meaning of Being a Living Kidney, Liver, or Stem Cell Donor—A Meta Ethnography. Transplantation 102(5):774–56.

Klare, Michael T.
2002 Resource Wars: The New Landscape of Global Conflict. New York: Henry Holt.

Klein, Herbert
1992 Bolivia: The Evolution of a Multi-Ethnic Society. New York: Oxford University Press.

Kleinman, Arthur
1980 Patients and Healers in the Context of Culture: An Exploration of the Borderland between Anthropology, Medicine, and Psychiatry. Berkeley: University of California Press.
1988 The Illness Narratives: Suffering, Healing, and the Human Condition. New York: Basic Books.

Kleinman, Arthur, Veena Das, and Margaret Lock, eds.
1997 Social Suffering. Berkeley: University of California Press.

Kolbert, Elizabeth
2017 The E.P.A.'s Dangerous Anti-Regulatory Policies. The New Yorker, June 30.

Krause, Kristine
2013 Turning Therapies: Placing Medical Diversity. Medical Anthropology 33:1–5.

Krieger, Nancy
2005 Health Disparities and the Body. Boston: Harvard School of Public Health.
2007 Why Epidemiologists Cannot Afford to Ignore Poverty. Epidemiology 18(6):658–63.

Krieger, Nancy, and S. Sidney
1996 Racial Discrimination and Blood Pressure: The CARDIA Study of Young Black and White Adults. American Journal of Public Health 86:1370–78.

LaBarre, Weston
1980 Anthropological Perspectives on Hallucination, Hallucinogens, and the Shamanic Origins of Religion. In Culture in Context, ed. Weston LaBarre. Durham, NC: Duke University Press.

Lambeck, Michael, Veena Das, Didier Fassin, and Webb Keane
2015 Four Lectures on Ethics: Anthropological Perspectives. Chicago: Hau Books.

Landy, David
1977 Culture, Disease, and Healing: Studies in Medical Anthropology. New York: Macmillan.

Lang, Joel
2006 Hot Debate over Hurricanes. Hartford Courant, October 15.

Larkin, Gerald
1983 Occupational Monopoly and Modern Medicine. London: Tavistock.

Last, Murray
1996 The Professionalization of Indigenous Healers. In Medical Anthropology: Contemporary Theory and Method, rev. ed., ed. Carolyn F. Sargent and Thomas M. Johnson, 374–95. Westport, CT: Praeger.

Latour, Bruno, and Steve Woolgar
1986 Laboratory Life: The Construction of Scientific Facts. 2nd ed. Princeton, NJ: Princeton University Press.

Leatherman, Thomas, and Kasey Jernigan
2015 Introduction: Biocultural Contributions to the Study of Health Disparities. Annals of Anthropological Practice 38(2):171–86.

Lee, Sandra Soo-Jin
2013 Race, Risk, and Recreation in Personal Genomics: The Limits of Play. Medical Anthropology Quarterly 27(4):550–69.

Leibing, Annette
2007 Much More than Medical Anthropology: The Healthy Body and Brazilian Identity. In Medical Anthropology: Regional Perspectives and Shared Concerns, ed. Francine Saillant and Serge Genest, 58–70. Malden, MA: Blackwell.

Levy, Barry, and Victor Sidel
2006 The Nature of Social Injustice and Its Impact on Public Health. In Social Injustice and Public Health, ed. Barry Levy and Victor Sidel, 5–21. Oxford: Oxford University Press.

Like, Robert, Prasaad Steiner, and Arthur Rubel
2017 Recommended Core Curriculum Guidelines on Culturally Sensitive and Competent Health Care. Society of Teachers of Family Medicine. http: // www .stfm .org/ Group s_old /Grou pPage sandD iscus sionF orums /Mino ritya ndMul ticul tural Healt h/Cor eCurr iculu mGuid eline s.

Livingstone, Frank B., and Theodosius Dobzhansky
1962 On the Non-Existence of Human Races. Current Anthropology 3(3):279–81.

Lock, Margaret
2002 Twice Dead: Organ Transplants and the Reinvention of Death. Berkeley: University of California Press.
2003 Medicalization and the Naturalization of Social Control. In The Encyclopedia of Medical Anthropology. Volume 1, Topics, ed. Carol and Melvin Ember, 116–25. New York: Kluwer Academic/Plenum.

Lock, Margaret, and Nancy Scheper-Hughes
1996 A Critical-Interpretive Approach in Medical Anthropology: Rituals and Routines of Discipline and Dissent. In Medical Anthropology: Contemporary Theory and Method, rev. ed., ed. Carolyn F. Sargent and Thomas M. Johnson, 41–70. Westport, CT: Praeger.

Lock, Margaret, and Vihn-Kim Nguyen
2010 An Anthropology of Biomedicine. Malden, MA: Wiley-Blackwell.
2018 An Anthropology of Biomedicine. 2nd ed. Malden, MA: Wiley-Blackwell.

Long, Debbi
1996 Milky Ways. Milk Kinship in Anthropological Literature and a Turkish Village Community. Master's dissertation, University of Nijmegen.
2003 Breast Sharing: Cross-Feeding among Australian Women. Health Sociology Review 12(2):103–10.
2016 Dissolving the Solid Body: An Ethnography of Birthing in an Australian Public Hospital. PhD thesis, University of Newcastle.

Lora-Wainwright, Anna, and Ajiang Chen
2016 China's Cancer Villages: Contested Evidence and the Politics of Pollution. In A Companion to the Anthropology of Environmental Health, ed. Merrill Singer, 396–416. Malden, MA: Wiley Blackwell.

Loustanunau, Martha O., and Elisa J. Sobo
1997 The Cultural Context of Health, Illness, and Medicine. Westport, CT: Bergin and Garvey.

Luborsky, Mark
1995 The Process of Self-Report of Impairment in Clinical Research. Social Science and Medicine 40:1447–59.

Luque, John S., Heide Castaneda, Dinorah Martinez Tyson, Natalia Vargas, Sara Proctor, and Cathy D. Meade
2010 HPV Awareness among Latina Immigrants and Anglo-American Women in the Southern United States: Cultural Models of Cervical Risk Factors and Beliefs. NAPA Bulletin 34:84–104.

Luque, John S., Dinorah Tyson, Shalanda Bynum, Shalewa Noel-Thomas, Kristen Well, et al.
2011 A Social Network Analysis Approach to Understand Changes in a Cancer Disparities Community Partnership Network. Annals of Anthropological Practice 35(2):112–35.

MacDonald, Malcolm
2002 Pedagogy, Pathology, and Ideology: The Production, Transmission, and Reproduction of Medical Discourse. Discourse and Society 13:447–67.

Macpherson, Cluny, and La'avasa Macpherson
1990 Samoan Medical Belief and Practice. Auckland, New Zealand: Auckland University Press.

Magdoff, Fred, and John Bellamy Foster
2010 What Every Environmentalist Needs to Know About Capitalism. Monthly Review 61(10):1–30.

Magner, Lois
1992 A History of Medicine. New York: Marcel Dekker.

Malinowski, Bronislaw
1954 Magic, Science and Religion, and Other Essays. Garden City, NY: Doubleday.

Malm, Andreas
2016 Fossil Capital: The Rise of Steam Power and the Roots of Global Warming. London: Verso.

March of Dimes
2006 The March of Dimes Global Report on Birth Defects: The Hidden Toll of Dying and Disabled Children. Report 31-2008-05. Atlanta, GA: March of Dimes.

Marcus, Olivia, and Merrill Singer
2016 Loving Ebola-chan: Internet Memes in an Epidemic. Media, Culture and Society 39(3):341–56.

Marks, Jonathan
2008 Race: Past Present and Future. In Revisiting Race in a Genomic Age: Studies in Medical Anthropology, ed. Sandra S. Lee, Barbara A. Koenig, and Sarah S. Richardson, 21–38. New Brunswick, NJ: Rutgers University Press.

Marshall, Patricia, and Abdallah Daar
2000 Ethical Issues in Human Organ Replacement: A Case Study from India. In Global Health Policy, Local Realities, ed. Linda Whiteford and Lenore Manderson, 205–30. Boulder, CO: Lynne Rienner.

Marshall, Patricia, and Barbara Koenig
1996 Bioethics in Anthropology. In Medical Anthropology, ed. Carolyn Sargent and Thomas Johnson, 349–73. Westport, CT: Praeger.

Martin, Emily
1989 The Woman in the Body: A Cultural Analysis of Reproduction. Milton Keynes, UK: Open University Press.
1991 The Egg and The Sperm: How Science Has Constructed a Romance Based on Stereotypical Male-Female Roles. Signs 16(3):485–501.
1994 Flexible Bodies: Tracking Immunity in American Culture—from the Days of Polio to the Age of AIDS. Boston: Beacon Press.

Martyr, Phillippa
2002 Paradise of Quacks: An Alternative History of Medicine in Australia. Paddington, Australia: Macleay.

Mason, Paul, Wendy Lipworth, and Ian Kerridge
2016 Biobanks Go Global. Australasian Science (July/August): 33–35.

Mather, Charles
2005 The Pipeline and the Porcupine: Alternate Metaphors of the Physician–Industry Relationship. Social Science & Medicine 60(6):1323–34
2006 Medical Innovation, Unmet Medical Need, and the Drug Pipeline. Canadian Journal of Clinical Pharmacology 13: e85–91.

Mattingly, Cheryl
1998 In Search of the Good: Narrative Reasoning in Clinical Practice. Medical Anthropology Quarterly 12:272–97.

Mauss, Marcel
1954 The Gift: Forms and Functions of Exchange in Archaic Societies. London: Cohen and West (originally published 1925 in French).

Mazzeo, John, and Rose-Marie Chierici
2013 Social Foundations for a Community-Based Public Health Cholera Campaign in Borgne, Haiti. Human Organization 72(4):312–22.

McClement, Susan
1998 Symptom Distress in Children with Cancer: The Need to Adopt a Meaning-Centered Approach. Journal of Pediatric Oncology Nursing 15(1):3–12.

McClennon, James
1997 Shamanic Healing, Human Evolution, and the Origin of Health. Journal for the Scientific Study of Religion 36:345–54.

McCombie, Susan
1999 Folk Flu and Viral Syndrome: An Anthropological Perspective. In Anthropology and Public Health, ed. Robert Hahn, 27–43. Oxford: Oxford University Press.

McDade, Thomas
2003 Life Event Stress and Immune Function in Samoan Adolescents: Toward a Cross-Cultural Psychoneuroimmunology. In Social and Cultural Lives of Immune Systems: Contextualizing Psychoneuroimmunology, Embodying the Social Sciences, ed. James Wilce, 170–88. New York: Routledge.

McDade, Thomas, Morgan Hoke, Judith Borja, Linda Adair, and Christopher Kuzawa.
2013 Do Environments in Infancy Moderate the Association Between Stress and Inflammation in Adulthood? Initial Evidence from a Birth Cohort in the Philippines. Brain, Behavior, and Immunity 31:23–30.

McDowell, Andrew
2016 Mohit's Pharmakon: Symptom, Rotational Bodies, and Pharmaceuticals in Rural Rajasthan. Medical Anthropology Quarterly. doi: 10.1111/maq.12345. [Epub ahead of print].

McElroy, Ann
2003 Evolutionary and Ecological Perspectives. In The Encyclopedia of Medical Anthropology. Volume 2, Cultures, ed. Carol R. Ember and Melvin Ember, 31–37. New York: Kluwer Academic/Plenum.

McElroy, Ann, and Patricia Townsend
2003 Medical Anthropology in Ecological Perspective. 3rd ed. Boulder, CO: Westview Press.
2009 Medical Anthropology in Ecological Perspective. 5th ed. Boulder, CO: Westview Press.
2014 Medical Anthropology in Ecological Perspective. 6th ed. Boulder, CO: Westview Press.

McGarvey, Stephen
2009 Interdisciplinary Translational Research in Anthropology, Nutrition, and Public Health. Annual Review of Anthropology 38:233–49.

McGlynn, Elizabeth, S. Asch, J. Adams, J. Keesey, J. Hicks, A. DeCristofaro, and E. Kerr
2003 The Quality of Health Care Delivered to Adults in the United States. New England Journal of Medicine 348(26):2635–45.

McKenna, Brian
2010 Take Back Medical Education—The "Primary Care" Shuffle. Medical Anthropology 29:6–14.

McKeown, Alice, and Gary Gardner.
2009 Climate Change Reference Guide and Glossary. In State of the World 2009: Confronting Climate Change, ed. Linda Starke, 189–204. London: WorldWatch Institute.

McMichael, Anthony, with Alistair Woodward and Camron Muir
2017 Climate Change and the Health of Nations: Famines, Fevers, and the Fate of Populations. Oxford, UK: Oxford University Press.

McMichael, Tony
2001 Human Frontiers, Environments, and Disease. Cambridge: Cambridge University Press.
2003 Global Climate Change and Health: An Old Story Writ Large. In Climate Change and Human Health: Risks and Responses, ed. A. J. Michael, D. H. Campbell-Lendrum, C. F. Corvalan, K. L. Ebi, A. K. Githeko, J. D. Scheraga, and A. Woodward, 1–17. Geneva: World Health Organization.

McMichael, Tony, and Robert Beaglehole
2003 The Global Context for Public Health. In Global Public Health: A New Era, ed. Robert Beaglehole, 1–23. Oxford: Oxford University Press.

McMullin, Juliet
2016 Cancer and the Comics: Graphic Narratives and Biolegitimate Lives. Medical Anthropology Quarterly 30(2):149–67.

McMullin, Juliet, and Diane Weinger
2008 An Anthropology of Cancer. In Confronting Cancer: Metaphors, Advocacy, and Anthropology, ed. Juliet McMullin and Diane Weinger, 3–26. Santa Fe, NM: School for Advanced Research Press.

Mehrabadi, A.
2005 Patents and Innovations in Biotechnology: From a Satellite Looking Down at Our Use of Patents in the Great Planetary Scheme of Things. Science Creative Quarterly 1 (April–June): 22–33.

Meldrum, Helen
2010 Characteristics of Compassion: Portraits of Exemplary Physicians. Burlington, MA: Jones & Bartlett.

Melroy, Samantha, Christopher Bauer, Matthew McHugh, Garret Carden, Alexander Stolin, Stan Majewski, et al.
2017 Development and Design of Next-Generation Head-Mounted Ambulatory Microdose Positron-Emission Tomography (AM-PET) System. Sensors 17(5):1164.

Mendenhall, Emily
2015 Syndemic Suffering in Soweto: Violence and Inequality at the Nexus of Health Transition in South Africa. Annals of Anthropological Practice 38(2):300–16.

Mendenhall, Emily, Rebecca Seligman, Alicia Fernandez, and Elizabeth Jacobs
2010 Speaking through Diabetes: Rethinking the Significance of Lay Discourses on Diabetes. Medical Anthropology Quarterly 24(2):220–39.

Merchant, Carolyn
2005 Radical Ecology: The Search for a Liveable World. 2nd ed. New York: Routledge.

Metzl, Jonathan, and Helena Hansen
2014 Structural Competency: Theorizing a New Medical Engagement with Stigma and Inequality. Social Science and Medicine 103:126–33.

Michaels, David
1988 Waiting for the Body Count: Corporate Decision Making and Bladder Cancer in the U.S. Dye Industry. Medical Anthropology Quarterly 2(3):215–32.

Moerman, Daniel
2001 Meaning, Medicine, and the "Placebo Effect." Cambridge: Cambridge University Press.
2011 Meaningful Placebos—Controlling the Uncontrollable. New England Journal of Medicine 365(2):171–72.

Moore, Jason
2015 Capitalism in the Web of Life: Ecology and the Accumulation of Capital. London: Verso.

Morales, Walter Queiser
1992 Bolivia: Land of Struggle. Boulder, CO: Westview Press.

Morello-Frosch, Rachel, Phil Brown, and Stephen Zavestoski
2012 Introduction: Environmental Justice and Contested Illnesses. In Setting the Stage: Introduction, Theory, Methods, ed. Phil Brown, Rachel Morello-Frosch, and Stephen Zavestoski, 3–14. Berkeley: University of California Press.

Morris, David B.
1998 Illness and Culture in the Postmodern Age. Berkeley: University of California Press.

Mosack, Katie, Maryann Abbott, Merrill Singer, Margaret Weeks, and Lucy Rohena
2005 If I Didn't Have HIV, I'd Be Dead Now: Illness Narratives of Drug Users Living with HIV/AIDS. Qualitative Health Review 15(5):586–605.

Mumford, Lewis
1934 Technics and Civilization. London: Routledge.
Murdock, George Peter
1980 Theories of Illness: A World Survey. Pittsburgh, PA: University of Pittsburgh Press.
Murphy, Robert
1987 The Body Silent. New York: Holt.
Murray, Marjorie
2012 Childbirth in Santiago de Chile: Stratification, Intervention, and Child Centeredness. Medical Anthropology Quarterly 26(3):319–37.
Myers, Neely
2015 Recovery's Edge: An Ethnography of Mental Health Care and Moral Agency. Nashville, TN: Vanderbilt University Press.
Nabhan, Ashraf F., and Mohammed A. Faris
2010 High Feedback vs Low Feedback of Prenatal Ultrasound for Reducing Maternal Anxiety and Improving Maternal Health Behavior in Pregnancy (Review). The Cochrane Collection. New York: John Wiley and Sons.
Nading, Alex
2017 Orientation and Crafted Bureaucracy: Finding Dignity in Nicaraguan Food Safety. American Anthropologist 119(3):478–90.
Najman, Jake M.
2003 Health and Illness. In The Cambridge Handbook of Social Sciences in Australia, ed. Ian McAllister, Steve Dowrick, and Riaz Hassan, 536–53. Cambridge: Cambridge University Press.
Nakamura, Karen
2013 A Disability of the Soul: An Ethnography of Schizophrenia and Mental Health in Contemporary Japan. Ithaca: Cornell University Press.
Napier, A.
2003 The Age of Immunology: Conceiving a Future in an Alienating World. Chicago: University of Chicago Press.
NASA
2017 NASA/NOAA Data Show 2016 Warmest Year on Record. https://ww w.nas a.gov /pres s-rel ease/ nasa- noaa- data- show- 2016.
Navarro, Vicente
1986 Crisis, Health, and Medicine: A Social Critique. New York: Tavistock.
Nazrul, Islam
2012 New Age Orientalism: Ayurvedic "Wellness and Spa Culture." Health Sociology Review 21:220–31.
Nelkin, Dorothy, and Laurence Tancredi
1989 Dangerous Diagnostics: The Social Power of Biological Information. New York: Basic Books.
Nelson, Alondra
2008 Bio Science: Genetic Genealogy Testing and the Pursuit of African Ancestry. Social Studies of Science 38(5):759–83.
Ngade, Ivo, Merrill Singer, Olivia Marcus, and Jose Hasemann
2017 Implications of Changing Attitudes towards Game Meat Consumption at the Time of Ebola in Limbe, Cameroon. Human Organization 76(1):48–58.
Nichter, Mark
1989 Anthropology and International Health: South Asian Case Studies. Dordrecht: Kluwer Academic.
1991 Ethnomedicine: Diverse Trends, Common Linkages: Commentary. Medical Anthropology 13:137–71.
2008 Global Health: Why Cultural Perceptions, Social Representations, and Biopolitics Matter. Tucson: University of Arizona Press.
Nordstrom, Carolyn
1998 Terror Warfare and the Medicine of Peace. Medical Anthropology Quarterly 12(1):103–21.
O'Connor, Bonnie Blair
1995 Healing Traditions: Alternative Medicine and Health Professions. Philadelphia: University of Pennsylvania Press.
Olujic, Maria
1998 Embodiment of Terror: Gendered Violence in Peacetime and Wartime in Croatia and Bosnia-Herzegovina. Medical Anthropology Quarterly 12(1):31–50.
Oppitz, Michael
2013 Enchantment and Destruction. In Shamanism and Violence, ed. Diana Riboli, 25–35. Farnham, Surrey, UK: Taylor and Francis.
O'Neill, Arthur
1994 Enemies Within and Without: Educating Chiropractors, Osteopaths, and Traditional Acupuncturists. Bundoora, Victoria, Australia: La Trobe University.
Ortega, A., P. Gergen, A. Paltiel, H. Baucher, K. Belanger, and P. Leaderer
2002 Impact of Site of Care, Race, and Hispanic Ethnicity on Medication Use for Childhood Asthma. Pediatrics 109(1): E1.
Ortiz de Montellano, Bernard
1989 Aztec Medicine, Health, and Nutrition. New Brunswick, NJ: Rutgers University Press.
Ostrach, Bayla, and Jessica Matthews
2015 From Research to Policy Change: Addressing Disparities Among Low-Income Women Seeking Abortion in Oregon. Practicing Anthropology 37(1):30–34.
Ostrach, Bayla, and Merrill Singer
2012 At Special Risk: Biopolitical Vulnerability and HIV/STI Syndemics among Women. Health Sociology Review 21(3):258–71.
Ott, Michaela
2018 Bio (techno)logical Dividuations: Theories of Participation. Basingstoke: Palgrave Macmillan.
Pachter, Lee
2006 Influences on Health Disparities. Paper presented at Role of Partnerships: Second Annual Meeting of Child Health Services Researchers. Agency for Healthcare Research and Quality, Rockville, MD.
Pachter, Lee, Susan Weller, Roberta Baer, and Robert Trotter
2002 Asthma Beliefs and Practices in Mainland Puerto Ricans, Mexican-Americans, Mexicans, and Guatemalans: Consistency and Variability in Health Beliefs and Practices. Journal of Asthma 39(2):119–34.
Palsson, Gisli
2007 Anthropology and the New Genetics. Cambridge: Cambridge University Press.
Pande, Amrita
2011 Transnational Commercial Surrogacy in India: Gifts for Global Sisters? Reproductive Biomedicine Online 23(5):618–25.
Pandolfi, Mariella, and Gilles Bibeau
2007 Suffering, Politics, Nation: A Cartography of Italian Medical Anthropology. In Medical Anthropology: Regional Perspectives and Shared Concerns, ed. Francine Saillant and Serge Genest, 122–41. Malden, MA: Blackwell.
Panitch, Vida
2013 Global Surrogacy: Exploitation to Empowerment. Journal of Global Ethics 9(3):329–43.

Panofsky, Aaron, and Joan Donovan
2017 When Genetics Challenges a Racist's Identity: Genetic Ancestry Testing among White Nationalists. SocArXiv Papers. doi: 10.31235/osf.io/7f9bc.

Parker, Melissa
2003 Anthropological Reflections on HIV Prevention Strategies: The Case for Targeting London's Backrooms. In Learning from AIDS, ed. George Ellison, Melissa Parker, and Catherine Campbell, 178–209. Cambridge: Cambridge University Press.

Parker, Richard
2009 Bodies, Pleasures, and Passions: Sexual Culture in Contemporary Brazil. Nashville, TN: Vanderbilt University Press.

Parker, Richard, and Marni Sommer
2011 Introduction. In Routledge Handbook of Global Public Health, ed. Richard Parker and Marni Sommer, 1–8. Abingdon, Oxon, UK: Routledge.

Parkin, David
2013 Medical Crises and Therapeutic Talk. Anthropology & Medicine 20(2):124–41.

Parodi, Barbara
2015 Biobanks: A Definition. In Ethics, Law and Governance of Biobanking, ed. D. Mascalzoni, 15–19. Berlin: Springer.

Parr, Adrian
2013 The Wrath of Capital: Neoliberalism and Climate Change Politics. New York: Columbia University Press.

Parsons, Howard, ed.
1977 Marx and Engels on Ecology. Westport, CT: Greenwood.

Paskal, Cleo
2010 Global Warming: How Environmental, Economic, and Political Crises Will Redraw the World Map. New York: Palgrave Macmillan.

Paulson, Jerome A., and Veronica Tinney
2015 Potential and Known Health Impacts Associated with Unconventional Natural Gas Extraction. In The Human and Environmental Impact of Fracking, ed. Madelon L. Finkel, 1–25. Santa Barbara, CA: ABC-CLIO.

Payer, Lynn
1988 Medicine and Culture: Varieties of Treatment in the United States, England, West Germany, and France. New York: Henry Holt.

Penkala-Gawecka, Danuta, and Malgorzata Ratjar
2016 Introduction to the Special Issue "Medical Pluralism and Beyond." Anthropology & Medicine 21:129–34.

People's Health Movement
n.d. People's Health Movement: Health for All Now. http://www.phmovement.org/.

People's Health Movement
2014 Global Health Watch 4: An Alternative World Health Report. London: Zed Books.

Petras, James
2011 Latin America's Twenty-First Century Socialism. In 21st Century Socialism: Reinventing the Project, ed. Henry Veltmeyer, 11–31. Halifax, Nova Scotia: Fernwood.

Petras, James, and Steve Vieux
1992 Myths and Realities: Latin America's Free Markets. International Journal of Health Services 224:611–17.

Pfeiffer, James
2005 Commodity Fetischismo, the Holy Spirit, and the Turn to Pentecostal and African Independent Churches in Central Mozambique. Culture, Medicine and Psychiatry 29:255–83.

Pickering, Andrew
1995 The Mangle of Practice: Time, Agency, and Science. Chicago: University of Chicago Press.

Pinto, Sarah
2014 Daughters of Parvati: Women and Madness in Contemporary India. Philadelphia: University of Pennsylvania Press.

Pirages, Dennis C., Paul J. Runci, and Robert H. Sprinkle
2000 Human Populations in the Shared Environment. In Ecosystem Change and Public Health: A Global Perspective, ed. Joan L. Aron and Jonathan A. Patz, 165–87. Baltimore: Johns Hopkins University Press.

Pittock, A. Barrie
2009 Climate Change: The Science, Impacts, and Solutions. 2nd ed. Melbourne, Australia: CSIRO Publishing.

Pool, Robert, and Wenzel Geissler
2005 Medical Anthropology. Maidenhead, England: Open University Press.

Popper-Giveon, Ariela
2015 A Tale of an Amulet. Durham, NC: Carolina Academic Press.

Pordié, Laurent, and Calum Blaikie
2014 Knowledge and Skill in Motion: Layers of Tibetan Medical Education in India. Culture, Medicine and Psychiatry 38(3):340–68.

Price, Laurie
1987 Ecuadorian Illness Stories: Cultural Knowledge in Natural Discourse. In Cultural Models in Language and Thought, ed. D. Holland and N. Quinn, 313–42. Cambridge: Cambridge University Press.

Price Waterhouse Coopers
2012 Low Carbon Economy Index 2012: Too Late for 2°C. http: //www .pwc. com/g x/en/ servi ces/ s ustai nabil ity/p ublic ation s/low -carb on-ec onomy -inde x.htm l.

Proctor, Robert
1995 Cancer Wars: How Politics Shapes What We Know and Don't Know about Cancer. New York: Basic Books.

Putt, Shelby S., Sobanawartiny Wijeakumar, Robert Franciscus, and John Spencer, et al.
2017 The Functional Brain Networks that Underlie Early Stone Age Tool Manufacture. Nature Human Behaviour 1(6):1–8.

Quesada, James
1998 Suffering Child: An Embodiment of War and Its Aftermath in Post-Sandinista Nicaragua. Medical Anthropology Quarterly 12(1):51–73.

Quinlan, Marsha
2011 Ethnomedicine. In A Companion to Medical Anthropology, ed. Merrill Singer and Pamela Ericksen, 381–403. Malden, MA: Blackwell Publishing.

Rabinow, Paul
1996 Making PCR: A Story of Biotechnology. Chicago: University of Chicago Press.

Rajan, Kaushik Sunder
2006 Biocapital: The Constitution of Postgenomic Life. Durham, NC: Duke University Press.
2017 Value, Politics and Knowledge in Global Biomedicine. Durham, NC: Duke University Press.

Rajtar, Malborzata
2016 Jehovah's Witness Patients within the German Medical Landscape. Anthropology & Medicine 22(2):172–87.

Rapp, Rayna

1984 XYLO: A True Story. In Test-Tube Women: What Future for Motherhood? ed. Rita Arditti, Renate Duelli Klein, and Shelley Minden. London: Pandora Press.

1997 Real-Time Fetus: The Role of the Sonogram in the Age of Monitored Reproduction. In Cyborgs and Citadels: Anthropological Intervention in Emerging Sciences and Technologies, ed. Gary Lee Downey and Joseph Dumit, 31–48. Santa Fe, NM: School of American Research Press.

2000a Testing Women, Testing the Fetus: The Social Impact of Amniocentesis in America. New York: Routledge.

2000b Extra Chromosomes and Blue Tulips: Medico-Familial Interpretations. In Living and Working with the New Medical Technologies: Intersections of Inquiry, ed. Margaret Lock, Allan Young, and Alberto Cambrosino, 184–208. Cambridge: Cambridge University Press.

2014 Constructing Amniocentesis: Maternal and Medical Discourses. In Situated Lives: Gender and Culture in Everyday Life, ed. Louise Lamphere, Helena Ragone, and Patricia Zavella. London: Routledge.

Rapp, Rayna, and Faye Ginsburg

2011 Reverberations: Disability and the New Kinship Imagery. Anthropological Quarterly 84(2):379–410.

Rasmussen, Susan

2004 Tuareg. In The Encyclopedia of Medical Anthropology. Volume 2, Cultures, ed. Carol R. Ember and Melvin Ember, 1001–9. New York: Kluwer Academic/Plenum.

Ray, Celeste

2001 Cultural Paradigms: An Anthropological Perspective on Climate Change. In Global Climate Change, ed. Sharon L. Spray and Karen L. McGlothin, 81–100. Lanham, MD: Rowman & Littlefield.

Read, Kenneth E.

1955 Morality and the Concept of Person among the Pahuka-Gama. Oceania 25:253–82.

1986 Return to the High Valley: Coming Full Circle. Berkeley: University of California Press.

Rebhun, Linda-Anne

1994 Swallowing Frogs: Anger and Illness in Northeast Brazil. Medical Anthropology Quarterly 8(4):360–82.

Reid, Janice

1983 Sorcerers and Healing Spirits: Community and Change in an Aboriginal Community. Canberra: Australian National University Press.

Reis, Ria

2000 The "Wounded Healer" as Ideology: The Work of Ngoma in Swaziland. In The Quest for Fruition through Ngoma: Political Aspects of Healing in Southern Africa, ed. Rijk van Dijk, Ria Reis, and Marja Spierenburg, 60–75. Athens: Ohio University Press.

Rekdal, Ole Bjorn

1999 Cross-Cultural Healing in East African Ethnography. Medical Anthropology Quarterly 11:458–82.

Rivers, W. H. R.

1927 Medicine, Magic, and Religion. London: Kegan Paul, Trench, Trubner.

Robbins, Paul

2012 Political Ecology: A Critical Introduction. 2nd ed. Malden, MA: Blackwell.

Robbins, P., J. Hintz, and S. A. Moore

2010 Environment and Society. Malden, MA: Wiley-Blackwell.

Robert Wood Johnson Foundation.

2005 Characteristics of the Uninsured: A View from the States. Princeton, NJ: Robert Wood Johnson Foundation.

Roberts, Charlotte, and Keith Manchester

1995 The Archaeology of Disease. 2nd ed. Ithaca, NY: Cornell University Press.

Rock, Melanie

2005 Classifying Diabetes; or, Commensurating Bodies of Unequal Experience. Public Culture 17(3):467–86.

Rockström, Johan, Will Steffen, Kevin Noone et al.

2009 Planetary Boundaries: Exploring the Safe Operating Space for Humanity. Ecology and Society 14(2):32.

Rödlach, Alexander

2006 Witches, Westerners, and HIV. Walnut Creek, CA: Left Coast Press.

Rogner, H., D. Zhou, P. Crabbe, O. Edenhofer, B. Hare, L. Kuipers, and M. Yamaguch

2007 Review of the Last Three Decades. In Climate Change 2007: Mitigation. Contribution of Working Group III to the Fourth Assessment Report of the Intergovernmental Panel on Climate Change, eds. B. Metz, O.R. Davidson, P.R. Bosch, R. Dave, L. A. Mayer. Cambridge: Cambridge University Press.

Roizen, Michael

2001 Real Age: Are You as Young as You Can Be? New York: HarperCollins.

Romanucci-Ross, Lola

1977 The Hierarchy of Resort in Curative Practices: The Admiralty Islands. In Culture, Disease, and Healing: Studies in Medical Anthropology, ed. David Landy, 481–87. New York: Macmillan.

Roney, James

1959 Medical Anthropology: A Synthetic Discipline. New Physician 8(3):32–33, 81.

Rose, Nikolas

2007 The Politics of Life Itself: Biomedicine, Power, and Subjectivity in the Twenty-First Century. Princeton, NJ: Princeton University Press.

Rubel, Art, and Linda Garro

1992 Social and Cultural Factors in the Successful Control of Tuberculosis. Public Health Reports 107:626–36.

Rubel, Arthur J., and Michael R. Hass

1996 Ethnomedicine. In Medical Anthropology: Contemporary Theory and Method, rev. ed., ed. Carolyn F. Sargent and Thomas M. Johnson, 113–30. Westport, CT: Praeger.

Rubinstein, Robert

1995 Narratives of Elder Parental Death: A Structural and Cultural Analysis. Medical Anthropology 9(2):257–76.

Ruyle, Eugene

1977 A Socialist Alternative for the Future. In Cultures of the Future, ed. Magorah Maruyma and Arthur M. Harkins, 613–28. The Hague: Mouton.

Rylko-Bauer, Barbara, and Paul Farmer

2002 Managed Care or Managed Inequality? A Call for Critiques of Market-Based Medicine. Medical Anthropology Quarterly 16(4):476–502.

Rylko-Bauer, Barbara, and Merrill Singer

2011 Political Violence, War, and Medical Anthropology. In A Companion to Medical Anthropology, ed. Merrill Singer and Pam Erickson, 219–49. San Francisco: Wiley.

Rylko-Bauer, Barbara, Merrill Singer, and John van Willigin
2006 Reclaiming Applied Anthropology: Its Past, Present, and Future. American Anthropologist 108(1):178–90.

Saillant, Francine, and Serge Genest
2007 Introduction to Medical Anthropology: Regional Perspectives and Shared Concerns, ed. Francine Saillant and Serge Genest, xviii–xxxiii. Malden, MA: Blackwell.

Salkeld, Ellen
2014 Framework Negotiations: Diagnostic Insights among Alternative Medical Practitioners Participating in Integrative Medicine Case Conferences. Medical Anthropology Quarterly 28:44–65.

Sandall, Jane, Gillian Hundt, Bob Heyman, Kevin Spencer, Claire Williams, Laura Pitson, Maria Tsouroufli, and Rachel Grellieret, et al.
2004 Reflections on Innovation, Routinisation and Professional and Patient Experience in the Case of Antenatal Screening. Paper presented at the Third Annual Innovative Health Technologies Meeting, London, November 3, 2004.

Sargent, Carolyn
2006 Reproductive Strategies and Islamic Discourse: Malian Migrants Negotiate Everyday Life in Paris, France. Medical Anthropology 20(1):31–49.

Sargent, Carolyn, and Thomas Johnson, eds.
1996 Medical Anthropology: Contemporary Theory and Method. Westport, CT: Greenwood.

Satcher, David
2004 What Will It Take to Eliminate Health Disparities Globally? Presented at the International Conference on Overcoming Health Disparities: Global Experiences of Partnerships between Communities, Health Services and Health Professional Schools, Atlanta, GA.

Saxton, Marsha
1984 Born and Unborn: The Implication of Reproductive Technologies for People with Disabilities. In Test-Tube Women: What Future for Motherhood? ed. Rita Arditti, Renate Duelli Klein, and Shelley Minden. London: Pandora Press.

Scanlon, J., A. Sieben, K. Holyk, and K. Mathewson
2017 Your Brain on Bikes: P3, MMN/N2b, and Baseline Noise while Pedaling a Stationary Bike. Psychophysiology 54(6):927–37.

Scheer, Jessica, and Mark Luborsky
1991 The Cultural Context of Polio Biographies. Orthopedics 14:1173–84.

Scheid, Volker
2002 Chinese Medicine in Contemporary China: Plurality and Synthesis, Science and Cultural Theory. Durham, NC: Duke University Press.

Schensul, Jean, and Margaret LeCompte, eds.
2010 Ethnographer's Toolkit. 7 vols, 2nd ed. Walnut Creek, CA: AltaMira Press.

Scheper-Hughes, Nancy
1992 Death without Weeping: The Violence of Everyday Life in Brazil. Berkeley: University of California Press.
2000 The Global Traffic in Human Organs. Current Anthropology 41(2):191–224.
2007 The Tyranny of the Gift: Sacrificial Violence in Living Donor Transplants. American Journal of Transplantation 7:507–511.
2016 The Market for Human Organs Is Destroying Lives. Op-Ed. Washington Post. https://www .wash ingto npost .com/ news/ in-th eory/ wp/20 16/01 /05/t he-ma rket- for-h uman- organ s-is- destr oying -live s/?ut m_ter m=.9d d1943 d6715 .

Scheper-Hughes, Nancy, and Margaret Lock
1987 The Mindful Body: A Prolegomenon to Future Work in Medical Anthropology. Medical Anthropology Quarterly 1(1):6–41.

Scheper-Hughes, Nancy, and Loïc Wacquant, eds.
2002 Commodifying Bodies. London: Sage.

Schneider, David
1984 A Critique of the Study of Kinship. Ann Arbor: University of Michigan Press.

Scrimshaw, Susan
2001 Culture, Behavior, and Health. In International Public Health, ed. Michael Merson, Robert Black, and Anne Mills, 53–78. Gaithersburg, MD: Aspen.

Sen, Amartya
2005 More than 100 Million Women are Missing. In Gender and Rights, ed. Deborah L. Rhode and Carol Sanger. London: Ashgate.

Senier, Laura, Rebecca Gasior Altman, Rachel Morello-Frosch, and Phil Brown
2012 Appendix: Contested Illnesses Research Group's Nuts and Bolts and Lessons Learned. In Setting the Stage: Introduction, Theory, Methods, ed. Phil Brown, Rachel Morello-Frosch, and Stephen Zavestoski, 269–74. Berkeley: University of California Press.

Shadbolt, Bruce, Jane Barresi, and Paul Craft
2002 Self-Rated Health as a Predictor of Survival among Patients with Advanced Cancer. Journal of Clinical Oncology 20(10):2514–19.

Shapiro, Arthur
1964 Etiological Factors in Placebo Effect. Journal of the American Medical Association 187(10):712–15.

Sharabi, Asaf
2014 Deep Healing: Ritual Healing in the Teshuvah Movement. Anthropology & Medicine 21(3):277–89.

Sharp, Leslie
1995 Organ Transplantation as a Transformative Experience: Anthropological Insights into the Restructuring of the Self. Medical Anthropology Quarterly 9(3):357–89.

Sheng, Xuewen, and Barbara Settles
2006 Intergenerational Relationships and Elderly Care in China: A Global Perspective. Current Sociology 54(2):293–313.

Shim, Janet K., Sonia Rab Alam, and Bradley Aouizerat
2018 Knowing Something versus Feeling Different: The Effects and Non-Effects of Genetic Ancestry on Racial Identity. New Genetics and Society 37(1):44–66.

Singer, Merrill
1996 A Dose of Drugs, a Touch of Violence, a Case of AIDS: Conceptualizing the SAVA Syndemic. Free Inquiry in Creative Sociology 24(2):99–110.
2007 Drugging the Poor: Legal and Illegal Drug Industries and the Structuring of Social Inequality. Long Grove, IL: Waveland Press.
2009 Beyond Global Warming: Interacting Ecocrises and the Critical Anthropology of Health. Anthropology Quarterly 82(3):795–820.
2010a Interdisciplinarity and Collaboration in Responding to HIV and AIDS in Africa: Anthropological Perspectives. African Journal of AIDS Research 8(4):379–87.
2010b Ecosyndemics: Global Warming and the Coming Plagues of the Twenty-first Century. In Plagues and Epidemics: Infected Spaces Past and Present, ed. Alan Swedlund and Ann Herring, 21–37. London: Berg.

Singer, Merrill, and Rebecca Allen
2017 Social Justice and Medical Practice: Life History of a Physician of Social Medicine. New York: Routledge.

Singer, Merrill, Carol Arnold, Maureen Fitzgerald, Lyn Madden, and Christa Voight von Legat
1984 Hypoglycemia: A Controversial Illness in U.S. Society. Medical Anthropology 8(1):1–35.

Singer, Merrill, and Hans Baer
1995 Critical Medical Anthropology. Amityville, NY: Baywood.
2007 Killer Commodities: A Critical Anthropological Examination of Corporate Production of Harm. Lanham, MD: AltaMira Press.

Singer, Merrill, Nicola Bulled, Bayla Ostrach, and Emily Mendenhall
2017 Syndemics and the Biosocial Conception of Health. The Lancet 389:941–50.

Singer, Merrill, and Scott Clair
2003 Syndemics and Public Health: Reconceptualizing Disease in Bio-Social Context. Medical Anthropology Quarterly 17(4):423–41.

Singer, Merrill, Lani Davison, and Gina Gerdes
1988 Culture, Critical Theory, and Reproductive Illness Behavior in Haiti. Medical Anthropology Quarterly 2(4):223–34.

Singer, Merrill, Pamela Erickson, Louise Badiane, Rosemary Diaz, Dugeidy Ortiz, Traci Abraham, and Anna Marie Nicolaysen
2006 Syndemics, Sex, and the City: Understanding Sexually Transmitted Disease in Social and Cultural Context. Social Science and Medicine 63(8):2010–21.

Singer, Merrill, Greg Mirhej, Susan Shaw, Hassan Saleheen, Jim Vivian, Erica Hastings, Lucy Rohena, DeShawn Jennings, Juhem Narvarro, Alan H. B. Wu, Andrew Smith, and Alberto Perez
2005 When the Drug of Choice Is a Drug of Confusion: Embalming Fluid Use in Inner City Hartford, CT. Journal of Ethnicity and Substance Abuse 4(2):71–96.

Singer, Merrill, Glenn Scott, Scott Wilson, Delia Easton, and Margaret Weeks
2001 "War Stories": AIDS Prevention and the Street Narratives of Drug Users. Qualitative Health Research 11(5):589–611.

Singer, Merrill, Freddie Valentín, Hans Baer, and Zhongke Jia
1992 Why Does Juan Garcia Have a Drinking Problem? The Perspective of Critical Medical Anthropology. Medical Anthropology 14(1):77–108.

Singer, Philip
1977 Introduction: From Anthropology and Medicine to "Therapy" and Neo-Colonialism. In Traditional Healing: New Science or New Colonialism, ed. Philip Singer, 1–25. London: Conch Magazine.

Sloboda, Zili
1998 What We Have Learned from Research about the Prevention of HIV Transmission among Drug Users. Public Health Reports 113 (Suppl. 1):194–204.

Small, Dan
2016 Cultural Alchemy and Supervised Injection: Anthropological Activism and Application. Practicing Anthropology 38(2):26–31.

Smith, Michael
2003 The Aztecs. Malden, MA: Blackwell.

Smith-Morris, Carolyn
2006 Diabetes among the Pima: Stories of Survival. Tucson: University of Arizona Press.

Smith-Nonini, Sandy
2010 Healing the Body Politic: El Salvador's Popular Struggle for Health Rights from Civil War to Neoliberal Peace. New Brunswick, NJ: Rutgers University Press.

Smith-Oka, Vania
2014 Fallen Uterus: Social Suffering, Bodily Vigor, and Social Support among Women in Rural Mexico. Medical Anthropology Quarterly 28(1):105–21.

Snodgrass, Jeffrey G., David E. Most, and Chakrapani Upadhyay
2017 Religious Ritual Is Good Medicine for Indigenous Indian Conservation Refugees: Implications for Global Mental Health. Current Anthropology 58:257–84.

Sobo, Elisa
1995 Choosing Unsafe Sex: AIDS-Risk Denial among Disadvantaged Women. Philadelphia: University of Pennsylvania Press.
2006 Profile of E. J. Sobo. SMA Website. www.medanthro.net/directory/entry.asp?ID=3049.

Sobo, E., and M. Loustaunau
2010 The Cultural Context of Health, Illness and Medicine. Santa Barbara, CA: Praeger.

Society for Medical Anthropology
2006 April Newsletter.

Souza, Neusa Santos
1983 Tornar-se Negro [Becoming Black]. Rio de Janeiro, Brazil: Graal.

Speed, Shannon
2006 At the Crossroads of Human Rights and Anthropology: Toward a Critically Engaged Activist Research. American Anthropologist 108(1):66–76.

Spier, Amy
2011 Health Tourism in a Czech Spa. Anthropology & Medicine 18(1):55–66.

Spradley, James
1970 You Owe Yourself a Drunk: An Ethnography of Urban Nomads. Prospect Heights, IL: Waveland Press.

Spratt, David, and Philip Sutton.
2008 Climate Code Red: The Case for Emergency Action. Melbourne, Australia: Scribe.

Staddon, Philip L., and Michael H. Depledge
2015 Implications of Unconventional Gas Extraction on Climate Change: A Global Perspective. In Human and Environmental Impact of Fracking, ed. Madelon Finkel, 81–90. Santa Barbara: ABC-CLIO.

Statista
2017 Worldwide Revenue of Pfizer's Viagra from 2003 to 2016 (in Million U.S. Dollars). https://www.stat ista. com/s tatis tics/ 26482 7/pfi zers- world wide- viagr a-rev enue- since -2003 /.

Stavrianos, L. S.
1989 Lifelines from Our Past. New York: Pantheon.

Steensma, David
2003 The Kiss of Death: A Severe Allergic Reaction to a Shellfish Induced by a Good-Night Kiss. Mayo Clinic Proceedings 78:221–22.

Stoller, Paul
2008 Remissioning Life, Reconfiguring Anthropology. In Confronting Cancer: Metaphors, Advocacy, and Anthropology, ed. Juliet McMullin and Diane Weiner, 27–42. Santa Fe, NM: School of Advanced Research Press.

Stoner, Brad
1986 Understanding Medical Systems: Traditional, Modern, and Syncretistic Health Care and Alternatives in Medically Pluralistic Societies. Medical Anthropology Quarterly 17(2):44–48.

Stopczynski, Arkadiusz, Carsten Stahlhut, Jakob Eg Larsen, Michael Kai Petersen, and Lars Kai Hansen, et al.
2014 The Smartphone Brain Scanner: A Portable Real-Time Neuroimaging System. PloS One 9(2): e86733.

Stopka, Thomas, Kristin Springer, Kaveh Khoshnood, Susan Shaw, and Merrill Singer
2004 Writing about Risk: Use of Daily Diaries in Understanding Drug-User Risk Behaviors. AIDS and Behavior 8(1):73–85.

Strathern, Andrew, and Pamela J. Stewart
1999 Curing and Healing: Medical Anthropology in Global Perspective. Durham, NC: Carolina Academic Press.

Strathern, Marilyn
1992 After Nature: English Kinship in the Late Twentieth Century. Cambridge: Cambridge University Press.

Strauss, Sarah, and Ben Orlove
2003 Up in the Air: The Anthropology of Weather and Climate. In Weather, Climate, Culture, ed. Sarah Strauss and Ben Orlove, 3–14. Oxford: Berg.

Sui, Suli, and Margaret Sleeboom-Faulkner
2016 Direct-to-Consumer Genetic Testing in China. In The Routledge Handbook of Medical Anthropology, ed. Lenore Manderson, Elizabeth Cartwright, and Anita Hardon. London: Routledge.

Sultanova, Razia
2011 From Shamanism to Sufism: Women, Islam and Culture in Central Asia. London: I.B. Tauris.

Susser, Ida
2009 AIDS, Sex, and Culture: Global Politics and Survival in Southern Africa. Malden, MA: Wiley-Blackwell.

Sutton, J.
2004 Homebirth as an Alternative to the Dominant System of Hospital Birth in Australia. http://www.maternitycoalition.org.au.

Swanson, Kara
2014 Banking on the Body: The Market in Blood, Milk, and Sperm in Modern America. Harvard: Harvard University Press.

Szasz, Thomas
1973 The Second Sin. Garden City, NY: Anchor/Doubleday.

TallBear, Kim
2013 Native American DNA: Tribal Belonging and the False Promise of Genetic Science. Minneapolis: University of Minnesota Press.

Tesh, S. N.
1988 Hidden Arguments: Political Ideology and Disease Prevention Policy. New Brunswick, NJ: Rutgers University Press.

Thornton, Robert
2008 Unimagined Communities: Sex, Networks, and AIDS in Uganda and South Africa. Berkeley: University of California Press.

Titmuss, Lloyd
1970 The Gift Relationship: From Human Blood to Social Policy. London: Allen and Unwin.

Tomiyama, Janet
2014 Weight Stigma Is Stressful: A Review of Evidence for the Cyclic Obesity/Weight-Based Stigma Model. Appetite 82:8–15.

Townsend, Peter
1986 Why Are the Many Poor? International Journal of Health Services 16:1–32.

Trostle, James
2005 Epidemiology and Culture. Cambridge: Cambridge University Press.

Turner, Bryan
2008 The Body and Society: Explorations in Social Theory. Los Angeles: Sage.

Turner, Victor
1968 The Drums of Affliction: A Study of Religious Processes among the Ndembu of Zambia. London: Hutchinson.

Turshen, Meredith
1989 The Politics of Public Health. New Brunswick, NJ: Rutgers University Press.

UNAIDS
2004 Report on the Global AIDS Epidemic. Geneva, Switzerland: Joint UN Programme on HIV/AIDS.
2009 AIDS Epidemic Update. Geneva: Joint United Nations Programme on HIV/AIDS.

UNICEF
2006 Childhood Interrupted in Darfur's Refugee Camps. www.unicef.org/sowc/index_30568.html, accessed August 3, 2011.

UNICEF
2013 Bolivia, Plurinational State of, Statistics. https :// ww w.uni cef.o rg/in fobyc ountr y/bol ivia_ stati stics .html .

United Nations
2017 Forced Displacement Worldwide at Its Highest Level. https :// ww w.unh cr.or g/new s/sto ries/ 2017/ 6/594 1561f 4/for ced-d ispla cemen t-wor ldwid e-its -high est-d ecade s.htm l.

Valentine, David
2007 Imagining Transgender: An Ethnography of a Category. Durham, NC: Duke University Press.

Van der Geest, S., and S. Reynolds Whyte
1988 The Context of Medicines in Developing Countries: Studies in Pharmaceutical Anthropology. London: Kluwer Academic.

Van Esterik, Penny
1989 Beyond the Breast-Bottle Controversy. New Brunswick, NJ: Rutgers University Press.

Vattimo, Gianni, and Santiago Zabala
2011 How Hermeneutics Can Renew Communism. Berfrois, November 3. https :// ww w.ber frois .com/ 2011/ 11/he rmene utic- commu nism/ .

Voeks, Robert, and Peter Sercombe
2000 The Scope of Hunter-Gatherer Ethnomedicine. Social Science and Medicine 51:679–90.

von Mering, Otto
1970 Medicine and Psychiatry. In Anthropology and the Behavioral and Health Sciences, ed. Otto von Mering, 272–307. Pittsburgh, PA: University of Pittsburgh Press.

Von Rueden, Christopher, Benjamin Trumble, Melissa Thompson, Jonathan Stieglitz, Paul Hooper, Aaron Blackwell, Hillary Kaplan, and Mihael Gurven
2014 Political Influence Associates with Cortisol and Health among Egalitarian Forager-Farmers. Evolution, Medicine and Public Health (1):122–33.

Wade, Peter, Brandon Becker, Katherine Bevans, Derek Ford, and Christopher Forrest
2017 Development and Evaluation of a Short Adverse Childhood Experiences Measure. American Journal of Preventive Medicine 52(2):163–72.

Waitzkin, Howard
2000 The Second Sickness: Contradictions of Capitalist Health Care. Lanham, MD: Rowman & Littlefield.

Waldby, Catherine, and Robert Mitchell
2006 Tissue Economies: Blood, Organs and Cell Lines in Late Capitalism. Durham, NC: Duke University Press.

Wallerstein, Immanuel
2013 Structural Crisis, or Why Capitalists May No Longer Find Capitalism Rewarding. In Does Capitalism Have a Future?, ed. Immanuel Wallerstein, Randall Collins, Michael Mann, Georgi Derluguian, and Craig Calhoun, 9–35. Oxford, UK: Oxford University Press.

Webber, Jeffrey
2011 From Rebellion to Reform in Bolivia: Class Struggle, Indigenous Liberation, and the Politics of Evo Morales. Chicago: Haymarket Books.

Weir, Michael
2005 Alternative Medicine: A New Regulatory Model. Melbourne: Australian Scholarly Press.

Wennberg, Jack
1999 Dartmouth Atlas of Health Care. Chicago: American Hospital Publishing.

Wentzell, Emily
2013 Aging Respectably by Rejecting Medicalization: Mexican Men's Reasons for Not Using Erectile Dysfunction Drugs. Medical Anthropology Quarterly 27(1):3–22.

Wermuth, Laurie
2003 Global Inequality and Human Needs: Health and Illness in an Increasingly Unequal World. Boston: Allyn and Bacon.

Whelehan, Patricia
2009 The Anthropology of AIDS: A Global Perspective. Gainesville: University of Florida Press.

White, Kevin
2002 An Introduction to the Sociology of Health and Illness. London: Sage.

White, William
1926 The Meaning of Disease: An Inquiry in the Field of Medical Philosophy. Baltimore, MD: Williams & Wilkins Company.

Whiteford, Linda, Maryann Cairns, Rebecca Zarger, and Gina Larsen
2016 Water, Environment, and Health: The Political Ecology of Health. In A Companion to the Anthropology of Environmental Health, ed. Merrill Singer, 302–24. Malden, MA: Wiley Blackwell.

Whiteford, Linda, and Lenore Manderson, eds.
2000 Global Health Policy, Local Realities. London: Lynne Rienner.

Whiteford, Linda, and Scott Whiteford
2005 Paradigm Change. In Globalization, Water, and Health: Resource Management in Times of Scarcity, ed. Linda Whiteford and Scott Whiteford, 3–15. Santa Fe, NM: School of American Research Press.

Whiteford, Scott, and Linda Whiteford
2005 Concluding Comments: Future Challenges. In Globalization, Water, and Health: Resource Management in Times of Scarcity, ed. Linda Whiteford and Scott Whiteford, 255–65. Santa Fe, NM: School of American Research Press.

Whitman, S., C. Williams, and A. Shah
2004 Sinai Health System's Improving Community Health Survey. Report No. 1. Chicago: Sinai Urban Health Institute.

Whittaker, Andrea
2014 Merit and Money: The situated ethics of transnational commercial surrogacy in Thailand. International Journal of Feminist Approaches to Bioethics 7(2):100–20.

Whyte, Susan Reynolds, Sjaak van der Geest, and Anita Hardon
2002 The Social Life of Medicines. Cambridge: Cambridge University Press.

Wiesner, Dianne
1989 Alternative Medicine: A Guide for Patients and Health Professionals in Australia. Kenthurst, Australia: Kangaroo Press.

Wilce, James
2009 Medical Discourse. Annual Review of Anthropology 38:199–215.

Willen, Sarah
2011 Do "Illegal" Im/migrants Have a Right to Health? Engaging Ethical Theory as Social Practice at a Tel Aviv Open Clinic. Medical Anthropology Quarterly 25(3):303–30.

Williams, Ian
2012 Graphic Medicine: Comics as Medical Narrative. Medical Humanities 38:21–27.

Willis, Evan
1989 Medical Dominance: The Division of Labour in Australian Health Care. St. Leonards, Australia: Allen and Unwin.

Wilpert, Johannes
2004 The Order of Dark Shamans among the Warao. In Darkness and Secrecy: The Anthropology of Assault Sorcery and Witchcraft, ed. Neil L. Whitehead and Robin Wright, 21–51. Durham, NC: Duke University Press.

Wind, Gitte
2008 Negotiated Interactive Observation: Doing Fieldwork in Hospital Settings. Anthropology and Medicine 15:79–89.

Winkelman, Michael
2000 Shamanism: The Neural Ecology of Consciousness and Healing. Westport, CT: Bergin and Garvey.

Wise, Jacqui
2006 Access to AIDS Medicines Stumbles on Trade Rules. Bulletin of the World Health Organization 84(5):337–424.

Wohl, Stanley
1984 Medical Industrial Complex. New York: Harmony Books.

Wolf, Eric
1999 Envisioning Power: Ideologies of Dominance and Crisis. Berkeley: University of California Press.

Woodcock, J., and R. Alfred
2008 Cars, Corporations and Commodities: Consequences for the Social Determinants of Health. Emerging Themes in Epidemiology 5(4):1–11.

Woods, Teresa
2007 Magic, Morality and Medicine: Madness and Medical Pluralism in Java. PhD dissertation, University of Washington–Seattle.

World Bank
2014 Turn Down the Heat: Why a 4°C Warmer World Must Be Avoided. Washington, DC: International Bank for Reconstruction and Development/World Bank.

World Health Organization
1978 Primary Health Care. Geneva: World Health Organization.
2000 World Health Organization Assesses the World's Health Systems. Press release. Geneva: World Health Organization.
2006a Children's Environmental Health. Geneva: World Health Organization.
2006b What Is the Evidence on Effectiveness of Empowerment to Improve Health? www.e uro.w ho.in t/dat a/ass ets/p df_fi le/00 10/74 656/E 88086 .pdf, accessed June 13, 2006.
2013 Women's Health. Fact sheet. http: //www .who. int/m ediac entre /fact sheet s/fs3 34/en /.

2014 Quantitative Risk Assessment of the Effects of Climate Change on Selected Causes of Death, 2030s and 2050s. Geneva: World Health Organization.
2017a The International Classification of Diseases. 10th rev. Ann Arbor, MI: Commission on Professional and Hospital Activities.
2017b 2016 World Malaria Report. Geneva: World Health Organization.
2017c Number of deaths due to HIV/AIDS. Global Health Observatory data. http: //www .who. int/g ho/hi v/epi demic _stat us/de aths_ text/ en/.

Wright, Erik Olin
2010 Envisioning Real Utopia. London: Verso.

Xu, Xiaowen, Xun Zhu, and Mary Bresnahan
2016 Fighting Back: Inner-City Community Responses to Food Insecurity. American Behavioral Scientist 60(1):1306–21.

Yanagisako, Sylvia, and Carol Delaney
1995 Naturalizing Power. In Naturalizing Power: Essays in Feminist Cultural Analysis, ed. Sylvia Yanagisako and Carol Delaney, 1–24. London: Routledge.

Yarris, Kristin
2011 The Pain of "Thinking too Much": Dolor de Cerebro and the Embodiment of Social Hardship among Nicaraguan Women. Ethos 39(2):226–48.

Yasui, Yoshitsugu
2009 A Brainwave Signal Measurement and Data Processing Technique for Daily Life Applications. Journal of Physiological Anthropology 28(9):145–50.

Yelin, E., M. Nevitt, and W. Epstein
1980 Toward an Epidemiology of Work Disability. Milbank Memorial Fund Quarterly 58(3):386–445.

Young, Allan
1976a Internalizing and Externalizing Medical Belief Systems: An Ethiopian Example. Social Science and Medicine 10:147–56.
1976b Magic as a Quasi-Profession: The Organization of Magic and Magical Healing among Amhara. Ethnology 14:245–65.
1977 Mode of Production of Medical Knowledge. Medical Anthropology 2:97–124.

Zhang, Everett Yuehong
2007 Switching between Traditional Chinese Medicine and Viagra: Cosmopolitanism and Medical Pluralism Today. Medical Anthropology 26:53–96.

Zorbas, Konstantinos
2017 Resorting to Shamanic Agencies: Filling in for the Failure of the Official Institutions in a Siberian Periphery (Tyva Republic, Russia). Thames 21(2):133–49.

인덱스

Index

ㅇ

ㅈ

ㅊ

ㅋ

ㅌ

ㅍ

ㅎ

A

B

C

D

E

F

G

H

I

J

K

L

M

N

O

의료 인류학

불평등한 아픔을 넘어 더 나은 세상으로

Introducing Medical Anthropology

A Discipline in Action

INTRODUCING MEDICAL ANTHROPOLOGY

Discipline in Action